コレステロール
─基礎から臨床へ─

編集
寺本 民生

ライフサイエンス出版

執筆者一覧 (五十音順)

足達　寿	久留米大学医学部医学科内科学講座心臓・血管内科部門
綾部　誠也	福岡大学身体活動研究所
荒井　秀典	京都大学大学院医学研究科人間健康科学系専攻
新井　洋由	東京大学大学院薬学系研究科機能薬学専攻細胞生化学大講座衛生化学教室
池田　宇一	信州大学大学院医学系研究科循環器病態学
伊澤　淳	信州大学大学院医学系研究科循環器病態学
石橋　俊	自治医科大学内科学講座内分泌代謝部門
板部　洋之	昭和大学薬学部生物化学教室
井藤　英喜	東京都健康長寿医療センター
井上　郁夫	埼玉医科大学内科学内分泌・糖尿病内科
井上　貴雄	東京大学大学院薬学系研究科機能薬学専攻細胞生化学大講座衛生化学教室
岩垂　瑞穂	金沢医科大学循環制御学
上島　弘嗣	滋賀医科大学生活習慣病予防センター
上田　真喜子	大阪市立大学大学院医学研究科病理病態学
内田　安則	東京大学大学院薬学系研究科機能薬学専攻細胞生化学大講座衛生化学教室
江草　玄士	江草玄士クリニック
江原　省一	大阪市立大学大学院医学研究科循環器病態内科学
遠藤　逸朗	徳島大学大学院ヘルスバイオサイエンス研究部プロテオミクス医科学部門生体制御医学講座生体情報内科学
及川　眞一	日本医科大学内科学講座血液・消化器・内分泌代謝部門内分泌代謝内科
大須賀　淳一	東京大学医学部附属病院糖尿病・代謝内科
笠置　文善	放射線影響研究所疫学部
梶波　康二	金沢医科大学循環制御学
片山　茂裕	埼玉医科大学内科学内分泌・糖尿病内科
河村　治清	千葉大学大学院医学研究院細胞治療学
北　徹	地方独立行政法人神戸市民病院機構神戸市立医療センター中央市民病院
木下　誠	帝京大学医学部内科
清原　裕	九州大学大学院医学研究院環境医学分野
蔵野　信	東京大学大学院医学系研究科代謝・栄養病態学
斎藤　重幸	札幌医科大学医学部第二内科
佐々木　敏	東京大学大学院医学系研究科公共健康医学専攻社会予防疫学
佐々木　淳	国際医療福祉大学大学院医療福祉経営専攻創薬育薬医療分野/昭和大学医学部内科学講座循環器内科学部門
佐藤　隆一郎	東京大学大学院農学生命科学研究科応用生命化学専攻食品生化学教室
斯波　真理子	国立循環器病センター研究所バイオサイエンス部
島野　仁	筑波大学大学院人間総合科学研究科内分泌代謝・糖尿病内科
庄司　哲雄	大阪市立大学大学院医学研究科代謝内分泌病態内科学

鈴木　浩明	筑波大学大学院人間総合科学研究科内分泌代謝・糖尿病内科
代田　浩之	順天堂大学医学部循環器内科
多田　紀夫	東京慈恵会医科大学大学院医学研究科代謝・栄養内科学
田妻　進	広島大学大学院医歯薬総合研究科展開医科学専攻病態薬物治療学講座総合診療科
田中　宏暁	福岡大学身体活動研究所
塚本　和久	東京大学大学院医学系研究科代謝・栄養病態学
辻田代史雄	（元）株式会社サイエンスインフォメーション
寺本　民生	帝京大学医学部内科
長尾　元嗣	日本医科大学内科学講座血液・消化器・内分泌代謝部門内分泌代謝内科
南雲　彩子	国立循環器病センター動脈硬化・代謝内科
西　真貴子	東京大学医学部附属病院糖尿病・代謝内科
西尾　亮	兵庫県立淡路病院
西沢　良記	大阪市立大学大学院医学研究科代謝内分泌病態内科学
林　洋	東京有明医療大学看護学科
兵庫　秀幸	広島大学大学院医歯薬総合研究科創生医科学専攻先進医療開発科学講座分子病態制御内科
平野　勉	昭和大学医学部糖尿病・代謝・内分泌内科
平山　哲	順天堂大学医学部臨床検査医学講座
武城　英明	千葉大学大学院医学研究院臨床遺伝子応用医学
松島　照彦	筑波記念病院代謝内分泌内科
松本　俊夫	徳島大学大学院ヘルスバイオサイエンス研究部プロテオミクス医科学部門生体制御医学講座生体情報内科学
馬渕　宏	金沢大学大学院医学系研究科脂質研究講座
三井田　孝	順天堂大学医学部臨床検査医学講座
杢野　浩司	順天堂大学医学部循環器内科
森　聖二郎	東京都健康長寿医療センター臨床研究推進センター
山川　正	横浜市立大学附属市民総合医療センター内分泌・糖尿病内科
山下　静也	大阪大学大学院医学系研究科循環器内科学
山田　信博	筑波大学
山根　公則	広島大学大学院医歯薬学総合研究科展開医科学専攻病態制御医科学講座分子内科学
山本　章	箕面市立介護老人保健施設
横手幸太郎	千葉大学大学院医学研究院細胞治療学
横出　正之	京都大学医学部附属病院探索医療センター探索医療臨床部
横山　信治	名古屋市立大学大学院医学研究科基礎医科学講座生物化学分野
横山　光宏	兵庫県立淡路病院
吉田　雅幸	東京医科歯科大学生命倫理研究センター
渡辺　光博	慶應義塾大学医学部分子代謝システム医学講座

序文

　コレステロールは，生体にとってきわめて重要な分子であり，生物はこれをきわめて巧妙に蓄えるすべをもっている。むしろ蓄えるすべをもった生物が現在まで生き残ってきたということもできる。これは生物が，地球上に誕生して以来ほとんどの期間にわたり飢餓状態におかれていたためと考えられる。ところが近年，先進諸国を中心に飽食の時代を迎え，事態は一変した。わが国も現在，欧米諸国と同様に飽食の状況におかれているが，実は飽食の時代と呼べる期間は，最近のたかだか30年である。ここに，コレステロールに関する多くの議論が噴出する原因があると思われる。

　本書の「基礎から臨床へ」というサブタイトルは，コレステロールに関するかぎり歴史的にみて逆であるかもしれない。本文でも触れられているように，臨床の現場では，コレステロールの低い状態が疾病の表現型として認識され，診断学として用いられてきたからである。当時は，コレステロールの合成が肝臓でなされていることが認識されていた程度で，血清脂質，特にコレステロールがどのような代謝で調節されているのかなどについてはよくわかっていない時代であった。

　Goldstein，BrownによるLDL受容体の発見は画期的であった。それまではっきりしていなかったコレステロールの動きがみごとに整理されたからである。つまり，血中のコレステロール運搬体であるLDLの異化機構が明らかになり，多くの高LDLコレステロール血症はLDL受容体の量で決定されるということが判明したのである。この発見とほぼ同時期に，遠藤章氏によってスタチンが発見された。スタチン自体は肝臓でのコレステロール合成阻害薬というカテゴリーで発見されたのであるが，これも結局はLDL受容体の合成亢進をもたらして，血中LDLコレステロールを低下させることが明らかになったのである。近年の医療現場ではEBM（科学的根拠に基づく医療）が取り入れられているが，その科学的根拠として，スタチンを用いた大規模臨床試験が果たした役割は計り知れないものがある。スタチンは，リスクの高い患者の虚血性心疾患をはじめ脳梗塞も予防し，総死亡も抑制することがわかった。まさに長寿をもたらす薬剤としての地位が確立したのである。この流れは，基礎から臨床というより，基礎と臨床が両輪となって発展してきたことの証しといえよう。

　一方，疫学レベルではHDLコレステロールが動脈硬化予防に作用することがわかった。また，実験レベルでもHDLがマクロファージからコレステロールを引き抜いて動脈硬化予防的に作用することも証明された。さらにその分子メカニズムとして，ATP結合カセット輸送体A1（ABCA1）というコレステロール輸送体が，中心的役割を演じていることがわかったのである。これも大きな発見であり，HDLの欠損症であるタンジェール病が，このABCA1の異常症であることも判明した。これとあわせて，血中のHDLコレステロール濃度の決定因子としてのコレステリルエステル転送蛋白の存在も明らかになり，いわゆるコレステロール逆転送系の

役者がそろったというのが現状であろう．ただ残念なことに，LDL受容体に対するスタチンのような薬剤が開発されていないため，臨床的にHDLを上昇させることが動脈硬化予防に有効なのかどうかについてのエビデンスがいまだ築きあげられていない．この点が今後の課題として残されている．

　最近，コレステロールの小腸における吸収をコントロールするニーマン・ピックC1 Like 1蛋白（NPC1L1）という分子がクローニングされた．実は，この分子が発見される前にコレステロール吸収抑制薬としてエゼチミブが開発されていたのであるが，そのターゲット分子を探し出している過程でクローニングされたのがNPC1L1である．その後，エゼチミブが小腸粘膜細胞に存在するNPC1L1をブロックすることでコレステロール吸収を抑制するという分子メカニズムが明らかになり，コレステロール研究の幅がさらに広がったといえる．

　本書は，巷で話題になっているコレステロールの問題を，いま一度基礎の面，臨床の面から掘り起こしてみようという目的で企画された．さらにいえば，今こそ大上段に構えて「基礎から臨床へ」というトランスレーショナル・リサーチとしてのコレステロール研究の全体像をまとめられるのではないかと考えた次第である．本書が，コレステロールに関する疑問などに少しでも答えることができれば，企画者としてこれに勝る喜びはない．

　最後に，本書の企画ならびに編集に尽力を惜しずお手伝いいただいたライフサイエンス出版編集部の諸氏に深甚の謝意を表したい．

2009年5月

寺本民生

目 次

執筆者一覧 ii
序 文 iv

1章　コレステロールの化学
コレステロールの化学 2

2章　コレステロールの体内動態 —コレステロールバランスのメカニズム—
総 論 6
細胞内コレステロール合成とSREBPファミリー 9
細胞内コレステロール輸送の分子機構 14
コレステロールとリポ蛋白アセンブリー 18
コレステロールの吸収メカニズム 22
コレステロールの肝における異化・排泄 26
コレステロールの血中動態 31
血管壁でのコレステロール動態 36
コレステロールの細胞膜内動態と脂質ラフト 41
コレステロールとビタミンD合成 45
コレステロールと胆汁酸合成 49
コレステロールとステロイドホルモンの合成 56

3章　コレステロールと動脈硬化 —発症機序と疫学—
コレステロールと動脈硬化の発症メカニズム 66
コレステロールと冠動脈疾患 70
コレステロールと脳梗塞 75
コレステロールと末梢動脈硬化 81
コレステロールとリスク評価チャート 88
日本人のコレステロール 94
日系米国人のコレステロール 98
コレステロールの性差 103
高齢者のコレステロール 109

4章　コレステロールの異常とその治療
高コレステロール血症の分類 118
続発性高コレステロール血症 122
家族性高コレステロール血症 125
家族性Ⅲ型高脂血症 131
家族性複合型高脂血症 136
続発性低コレステロール血症 141

原発性低コレステロール血症 ··· 145
　　　原発性低HDLコレステロール血症（ABCA1異常症：タンジール病）···················· 149
　　　原発性低HDLコレステロール血症（アポリポ蛋白A-I異常症/LCAT異常症）············ 152
　　　糖尿病におけるコレステロール代謝異常 ··· 157
　　　慢性腎臓病におけるコレステロール代謝異常 ··· 161

5章　脂質異常に対する薬剤治療とそのエビデンス

　　　総　論　—薬物治療のエビデンスと今後の新薬展望— ······································ 174
　　　HMG-CoA還元酵素阻害薬（スタチン類）·· 176
　　　陰イオン交換樹脂 ··· 183
　　　小腸コレステロールトランスポーター阻害薬 ··· 188
　　　プロブコール ··· 192
　　　イコサペンタエン酸（EPA）·· 204
　　　フィブラート ··· 208
　　　ニコチン酸誘導体 ··· 214

6章　コレステロール基礎研究のあゆみ　—コレステロールの発見から今後の展望—

　　　コレステロール　—基礎研究の歩みと今後の展望— ·· 224
　　　胆石から動脈硬化へ　—コレステロール研究の足跡— ······································· 228
　　　コレステロールの吸収と血清コレステロール ··· 232
　　　コレステロール逆転送系の発見 ··· 236
　　　わが国の食事療法の歴史 ··· 242
　　　運動療法の歴史 ·· 246
　　　スタチンの開発 ·· 251
　　　フィブラートとPPAR ·· 257

7章　コレステロール研究と診療ガイドライン

　　　コレステロール研究と診療ガイドライン ·· 270

索　引 ··· 282

column

　　　胆汁酸の代謝 ··· 60
　　　血漿酸化LDL ··· 113
　　　コレステロールと黄色腫 ··· 168
　　　スタチンとHDLコレステロール ·· 219
　　　植物ステロールの臨床的意義 ·· 264
　　　LDLコレステロールの管理目標
　　　　　non-HDLコレステロールかLDLコレステロール/HDLコレステロール比か？ ······ 276

〈口 絵〉

コレステロールと動脈硬化の発症メカニズム

図1　Lipid-richプラーク（本文66頁）

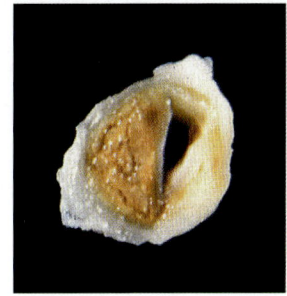

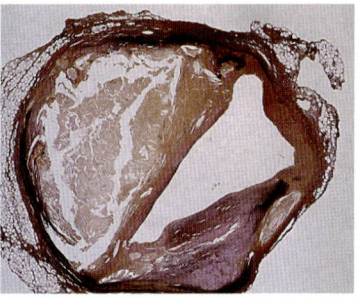

図2　不安定プラークにおける酸化LDLの局在（本文68頁）

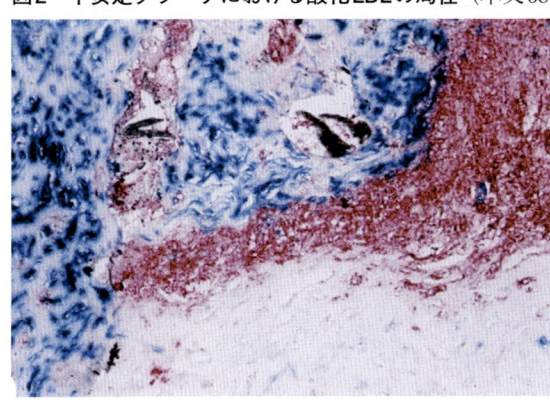

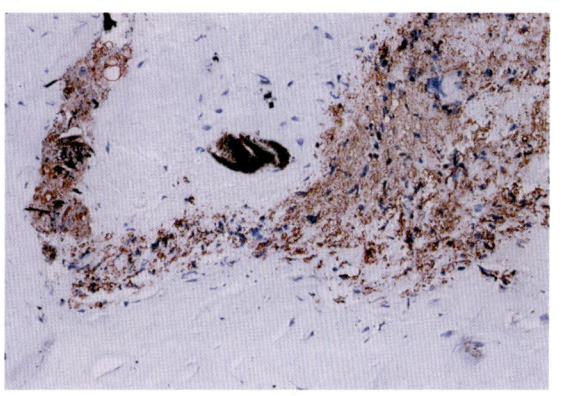

家族性高コレステロール血症

図2　ヘテロ家族性高コレステロール血症の身体所見（本文126頁）

眼瞼黄色腫と角膜輪
手背伸筋腱黄色腫
アキレス腱黄色腫
アキレス腱のX線撮影
6mm
17mm
正常例
肥厚例

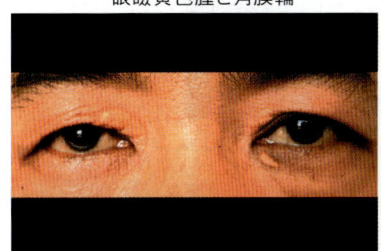

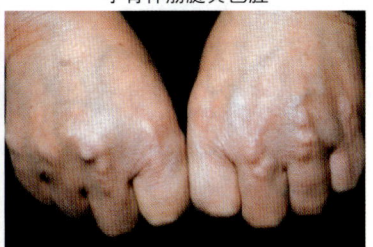

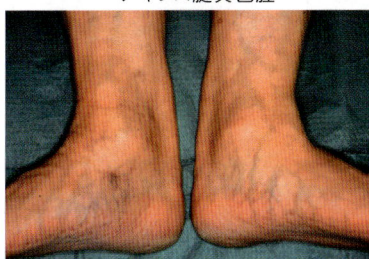

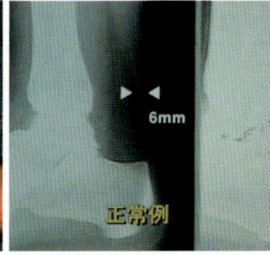

〈口絵〉

コレステロールと黄色腫

図2　結節性黄色腫（本文168頁）

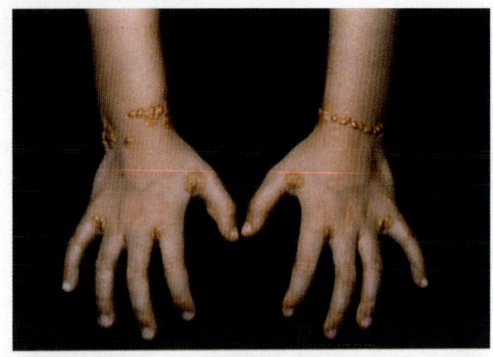

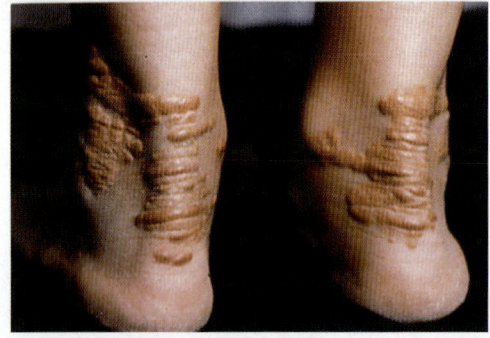

図4　患者の黄色腫（本文170頁）

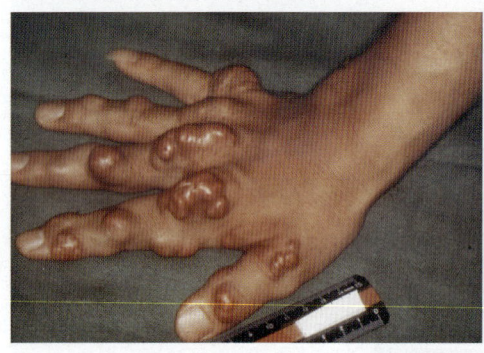 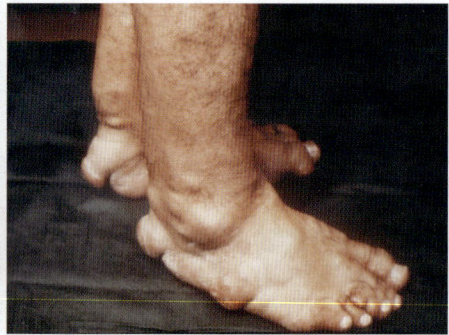

1章

コレステロールの化学

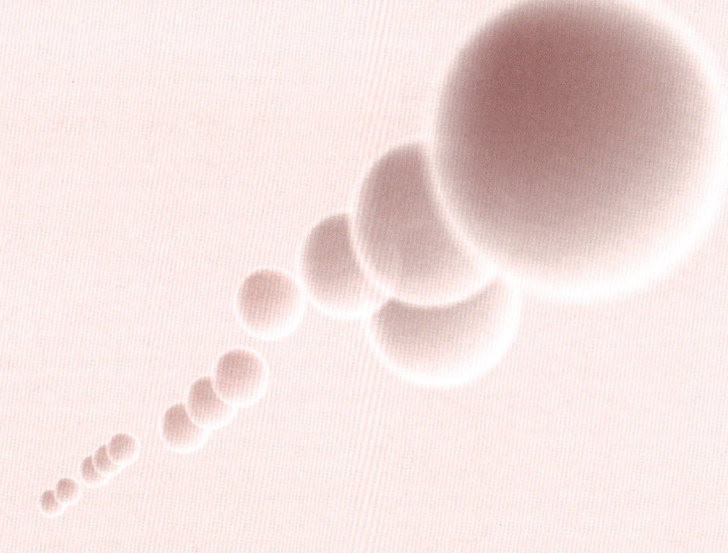

コレステロールの化学

横山　信治

　コレステロールは，炭素27原子，水素46原子，酸素1原子からなる分子量386.654の生体分子で，ステロールと呼ばれる一群の化合物の1つであり，主に動物細胞に存在する。植物細胞では，コレステロールもわずかに存在するが，一般には植物ステロールと呼ばれる一群の類似化合物が主要なステロールである。ステロールとは，見かけ上，3つの六員環と1つの五員環からなるペルヒドロシクロペンタノフェナントレン(シクロペンタノペルヒドロフェナントレン)を基本骨格とする「ステロイド核」(図1)を有する分子群の基本形であり，このステロイド核に水酸基と炭化水素鎖が加わり，一種の高級アルコールとしての性質をもつ。コレステロールの名称は，18世紀後半に，この物質が胆石(コレステロール胆石)から同定されたことから，胆汁を意味するchole-と固体を意味するstereosにアルコールを示す-olの語尾が与えられ，この名称となっている。「ステロイド核」の構造は平面的で柔軟性を欠き，いったん形成されるときわめて壊れにくい性質をもつ。

　ステロールは細胞膜に存在し，なかでも形質膜に偏在しており，その機能の制御に重要な役割を果していると考えられている。グリセロリン脂質からなる二重膜に，コレステロールは均一に混合される。3位の水酸基が親水性であることから，この部分を表面に向けているとされるが，必ずしも強い親水性とはいえず，膜のなかでの位置と配向性は判然としない。柔軟性の低いコレステロール分子がこの均一な混合により加わることで，グリセロリン脂質のアシル基の秩序性が増し，運動性が低下して，膜脂質の一般的流動性が低下する。具体的なパラメーターとしては，膜に挿入したプローブ分子(スピンラベルなど)の運動性の低下や単分子膜のいわゆる「二次元圧力」が低下する。しかし，二重結合のない長鎖アシル基からなり，相転移点が高いグリセロリン脂質(ジパルミトイルレシチンなど)の人工膜(リポソームなど)にコレステロールを混合すると，相転移点が消失して，相転移温度以下では見かけ上の固相が液晶相ないし液相の連続変異のようになり，この条件では「膜が柔らかくなる」ともいえる。

　一方，グリセロリン脂質とスフィンゴリン脂質の混合膜にコレステロールを添加すると，コレステロールとスフィンゴリン脂質(主にスフィンゴミエリン)は高い親和性をもって相互作用をする。この理由はよくはわからない

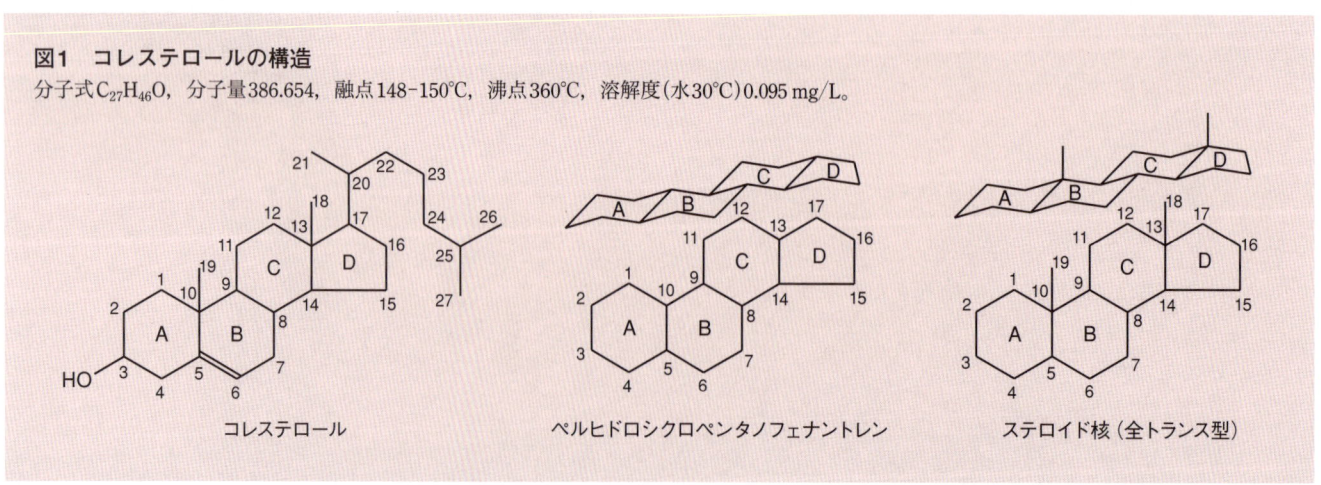

図1　コレステロールの構造
分子式$C_{27}H_{46}O$，分子量386.654，融点148-150℃，沸点360℃，溶解度(水30℃)0.095 mg/L。

コレステロール　　　ペルヒドロシクロペンタノフェナントレン　　　ステロイド核(全トランス型)

名古屋市立大学大学院医学研究科基礎医科学講座生物化学分野

が、親水性基とアシルないしアルキル鎖との境界部分のスフィンゴ脂質に特有の構造が、この相互作用の原因かもしれない。いずれにせよ、この作用により生体膜内でもコレステロールとスフィンゴリン脂質による同様のクラスター形成が起こり、この部分は他のグリセロリン脂質を主とした構造とはまったく異なる物理化学的ミクロ環境をもつ膜が形成されることになる。すなわち、このコレステロールとスフィンゴミエリンに富んだクラスター構造は、一般的に他の部分より安定で流動性が低く、グリセロリン脂質の海を漂う筏になぞらえて、ラフトと呼ばれる。したがって、ラフト内では、周りの膜とは違う特殊な物理化学的ミクロ環境が提供されることとなり、ここにはこの環境を「好む」膜蛋白が集積することになり、特定の蛋白を地理的に集約するのに適した構造といえる。特定の膜蛋白を複数必要とする膜の機能の代表例は膜内外でのシグナル伝達機能であり、実際「ラフト」にはシグナル伝達に関わる膜蛋白が集積しやすく、これは膜の重要な機能を担う本質的な構造であると考えられる。こうしたシグナル伝達機能は多細胞生物においてより本質的な細胞機能であり、単細胞生物においては生命においてステロールの果たす機能は、多細胞生物よりも低いといえるかもしれない。このように生命におけるステロールの基本的役割は、その特殊な形状ゆえに、スフィンゴミエリンとともに細胞膜に周りと違うミクロ環境を作り出し、細胞の機能の発現に本質的に重要な役割を演ずることにあるといえる。

コレステロールの構造の基本をなすステロイド核は、きわめて特殊な有機化合物であり、その生合成系はユニークなものである。生合成の出発点はアセチルCoAであり、これは酢酸を前駆体としても合成されるが、このアセチルCoAはあらゆる炭素系有機化合物の代謝から生成される「代謝の交差点」ともいえる化合物であり、その意味で、コレステロール合成の材料はどこからでも調達できるし、どこからでもその生合成の入り口にたどりつける、普遍的な出発点である。コレステロール生合成の最初のユニークなステップは、3分子のアセチルCoAからのヒドロキシメチルグルタリルCoA（HMG-CoA）の合成であり、その後のHMG-CoA還元酵素によるメバロン酸の生成である（図2）。これがコレステロール合成の最初で最大の律則段階であり、この酵素の制御は、あとの章に述べられ

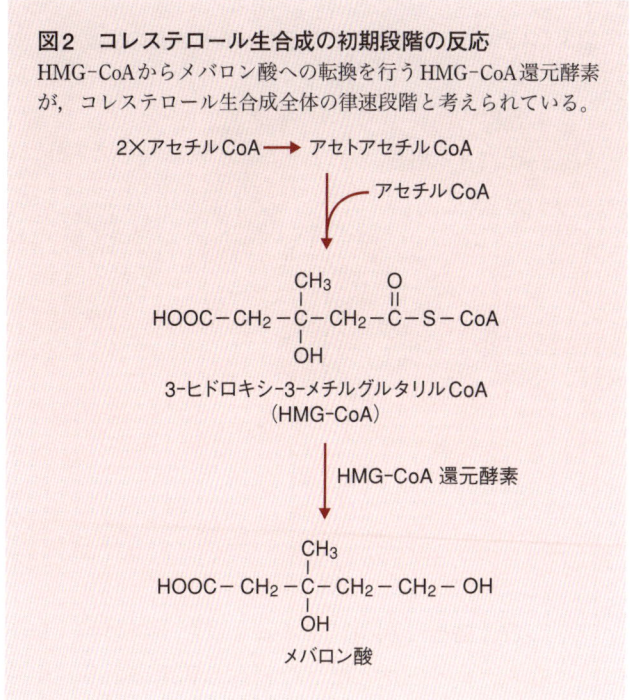

図2　コレステロール生合成の初期段階の反応
HMG-CoAからメバロン酸への転換を行うHMG-CoA還元酵素が、コレステロール生合成全体の律速段階と考えられている。

るように、コレステロール研究の最大の課題であり、大きな成果を上げたものでもあった。そのあとメバロン酸は一種の枝分かれ炭素鎖のアシル酸であるイソプレニル基に合成され、ピロリン酸化されたかたちで多くの蛋白の修飾反応に用いられ、イソプレニル化された蛋白（ファネシル化、ゲラニルゲラニル化など）はこれをアンカーとして膜蛋白となり細胞分化の制御などの重要な生物学的役割を担う。またユビキノンの生合成にも向かう。

ステロール骨格の合成は、イソプレニル化合物の最終段階であるスクアレンから行われる。図3に示すように、スクアレンエポキシダーゼがエポキシ化を触媒することにより、それまでの枝分かれ炭化水素鎖であった化合物の環状化が一気に行われ、ステロール核が生成する。あとの反応はその修飾反応であるが、最終的にコレステロールにたどりつくには、さらに多くの反応を必要とする。ステロール骨格の合成は化学的にも行うことはできるが、その手順は複雑かつ低効率であり、現在に至るも工業的合成は行われていない。

ステロイド核はまた、その分解も困難であり、一般的に動植物はこれを行うことができない。あとの章で詳しく述べるように、動物の体細胞は部分的な側鎖の酸化や水酸化などを除き、ほとんどその異化を行うことはでき

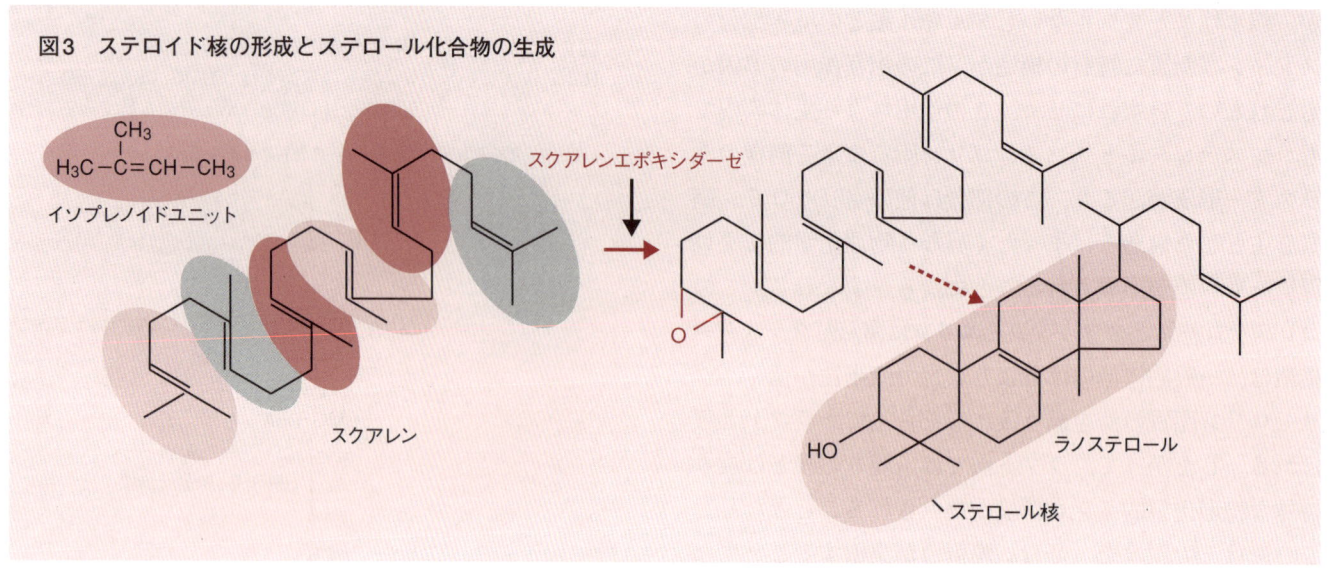

図3　ステロイド核の形成とステロール化合物の生成

ない。この骨格を「利用」するようになったのが，以下に述べるステロイドホルモンなどへの利用であり，動物生体内での異化産物である胆汁酸も一種の「廃物再利用」として位置づけられよう。動物の体内のコレステロールのごく一部がステロイドホルモンの前駆体となり，ステロイド産生細胞で利用されるが，この場合でもステロイド核が基本骨格をなしており，それ以上の代謝は行われない。したがって，残ったほとんどの全身のコレステロールはすべて肝臓に運ばれ，胆汁酸に転換される。これは血液脳関門で隔てられていてコレステロールに富んだ器官である中枢神経系のコレステロールも同様であり，部分的な側鎖の処理は脳で行われるという報告もあるが，それらも含めてすべて肝臓に送られ，胆汁酸へと転換される。胆汁酸自体もステロイド骨格を基本にした化合物であり，脊椎動物ではいわゆる「腸肝循環」で再利用を繰り返しながら，最終的には糞便中に排出される。またステロイドホルモンは，そのまま尿中に排泄される。このように，ステロイド骨格化合物は，われわれが勝手に合成しておいて，細菌の助けを借りなければ最終的異化ができないという，かなり厄介，かつユニークな生体物質なのである。この代謝の性質から明らかなように，コレステロールはエネルギーへの転換が不可能な分子である。このことが，あとの章に述べられるような，動物の体内でのコレステロール蓄積の問題の基本的背景であり理由である。

2章

コレステロールの体内動態
―コレステロールバランスのメカニズム―

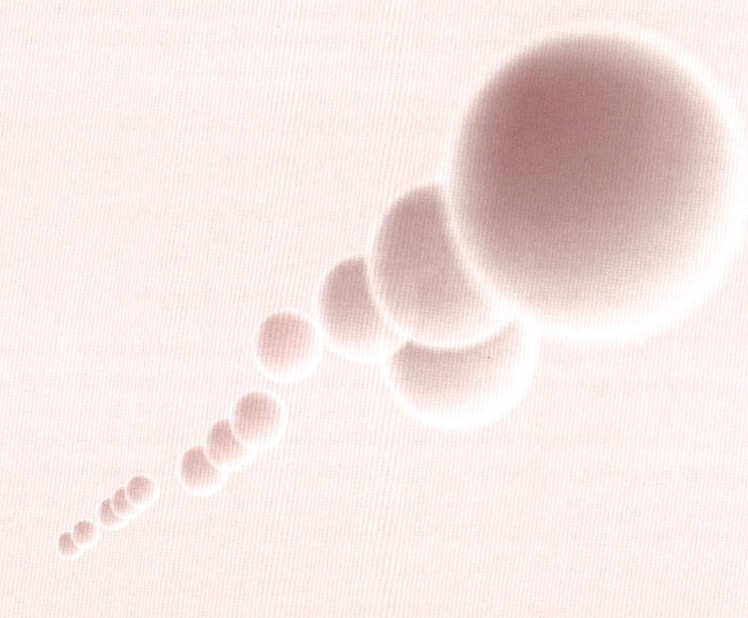

総　論

横山　信治

コレステロールとは何か

　「コレステロールの化学」で述べたように，コレステロールはステロイド骨格を基本とする「脂質」分子であり，生命におけるその基本的役割はおそらく細胞形質膜におけるラフト形成と，それによる膜の生物学的活性の「hot spot」ドメインの構築である。その代謝の構成は，ステロイド骨格の生合成とその外部からの調達を収入源とした全身への分配システム，および末梢細胞から肝への回収と胆汁酸への転換，その排泄を中心とした部分的異化システムからなる。ステロイド骨格は動物体内で合成されるが，その分解は体内・体外のバクテリアの助けを借りねば行われず，コレステロールからのエネルギーの産生は，切断された側鎖の炭化水素から理論的にはわずかにはありうるものの，全体としてはほとんどない。このように，コレステロールは「脂質」に分類され，事実，物理化学的性状はそうであるが，代謝の面からは，まったく別の生体物質として理解するのが適当であろう。そして，われわれの体は常にコレステロールを欲しているが，進化上，その供給が過剰となることをほとんど想定していないといえよう。

　コレステロールは動物細胞の生命維持における基本的な物質であり，したがってほとんどの体細胞はこれを自前で生合成できる。つまり極論すれば，ほとんどの動物は食餌性コレステロールの摂取なしに生きていけないわけではない。しかしその生合成には37段階にも数えられる複雑なステップと，最低でもATPが3分子，NADPHが7分子が必要である。

　一方，食餌由来のコレステロールは消化管から効率よく摂取される。食餌性コレステロールは，遊離型はそのまま，またアシルエステル型は小腸消化管リパーゼの働きで遊離型となって小腸上皮細胞に吸収され，多くは再びアシルエステル型となって，エステル化されなかった分子や他の脂質とともにカイロミクロンに合成され，腸管リンパを経てそのまま大静脈へ流入する。カイロミクロンは，その大部分を占めるトリグリセライドが脂肪組織や筋肉などリポ蛋白リパーゼを産生する末梢組織の毛細管で水解されて，脂肪酸としてこれらの組織細胞に取り込まれ貯蔵または利用され，残りはレムナント（残骸）粒子として肝細胞に取り込まれる。つまり，食餌性コレステロールは吸収後のかなり早い段階で肝臓に到達する。脊椎動物におけるコレステロールの生合成は肝臓で最も活発に行われていると考えられており，少なくとも現在のわれわれの知識では，この段階で，肝細胞で合成された内因性コレステロールとの区別はつかなくなる。また，食餌性コレステロールは理論的にはかなり直接的に，肝細胞のコレステロール代謝を制御することになる。

　肝細胞では，脂肪酸の生合成が行われ，トリグリセライドのかたちになって超低比重リポ蛋白（VLDL）粒子に組み込まれて血液中に分泌され，脂肪組織や筋組織でカイロミクロンと同様の処理で細胞へ取り込まれ，貯蔵または利用される。コレステロールは，食餌性，内因性を問わず，エステル型，非エステル遊離型ともに肝細胞でVLDLに組み込まれ，トリグリセライドが分解代謝された後も粒子中に留まり，低比重リポ蛋白（LDL）粒子となる。LDLは，LDL受容体により末梢細胞に取り込まれ，これでコレステロールの肝臓から末梢組織への分配経路が成立する。ただし，おもしろいことに，ヒトでは血中で生じるLDLの80％は，実は肝臓へ還流してしまう。これはおそらく，LDLがこれから述べるコレステロールの異化のための輸送系にも組み込まれているためではないかと考えられる。こうして，コレステロールは，全身の細胞においてそれぞれ自前で合成されると同時に，その合成中枢

名古屋市立大学大学院医学研究科基礎医科学講座生物化学分野

であり食餌性コレステロールの集積中枢である肝臓からの分配により全身へ供給される。外部からの供給が十分であれば、おそらく末梢細胞でのコレステロール合成はかなり抑制されているはずである。

細胞外への搬出による調節

最初に述べたように、われわれの代謝システムは、基本的にはコレステロールを異化できないが、細胞膜の機能を維持するには、そのコレステロール含有量はかなり厳密に制御されていなければならない。末梢細胞では、部分的に側鎖の水酸化などが起こるようであるが、その場合でもおそらく以下に述べるコレステロールの処理システムを要するものと考えられる。1つは、単にコレステロールを細胞の外に搬出するシステムであり、もう1つは、コレステロールを一時的にアシルエステル化して貯蔵するシステムである。しかし、ステロイド産生細胞などでの合目的な場合を除けば、貯蔵は緊急避難であり、いずれは細胞外に搬出することになる。

細胞からのコレステロール搬出は、大きく分けて2つの経路で行われる。1つは、細胞表面から細胞外のコレステロール「受容因子」への受け渡しであり、比較的非特異的に行われる。血漿リポ蛋白やアルブミンなど、コレステロールを結合・吸収できるものはすべて「受容因子」になりうるが、最も効率が良いと考えられるのが高比重リポ蛋白(HDL)である。その理由は、第一に粒子径が小さく、表面曲率と相対的表面積が大きいこと、第二にコレステロールをアシルエステル化して表面から内部に移動させる酵素であるレシチン・コレステロールアシルトランスフェラーゼ(LCAT)がHDL上で働くことがあげられる。この経路を促進させる細胞側因子としては、HDL粒子を細胞に結合させるスカベンジャー受容体B1(SR-BI)や、コレステロールの細胞内分布をこの経路に入りやすくすると考えられるATP結合カセット輸送体(ABC)G1などがある。もう1つの経路は、ABCA1に触媒されるアポリポ蛋白と細胞膜脂質からのHDLの新生反応であり、これは血漿HDL産生の主要な反応であって、最初に作られるのは膜成分のみからなるディスク型HDLであるが、HDL上ではLCATによりコレステリルエステルが産生されて球状となる。

HDLに移された細胞コレステロールは最終的には肝臓に運ばれて胆汁酸に異化されるが、その過程は単純ではない。まずHDL粒子から直接コレステリルエステルを取り込むのはSR-BIであるとされる。一方でHDL粒子を丸ごと取り込むシステムが機能しているかどうかは、いまだに判然としない。この過程にHDL表面のグリセロリン脂質の分解が促進的役割を果たす状況証拠があり、肝性リパーゼや血管上皮細胞リパーゼがその機能をもつとされる。またヒトなどでは、コレステリルエステルはコレステリルエステル転送蛋白(CETP)を介してVLDL/LDL系リポ蛋白に移され、最終的にLDL受容体によって肝臓に取り込まれるバイパス系の寄与が大きいと考えられている。肝臓では、コレステロールはコレステロール-7α-ヒドロキシラーゼによる反応を皮切りにした一連の経路で胆汁酸に転換され、腸管循環で再利用されつつ体外に排出される。

中枢神経系におけるコレステロールの需給システム

先に述べたごとく、コレステロールは全身のほとんどの細胞で生合成することができるので、LDLによるコレステロールの配達がなくても動物は生きていける。この見地から、全身のコレステロール代謝平衡上、独自の重要な地位を占めるのは、中枢神経系である。ヒトの脳は全身のコレステロールの20-30%が存在する臓器であり、コレステロールはシナプス形成など、その機能の発現、維持に中心的な役割を演ずることが、次第に具体的に明らかになってきた。したがって、脳のコレステロール代謝は中枢神経系の機能制御にきわめて重要な要素である。細胞外のコレステロール輸送は、そのほとんどすべてが血漿リポ蛋白によって行われるわけであるが、これらは分子集合体であるミクロエマルジョンであり、最も小さいHDLでも見かけ上の分子量は30-100万、直径は最小でも8-9nmとなり、血液脳関門は通過できない。したがって、中枢神経系に必要なコレステロールは、すべて「現地生産」に頼らねばならず、細胞外(細胞間)輸送も自前の「リポ蛋白」で行わねばならない。脳では、これは主にアストログリア細胞が産生を担うHDLが行っている。

脳でのコレステロールの異化については種々議論があるが，げっ歯類では脳内で24-ヒドロキシ-コレステロールにまで異化され，これが血液脳関門を逆に通る経路に大きく貢献するという研究結果が注目されるが，ヒトでは不明である．むしろ，HDLが脳脊髄液の流れに乗って静脈に還流して，血中の「コレステロール逆輸送系」に合流すると考えることで十分説明できる．

中枢神経系のコレステロール需給システムに関わる上記の考え方の例外は，脳の形成期におけるコレステロール供給である．ミクロソーム脂質輸送蛋白の遺伝子異常によるLDLの形成の欠損である無ベータリポ蛋白血症では，中枢神経系の発達形成不全が起こる．これは，脳の形成期には血液脳関門が形作られる前に，LDLなどによる効率の良い脳へのコレステロール供給が必要であることを意味していると考えられる．

ステロール代謝はエネルギー代謝制御から派生

コレステロール代謝平衡は全体としてエネルギー代謝から相対的に独立して制御されており，それぞれの代謝因子の遺伝子発現をコントロールしているのは一連のステロール関連転写制御因子・核内受容体群である．これらにはステロール調節エレメント結合蛋白群，ペルオキシソーム増殖因子活性化受容体群，肝臓X受容体/レチノイドX受容体/ファルネソイドX受容体群などがあるが，これらはいずれもステロール代謝に特異的に進化を遂げたと考えられると同時に，エネルギー代謝関連遺伝子群の制御に関わる転写制御因子とオーバーラップしている．すなわち，現在ではエネルギー代謝から独立しているステロール代謝といえども，基本的にはエネルギー代謝の制御から派生して進化してきたもの考えるのが妥当であろう．

細胞内コレステロール合成とSREBPファミリー

島野　仁

脂質異常症と細胞内脂質代謝制御

　一般に血中代謝物のレベルは，産生，吸収による血中への流入（イン）と異化，処理による血中からの流出（アウト）のバランスで決まる。このインアウトバランスが崩れて正常よりも産生が亢進あるいは異化が低下すると血中レベルは上昇する。血中脂質レベルは細胞内の脂質代謝システムにより制御されており，脂質異常症の根底には細胞内脂質代謝の破綻がある。たとえば血中LDLコレステロールを実質的に規定している肝臓LDL受容体の発現は，肝細胞内のステロールバランスのフィードバックシステムの制御下にあり，細胞内のコレステロール過剰によるLDL受容体活性の低下が，高LDLコレステロールの主因となる。血中のトリグリセライドは主に超低比重リポ蛋白（VLDL）に存在するが，摂取エネルギーの過剰が個体の過栄養状態を反映して，肝細胞内トリグリセライドそしてVLDLの合成，分泌が高まり，高トリグリセリライド血症の成因の1つとなる。本稿では，脂質異常症に関連する細胞内脂質代謝として，細胞内コレステロール合成系の制御システムを中心に細胞内脂質合成転写因子であるステロール調節エレメント結合蛋白（SREBP）ファミリーの機能とその破綻によるさまざまな病態について述べる。

細胞内コレステロール合成制御

　一般にほ乳類の細胞は，膜の主要成分であるコレステロールを必要とする。一方，過度の遊離コレステロールは細胞毒となる。過不足が細胞にとって有害なため，細胞内のコレステロール含量を一定にするシステムを有し

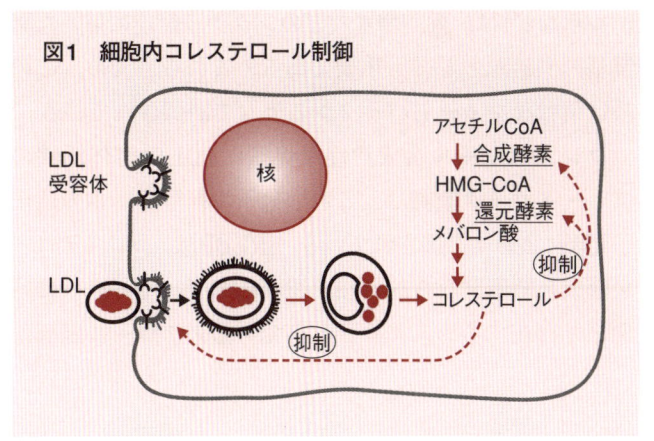

図1　細胞内コレステロール制御

ている。過度の遊離コレステロールはコレステリルエステルとして蓄積（泡沫化）するか，コレステロール引抜き機構（cholesterol efflux）により細胞外へ排泄することで対処する。細胞内コレステロールが不足している場合は，内因性生合成系ではアセチルCoAを出発原料として，生合成系酵素群がすべて活性化してコレステロールを補充する。また外因性の経路ではLDL受容体が誘導されて細胞外（血中）LDLコレステロールを取込み，リソソームで分解されてコレステロールを得る。細胞は，この内因性，外因性2つの経路からコレステロールの補充を担保している。コレステロールが過剰の場合は，両経路をシャットダウンしてバランスをとる。コレステロール合成系の各酵素とLDL受容体両経路を図1に示す。細胞内のコレステロール量に応じた両経路の負のフィードバック制御によって細胞内コレステロールは一定に保たれている。

　なお，この細胞内コレステロール制御の分子メカニズムは主にテキサス大学サウスウエスタンメディカルセンターのGoldstein，Brownらによって解明が進められている[1-3]。

筑波大学大学院人間総合科学研究科内分泌代謝・糖尿病内科

コレステロール合成系転写調節因子SREBPファミリー

図2に細胞内コレステロール合成系を示す。最終産物のコレステロールに加え、プレニル基(ゲラニル基、ファネシル基など)は、細胞増殖などのシグナル伝達に重要な脂質基の供給源としても重要である。これらも含め、この系は精緻なフィードバックシステムで制御されている。

コレステロール合成活性ならびにLDL受容体活性のフィードバック制御は、これら分子の転写レベルの遺伝子発現によって調節されている。SREBPは、コレステロール合成系酵素群ならびにLDL受容体のプロモーターに共通して存在するシスエレメントであるステロール制御部位に結合し、転写調節を支配する転写因子としてGoldstein、Brownらにより発見された。現在、細胞内の脂質合成、特にステロール制御の調節因子としての役割があるという考えが確立している[1-3]。SREBPは塩基性アミノ酸-ヘリックス-ループ-ヘリックス構造(bHLH)ロイシンジッパー型転写因子で、粗面小胞体に結合して存在している。転写活性を発揮するには、この膜型SREBPの膜貫通部位が切断され、転写活性を有するアミノ基側bHLH部分が核内に移動しなければならない(図3)。SREBP-2によるステロール制御のフィードバックメカニズムは、この切断レベルで調節されている。SREBPと結合する膜蛋白SCAPが細胞内コレステロール量を感知し、不足の場合、SREBPを粗面小胞体からCOPII小胞を介して切断酵素の存在するゴルジ体へ移動させる。これによってSREBPの切出し、つまり活性化が起こる。SCAPはSREBPをゴルジ体へ活性化の旅へと誘うエスコート蛋白であるが、細胞内コレステロール含量が十分である場合は、その構造が変化し、粗面小胞体にSREBP/SCAPをつなぎとめておく作用をもつ別の膜蛋白Insigと結合しているために、SREBPの活性は抑制される。

この細胞内ステロールフィードバック機構は、さまざまな脂質異常症の局面を説明できる。最も市場で頻用される高脂血症治療薬スタチンは、コレステロール生合成系の律速段階ヒドロキシメチルグルタリルCoA(HMG-CoA)還元酵素の競合阻害薬であるが、その作用機序は、細胞内コレステロール欠乏に伴うSREBP-2の活性化(切断に伴う核内移行)によるLDL受容体の活性化である。スタ

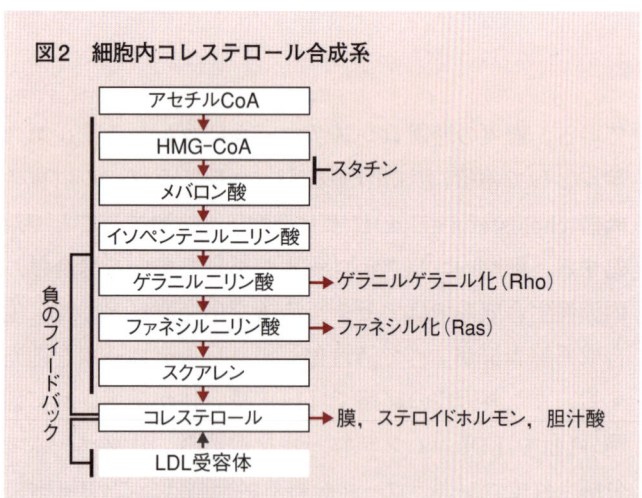

図2　細胞内コレステロール合成系

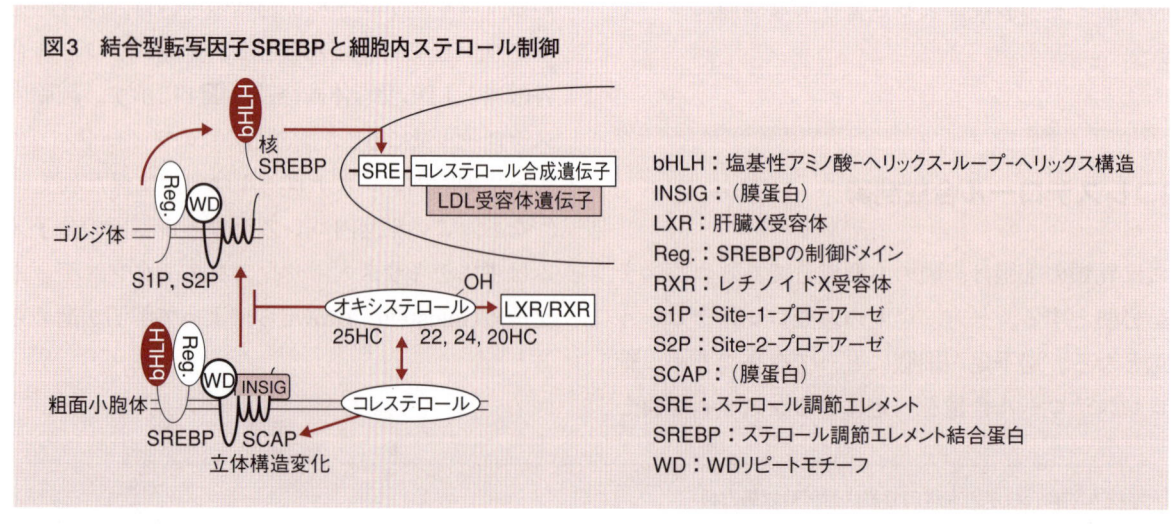

図3　結合型転写因子SREBPと細胞内ステロール制御

bHLH：塩基性アミノ酸-ヘリックス-ループ-ヘリックス構造
INSIG：(膜蛋白)
LXR：肝臓X受容体
Reg.：SREBPの制御ドメイン
RXR：レチノイドX受容体
S1P：Site-1-プロテアーゼ
S2P：Site-2-プロテアーゼ
SCAP：(膜蛋白)
SRE：ステロール調節エレメント
SREBP：ステロール調節エレメント結合蛋白
WD：WDリピートモチーフ

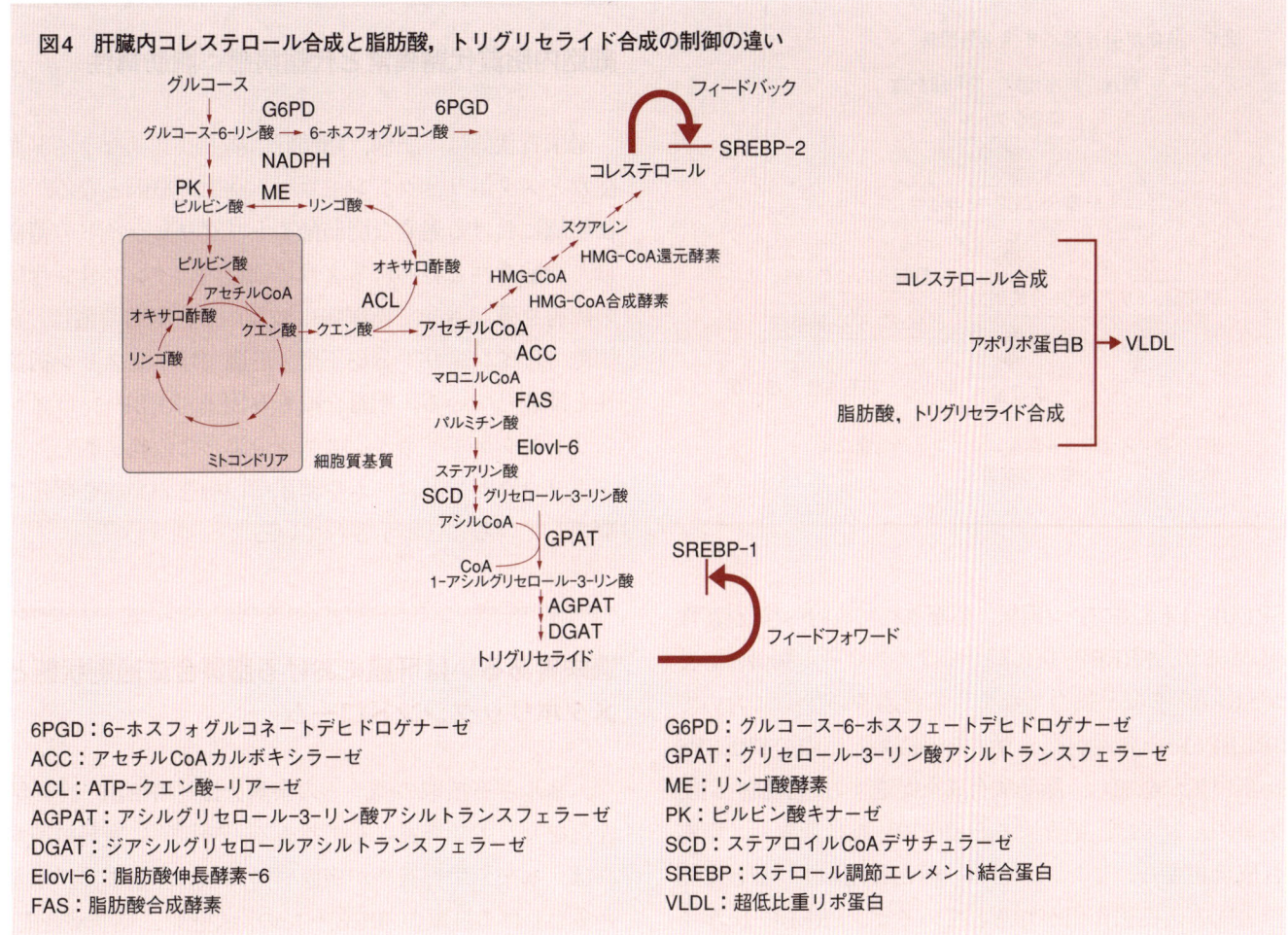

図4 肝臓内コレステロール合成と脂肪酸，トリグリセライド合成の制御の違い

6PGD：6-ホスフォグルコネートデヒドロゲナーゼ
ACC：アセチルCoAカルボキシラーゼ
ACL：ATP-クエン酸-リアーゼ
AGPAT：アシルグリセロール-3-リン酸アシルトランスフェラーゼ
DGAT：ジアシルグリセロールアシルトランスフェラーゼ
Elovl-6：脂肪酸伸長酵素-6
FAS：脂肪酸合成酵素
G6PD：グルコース-6-ホスフェートデヒドロゲナーゼ
GPAT：グリセロール-3-リン酸アシルトランスフェラーゼ
ME：リンゴ酸酵素
PK：ピルビン酸キナーゼ
SCD：ステアロイルCoAデサチュラーゼ
SREBP：ステロール調節エレメント結合蛋白
VLDL：超低比重リポ蛋白

チンによる細胞内のコレステロール合成阻害は，この SREBP-2活性化によるコレステロール合成系の活性化で相殺され，細胞内コレステロール含量は安定している。レジン製剤（コレスチミド）の血中LDLコレステロール低下機転も同様である。コレステロールから合成される胆汁酸を腸管でトラップして胆汁酸の腸肝循環を阻害するため，その補充のために肝細胞内がコレステロールから胆汁酸への利用を亢進し，LDL受容体が活性化する。LDL上のアポリポ蛋白B100同様にLDL受容体のリガンドとして働くカイロミクロンやVLDL上のアポリポ蛋白Eには，野生型のE3のほか，結合力のより優れるE4，結合力の欠損するE2が存在する。E4はカイロミクロン，VLDLの血中消失は早いが，その分肝臓にコレステロールを多く送り込むためLDL受容体の抑制から血中LDLコレステロールが高い傾向がある。E2は，VLDL，中間比重リポ蛋白 (IDL)，LDLへの血中転化に障害があり，レムナントリポ蛋白の蓄積，III型高脂血症の原因となるが，上記と反対の機序のためLDLコレステロールは低い傾向となる。

SREBP-1cと細胞内脂肪酸，トリグリセライド合成

SREBPは，SREBP-1a，-1c，-2の3つが知られ，ファミリーを形成しており，各メンバーによって制御する脂質，その制御の様式，生理的意義が異なる。SREBP-2が上記に記したように元来のコレステロール代謝制御を担う一方，SREBP-1cは，アセチルCoAカルボキシラーゼ，脂肪酸合成酵素，スレアロイルCoAデサチュラーゼなどからなる脂肪酸，トリグリセライド合成（リポジェネシス）系の酵素群の転写活性化能を有し，エネルギー代謝臓器にて栄養状態に応じてリポジェネシスを支配する（図4）[3-5]。

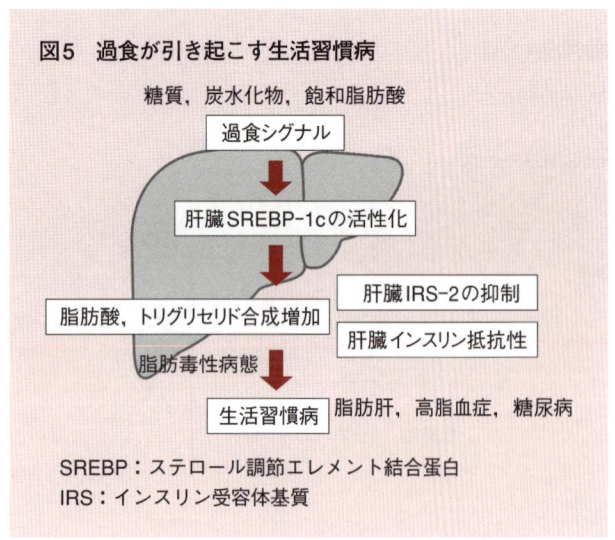

図5 過食が引き起こす生活習慣病
SREBP：ステロール調節エレメント結合蛋白
IRS：インスリン受容体基質

SREBP-1もSREBP-2同様，切断されて核内へ移行（活性化）するが，SREBP-1cに関してはステロール制御の影響がSREBP-2ほど強力でなく，栄養過多の状態においてSREBP-1cの発現が高まり，その結果，核内のSREBP-1c蛋白量が増加し，脂肪酸合成を促進する。肝臓や脂肪組織においては，絶食するとSREBP-1cは消失し，脂質合成は止まる。インスリンは，同化作用の1つとして脂質合成の活性化作用が知られているが，SREBP-1cがインスリンによる脂質合成遺伝子転写調節のメディエーターとして認識されている。生理的な栄養制御として，栄養の過不足に応じて，トリグリセライドの蓄積量を調節するという生体の栄養制御を転写レベルで説明するものであり，空腹時には脂肪酸合成から脂肪酸分解へ，摂食時にはグリコーゲン合成に引き続き脂肪酸合成が促進され，そして過食時には，トリグリセライドが蓄積することと符合している。その意味で，SREBP-1cは，エネルギー代謝における倹約遺伝子の1つといえる。過食（特に糖質，炭水化物，飽和脂肪酸）やアルコールの過剰摂取は，高トリグリセライド血症の原因となるが，肝臓のSREBP-1cの発現を増加する。SREBP-1cを減少させる絶食や節酒が高トリグリセライド血症に有効なことも説明できる。SREBP-1cによるトリグリセライド合成は，過栄養でも活性化され，SREBP-2によるコレステロール制御がフィードバックにより制御されていることとはきわめて対照的である。

細胞内脂質代謝異常と代謝病態：脂肪毒性

過栄養状態は，肥満，脂肪肝，高トリグリセライド血症などメタボリックシンドローム病態の原因となる。特に組織における過剰な脂肪酸やトリグリセライドの蓄積は，脂肪毒性といわれるように細胞内のインスリン作用の障害を惹起させて糖尿病につながる。脂肪蓄積は，β細胞ではインスリン分泌不全，肝臓ではインスリン抵抗性と関連している。脂質合成転写因子SREBP-1cはインスリンシグナル[5]やインスリン分泌[6]に直接影響し，メタボリックシンドロームや糖尿病の病態の発症や悪化に関連していることが示されている。

過栄養あるいは肝臓における脂質合成過剰状態とメタボリックシンドローム

エネルギー摂取の際，その余剰分は，SREBP-1cの活性化を介して，脂質として蓄える。慢性的に過剰摂取すれば，本来の生理機能が病態形勢に転じてしまう。栄養過多における肝臓のSREBP-1cの活性化は，脂肪酸合成，トリグリセライド合成の上昇の結果，脂肪肝を形成するとともに血中にトリグリセライドリッチなリポ蛋白の合成，分泌を高める。これらは，高レムナント血症，低HDLコレステロール血症とも関連し，メタボリックシンドロームの病態を形成する（図5）。活性化した核内SREBP-1cは，インスリン受容体基質（IRS-2）を直接抑制することによりインスリン抵抗性を惹起させる[7]。高血糖は肝臓のSREBP-1cの活性化を助長し，ここにSREBP-1cを介した肝臓インスリン抵抗性の悪循環が成立する。

最近，慢性腎臓病（CKD）が話題であるが，脂質異常症はCKDの悪化因子としても認識されつつある。脂質異常，あるいは肥満病態では，腎糸球体のSREBP-1cが活性化していることが報告されている。糸球体におけるSREBP-1cの活性化は，糸球体内のNADPHオキシダーゼなどの酸化ストレスの増加によるメサンギウム増生，尿蛋白増加など糖尿病性腎症類似の病態をつくる[8]。

引用文献

1) Goldstein JL, DeBose-Boyd RA, Brown MS. Cell 2006;124:35-46.
2) Brown MS, Goldstein JL. Proc Natl Acad Sci U S A 1999;96:11041-8.
3) Horton JD, Goldstein JL, Brown MS. J Clin Invest 2002;109:1125-31.
4) Shimano H. Vitam Horm 2002;65:167-94.
5) Shimano H. J Mol Med 2007;85:437-44.
6) Shimano H, Amemiya-Kudo M, Takahashi A, Kato T, Ishikawa M, Yamada N. Diabetes Obes Metab 2007;9 Suppl 2:133-9.
7) Ide T, Shimano H, Yahagi N, Matsuzaka T, Nakakuki M, Yamamoto T, et al. Nat Cell Biol 2004;6:351-7.
8) Ishigaki N, Yamamoto T, Shimizu Y, Kobayashi K, Yatoh S, Sone H, et al. Biochem Biophys Res Commun 2007;364:502-8.

細胞内コレステロール輸送の分子機構

内田　安則　　井上　貴雄　　新井　洋由

はじめに

コレステロールは動物細胞の生存にとって必要不可欠な分子であり，動物細胞は大きく分けて，2種類の方法で自身にコレステロールを供給することができる。すなわち，外界からLDLとして取り込む方法，そして自身で生合成する方法である。LDLは受容体を介するエンドサイトーシスにより形質膜から細胞内に取り込まれ，コレステロール生合成は小胞体上で行われている。

一方で細胞膜内のコレステロール含量は，各オルガネラで大きく異なることが知られており，取込み，生合成が行われる形質膜や小胞体から各オルガネラ膜に適切な量が輸送されなければならない。このため，コレステロールの細胞内輸送は厳密な制御を受けていると考えられる。

現在，コレステロールは小胞を介した輸送，もしくは膜の接触や脂質輸送蛋白などによる非小胞的な輸送によって細胞内を輸送されると考えられている。詳細な輸送機構に関してはいまだ不明な点が多いが，近年の研究において多くの知見が蓄積されてきており，細胞内コレステロール輸送に関わる多くの蛋白が同定され，さまざまなメカニズムが提唱されている[1]。

本稿では，コレステロールの細胞内輸送機構に関する知見について，LDL由来と，生合成由来のコレステロール輸送に分けて概説する。またコレステロール輸送に関わると考えられている蛋白ファミリーについての知見を紹介し，明らかになりはじめた細胞内コレステロール輸送機構についての研究の現状と今後の展望を述べる。

LDL由来コレステロールの細胞内輸送機構

細胞外のLDLに存在するコレステロールは，細胞膜上のLDL受容体を介したクラスリン依存的なエンドサイトーシスにより細胞内に取り込まれる。細胞内に取り込まれたコレステロールは初期エンドソームから後期エンドソームに輸送され，この過程でLDL受容体と解離し，コレステリルエステルから遊離コレステロールに変換される。リソソーム膜は通常コレステロール含量が少ないことから，LDL由来の遊離コレステロールの排出はリソソームに到達する前に起きていることが考えられる(図1)[2]。

この後期エンドソームからのコレステロール排出の分子メカニズムについて，詳細には明らかになっていないが，ニーマン・ピックC型1蛋白(NPC1)およびニーマン・ピックC型2蛋白(NPC2)という蛋白が重要な働きをすることが明らかにされている。これは*NPC1*，*NPC2*が小脳プルキンエ細胞をはじめとした神経細胞の脱落を特徴とするニーマン・ピック病C型(NPC)の原因遺伝子であり，NPC患者では後期エンドソームやリソソームにおいて遊離コレステロールの蓄積が観察される[3]ことから明らかである。

NPC1は13回膜貫通型の膜蛋白であり，コレステロールと結合能を有することが示されている[4]。また，プロトン勾配を利用し薬物などを細胞内から排除する，原核生物の透過酵素と一次構造，トポロジーの相同性を有している[5]。われわれはエンドソーム，リソソームの酸性環境を作り出すV型ATPアーゼの阻害薬により，リソソーム内に蓄積させたコレステロールの排出が阻害されることを見いだしており[6]，NPC1のコレステロール排出機構に，エンドソーム/リソソームと細胞質の間のプロトン勾配が関与していることが考えられる。

東京大学大学院薬学系研究科機能薬学専攻細胞生化学大講座衛生化学教室

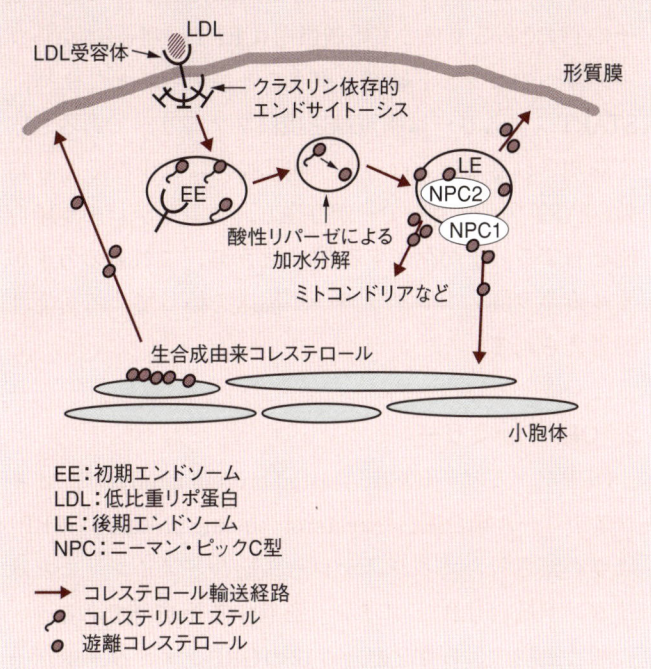

図1 細胞内コレステロール輸送（文献2より引用［改変］）
LDLに由来するコレステロールは，受容体を介するエンドサイトーシスにより形質膜から細胞内に取り込まれ，初期エンドソーム（EE），後期エンドソーム（LE）を経て，NPC1およびNPC2に依存して他のオルガネラへと輸送される。一方，小胞体において生合成されたコレステロールは，ゴルジ体を介さない経路により形質膜などに輸送される。

EE：初期エンドソーム
LDL：低比重リポ蛋白
LE：後期エンドソーム
NPC：ニーマン・ピックC型

一方，NPC2は可溶性蛋白であり，*in vitro*でコレステロール輸送活性を示す[7]。両者がどのような機構でエンドソームからのコレステロール排出を行っているのかは明らかになっていないが，エンドソーム内のNPC2が遊離のコレステロールをエンドソーム膜上のNPC1に受け渡し，さらにNPC1が細胞質の輸送蛋白に受け渡すというメカニズムが考えられている。また，NPC1が小胞を介した輸送により，コレステロールを選択的に排出している可能性もあり，詳細な機構の解明には今後の解析がまたれる。

後期エンドソームから細胞質中に排出されたコレステロールは，形質膜や小胞体，リサイクリングエンドソームやミトコンドリアなどさまざまなオルガネラに輸送されるが，詳細なメカニズムは不明な点が多く，輸送速度が非常に速いことから，どのオルガネラが第一輸送ターゲットであるかすら明らかではない。

生合成されたコレステロールの輸送機構

コレステロールの生合成は小胞体で起こるが，小胞体のコレステロール含有量は低く（細胞内全コレステロールの1％程度），一方で形質膜やエンドソーム，トランスゴルジ網には豊富に存在している[8,9]。このような偏ったコレステロール分布を形成するためには，新規に合成されたコレステロールが素早く他の膜に輸送されることが必要であり，実際，生合成されたコレステロールは30分程度で小胞体から形質膜に輸送される。この輸送過程は，ゴルジ体を断片化し，機能を阻害するブレフェルジンA処理ではあまり阻害されないことから，通常の分泌過程とは異なり，ゴルジ体を介さない機構で起きているものと考えられる[10]。

小胞体から形質膜へコレステロールを輸送するメカニズムはあまり解析が進んでいないが，カベオラ（コレステロールを多く含む形質膜上のマイクロドメイン）の形成に必須の蛋白，カベオリン-1の関与が示唆されている[11]。また，いったん形質膜に到達したコレステロールが他のオルガネラに分配されるメカニズムはほとんど明らかになっていないが，一部がエンドサイトーシスによって細胞内に取り込まれ，NPC1依存的な経路により輸送されることが明らかとなっている[12]。

コレステロール輸送蛋白

近年，脂質が膜間を特定の蛋白によって輸送されるという概念が広く受け入れられつつある。すなわち，可溶性の蛋白が脂質を膜から引き抜き，籠のように脂質分子を包含して膜間を移動し，別の膜コンパートメントに輸送する，という概念である（図2）[13]。

このような機能を担うと考えられる細胞内脂質輸送蛋白ファミリーがいくつか同定され，コレステロール輸送への関わりも示されてきた。この項では，コレステロールのオルガネラ間輸送に関わると想定されている蛋白ファミリーのうち，START，ORPファミリーについて述べる。

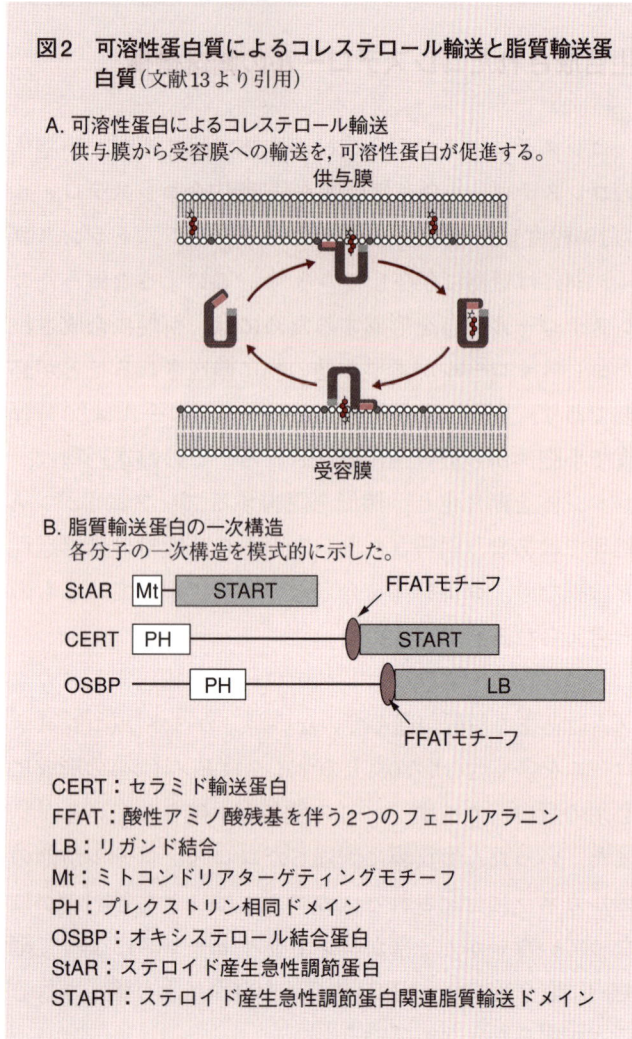

図2 可溶性蛋白質によるコレステロール輸送と脂質輸送蛋白質（文献13より引用）

A. 可溶性蛋白によるコレステロール輸送
供与膜から受容膜への輸送を，可溶性蛋白が促進する。

B. 脂質輸送蛋白の一次構造
各分子の一次構造を模式的に示した。

CERT：セラミド輸送蛋白
FFAT：酸性アミノ酸残基を伴う2つのフェニルアラニン
LB：リガンド結合
Mt：ミトコンドリアターゲティングモチーフ
PH：プレクストリン相同ドメイン
OSBP：オキシステロール結合蛋白
StAR：ステロイド産生急性調節蛋白
START：ステロイド産生急性調節蛋白関連脂質輸送ドメイン

1 STARTファミリー

STARTファミリーは，ステロイド産生急性調節蛋白（StAR）において見いだされたステロイド産生急性調節蛋白関連脂質輸送（START）ドメインを有する蛋白群である。

StAR蛋白は急性のステロイドホルモン生合成反応に伴い，発現量が上昇する蛋白として同定され，この反応の律速段階を担うことが明らかになっている[14]。ステロイドホルモンの生合成は，ミトコンドリア内膜に存在するコレステロール側鎖切断酵素（P450scc）によって行われるため，ステロイドホルモン産生細胞は，コレステロールをミトコンドリア内膜へと輸送しなければならない。StARはミトコンドリア外膜の細胞質側に存在し，内膜へのコレステロール輸送に必須であることが示されている。実際，*STAR*遺伝子はステロイドホルモンが欠損する疾患であるリポイド過形成症の原因遺伝子でもある[15]。しかしながら，現在のところ，StARがどのようなメカニズムでミトコンドリア内膜へのコレステロール輸送を行うかの詳細は明らかになっていない。

STARTはStARのアミノ酸配列に相同性をもつアミノ酸残基210程度のドメインであり，脂質分子との結合能を有すると考えられている。2003年にSTARTファミリー分子の1つであるセラミド輸送蛋白（CERT）が小胞体からゴルジ体へのセラミド輸送を担うことが明らかとなり[16]，STARTファミリーは脂質輸送蛋白ファミリーであると広く認知されることとなった。哺乳動物には少なくとも15のSTARTファミリー分子が存在し，コレステロール結合能を有する分子が存在する[17]ことから，これらの分子がオルガネラ間のコレステロール輸送を担っている可能性が考えられる。

2 ORPファミリー

ORPファミリー（OSBP-related protein family）は，オキシステロール結合蛋白（oxysterol-binding protein：OSBP）に見いだされたオキシステロール結合ドメイン［またはリガンド結合（LB）ドメイン］を有する蛋白群である。

哺乳動物にはOSBPを含め12のORPファミリー遺伝子が存在し，LBドメインに加えイノシトールリン脂質との結合に関与するプレクストリン相同（PH）ドメインをもっている分子が多い[18]。酵母や線虫などにも相同分子が存在しており，進化的に保存された機能をORPファミリーが有していると考えられる。

最近になって酵母のORPファミリー分子であるOsh（OSBPホモログ）が*in vitro*でコレステロール輸送活性を有し，形質膜から小胞体へのステロール輸送に必要であることが示された[19]。このことから哺乳動物においてもORPファミリー分子がコレステロール輸送に関わっていると考えられるようになり，近年盛んに研究が行われている。

OSBPは，コレステロールの生合成阻害薬として知られる水酸化コレステロール（オキシステロール）に対して強い結合能を有する蛋白として精製，クローニングされた[20]。OSBPは約800アミノ酸から構成され，C末端側半分にLBドメインを有する。また，N末端側にはPHドメインが存在し，これはゴルジ体に多く存在するホスファチジルイノシトール-4リン酸と結合することから，OSBPのゴル

ジ体への局在に必須であると考えられている[21]。

また，PHドメインとLBドメインの間には，FFAT(酸性アミノ酸残基を伴う2つのフェニルアラニン)モチーフと呼ばれるアミノ酸配列が存在し，これは小胞体膜上の小胞結合膜蛋白(VAMP)結合蛋白Aと呼ばれる蛋白と相互作用し，OSBP分子を小胞体にリクルートすると考えられている[22]。

このようにOSBPは，PHドメインとFFATモチーフという複数のオルガネラに対するターゲティングモチーフを有し，さらに脂質結合ドメインをもつ。このような特徴はオルガネラ間の脂質輸送を行う分子として適していると考えられる。近年，OSBPがオキシステロールだけでなくコレステロールと結合することが示されたから[23]，OSBPや他のORPファミリー分子がコレステロール輸送蛋白であるという仮説が支持されるようになった。

おわりに

近年の研究の進歩により，細胞内のコレステロール輸送研究は大きく進み，数多くの分子の関与が明らかになってきた。しかしながら，具体的なオルガネラ間の輸送メカニズムの大部分は明らかになっておらず，多くの課題が残されている。今後も輸送蛋白や，コレステロール輸送を制御する小胞輸送マシナリーの同定，さらにコレステロールの素早いトラフィックを捉えるイメージング手法の発達などにより，詳細な細胞内コレステロール輸送のメカニズムが明らかになることが期待される。

引用文献

1) Ikonen E. Nat Rev Mol Cell Biol 2008;9:125-38.
2) Chang TY, Chang CC, Ohgami N, Yamauchi Y. Annu Rev Cell Dev Biol 2006;22:129-57.
3) Sturley SL, Patterson MC, Balch W, Liscum L. Biochim Biophys Acta 2004;1685:83-7.
4) Infante RE, Abi-Mosleh L, Radhakrishnan A, Dale JD, Brown MS, Goldstein JL. J Biol Chem 2008;283:1052-63.
5) Davies JP, Chen FW, Ioannou YA. Science 2000;290:2295-8.
6) Furuchi T, Aikawa K, Arai H, Inoue K. J Biol Chem 1993;268:27345-8.
7) Cheruku SR, Xu Z, Dutia R, Lobel P, Storch J. J Biol Chem 2006;281:31594-604.
8) Lange Y. J Lipid Res 1991;32:329-39.
9) Mukherjee S, Zha X, Tabas I, Maxfield FR. Biophys J 1998;75:1915-25.
10) Heino S, Lusa S, Somerharju P, Ehnholm C, Olkkonen VM, Ikonen E. Proc Natl Acad Sci U S A 2000;97:8375-80.
11) Matveev S, Li X, Everson W, Smart EJ. Adv Drug Deliv Rev 2001;49:237-50.
12) Cruz JC, Chang TY. J Biol Chem 2000;275:41309-16.
13) Schulz TA, Prinz WA. Biochim Biophys Acta 2007;1771:769-80.
14) Stocco DM, Clark BJ. Endocr Rev 1996;17:221-44.
15) Bose HS, Sugawara T, Strauss JF 3rd, Miller WL. N Engl J Med 1996;335:1870-8.
16) Hanada K, Kumagai K, Yasuda S, Miura Y, Kawano M, Fukasawa M, et al. Nature 2003;426:803-9.
17) Alpy F, Tomasetto C. J Cell Sci 2005;118:2791-801.
18) Lehto M, Olkkonen VM. Biochim Biophys Acta 2003;1631:1-11.
19) Raychaudhuri S, Im YJ, Hurley JH, Prinz WA. J Cell Biol 2006;173:107-19.
20) Dawson PA, Ridgway ND, Slaughter CA, Brown MS, Goldstein JL. J Biol Chem 1989;264:16798-803.
21) Levine TP, Munro S. Curr Biol 2002;12:695-704.
22) Wyles JP, McMaster CR, Ridgway ND. J Biol Chem 2002;277:29908-18.
23) Wang PY, Weng J, Anderson RG. Science 2005;307:1472-6.

コレステロールとリポ蛋白アセンブリー

平野　勉

はじめに

　LDLコレステロールは冠動脈疾患(CAD)の最大の危険因子であり，その血中濃度を規定するメカニズムを解明することはCAD発症を予防する意味においてきわめて重要である。いまやCADの予防になくてはならない薬剤となったヒドロキシメチルグルタリルCoA(HMG-CoA)還元酵素阻害薬(スタチン)は強力なコレステロール生成阻害薬であるが，その作用はLDL受容体発現だけではなく，アポリポ蛋白B含有リポ蛋白の生成を抑制することが報告されている。超低比重リポ蛋白(VLDL)，LDLの骨格蛋白はアポリポ蛋白Bであり，基本的にはVLDL-アポリポ蛋白Bが代謝されてLDL-アポリポ蛋白Bになる。したがって肝臓におけるVLDLの生成が，LDLの血中濃度を規定する大きなファクターとなる。VLDLの生成は，アポリポ蛋白Bに脂質が結合してリポ蛋白が構築(アセンブリー)されることによる。スタチンによりアポリポ蛋白Bの肝臓からの分泌が低下する機序には，コレステロール生合成がリポ蛋白アセンブリーを促進させる背景がある。本稿ではこのコレステロールとアポリポ蛋白B含有リポ蛋白のアセンブリーにつき概説するが，あわせてトリグリセライドとの関連にも言及したい。

VLDLアセンブリー

　疎水性の強いアポリポ蛋白Bは，リポ蛋白にならずに直接分泌されることはない。アポリポ蛋白B含有リポ蛋白は一般的にはVLDLとして分泌されると考えられているが，実験に供される細胞の種類，培養条件によってその範囲はVLDLからLDLまで多岐にわたる。したがって直接LDL粒子として分泌される部分もあるが，本稿では便宜上アポリポ蛋白BはVLDLとして分泌されるものとしておく。VLDLは肝細胞内で生成されたトリグリセライド，コレステリルエステルなどの脂質成分と，粒子に1分子存在する巨大な蛋白であるアポリポ蛋白B(正確にはB100)が組み合わさって構築される。アポリポ蛋白Bは巨大分子ゆえゆっくり生成され，その合成は短時間では変化しない。逆に，脂質は肝臓に遊離脂肪酸(FFA)が流入すると短時間のうちにエステル化されて，トリグリセライドやコレステリルエステルが合成される。VLDLの生成亢進は，脂肪組織からのFFAの肝臓への流入の増加による脂肪生成の亢進が主な原因とされる。FFAとして代表的な脂肪酸であるオレイン酸を肝細胞に添加すると，数十分後にVLDLが分泌される[1]。この短時間の間にアポリポ蛋白BメッセンジャーRNA(mRNA)が増加してアポリポ蛋白Bが生成されることは考えにくい。したがってVLDLの分泌はアポリポ蛋白B遺伝子ではなく，遺伝子翻訳以後の過程に依存すると思われる。ラットを絶食にさせると，肝細胞での脂肪合成は抑制され肝細胞からのアポリポ蛋白B分泌は著明に低下するが，アポリポ蛋白BのmRNAの低下は軽微であることから，アポリポ蛋白B分泌はアポリポ蛋白B生成よりも脂肪生成に左右されることが推察される。それでは脂肪合成がいかにしてアポリポ蛋白B分泌に関連するのであろうか。

アポリポ蛋白Bの細胞内分解

　Dixonらは，オレイン酸を肝細胞に添加すると短時間でVLDLが分泌される機序をパルス・チェイス法で観察している。アポリポ蛋白Bを内因性の放射活性を有するロイシンでパルスラベルし，そのラベルされたアポリポ蛋白

昭和大学医学部糖尿病・代謝・内分泌内科

図1 VLDLアセンブリー

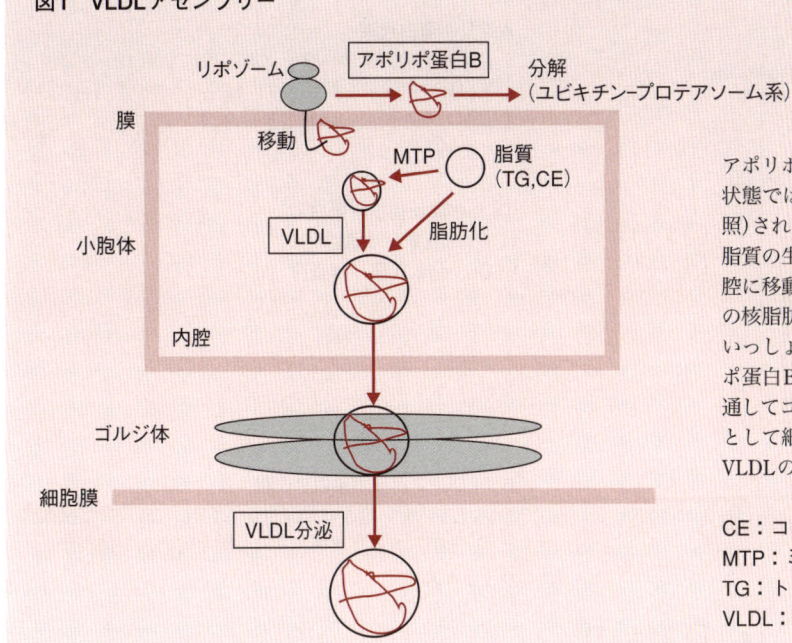

アポリポ蛋白Bは小胞体リボソームで生成され，脂質の生成が低下した状態では小胞体膜上で分解（ユビキチン-プロテアソーム系，文献17参照）されてしまい，小胞体内に入り込まないためVLDLが生成されない。脂質の生成が活発であると，アポリポ蛋白Bは小胞体膜から小胞体の内腔に移動する。ミクロゾームトリグリセライド転送蛋白の作用でVLDLの核脂肪となるトリグリセライド（TG），コレステリルエステル（CE）といっしょになり，VLDLが形成される。小胞体の内腔で核脂肪はアポリポ蛋白B骨格にさらに入り込み，脂肪化の進んだVLDLは小胞体膜を貫通してゴルジ複合体で構成される分泌経路に取り込まれ，成熟したVLDLとして細胞外へ分泌される。脂肪合成の程度がアポリポ蛋白Bの運命をVLDLの構築に向かわせるのか，分解させるのかを決定づける。

CE：コレステリルエステル
MTP：ミクロゾームトリグリセライド転送蛋白
TG：トリグリセライド
VLDL：超低比重リポ蛋白

Bの放射能を追跡すると，生成されたアポリポ蛋白Bの約60％が20分以内に肝細胞内で分解され，30％しか細胞外（メジウム中）に分泌されないことが判明した。オレイン酸を添加すると，生成されたアポリポ蛋白Bの肝細胞内での分解が大幅に減少し，分解を免れたアポリポ蛋白Bが細胞外に多く分泌されていた[1]。このin vitroの実験から，FFAのVLDL分泌促進にはアポリポ蛋白B細胞内分解の低下が関与することがわかった。オレイン酸は，肝細胞ではトリグリセライドやコレステリルエステルに合成される。オレイン酸添加によるアポリポ蛋白B細胞内分解抑制にはトリグリセライド，コレステリルエステルなどの脂肪合成が関与することが示唆される。

図1にアポリポ蛋白Bの肝細胞内の代謝を簡単に示す。アポリポ蛋白Bは粗面小胞体膜で生成され，脂質の生成が活発であるとアポリポ蛋白Bは小胞体（ER）膜からERの内腔に移動する。アポリポ蛋白Bと脂質のトリグリセライドを結合させてリポ蛋白の土台を作るのはミクロゾームトリグリセライド転送蛋白（MTP）である。MTPが欠損するとアポリポ蛋白B含有リポ蛋白は生成されない。VLDLの核脂肪となるトリグリセライド，コレステリルエステルはERの内腔でアポリポ蛋白B骨格にさらに入り込み，脂肪化の進んだVLDLはER膜を貫通してゴルジ体で構成される分泌経路に取り込まれ，成熟したVLDLとして細胞外へ分泌される。他方，脂質の生成が低下した状態ではアポリポ蛋白BはER膜上で分解されてしまい，ER内に入り込まないためVLDLが生成されない。したがって，脂肪合成がアポリポ蛋白Bの運命をVLDLの構築に向かわせるのか，分解させるのかを決定づける。肝細胞において脂肪酸（オレイン酸など）はコレステリルエステル，トリグリセライド，リン脂質を生成するが，いずれの脂質もアポリポ蛋白Bの細胞内分解と関連する。

コレステロールとアポリポ蛋白B細胞内代謝

コレステロールでVLDLアセンブリーに直接関与するのは遊離コレステロールではなくコレステリルエステルである。ただしコレステリルエステル生成は遊離コレステロールの供給量により規定されるので，遊離コレステロール生成もVLDLの生成を制御することになる。スタチンは遊離コレステロールの生成阻害薬であるが，コレステリルエステルも同時に低下させる。アシルCoAコレステロールアシルトランスフェラーゼ（ACAT）は遊離コレステロールをコレステリルエステルにする律速酵素であるが，

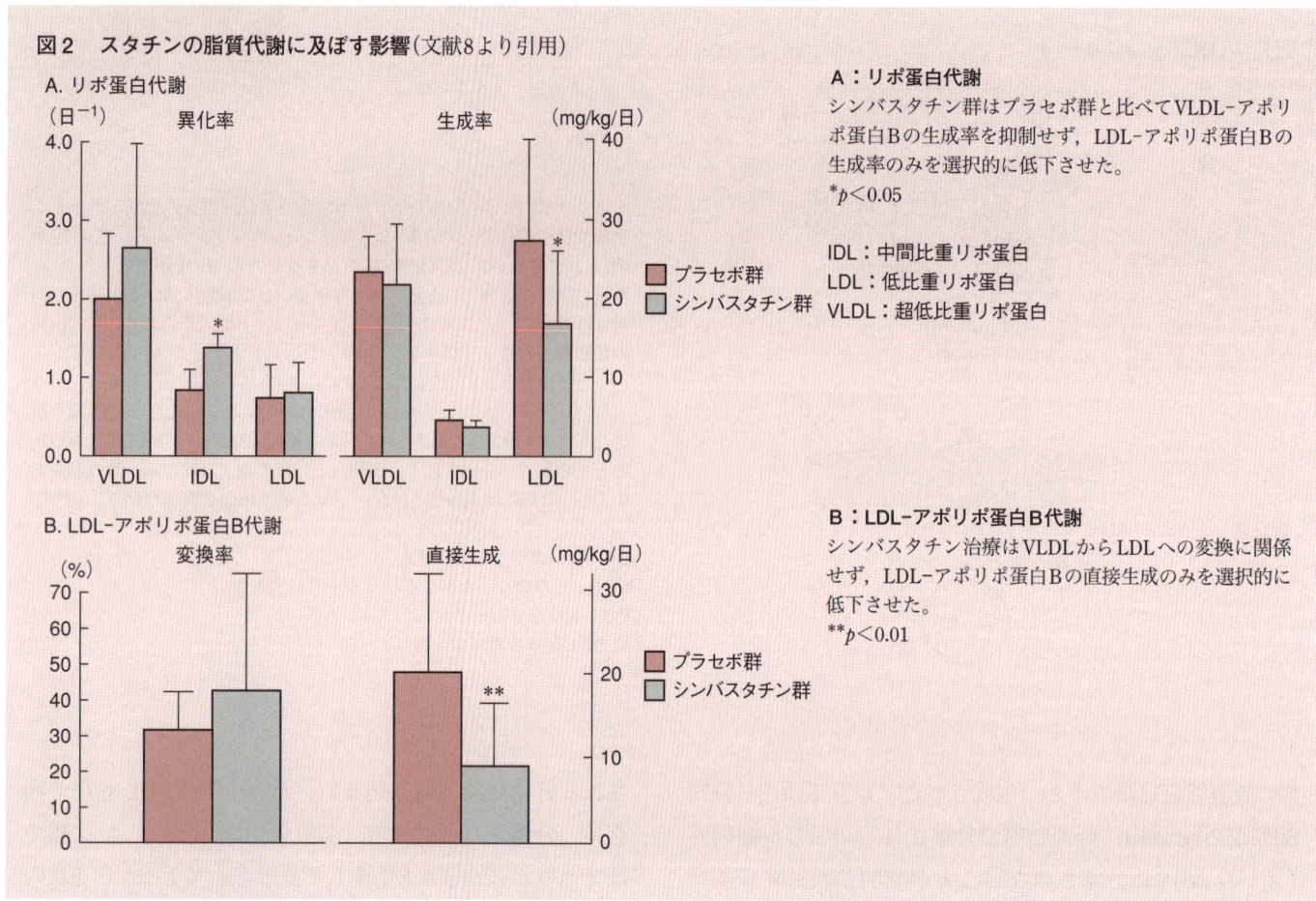

図2 スタチンの脂質代謝に及ぼす影響（文献8より引用）

A：リポ蛋白代謝
シンバスタチン群はプラセボ群と比べてVLDL-アポリポ蛋白Bの生成率を抑制せず、LDL-アポリポ蛋白Bの生成率のみを選択的に低下させた。
*$p<0.05$

IDL：中間比重リポ蛋白
LDL：低比重リポ蛋白
VLDL：超低比重リポ蛋白

B：LDL-アポリポ蛋白B代謝
シンバスタチン治療はVLDLからLDLへの変換に関係せず、LDL-アポリポ蛋白Bの直接生成のみを選択的に低下させた。
**$p<0.01$

ACAT阻害薬を肝細胞に作用させるとコレステリルエステルの生成が著明に低下し、アポリポ蛋白B分泌が阻害される[2]。逆にACATを肝細胞に強制発現させるとコレステリルエステル生成が高まりアポリポ蛋白B分泌が増加する。これはアポリポ蛋白Bの細胞内分解が減少することによる[3]。スタチンはLDL受容体欠損マウスにおいてVLDLの分泌を低下させたが、これはアポリポ蛋白Bの肝細胞内分解の亢進によることが示されている[4]。果糖投与ハムスターの肝細胞においてロスバスタチンは遊離コレステロール、コレステリルエステルの合成を抑制し、VLDL-アポリポ蛋白B分泌を有意に抑制したが、これはアポリポ蛋白Bの細胞内分解が促進されたためであった[5]。

スタチンとアポリポ蛋白Bカイネティクス

スタチンの基本的な作用はLDL受容体を増加させ、LDL粒子の異化を促進してLDLコレステロールを低下させることである。スタチンはLDL受容体の部分欠損症である家族性高コレステロール血症（FH）のヘテロ型においてもLDL受容体を増加させ、LDLの異化を亢進させる。ところがFHにおいても[6]、VLDLの分泌亢進が原因となる家族性複合高脂血症においても[7]、スタチンはアポリポ蛋白Bの生成を有意に抑制した。アポリポ蛋白Bの生成が亢進している2型糖尿病においても、高用量のシンバスタチンはアポリポ蛋白Bの生成を抑制した[8]。アポリポ蛋白BはVLDLとして血中に分泌され、血中でVLDL中のトリグリセライドが分解されてLDLになるものと、LDLの形で直接分泌されるものとがあるが、スタチンはVLDL-アポリポ蛋白Bの生成をほとんど抑制せず、VLDLからLDLへの変換にも関係せず、LDL-アポリポ蛋白Bの生成率のみを選択的に低下させた（図2）。ストロングスタチンとして使用されるロスバスタチンはLDL-アポリポ蛋白Bの異化速度を増加させ、LDL-アポリポ蛋白Bの生成率を低下

させたが，VLDL-アポリポ蛋白Bの生成率は変化させなかった[9]。ストロングスタチンではトリグリセライドの低下が認められるが，トリグリセライド低下はVLDL-アポリポ蛋白Bの生成率低下によらず，VLDLの異化亢進で説明される。以上の生体内でのアポリポ蛋白B代謝からみる限り，スタチンはVLDLアセンブリーを抑制するのではなく，LDLの大きさで直接肝臓から分泌されるリポ蛋白のアセンブリーを阻害することが推察される。

トリグリセライドとアポリポ蛋白B細胞内代謝

肝臓に対するトリグリセライドの供給経路は①FFAの流入，②VLDL，カイロミクロンレムナントなどのトリグリセライドリッチリポ蛋白の肝臓への取込み，③肝細胞における内因性脂肪合成がある。FFAは脂肪細胞由来であり，肥満により脂肪増生が高まると，インスリン作用の減弱と相まってFFAの流入が増加する。オレイン酸による肝細胞内トリグリセライド合成はアポリポ蛋白Bの分泌促進や細胞内分解と時間的に合致するため，FFAはコレステリルエステル以上にトリグリセライド合成を介してアポリポ蛋白Bの分泌に関与することが報告されている[10]。VLDL分泌は脂肪酸の種類にも影響され，不飽和脂肪酸，長鎖脂肪酸でVLDL分泌は低下する[11]。エイコサペンタエン酸はトリグリセライドとアポリポ蛋白Bの分泌をともに低下させる。トリグリセライド合成酵素阻害薬はアポリポ蛋白Bの分泌を半減させる。トリグリセライドのソースとして肝細胞に添加したVLDLは，アポリポ蛋白Bの細胞内分解を低下させ，アポリポ蛋白B分泌を亢進させる[12]。

SREBP-1とアポリポ蛋白B細胞内代謝

肝細胞における内因性脂肪合成を亢進するのがステロール調節エレメント結合蛋白1(SREBP-1)である。アポリポ蛋白Bの分泌は絶食で低下し，食事摂取で増加するが，この代謝調節にもSREBP-1が深く関与する。SREBP-1はVLDLを構成するすべての脂質の生成を促進し，アポリポ蛋白Bと脂質によるVLDL構築を促進させる[13]。SREBP-1はさらにVLDL構築の要であるMTPの生成も促進する。SREBP-1の過剰発現マウスでは，VLDL分泌促進が確認されている[14]。SREBP-1は内因性の高インスリン血症，糖質過剰摂取などで増加し，これらに認められる高VLDL血症の原因を説明できる。

以上，コレステロールとVLDLアセンブリーについて簡単に述べた。この研究領域は高LDLコレステロールの成因の一端を担うアポリポ蛋白B分泌促進機序の解明を含むため，精力的な基礎研究がなされている。特にKangら[15]，Olofssonら[16]，Fisherら[17]の文献は優れた総説であり，一読をお薦めする。

引用文献

1) Dixon JL, Furukawa S, Ginsberg HN. J Biol Chem 1991;266:5080-6.
2) Brown A, Wiggins D, Gibbons GF. Biochim Biophys Acta 1999; 1440:253-65.
3) Liang JJ, Oelkers P, Guo C, Chu PC, Dixon JL, Ginsberg HN, et al. J Biol Chem 2004;279:44938-44.
4) Twisk J, Gillian-Daniel DL, Tebon A, Wang L, Barrett PH, Attie AD. J Clin Invest 2000;105:521-32.
5) Chong T, Naples M, Federico L, Taylor D, Smith GJ, Cheung RC, et al. Atherosclerosis 2006;185:21-31.
6) Watts GF, Cummings MH, Umpleby M, Quiney JR, Naoumova R, Thompson GR, et al. Eur J Clin Invest 1995;25:559-67.
7) Arad Y, Ramakrishnan R, Ginsberg HN. Metabolism 1992;41:487-93.
8) Myerson M, Ngai C, Jones J, Holleran S, Ramakrishnan R, Berglund L, et al. J Lipid Res 2005;46:2735-44.
9) Ooi EM, Barrett PH, Chan DC, Nestel PJ, Watts GF. Atherosclerosis 2008;197:139-46.
10) Dixon JL, Ginsberg HN. J Lipid Res 1993;34:167-79.
11) Davis RA, Boogaerts JR, Borchardt RA, Malone-McNeal M, Archambault-Schexnayder J. J Biol Chem 1985;260:14137-44.
12) Wu X, Sakata N, Dixon J, Ginsberg HN. J Lipid Res 1994;35:1200-10.
13) Wang SL, Du EZ, Martin TD, Davis RA. J Biol Chem 1997;272:19351-8.
14) Shimano H, Horton JD, Hammer RE, Shimomura I, Brown MS, Goldstein JL. J Clin Invest 1996;98:1575-84.
15) Kang S, Davis RA. Biochim Biophys Acta 2000;1529:223-30.
16) Olofsson SO, Borèn J. J Intern Med 2005;258:395-410.
17) Fisher EA, Ginsberg HN. J Biol Chem 2002;277:17377-80.

コレステロールの吸収メカニズム

吉田　雅幸

はじめに

肝臓におけるコレステロール生合成系に比べて腸管におけるコレステロール吸収機構には不明な点が多かったが，近年の小腸粘膜細胞に発現するミクロゾームトリグリセライド転送蛋白（MTP），アシルCoAコレステロールアシルトランスフェラーゼ（ACAT）-1，ATP結合カセット輸送体G5/G8（ABCG5/G8），そしてニーマン・ピックC1 Like1蛋白（NPC1L1）の発見・同定によってコレステロールの吸収機構の解明が急速に進んできた。本稿では最近明らかにされた小腸でのコレステロール吸収機構についてNPC1L1の拮抗薬の臨床的作用なども含めて解説する（図1）。

腸管からのコレステロール吸収過程

食事および胆汁中に含まれるコレステロールは，胆汁に含まれる胆汁酸とミセルを形成し，小腸粘膜細胞刷子縁から粘膜細胞に取り込まれる。小腸に達するコレステロールの総量は食事由来のものが500-700 mg/日，胆汁由来のものが500-2000 mg/日であり，肝臓での生合成量400 mg/日と比較しても大変大きな割合を占めている。そしてこれらのコレステロールの約50％が粘膜上皮細胞から吸収されるが，その分子機構についてはごく最近までまったく不明であった。しかし，2004年に米国シェリング・プラウ研究所のグループが，バイオインフォマティクス手法からラット小腸粘膜に発現するNPC1L1という分子がコレステロール吸収のトランスポーターであることを同定した[1]。また，この分子がすでに臨床実用されていたエゼチミブというコレステロール吸収阻害薬剤のターゲットであることも同時に明らかにされた。エゼチミブの分子標的NPC1L1は小腸近位の上皮細胞表面に多く発現し，1359個のアミノ酸からなる13回膜貫通型蛋白である。本蛋白はステロール感受性ドメインを有し，ニーマン・ピック病の原因遺伝子である*NPC1*と相同性が約50％ある[2]。NPC1L1の組織分布についての検討では，マウスではほぼ小腸に限局しているのに対して，ラットおよびヒトでは小腸および肝臓での発現が確認されている[2,3]。また，ヒトではNPC1L1が小腸におけるコレステロール吸収の約50％に関与すると考えられ，NPC1L1非依存的経路の存在も示唆されている。

NPC1L1欠損マウスのコレステロール吸収は，野生型に比し，約70％低下した。また，野生型にエゼチミブを投与すると，NPC1L1欠損マウスと同程度の吸収抑制効果が確認された。さらに，NPC1L1欠損マウスにエゼチミブを投与してもコレステロール吸収率は変化しなかったことから，NPC1L1がエゼチミブの分子標的であることが確認された[1]。近年の検討では，肝臓で発現するNPC1L1は，胆管側に発現しており，胆汁性コレステロールの再吸収に関与していることが確認された[4]。

NPC1L1の機能については，*NPC1L1*の遺伝子多型がエゼチミブの臨床的反応性と関連する報告があり，今後の脂質異常症治療のテーラーメイド化の点からも興味深い。また，NPC1L1分子はコレステロール以外のステロール（植物性ステロールや甲殻類ステロールなど）の吸収にも関与しているため，血中の植物性ステロールが高値となるシトステロール血症の治療にも非常に有効である。

カイロミクロンの形成過程

NPC1L1を介して小腸に吸収されたコレステロールな

東京医科歯科大学生命倫理研究センター

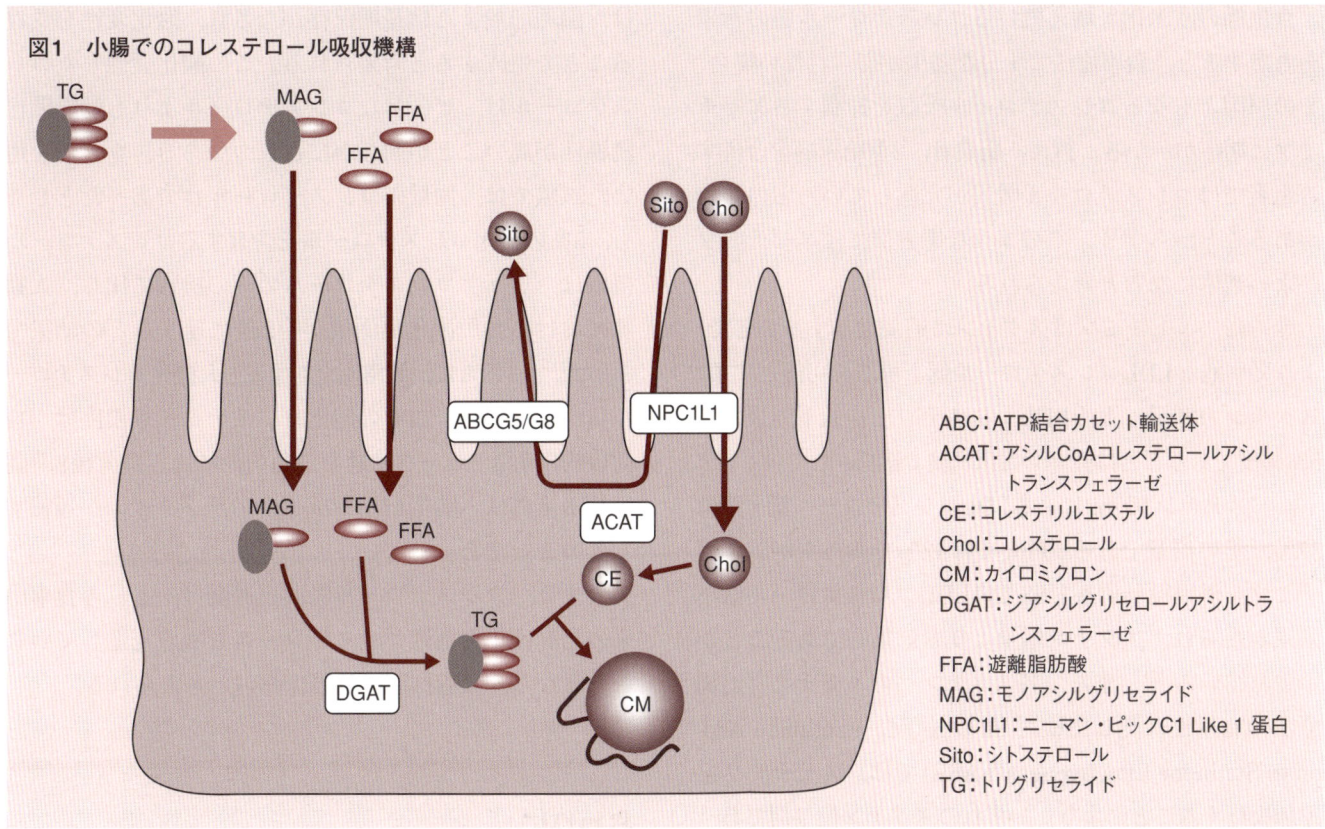

図1 小腸でのコレステロール吸収機構

ABC：ATP結合カセット輸送体
ACAT：アシルCoAコレステロールアシルトランスフェラーゼ
CE：コレステリルエステル
Chol：コレステロール
CM：カイロミクロン
DGAT：ジアシルグリセロールアシルトランスフェラーゼ
FFA：遊離脂肪酸
MAG：モノアシルグリセライド
NPC1L1：ニーマン・ピックC1 Like 1 蛋白
Sito：シトステロール
TG：トリグリセライド

どのステロールのなかで，主として植物ステロールはABCG5/G8と呼ばれるトランスポーター[5]によって腸管に再度排泄され，それ以外の遊離コレステロールはACATによって小胞体でエステル化される。さらに，MTPの作用によってアポリポ蛋白Bを中心に中性脂肪とコレステリルエステルが付加され，カイロミクロン粒子となる[6]。ABCG5/G8は特に植物性ステロールの排泄に重要で，シトステロール血症の原因遺伝子であることが最近明らかにされた。また，MTPは，無ベータリポ蛋白血症というアポリポ蛋白Bが欠損する遺伝性疾患の原因遺伝子であり，カイロミクロン形成に最も重要な酵素である。

治療標的としてのコレステロール吸収制御の重要性

コレステロール吸収制御による臨床的ベネフィットは種々の臨床研究により明らかにされつつある。Program on the Surgical Control of the Hyperlipidemias（POSCH）では，小腸切除術により総コレステロールを平均約80 mg/dL低下させたところ，脳・心血管イベント（非致死性心筋梗塞，冠動脈疾患死）の発生リスクが35％低減するとの結果であった[7]。また，スタチンの二次予防試験であるScandinavian Simvastatin Survival Study（4S）の保存血清を用い，コレステロール吸収レベルに応じ4分割したところ，コレステロール吸収の低い患者群では，スタチンによる脳・心血管イベントの抑制効果が得られているのに対し，吸収亢進群では，スタチンによるイベント抑制効果が減弱することが明らかにされた[8]。

この4S試験の事後解析をもとに，コレステロール吸収と脳・心血管イベントとの関連性を前向きに検討する試験，Drug and Evidence-Baced Medicine in the Elderly（DEBATE）が計画・報告された[9]。本試験では75歳以上，冠動脈イベントを有する後期高齢者を対象に，脳・心血管イベントの発症を約3.4年間観察した結果，同程度のLDLコレステロール値であったにもかかわらず，吸収亢進群は非亢進群に比し，総死亡および脳・心血管イベント発症のリスクが高いとのことであった。つまり，コレステロール吸収制御は，脳・心血管イベント抑制を目標とするLDLコレステロール低下療法において重要な位置を占めるものと考えられる。

食生活の欧米化と増え続けるコレステロール値の背景を考慮すると，食事療法で十分な効果が得られない場合，その原因ともなるコレステロール吸収を抑制するエゼチミブに期待がかかる．特に，肥満者，2型糖尿病を合併する患者ではコレステロール吸収が亢進しているとの報告があることから[10,11]，このような患者群にはエゼチミブがよい適応になると考えられる．

さらに，エゼチミブはスタチンに追加投与することで，より効率的なLDLコレステロール低下療法を可能とする．スタチンの増量によるLDLコレステロール低下効果は約6%程度であることは種々の臨床試験で確認されている．アトルバスタチン10 mgによるLDLコレステロール低下率は37%，その倍量である20 mgでは42%であったが，エゼチミブを併用投与すると53%のLDLコレステロール低下効果が得られ，スタチン増量よりも効果的であることが示されている[12]．また，各スタチンへのエゼチミブ追加療法の有用性に関して検討された試験，Ezetimibe Add-on to Statin for Effectiveness（EASE）では，エゼチミブを追加投与することにより，いずれのスタチン投与例であってもLDLコレステロールはさらに約25%低下したとの結果であった[13]．

スタチン単独あるいはその増量によっても十分な効果が得られない現状を反映している結果でもあるが，その背景にコレステロール恒常性の関与が示唆される．実際，合成を抑制すると吸収が亢進し，この反応は合成を強力に抑制するほど顕著にみられると報告されている[14]．さらに最近の研究ではエゼチミブ投与による脂肪肝やインスリン抵抗性改善の可能性が示され[15]，コレステロール吸収と代謝異常の関連を強く示唆している．

コレステロール吸収亢進と劣化（酸化）コレステロール

小腸から吸収されるコレステロールには，胆汁性コレステロールに加え，食事由来コレステロールも含まれる．よく知られるコレステロール含有食品のなかでも，特に，麺に練りこまれている卵黄粉末，ラード，バターなどの乳製品，アンチョビやエビ，フライドポテトなどは，酸化変性（劣化）したコレステロールを含有する[16]．これらは，調理加熱または長期保存がなされ，酸化変性を受けることで生成すると考えられる．この酸化変性したコレステロールは，ピュアなコレステロールよりも動脈硬化誘導性が高いことが明らかにされつつある．ウサギを用いた試験では，同量のコレステロール食であったとしても，5%の酸化コレステロールを含有するコレステロール摂取は，ピュアコレステロールのみの摂取に比し，大動脈における動脈硬化巣面積が約2倍に達するとの結果であった[10]．さらに，健常人を対象とした酸化コレステロール負荷試験では，血中の酸化コレステロール濃度は，負荷後約8時間でピークに達し，負荷前に比し負荷後8時間のリポ蛋白は，酸化LDL形成までのラグタイムが短縮するとのことであった[10]．

つまり，コレステロール吸収亢進例は，これら食事由来の動脈硬化促進性コレステロールも吸収亢進していることとなり，吸収抑制の意義は高いと考えられる．

おわりに

これまであまり知られていなかった小腸におけるコレステロール吸収機構であるが，近年のトランスポーター阻害剤の登場により，臨床的な高LDLコレステロール血症治療の選択肢が拡大したというだけでなく，コレステロール代謝とインスリン抵抗性など代謝異常との相互作用など新たな研究領域の展開が期待されるきわめて興味深い分野となった．

引用文献

1) Altmann SW, Davis HR Jr, Zhu LJ, Yao X, Hoos LM, Tetzloff G, et al. Science 2004;303:1201-4.
2) Davies JP, Levy B, Ioannou YA. Genomics 2000;65:137-45.
3) Davis HR Jr, Zhu LJ, Hoos LM, Tetzloff G, Maguire M, Liu J, et al. J Biol Chem 2004;279:33586-92.
4) Temel RE, Tang W, Ma Y, Rudel LL, Willingham MC, Ioannou YA, et al. J Clin Invest 2007;117:1968-78.
5) Berge KE, Tian H, Graf GA, Yu L, Grishin NV, Schultz J, et al. Science 2000;290:1771-5.
6) Wetterau JR, Zilversmit DB. Chem Phys Lipids 1985;38:205-22.
7) Buchwald H, Varco RL, Matts JP, Long JM, Fitch LL, Campbell GS, et al. N Engl J Med 1990;323:946-55.
8) Miettinen TA, Gylling H, Strandberg T, Sarna S. BMJ 1998;316:1127-30.

9) Strandberg TE, Tilvis RS, Pitkala KH, Miettinen TA. J Am Coll Cardiol 2006;48:708-14.
10) Staprans I, Pan XM, Rapp JH, Feingold KR. Arterioscler Thromb Vasc Biol 1998;18:977-83.
11) Staprans I, Pan XM, Rapp JH, Moser AH, Feingold KR. J Lipid Res 2006;47:2575-80.
12) Ballantyne CM, Houri J, Notarbartolo A, Melani L, Lipka LJ, Suresh R, et al; Ezetimibe Study Group. Circulation 2003;107:2409-15.
13) Pearson TA, Denke MA, McBride PE, Battisti WP, Brady WE, Palmisano J. Mayo Clin Proc 2005;80:587-95.
14) Miettinen TA, Gylling H, Lindbohm N, Miettinen TE, Rajaratnam RA, Relas H; Finnish Treat-to-Target Study Investigators. J Lab Clin Med 2003;141:131-7.
15) Deushi M, Nomura M, Kawakami A, Haraguchi M, Ito M, Okazaki M, et al. FEBS Lett 2007;581:5664-70.
16) Osada K, Yamada K. Oleoscience 2002;2:249-255.

コレステロールの肝における異化・排泄

西 真貴子[1]　石橋 俊[2]

はじめに

　体内のコレステロールの約50％は肝臓において胆汁酸に変換され，約10％はステロイドホルモン合成に使われ，約40％はそのまま胆汁とともに便中に排泄される[1]。腸管に排泄された胆汁酸は回腸末端で吸収され，再び肝臓に戻り腸肝循環が行われる。このように，コレステロールの排出は肝臓における胆汁分泌が大部分を担っている。遊離コレステロールは分解されにくいため，このコレステロール排泄機構は有効に異化する仕組みといえる。本稿では，肝臓におけるコレステロールの代謝および排出機構に関して，胆汁中への分泌を中心に解説する。胆汁酸は肝臓にとって毒性のあるものであり，合成量は正確にコントロールされる必要がある。そのため，コレステロールからの胆汁酸の合成および胆汁中へのコレステロール排出は，リガンド依存性核内受容体である肝臓X受容体(LXR)，ファルネソイドX受容体(FXR)により調節されている。これらの転写因子に関連するコレステロール代謝に関しても解説する。

肝臓におけるコレステロール代謝について

　肝臓へのコレステロールの流入および生成は，主に①血漿中のコレステリルエステルを超低比重リポ蛋白(VLDL)レムナントまたはLDLのかたちでのLDL受容体を介したエンドサイトーシス，②末梢組織に存在する余剰なコレステロールをHDLとしてスカベンジャー受容体B1(SR-BI)を介して選択的に取り込むこと(コレステロールの逆転送)，③食事由来のコレステロールを小腸で吸収，肝臓に輸送されたカイロミクロンをLDL受容体を介して取り込むこと，④コレステロールの内因性の合成，により行われる。④はアセチルCoAよりヒドロキシメチルグリタリルCoA(HMG-CoA)還元酵素などを介する一連の反応によりコレステロールが生成するというもので，詳細は『2章 細胞内コレステロール合成とSREBPファミリー』(p.9)を参照いただきたい。

　①または③でLDL受容体より取り込まれたカイロミクロンレムナント，VLDLレムナント，LDLはクラスリン被覆小胞となり，エンドソームのかたちで肝細胞内に取り込まれる。エンドソームから細胞質のコレステロールプールに移動させるためにニーマン・ピックC型1蛋白(NPC1)が必要であるが[2]，*NPC1*遺伝子の変異により細胞へのコレステロール蓄積をきたす。ヒトにおいて*NPC1*遺伝子の変異はニーマン・ピック病C型において知られており，全身へのステロール蓄積により精神発達遅滞，肝臓へのステロール蓄積に伴う肝腫大をきたす。

　肝臓からのコレステロールの排出は，(1)VLDLを生成し，血漿中に分泌，(2)コレステロールを胆汁酸に変換またはそのままのかたちで胆汁中に分泌すること(前述)により行われる。胆汁として小腸に排出されたコレステロールは，回腸末端で再吸収される(腸肝循環)。

　上記(1)でVLDLリポ蛋白として分泌される際には，コレステロールはコレステリルエステルに変換される必要があるが，アシルCoAコレステロールアシルトランスフェラーゼ(ACAT)がその反応に関与する。ACATは小胞体に存在し，細胞内のコレステロールに長鎖脂肪酸を結合させコレステリルエステルに変換させる酵素で，肝臓・小腸においてはカイロミクロンおよびVLDL形成・分泌に関与している。野生型のマウスにおいてコレステロール食を負荷した場合，胆汁酸の合成および後述のATP結合カセット輸送体(ABC)G5/G8発現増加により胆汁中へのコレステロール排泄が増加するにもかかわらず，肝臓およ

---

[1]東京大学医学部附属病院糖尿病・代謝内科　[2]自治医科大学内科学講座内分泌代謝学部門

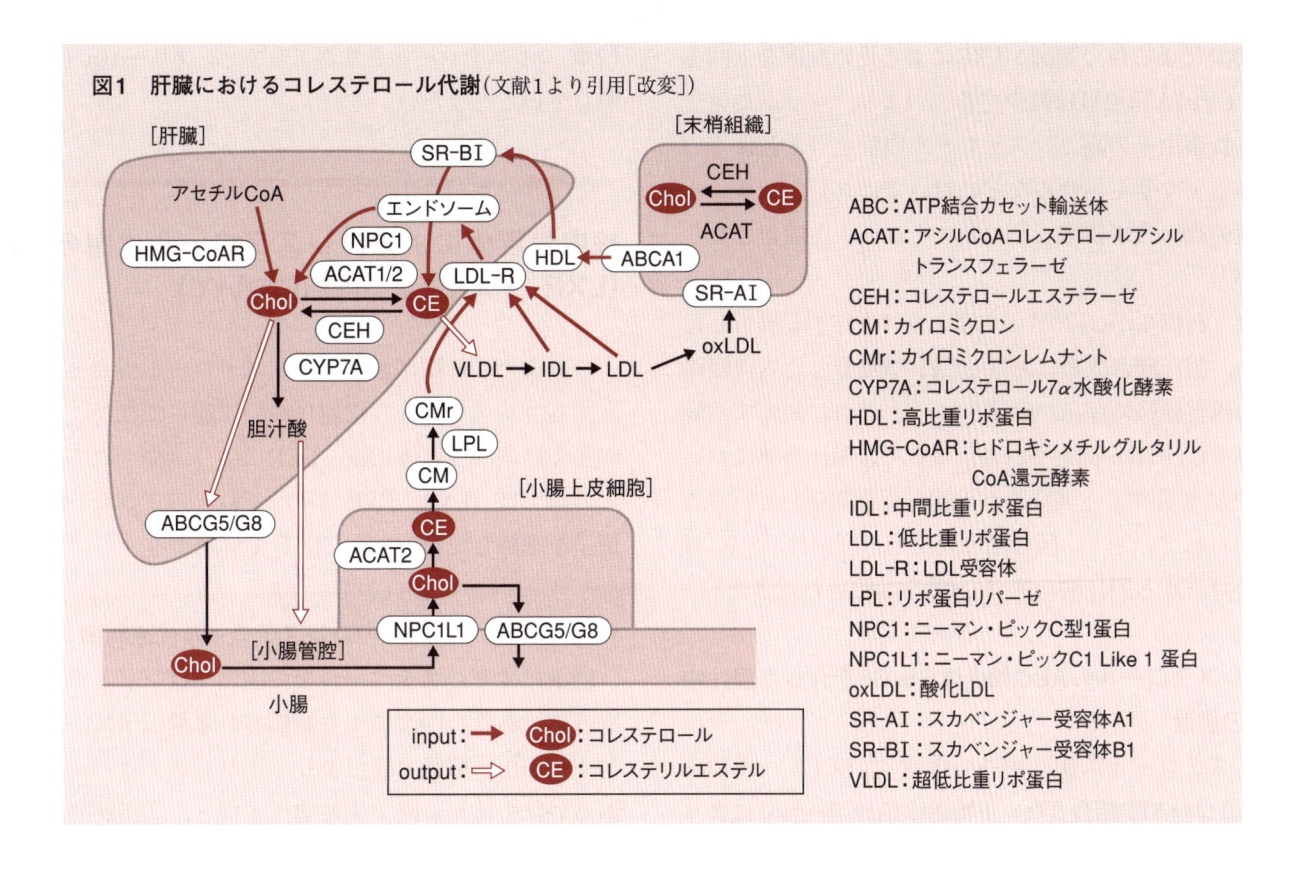

図1 肝臓におけるコレステロール代謝(文献1より引用[改変])

ABC：ATP結合カセット輸送体
ACAT：アシルCoAコレステロールアシルトランスフェラーゼ
CEH：コレステロールエステラーゼ
CM：カイロミクロン
CMr：カイロミクロンレムナント
CYP7A：コレステロール7α水酸化酵素
HDL：高比重リポ蛋白
HMG-CoAR：ヒドロキシメチルグルタリルCoA還元酵素
IDL：中間比重リポ蛋白
LDL：低比重リポ蛋白
LDL-R：LDL受容体
LPL：リポ蛋白リパーゼ
NPC1：ニーマン・ピックC型1蛋白
NPC1L1：ニーマン・ピックC1 Like 1 蛋白
oxLDL：酸化LDL
SR-AI：スカベンジャー受容体A1
SR-BI：スカベンジャー受容体B1
VLDL：超低比重リポ蛋白

び血漿中のコレステロールは増加していたが，*ACAT2*欠損マウスにおいては胆汁酸生成量およびABCG5/G8発現量は不変であったにもかかわらず，肝臓および血漿中のコレステロール量は増加しなかった[3]。以上よりACAT活性阻害により，高コレステロール血症，脂肪肝の治療に応用できる可能性が考えられる。

また，VLDLとして分泌される場合だけでなく，肝臓内に蓄積される際にもコレステリルエステルのかたちとなることがある。肝臓内に蓄積されたコレステリルエステルを排泄する際，いったん水解されてコレステロールに変換される必要があり，その反応にはコレステロールエステラーゼ(CEH)が関与する。肝臓におけるCEHとしてわれわれはホルモン感受性リパーゼ(HSL)の関与を見いだした[4]。肝臓におけるコレステロール代謝に関してまとめると，図1のようになる。

肝臓からのコレステロールの排泄機構

1 コレステロールの胆汁酸への変換による排出

胆汁酸はコレステロールを材料として生成される。この過程はコレステロールの7α水酸化反応に始まる一連の酸化反応で構成されており，コール酸またはケノデオキシコール酸のいずれかになる。この過程で最初の反応を触媒するコレステロール7α水酸化酵素(CYP7A)は，経路全体の活性を調節する律速酵素として知られている。CYP7Aはリガンド依存性核内受容体LXR，FXRにより，それぞれ促進的および抑制的な調節を受けている。LXRはオキシステロールをリガンドとし，FXRはケノデオキシコール酸をリガンドとして結合することで活性化されることから，CYP7Aはコレステロールが上昇すると誘導され，ケノデオキシコール酸が蓄積すると抑制されるように調節されていることになる。これは，体内のコレステロール量および胆汁生成量を一定に保つための合目的な調節機構といえる。

なお，コレステロール食負荷によりマウスやラットではCYP7Aが上昇するのに対し，ヒトではCYP7Aは抑制される。ラットやマウスでは胆汁中にムリコール酸が大部分を占めているため水溶性が高く，ゆえにFXRを活性化しにくい。このためLXRによる正の制御がFXRによる負の制御を上回り，CYP7A発現量は上昇する。一方，ヒト・ウサギ・サルなどにおいては，コレステロール負荷

時にFXRによる負の制御がLXRによる正の制御を上回るため，CYP7A発現量は減少する。つまり，ラットやマウスでは食事由来の高コレステロール血症をきたしにくいが，ヒト・ウサギ・サルなどにおいてはコレステロール含有量の高い食事摂取で高コレステロール血症をきたしやすい[1]。

また，石橋らが*CYP7A*の欠損マウスを作製し解析したところ，胆汁酸合成系におけるCYP7Aを介した古典経路以外の代替経路の存在が確認され[5,6]，それに対応する酵素としてCYP7Bが同定された。ヒトでは胆汁合成においてCYP7Aを介する古典経路が約80%程度関与していることが知られている[1]。胆汁酸合成反応の詳細は『2章 コレステロールと胆汁酸合成』(p.49)を参照いただきたい。

2 コレステロールのABC輸送体G5/G8を介した胆汁中への排泄

コレステロールの胆汁中への排泄はABCG5，ABCG8という2つのATP結合カセット輸送体（ABC輸送体）によりなされる。これら2つのトランスポーターは，シトステロール血症の患者の解析により発見された小腸と肝臓に発現している輸送体で，ヘテロ2量体を形成することで機能する。小腸においてはいったん小腸上皮細胞で吸収された植物ステロールとコレステロールを排出し，肝臓においては植物ステロールとコレステロールを胆汁中に排泄する役割をもつことが知られている。実際，*ABCG5/G8*のノックアウトマウスにおいて，胆汁中のコレステロール濃度は1/10以下に低下していた[7]。ABCG5/G8の発現量はLXRにより促進的に調節される。コレステロール食負荷の際に発現量が上昇し，肝臓からの胆汁中へのコレステロール排泄量および小腸からのコレステロール排泄量を増加させることで，体内にコレステロールが蓄積するのを防ぐ役割を果たしている。

3 リポ蛋白生成による肝から血中へのコレステロールの排泄

肝臓から末梢へのコレステロール供給はACATによりエステル化されたのちにトリグリセライド，アポリポ蛋白BとともにVLDLとして血漿中に分泌される。VLDLは中間比重リポ蛋白(IDL)，LDLと変換され，LDL受容体を介して末梢組織に取り込まれる。リポ蛋白代謝の詳細は『2章 コレステロールとリポ蛋白アセンブリー』(p.18)を参照していただきたい。

核内受容体によるコレステロール代謝の制御（LXR・FXRによる調節について）

これまで，肝臓におけるコレステロール排泄をはじめとするコレステロール代謝について述べてきた。これらの多くは核内受容体LXR，FXRにより調節されている。この章では，LXR，FXRはそれぞれどのような一群の遺伝子を制御しているのかに関して解説する。

1 LXRによる肝臓でのコレステロール代謝制御

LXRはオキシステロールを内因性リガンドとする核内受容体である。LXRにより制御される遺伝子は，生体に対する作用・機能の観点より，①コレステロールを細胞あるいは生体から除去する遺伝子群と，②脂肪酸合成および肝臓からの脂質分泌に関与する遺伝子群に分類される。肝臓において①では，胆汁酸合成によりコレステロールを肝臓から排泄する*CYP7A*，コレステロールを小腸から腸管内，および肝臓から胆管内へのステロール排泄に関与する*ABCG5*と*G8*が活性化される。また，末梢組織においては末梢からのコレステロールの引抜きに関与する*ABCA1*，マクロファージからのコレステロールの引抜きに関与する*ABCG1*とアポリポ蛋白E，コレステロールの逆転送に重要なコレステリルエステル転送蛋白の転写がLXRにより活性化される。②では，ステロール調節エレメント結合蛋白-1c(*SREBP-1c*)がLXRにより活性化される遺伝子として知られている。SREBP-1cは脂肪酸合成酵素(*FAS*)，ステアロイルCoAデサチュラーゼ(*SCD-1*)，アセチルCoAカルボキシラーゼ(*ACC*)などの関連遺伝子の転写を活性化する。LXRアゴニストにより，①の観点から動脈硬化退縮の治療への応用が期待できるが，②の作用もあるため，脂肪肝および高トリグリセライド血症を引き起こすという問題がある。

2 FXRによる肝臓でのコレステロール代謝制御

FXRの生理的リガンドは胆汁酸であり，ケノデオキシコール酸が最も活性が高いことが知られている。FXRは

図2 肝におけるLXR，FXRのコレステロール代謝制御（文献1より引用[改変]）

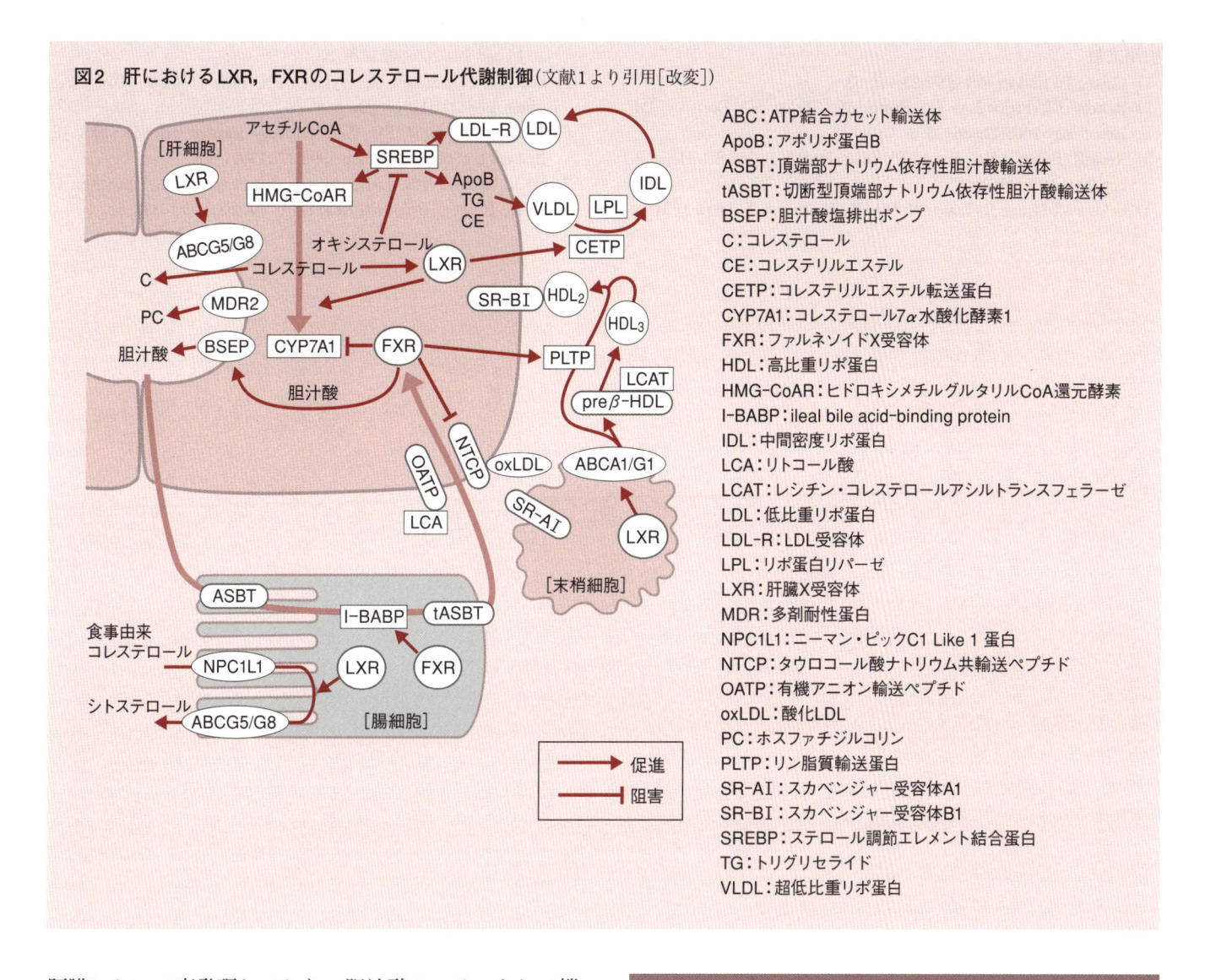

ABC：ATP結合カセット輸送体
ApoB：アポリポ蛋白B
ASBT：頂端部ナトリウム依存性胆汁酸輸送体
tASBT：切断型頂端部ナトリウム依存性胆汁酸輸送体
BSEP：胆汁酸塩排出ポンプ
C：コレステロール
CE：コレステリルエステル
CETP：コレステリルエステル転送蛋白
CYP7A1：コレステロール7α水酸化酵素1
FXR：ファルネソイドX受容体
HDL：高比重リポ蛋白
HMG-CoAR：ヒドロキシメチルグルタリルCoA還元酵素
I-BABP：ileal bile acid-binding protein
IDL：中間密度リポ蛋白
LCA：リトコール酸
LCAT：レシチン・コレステロールアシルトランスフェラーゼ
LDL：低比重リポ蛋白
LDL-R：LDL受容体
LPL：リポ蛋白リパーゼ
LXR：肝臓X受容体
MDR：多剤耐性蛋白
NPC1L1：ニーマン・ピックC1 Like 1 蛋白
NTCP：タウロコール酸ナトリウム共輸送ペプチド
OATP：有機アニオン輸送ペプチド
oxLDL：酸化LDL
PC：ホスファチジルコリン
PLTP：リン脂質転送蛋白
SR-AI：スカベンジャー受容体A1
SR-BI：スカベンジャー受容体B1
SREBP：ステロール調節エレメント結合蛋白
TG：トリグリセライド
VLDL：超低比重リポ蛋白

肝臓において高発現しており，胆汁酸センサーとして機能している．胆汁酸は胆汁酸生合成の律速酵素*CYP7A*の発現を転写レベルで抑制するが，胆汁酸がFXRの標的small heterodimer partner（*SHP*）の転写を誘導し，生成したSHPが*CYP7A*の正の転写因子 liver receptor homologue-1（*LRH-1*）の転写活性を阻害することによる．ほかに，肝臓におけるFXRの標的遺伝子として胆汁酸塩排泄系ポンプ*BSEP*，リン脂質転送蛋白質*PLTP*が知られている．また，小腸においてはFXRは腸管腔から胆汁酸を再取り込みするileal bile acid-binding protein（*I-BABP*）の転写を促進する．

LXR，FXRによるコレステロール代謝に関連する遺伝子の発現調節に関してまとめると**図2**のようになる．

おわりに

本稿で説明した，胆汁酸の合成ほかコレステロール代謝に関連する遺伝子の多くは最近15年以内に発見されたものである．LXR，FXRにより一連の遺伝子はまとまって制御されていることもわかってきた．肝臓が主たるコレステロール排泄臓器であり，本項に記載した遺伝子および核内受容体に関する研究を進めることで高コレステロール血症，動脈硬化，脂肪肝に対する治療薬開発につながると考えられる．

引用文献

1) Chiang JY. Endocr Rev 2002;23:443-63.
2) Beltroy EP, Richardson JA, Horton JD, Turley SD, Dietschy JM. Hepatology 2005;42:886-93.
3) Repa JJ, Buhman KK, Farese RV, Dietschy JM, Turley SD. Hepatology 2004;40:1088-97.
4) Sekiya M, Osuga JI, Yahagi N, Okazaki H, Tamura Y, Igarashi M, et al. J Lipid Res 2008;49:1829-38.
5) Ishibashi S, Schwarz M, Frykman PK, Herz J, Russell DW. J Biol Chem 1996;271:18017-23.
6) Schwarz M, Lund EG, Setchell KD, Kayden HJ, Zerwekh JE, Björem I, et al. J Biol Chem 1996;271:18024-31.
7) Yu L, Hammer RE, Li-Hawkins J, Von Bergmann K, Lutjohann D, Cohen JC, et al. Proc Natl Acad Sci U S A 2002;99:16237-42.

コレステロールの血中動態

武城 英明

コレステロールとリポ蛋白

　血中のコレステロールは主にリポ蛋白の構成成分1つとして存在し，リポ蛋白に含まれることによりコレステロールは臓器間の輸送が可能となる。リポ蛋白のなかで，コレステロールは主にコレステリルエステルまたは遊離コレステロールとして存在する。これらに，リン脂質，トリグリセライド，脂肪酸，蛋白が加わりリポ蛋白が形成される。血中のリポ蛋白は構成成分が均一でなく，それとともに大きさ，比重，性質に差異がある(図1)。さまざまな方法によりリポ蛋白を分類することが可能である。超遠心法や電気泳動法を用いて血中リポ蛋白の比重や大きさ，電荷による泳動度により区分した名称が普及している。最も一般的な基準となるのが超遠心法による比重の差異により定量的に区分する方法で，これにより以下の主要な5つの画分に分けられる(表1)。すなわち，カイロミクロン，超低比重リポ蛋白(VLDL)，中間比重リポ蛋白(IDL)，低比重リポ蛋白(LDL)，高比重リポ蛋白(HDL)である。さらに亜分画として区分されることもあり，電気泳動法により定性的にαリポ蛋白，βリポ蛋白，preβリポ蛋白に区分する方法も一般臨床で普及している。このように区分されたリポ蛋白はそれぞれ血中で異なった動態を示すが，これは主に，リポ蛋白を構成する蛋白(アポリポ蛋白)の機能によるところが多い。

図1 リポ蛋白の大きさと比重
(文献1「寺本民生，丸山千寿子：高脂血症テキスト，P.16, 2002, 南江堂」より許諾を得て転載)

HDL：高比重リポ蛋白　IDL：中間比重リポ蛋白
LDL：低比重リポ蛋白　VLDL：超低比重リポ蛋白

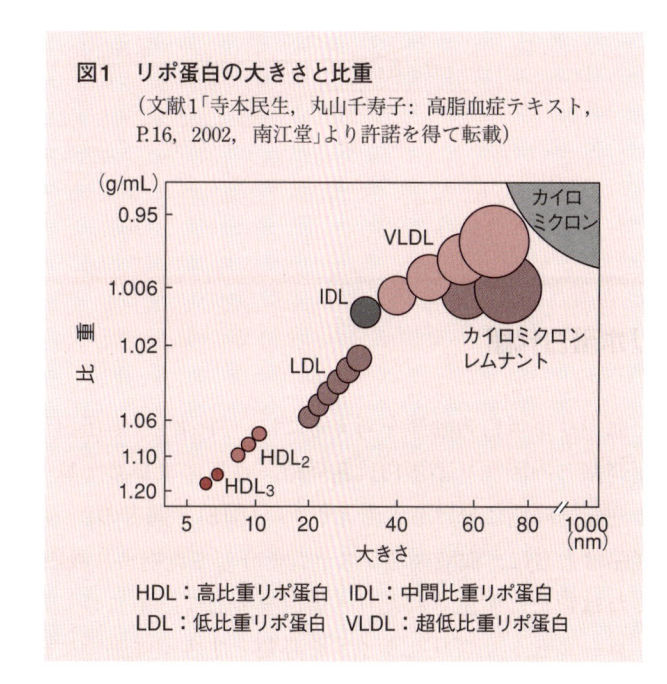

表1 超遠心法によるリポ蛋白の分類(文献1「寺本民生，丸山千寿子：高脂血症テキスト，P.15, 2002, 南江堂」より許諾を得て抜粋し転載)

	カイロミクロン	超低比重(VLDL)	中間比重(IDL)	低比重(LDL)	高比重(HDL$_2$)	高比重(HDL$_3$)
密度(g/mL)	<0.951	0.951-1.006	1.006-1.019	1.019-1.063	1.063-1.125	1.125-1.2101
電気泳動	原点	プレβ(α_2)	β	α_1	α_1	
直径(nm)	80以上	30-80	25-30	20-30	10-20	7.5-10
組成(%)						
蛋白	1-2	8	11	21	41	56
トリグリセライド	80-90	50-70	40	10	5	5
遊離コレステロール	1-3	7	8	8	6	3
コレステリルエステル	2-4	12	27	37	18	13
リン脂質	3-6	15-20	18	22	30	22
遊離脂肪酸	0	0	0	1	1	1

千葉大学大学院医学研究院臨床遺伝子応用医学

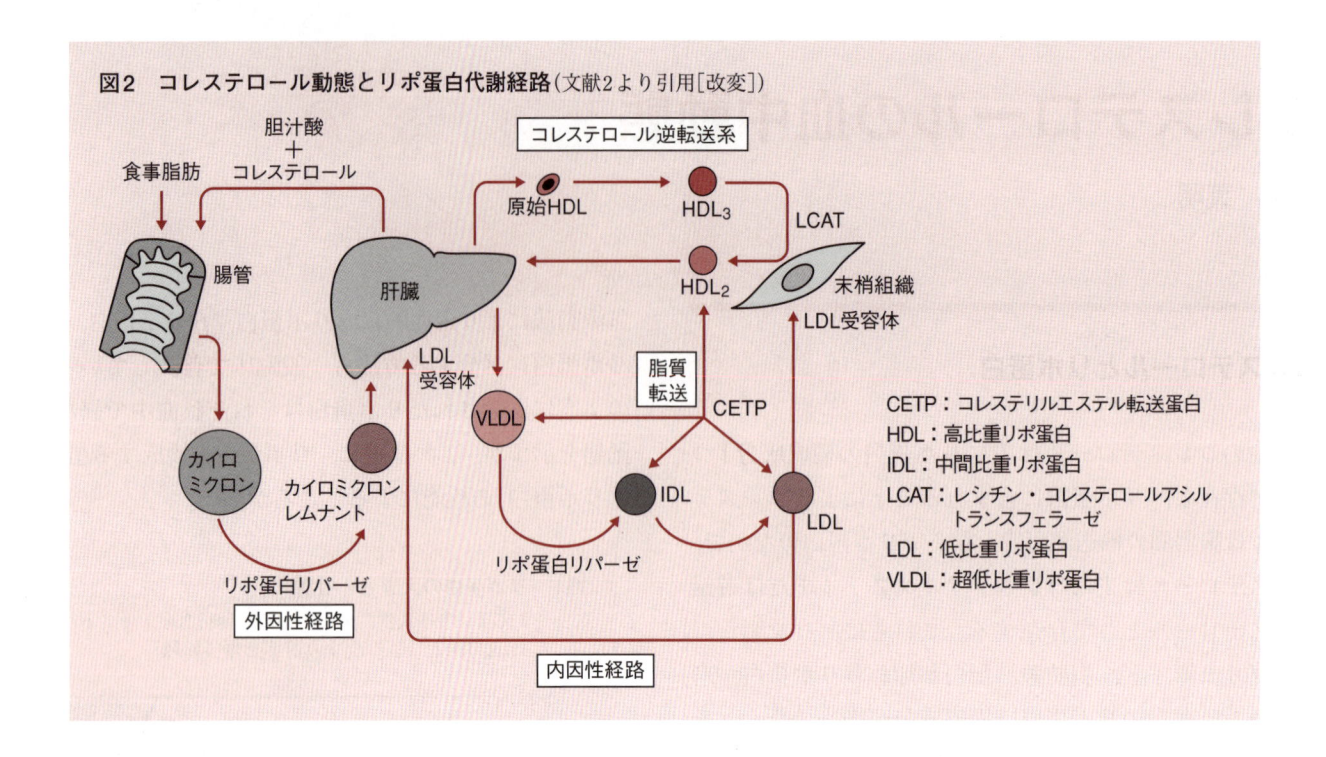

図2 コレステロール動態とリポ蛋白代謝経路(文献2より引用[改変])

CETP：コレステリルエステル転送蛋白
HDL：高比重リポ蛋白
IDL：中間比重リポ蛋白
LCAT：レシチン・コレステロールアシルトランスフェラーゼ
LDL：低比重リポ蛋白
VLDL：超低比重リポ蛋白

リポ蛋白代謝

　血中リポ蛋白の動態を考えるには，外因性リポ蛋白代謝経路と内因性リポ蛋白代謝経路，さらにコレステロール逆転送経路に分けると考えやすい（図2）。前者の2つの経路はともに，血液循環システムを介して食物より吸収，または新たに産生されたリポ蛋白を介して，主にコレステロールとトリグリセライドを必要とする組織細胞に輸送することを主目的とする。外因性リポ蛋白代謝経路は食事により活性化される経路である。内因性リポ蛋白代謝経路は常時，細胞におけるコレステロールのホメオスタシス機構と密接に関わり，肝臓，末梢細胞，血液中のコレステロールレベルを精密に調節する重要な経路である。一方，逆転送経路はこれらと反対方向に末梢のコレステロールを肝臓に戻すことが目的となる。

1　外因性リポ蛋白代謝経路

　外因性リポ蛋白代謝は腸管より吸収された脂質を輸送するシステムで，最終的にコレステロールを肝臓へ，トリグリセライドを脂肪組織へと輸送する。腸管細胞で食事由来に吸収された脂質は，アポリポ蛋白や他の脂質とともにカイロミクロンと呼ばれる大きなリポ蛋白を形成する。腸管細胞でのみ作られるアポリポ蛋白B48を含むことから，肝臓由来のアポリポ蛋白B100を含むリポ蛋白とは異なった機能をあらわすようになる。構成成分としてトリグリセライド含量が多いため（約90％），他のリポ蛋白に比べて非常に大きく比重は小さい。血清を静置するだけで分離する。カイロミクロンはリンパ管へと放出され，胸管から血液循環系へと流入する。ここで，他のリポ蛋白からアポリポ蛋白Cやアポリポ蛋白Eが受け渡され，成熟したカイロミクロンへと変わって行き，血管壁に存在するリポ蛋白リパーゼ（LPL）によりトリグリセライドが分解される。トリグリセライド含量が少なくなり，カイロミクロンレムナントとなると，最終的に肝臓に存在する受容体を介して取り込まれる。この受容体はレムナント受容体とよばれ，アポリポ蛋白B48もしくはアポリポ蛋白Eを介して結合すると考えられているが，独立した受容体としては分子同定されていない。このように外因性リポ蛋白経路でカイロミクロンがLPLで代謝され，肝臓の受容体で認識されることにより，食事由来の脂質は脂肪組織または肝臓に輸送される。

2　内因性リポ蛋白代謝経路

　内因性リポ蛋白代謝は，肝臓で蓄積された脂質を末梢の組織細胞へと輸送するとともに，大部分を肝臓に再度

送り込む循環システムである。肝臓で蓄積された遊離コレステロール，コレステリルエステルは，ミクロゾームトリグリセライド転送蛋白(MTP)の働きにより，トリグリセライドとアポリポ蛋白100と合わさることでVLDLを形成する。トリグリセライドを約50-60％含有するVLDLは血液中に放出され，カイロミクロン同様に他のリポ蛋白からアポリポ蛋白Cやアポリポ蛋白Eを受け取り，LPLによるトリグリセライドの水解作用を受ける。VLDLを中心とするトリグリセライドを多く含有するリポ蛋白は，コレステリルエステル転送蛋白(CETP)の働きによりHDLにトリグリセライドが転送され，HDLのコレステリルエステルを受け取る。VLDLから小型化しアポリポ蛋白Eを多く含むIDLは，LPLに代わり肝性リパーゼの水解作用を受ける。このようにしてさまざまなアポリポ蛋白を有するVLDLは迅速にアポリポ蛋白B100のみ有するLDLへと小型化していく。LDLはアポリポ蛋白B100を介して最終的にLDL受容体と結合して，末梢および肝臓の細胞内へとコレステロールを供給する。LDL受容体は，アポリポ蛋白B100に加えてアポリポ蛋白Eと高い親和性を有することから，アポリポ蛋白Eを介してIDLを細胞内へ取り込む。LDL受容体は，細胞内のコレステロールプールにより発現量が厳密に制御されており，とりわけ肝臓のLDL受容体の発現数は定常状態で抑制されている。血中のLDLは主にVLDLの産生状態とLDL受容体数により一定に保たれる。しかしながら，これらの経路に障害が起きるとLDLが過剰に血液中に存在するようになり，血管壁でLDL受容体を介さないLDLの取込みが生じる。主にマクロファージのスカベンジャー受容体を介して変性LDLが取り込まれることにより動脈硬化を起こすことになる。

3　コレステロール逆転送経路

小腸や肝臓由来のコレステロールを末梢細胞へ輸送するためのリポ蛋白代謝とは独立して，HDLによるコレステロール逆転送経路がある。末梢組織細胞に蓄積されたコレステロールを最終的に肝臓に戻す経路である。小腸や肝臓で産生されたアポリポ蛋白A群と，リン脂質により血液中で形成された円盤状の原始HDLを起点とする。この過程には，上述のトリグリセライド含有リポ蛋白からリパーゼ作用によって放出されたアポリポ蛋白も加わる。HDLは細胞表面上のATP結合カセット輸送体(ABC)A1を介して遊離コレステロールを受け取り，遊離コレステロールはHDL上に存在するレシチン・コレステロールアシルトランスフェラーゼ(LCAT)の働きによりエステル化され，粒子の中心部へと移動し粒状のHDL(HDL_3)が作られる。HDLはさらにコレステロール含量を増加させ大型化する(HDL_2)。取り込まれたコレステリルエステルは内因性リポ蛋白代謝と接点をもつCETPを介してVLDLやIDLに転送され，最終的にLDLとともに肝臓に送られる。CETPにより転送されたトリグリセライドは肝性リパーゼにより水解され，HDL粒子は小型化する。HDL自体は肝臓に取り込まれ，コレステロールはこの経路によっても肝臓へと転送される。この過程にスカベンジャー受容体B1(SR-BI)が関与すると考えられている。コレステロール逆転送経路は血管壁においてマクロファージから余分なコレステロールを引き抜き，肝臓に戻す作用を有すると考えられる。

アポリポ蛋白からみたコレステロールの代謝動態 (図3)

アポリポ蛋白A-Iは243個のアミノ酸からなり，分子量は約28kDaである。ほとんどが血中リポ蛋白HDLに含まれる。肝臓や小腸で産生され，αヘリックスを介したHDL構造の形成やコレステロールの引き抜きに重要で，HDLの成熟化に必要なLCATの活性化を司る。アポリポ蛋白A-Iが遺伝的に欠損したアポリポ蛋白A-I欠損症では，血中アポリポ蛋白A-IおよびHDLコレステロールがほとんど検出されず冠動脈疾患や角膜混濁がみられるが，アポリポ蛋白A-I遺伝子はアポリポ蛋白C-III，アポリポ蛋白A-IV遺伝子とクラスターを形成するために，他のアポリポ蛋白の異常により症状は多彩である。アミノ酸の置換で生じるアポリポ蛋白A-Iミラノは低HDL血症にもかかわらずコレステロール引抜き能は亢進し，抗動脈硬化作用が知られる。

HDLにおいてアポリポ蛋白A-Iに次いで主要なアポリポ蛋白A-IIは，LCAT，CETP，SR-BIへの作用が知られる。血清中のHDL粒子は，大きさ，組成など多様性に富んでいるが，アポリポ蛋白A-IIを含む粒子(LpAI/AII)と

図3　アポリポ蛋白からみたコレステロールとトリグリセライドの代謝(文献3より引用[改変])

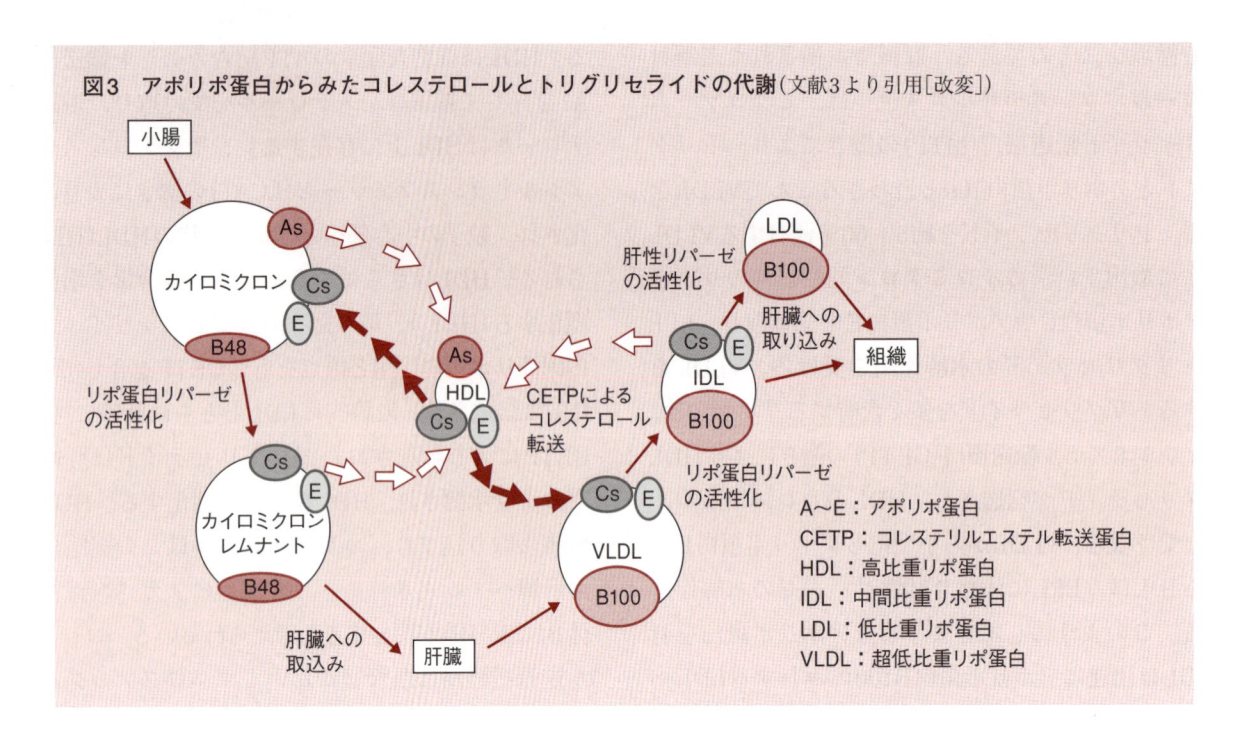

A～E：アポリポ蛋白
CETP：コレステリルエステル転送蛋白
HDL：高比重リポ蛋白
IDL：中間比重リポ蛋白
LDL：低比重リポ蛋白
VLDL：超低比重リポ蛋白

含まない粒子(LpAI)に分けることができる。アポリポ蛋白A-Ⅱは，アポリポ蛋白A-Ⅰに比べて疎水性が強くアポリポ蛋白A-Ⅰと置き換わりやすいことから，HDL粒子の多様性を引き起こしていると考えられる。アポリポ蛋白A-Ⅱは，CETPなどによるHDLからの脂質に乏しいアポリポ蛋白A-Ⅰの生成を抑制する。脂質に乏しいアポリポ蛋白A-Ⅰ(preβ1-HDL)はコレステロールの引抜きに重要なABCA1の受け手である。アポリポ蛋白A-Ⅱは，主に肝臓で合成され成熟蛋白は77アミノ酸である。アポリポ蛋白A-Ⅱ欠損症では，明らかな脂質代謝に関わる酵素活性の異常や動脈硬化の進展はみられない。

アポリポ蛋白Bは，LDLに加えVLDLやカイロミクロンにも含まれ，1つのリポ蛋白粒子に1つのアポリポ蛋白Bが存在する。アポリポ蛋白Bは29個のエクソンからなる遺伝子から翻訳される巨大蛋白質であり，同一の遺伝子から，異なった臓器で異なった大きさの蛋白が合成される。肝臓ではアミノ酸4536個からなるアポリポ蛋白B100が合成されVLDLの主要構成成分となる。小腸ではN末端48％にあたるアミノ酸のみ翻訳され(メッセンジャーRNA editing)，カイロミクロンの主要な構成成分となる(アポリポ蛋白B48)。アポリポ蛋白B48はLDL受容体との結合領域を含まないため，カイロミクロンの代謝はアポリポ蛋白B100を介したLDLとは異なると考えられる。アポリポ蛋白Bの異常により，著明な高コレステロール血症(家族性欠損アポリポ蛋白B異常症)や低コレステロール血症を引き起こし(家族性低βリポ蛋白血症)，遺伝子上の異常の部位によりLDL受容体との結合やリポ蛋白の形成に異なった影響を与える。

アポリポ蛋白C-Ⅱはカイロミクロンやリポ蛋白VLDLに存在し，トリグリセライドが分解されてリポ蛋白がレムナント，IDLへと変化する間にHDLへと移り，また新たなトリグリセライドを運ぶリポ蛋白の生成に用いられるために再度それらに移る。アポリポ蛋白C-Ⅱの主要な役割はLPLの活性化である。アポリポ蛋白C-Ⅱ遺伝子は19番染色体に存在し主に肝臓で活性化されるが，一部は小腸で転写される。最終的に73個のアミノ酸よりなる成熟型蛋白となる。アポリポ蛋白C-Ⅱ欠損家系は著明な高トリグリセライド血症を引き起こす。

アポリポ蛋白C-Ⅲは，空腹時には主にHDLに存在し，食事の摂取とともにカイロミクロンやVLDLへと移行する。そしてトリグリセライドが代謝される過程でこれらのリポ蛋白からHDLへと移る。このとき30-60％のアポリポ蛋白C-Ⅲはそれぞれのリポ蛋白にとどまる。アポリポ蛋白C-ⅡがLPLの活性化因子であるに対し，このアポリポ蛋白C-Ⅲの働きについては不明なところが多い。アポリポ蛋白C-Ⅲ遺伝子は第11番染色体に存在し，アポリポ蛋白C-Ⅱ同様にほぼ15 kDaの分子量で，主に肝臓，一部は小腸で産生される。遺伝子はアポリポ蛋白A-Ⅰ/C-Ⅲ/A-

IVクラスターを形成する．アポリポ蛋白C-IIIの単独の欠損症は同定されていない．

アポリポ蛋白Eは，229アミノ酸からなる分子量約34 kDaの蛋白である．主に肝臓で発現され，主にHDL，カイロミクロン，VLDLに存在する．リポ蛋白受容体のリガンドとして作用し，アポリポ蛋白Bより高い親和性でLDL受容体と結合する．肝臓や小腸で形成されたカイロミクロンやVLDLは，HDLからアポリポ蛋白Eを受け取り，トリグリセライドが代謝され，最終的に肝臓や末梢組織のLDL受容体へと輸送され，アポリポ蛋白Bおよびアポリポ蛋白Eを介して取り込まれる．アイソフォームE2/2を有するとβ-VLDLがうっ滞し，他の要因とあわせて血中コレステロール，トリグリセライドがともに上昇するIII型高脂血症を発症する．

引用文献
1) 寺本民生．高脂血症テキスト．南江堂; 2002．
2) 武城英明, 斎藤康．脂質代謝異常．In: 黒川清, 松澤佑次編集．内科学 第2版．文光堂; 2003．
3) 武城英明．アポ蛋白E. Medical View Point 2006;27:3．

血管壁でのコレステロール動態

横出　正之

はじめに

　粥状動脈硬化症は種々の要因により発症するが，病巣の病理生化学的研究では，コレステリルエステルを多量に含有するマクロファージ由来の泡沫細胞と細胞間隙にコレステリルエステルからなる脂質滴の蓄積を主徴とする。近年の細胞生物学的検索により，コレステロールは動脈壁において滞留，蓄積，引抜き，逆転送というダイナミックな動きを演じることが明らかになり，その各段階に関わる分子群についても解明が進んできた。本稿ではこれらの成果に基づき，血管壁におけるコレステロールの動態について，動脈硬化発症機構との関わりも含め，最近の知見を交えて述べたい。このようなコレステロールの動態解明は，プラークの安定化，病変の退縮などを目標とする新たな創薬標的としても注目されている。

粥状動脈硬化病変進展と動脈壁のコレステロール動態研究

　粥状動脈硬化研究のあゆみを遡行すると，疫学や病理学研究に端を発する。これらの古典的研究から粥状動脈硬化の発症と進行には多数の要因が関与するものの，脂質異常症に代表されるリポ蛋白代謝異常が重要な要因であることが提起され，いわゆる脂質（コレステロール）仮説が提唱されるに至った。その根拠としては，冠動脈疾患罹患リスクが血清コレステロール値と正相関するとする疫学的成果[1]，コレステロール食負荷動物などにおける実験的動脈硬化，粥状動脈硬化病巣でコレステリルエステルを多量に含む泡沫細胞が集簇するという病理学的事実[2]，家族性高コレステロール血症の発症機構の分子細胞生物学的研究による解明[3]，さらには別章で述べられるスタチンに代表される血清脂質降下薬による臨床介入試験の成績から，血清LDLコレステロール値が粥状動脈硬化の発症要因の1つであることはまず疑いがないと考えられる。

血管壁へのコレステリルエステル蓄積機構解釈の転換点としての傷害反応仮説

　ヒト剖検標本などの形態学的検索によると，肉眼的に認識できる最早期粥状動脈硬化病変は動脈内皮表面の小斑点状の脂肪沈着である脂肪線条として認められる。これは10代のヒト動脈においてもみられることから，粥状動脈硬化が年余の経過をたどりつつ進行することを示唆する。脂肪線条は主としてマクロファージからなるコレステリルエステルを多量に蓄積した細胞（泡沫細胞）の集簇であることが明らかにされ，粥状動脈硬化の成立にコレステロール代謝が深く関わることを示す所見と考えられる[4]。脂肪線条は病変の進行につれ，やがて線維性硬斑に移行する。線維性硬斑は肉眼的には血管内腔に突出する硬性の隆起病変として認められるが，組織細胞学的には結合組織に被覆された平滑筋細胞，マクロファージ，T細胞の浸潤，およびそれらの細胞壊死像ならびに脂肪蓄積からなり，その破綻は急性の血栓形成などによる血流の途絶をもたらすと考えられる。

　以上述べた粥状動脈硬化の進行過程を分子レベルで説明する基盤概念として，今日最も広く支持されているのが，RossとGlomsetらにより提唱された傷害反応仮説である[4,5]。この仮説は，粥状動脈硬化の成立にはまず内皮細胞への何らかの傷害が生じ，それに対する反応として液性因子を介した応答が細胞間で繰り返される結果，病

京都大学医学部附属病院探索医療センター探索医療臨床部

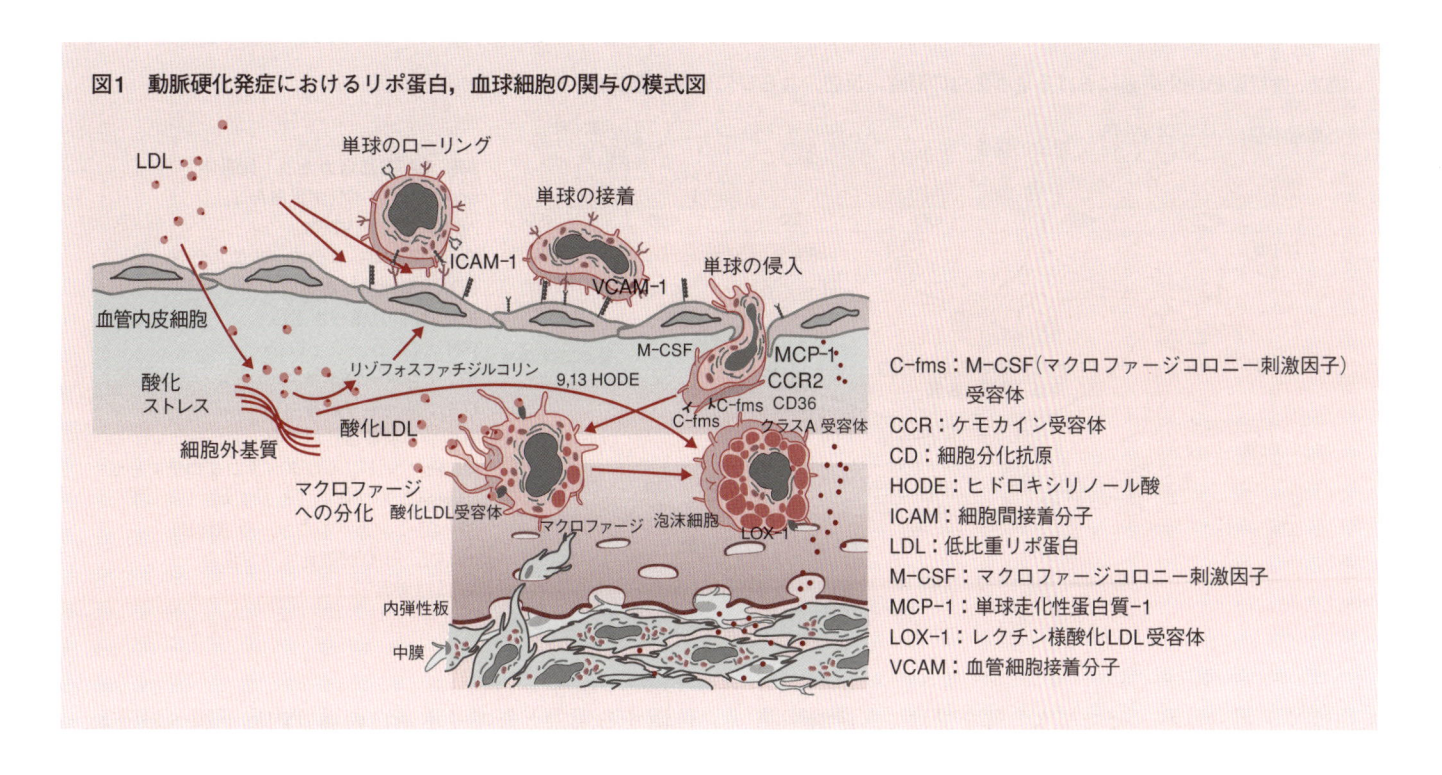

図1 動脈硬化発症におけるリポ蛋白，血球細胞の関与の模式図

C-fms：M-CSF（マクロファージコロニー刺激因子）受容体
CCR：ケモカイン受容体
CD：細胞分化抗原
HODE：ヒドロキシリノール酸
ICAM：細胞間接着分子
LDL：低比重リポ蛋白
M-CSF：マクロファージコロニー刺激因子
MCP-1：単球走化性蛋白質-1
LOX-1：レクチン様酸化LDL受容体
VCAM：血管細胞接着分子

変が進行するとしたものであり，動脈硬化の成立を生体に普遍的な機構で説明しようとする点で独創的であったといえる。その一連の反応の契機と考えられるのが内皮細胞表面における血球細胞のローリング，接着，内皮下層への遊走，活性化である。これらの細胞群は種々の増殖因子やサイトカインを産生放出することが知られ，したがって粥状動脈硬化は血管壁におけるコレステリルエステルの蓄積と，細胞の形質転換と臓器としての血管形態の再構築にその本態を求めることができうると考えられる[6]（図1）。この過程のうち，血管細胞接着分子（VCAM）-1が白血球接着に深く関わることが明らかになったほか，内皮下層への進入についてはケモカインである単球走化性蛋白質（MCP）-1とその受容体であるケモカイン受容体（CCR）2が，マクロファージへの分化にはマクロファージコロニー刺激因子（M-CSF）が重要な強力な役割を演じることが明らかになってきている[7,8]。

脂質異常症と粥状動脈硬化発症機構

以上，細胞生物学的に基づいて粥状動脈硬化の成立過程を述べたが，これらの過程に高LDLコレステロール血症が関わる機序としては，LDLの酸化変性により生じる酸化LDLに代表される変性LDLがあげられる。単球はマクロファージに分化する過程で変性リポ蛋白を認識し，取り込むクラスA受容体，細胞分化抗原36，レクチン様酸化LDL受容体などの受容体を多数発現するようになることが知られている[9]。これらの変性LDLのなかでも，酸化ストレスにより生じる酸化LDLは生体内での実在が明らかになっている[10-12]。酸化LDLの変性機序については必ずしも明らかではないが，生成された過酸化脂質がアポリポ蛋白B100のリジン残基と反応することにより，その陰性荷電の増大をきたすものと考えられている。また変性にしたがってリゾホスファチジルコリンに代表されるリゾリン脂質の生成が増大することが知られており，白血球接着分子であるVCAM-1や種々の増殖因子の生成を促すことで，酸化LDLの生理活性に深く関わると推測されている[13]。これらの成績は酸化LDLが傷害反応仮説の項で述べた内皮細胞にはじまる一連の炎症応答の引き金となりうることを強く示すものである。

一方，高LDLコレステロール血症とならび，脂質異常症の重要な診断基準である高トリグリセライド血症と低HDLコレステロール血症は，メタボリックシンドロームに特徴的とされる[14]。トリグリセライドは血中をカイロミクロン，超低比重リポ蛋白（VLDL）などの大型で低比重のリポ蛋白に組み込まれて輸送されるが，これらのリポ

図2 粥状動脈硬化病巣におけるリポ蛋白の滞留，反応，ならびに修復の模式図(文献18より引用[改変])

ABC：ATP結合カセット輸送体
apoA-I：アポリポ蛋白A-I
AqD：細胞質内拡散
ChEase：コレステロールエステラーゼ
HDL：高比重リポ蛋白
IDL：中間比重リポ蛋白
IFN：インターフェロン
IL：インターロイキン
LDL：低比重リポ蛋白
LPL：リポ蛋白リパーゼ
MMPs：マトリックスメタロプロテアーゼ
SMase：スフィンゴミエリナーゼ
SR-BI：スカベンジャー受容体B1
sVLDL：小型超低比重リポ蛋白
TF：組織因子

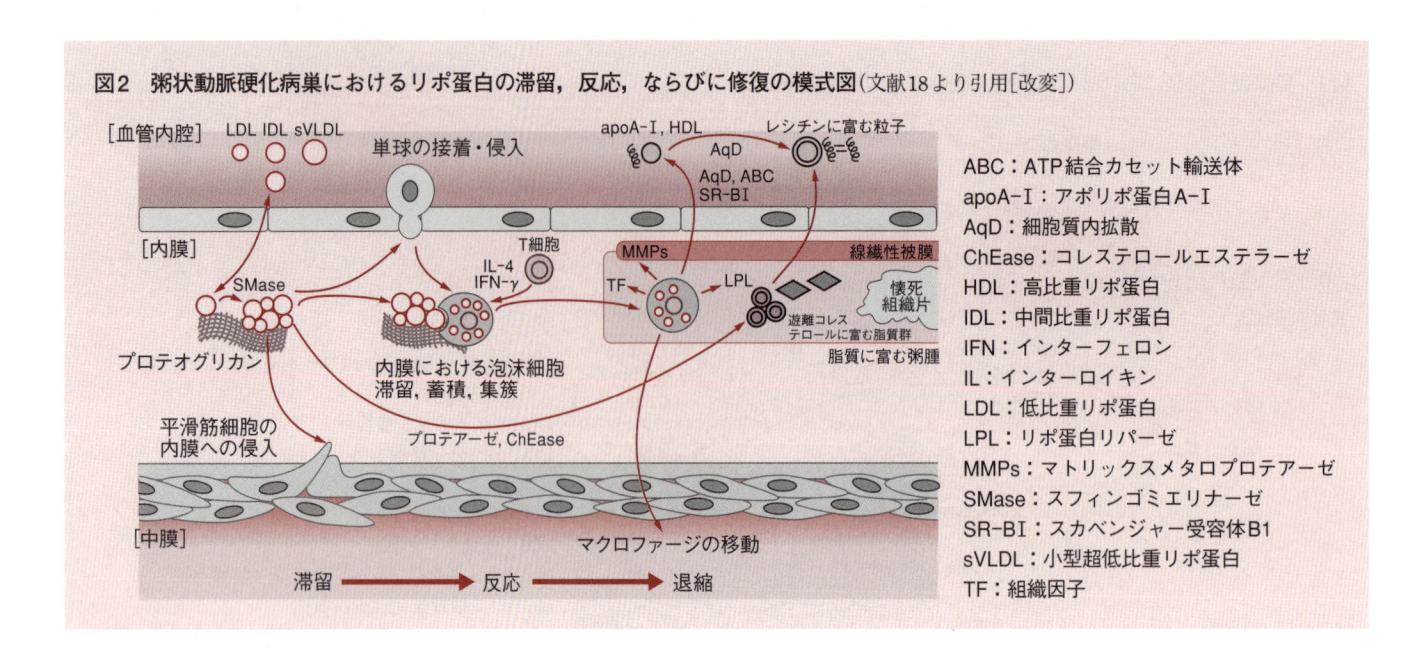

蛋白はリポ蛋白リパーゼで加水分解を受けて，遊離脂肪酸を放出しながらそれぞれカイロミクロンレムナント，中間比重リポ蛋白(IDL)に代謝される。これらのレムナントはマクロファージに直接認識され取り込まれることが知られており，血清レムナントの増加と動脈硬化発症をつなぐものと考えられる[15]。さらに，レムナントとならんで動脈硬化に関わる可能性があるものとしてsmall dense LDLが指摘されてきた。small dense LDLはトリグリセライドを多く含むリポ蛋白とLDLとの間でコレステロール，トリグリセライドの移動が生じ，その結果コレステロール含量が少ないsmall dense LDLが生じるとされるが，酸化変性を受けやすく，動脈硬化に促進的に作用すると考えられる[16]。

血管における傷害反応の引き金としての脂質貯留仮説

以上，細胞生物学的に基づいて粥状動脈硬化の成立過程を述べたが，これら一連の反応の契機となる現象は何か。上述したように高LDLコレステロール血症の粥状動脈硬化惹起への関与としては酸化LDLに代表される変性LDLがあげられる。酸化LDLは単球由来のマクロファージに発現する受容体により取り込まれ，その結果，上述の泡沫細胞の出現を促すとされるが，さらにその上流に位置する現象としてリポ蛋白の血管内皮下層への侵入，滞留が推測される(図2)。すなわちLDLが血管壁で酸化ストレス下におかれるためには，そこにある期間とどまらねばならないが，このメカニズムとして最近着目されているのがプロテオグリカンなど，糖蛋白などの細胞外基質である。これらは多様な分子群から構成されているが，プロテオグリカンの糖鎖上の硫酸基の陰性荷電と，LDLのアポリポ蛋白B100の陽性荷電部分間で相互作用を生じる結果，LDLの滞留が生じるとする報告もみられる。細胞外基質のほかにも，リポ蛋白の滞留に関与する分子としてリポ蛋白リパーゼ，分泌型スフィンゴミエリナーゼならびにホスフォリパーゼA2が指摘されてきている。これらの酵素はマクロファージ，血管内皮細胞，平滑筋細胞で産生され細胞外に分泌されるが，LDLなどのリポ蛋白の凝集，細胞外基質との親和性の増加を促すことにより，その酸化変性をもたらし粥状動脈硬化に促進的に働くと推測される。このようにLDLの滞留は血管壁における諸反応の契機であるとみなされ，その制御は粥状動脈硬化の抑制をめざす新たな創薬の標的ともなりえよう[17,18]。

コレステロール逆転送経路

以上，コレステロールの動脈壁への蓄積機構について

図3 マクロファージからのコレステロール逆転送の模式図（文献21より引用[改変]）

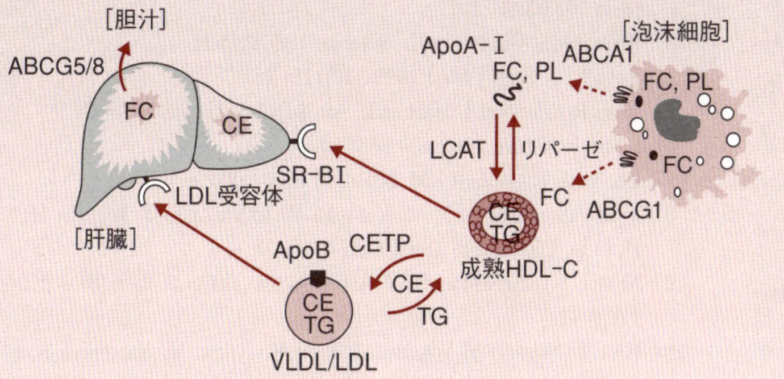

ABC：ATP結合カセット輸送体
Apo：アポリポ蛋白
CE：コレステリルエステル
CETP：コレステリルエステル転送蛋白
FC：遊離コレステロール
HDL-C：高比重リポ蛋白コレステロール
LCAT：レシチン・コレステロールアシルトランスフェラーゼ
LDL：低比重リポ蛋白
PL：リン脂質
SR-BI：スカベンジャー受容体B1
TG：トリグリセライド
VLDL：超低比重リポ蛋白

述べてきたが，その一方で，最近血清LDLコレステロール値の下降とHDLコレステロール値の増加が粥状動脈硬化病変に抑制的に作用することを示す成績が相次いで報告されている[19]。HDLは高トリグリセライド血症と動脈硬化とのつながりでも重要な要素になると考えられている[20]。HDLの産生機構としてカイロミクロン，VLDLのリポ蛋白リパーゼによる加水分解があげられるが，高トリグリセライド血症ではリポ蛋白リパーゼの機能が低下しており，その結果HDLの産生低下をきたす。また高トリグリセライド血症を呈する病態の多くでは，コレステリルエステル転送蛋白（CETP），肝性トリグリセライドリパーゼの活性が亢進しており，その結果HDLからpreβ1-HDLを解離させることも，HDLの血清濃度の低下に関係するといえよう。

HDLの重要な生体内意義として，マクロファージ表面のATP結合カセット輸送体（ABC）を介した細胞内コレステロールの汲み出しと肝臓への逆転送があり，粥状動脈硬化病巣はLDLからのコレステロール流入とHDLを介したコレステロールの運び出しの均衡の破綻から生じることが強く推測される（図3）[21]。したがって，血清HDL値の低下は動脈硬化病変からのコレステロール逆転送を抑えて，結果的に動脈硬化を進めると考えられる。粥状動脈硬化病巣のコレステロールはHDLやその主要アポ蛋白でもあるアポリポ蛋白A-Iにより引き抜かれた後，CETPの働きにより，LDLなどのアポリポ蛋白B100を含有するリポ蛋白へと引き渡され，最終的に肝や末梢組織に存在するLDL受容体を介して取り込まれ代謝される。コレステロール逆転送経路の第1段階としては，コレステロールを過剰に貯め込んだ泡沫化マクロファージが集簇する粥状動脈硬化巣から，肝や小腸より分泌されたアポリポ蛋白A-IやHDLによってコレステロールが汲み出されるコレステロール引抜き機構（cholesterol efflux）があげられる。アポリポ蛋白A-IはABCの1つであるABCA1を介してコレステロールやリン脂質を細胞内から汲み出し，脂質に乏しい原始的HDLを形成する。さらに，原始的HDLはABCA1を介して，あるいは他のABCであるABCG1やスカベンジャー受容体の一種である（SR-BI）などを介してコレステロールを引き抜く。ABCA1は，家族性の著明な低HDLコレステロール値を呈し早発性重症冠動脈疾患を伴うタンジェール病の原因遺伝子として見出されたもので，アポリポ蛋白A-Iを介したcholesterol effluxにか関わっていることが明らかとなった[22]。また，ABCG1は，アポリポ蛋白A-Iではなく，比較的脂質に富むHDLを介したcholesterol effluxを促進することがわかっている[23]。原始的HDLにより細胞から引き抜かれた遊離型コレステロールは，アポリポ蛋白A-Iを補酵素としてレシチン・コレステロールアシルトランスフェラーゼ（LCAT）の作用によりエステル型のコレステロールへと変換され，HDL粒子の核形成が促進されて比較的脂質に富んだ球状のHDL$_3$となる。さらに，HDL$_3$は再度LCATの作用を受けてコレステリルエステルを増やし，大型のHDL$_2$へと成熟していく。成熟したHDL$_2$は，CETPの働きによりHDL粒子内に存在するコレステリルエステルをアポリポ蛋白B100含有リポ蛋白（VLDL，IDL，LDL）へと転送し，それと引き換えにこれらのリポ蛋白からトリグリセライドを受け取る。このように，HDLは他のリポ蛋白との間で活発に脂質交

換を行っている．そして，VLDL，IDL，LDLなどに渡されたコレステリルエステルは肝で代謝され，胆汁酸合成に利用され，腸管へと排泄される．一方，成熟したHDLが肝に存在するHDL受容体などを介して直接肝細胞に取り込まれ代謝を受ける経路も存在する．また，トリグリセライドを受け取って大きくなったHDL$_2$は肝性リパーゼによってトリグリセライドが分解され，ふたたびコレステロールを汲み出すための小型のHDL$_3$となり，再度cholesterol efflux機構で機能する．

このようなコレステロールの逆転送経路は動脈壁におけるコレステロールの過剰蓄積を制御するとともに，プラークの安定化や病変退縮に深く関与すると考えられる．

まとめ

動脈壁におけるコレステロールの動態を侵入，停留，蓄積，逆転送経路を中心に概説した．今後これらの成果が診断や治療法の新規開発に結び付いて行くことが期待される．

引用文献

1) Neaton JD, Blackburn H, Jacobs D, Kuller L, Lee DJ, Sherwin R, et al. Arch Intern Med 1992;152:1490-500.
2) Buja LM, Kita T, Goldstein JL, Watanabe Y, Brown MS. Arteriosclerosis 1983;3:87-101.
3) Brown MS, Goldstein JL. Science 1986;232:34-47.
4) Ross R. N Engl J Med 1999;340:115-26.
5) Ross R, Glomset J, Harker L. Am J Pathol 1977;86:675-84.
6) Libby P. Nature 2002;420:868-74.
7) Charo IF, Ransohoff RM. N Engl J Med 2006;354:610-21.
8) Murayama T, Yokode M, Kataoka H, Imabayashi T, Yoshida H, Sano H, et al. Circulation 1999;99:1740-6.
9) Moore KJ, Freeman MW. Arterioscler Thromb Vasc Biol 2006;26:1702-11.
10) Kita T, Nagano Y, Yokode M, Ishii K, Kume N, Narumiya S, et al. Am J Cardiol 1988;62:13B-19B.
11) Parthasarathy S, Young SG, Witztum JL, Pittman RC, Steinberg D. J Clin Invest 1986;77:641-4.
12) Yokode M, Kita T, Kikawa Y, Ogorochi T, Narumiya S, Kawai C. J Clin Invest 1988;81:720-9.
13) Kume N, Gimbrone MA. J Clin Invest 1994;93:907-11.
14) Matsuzawa Y. J Atheroscler Thromb 2005;12:301.
15) Kawakami A, Yoshida M. J Atheroscler Thromb 2005;12:73-6.
16) Rizzo M, Berneis K. QJM 2006;99:1-14.
17) Tabas I, Williams KJ, Borén J. Circulation 2007;116:1832-44.
18) Williams KJ, Feig JE, Fisher EA. Nat Clin Pract Cardiovasc Med 2008;5:91-102.
19) Williams KJ, Feig JE, Fisher EA. Curr Opin Lipidol 2007;18:443-50.
20) Rader DJ, Puré E. Cell Metab 2005;1:223-30.
21) Tall AR, Yvan-Charvet L, Terasaka N, Pagler T, Wang N. Cell Metab 2008;7:365-75.
22) Rust S, Rosier M, Funke H, Real J, Amoura Z, Piette JC, et al. Nat Genet 1999;22:352-5.
23) Wang N, Lan D, Chen W, Matsuura F, Tall AR. Proc Natl Acad Sci U S A 2004;101:9774-9.

コレステロールの細胞膜内動態と脂質ラフト

内田　安則　　井上　貴雄　　新井　洋由

はじめに

コレステロールは細胞膜の重要な構成要素の1つであり，膜を形作るだけでなく，小分子の透過性や流動性といった細胞膜特有の性質の維持にも貢献している。また，近年，細胞膜上に「脂質ラフト」と呼ばれる微小な機能ドメインが存在するという概念が受け入れられつつあり，コレステロールはこのドメインの形成に必要不可欠な構成要素としても位置づけられている。

本稿では，細胞膜(特に形質膜)においてコレステロールがどのような動態を示すのか，近年注目されている脂質ラフトの概念を中心に述べる。さまざまな生命現象や疾患の形成に関わると考えられる脂質ラフトの機能と，今後の研究課題について紹介したい。

細胞膜の構造
—流動モザイクモデルから脂質ラフトへ

現在考えられている細胞膜モデルの基礎となっているのは，1972年，SingerとNicolsonによって提唱された流動モザイクモデルである[1]。このモデルにおいては，リン脂質，コレステロールは二次元の「溶媒」として流動的な二重膜を構成しており，膜に埋め込まれた蛋白はそのなかを自由に動くことができる。このモデルでは脂質分子間の相互作用はあまり考慮されておらず，基本的には脂質分子は，同一面内で偏りなく存在しているものとして捉えられていた。

しかし，細胞膜を構成する脂質は，グリセロリン脂質，スフィンゴ脂質，コレステロールと多様であり，分子的性質の違いにより膜構造にさまざまな影響を与える。現在では，同一膜面内で脂質の分布は偏っており，特異的な脂質成分が集合して微小な機能的ドメイン(マイクロドメイン)を形成していると考えられている。そのようなマイクロドメインのなかで，最も注目されているものの1つが，コレステロールとスフィンゴ脂質に富むドメイン，「脂質ラフト」なのである。以下では脂質ラフトの概念が形成されてきた過程を概説したい。

脂質ラフトモデルの提唱

1980年代後半，Simonsとvan Meerは，極性上皮細胞において，ゴルジ膜上にスフィンゴ糖脂質を主成分とする膜ドメインが形成され，この膜ドメインにアピカル側の細胞膜へと小胞輸送される蛋白(特にグリコシルホスファチジルイノシトール(GPI)アンカー型蛋白)が濃縮されると提案した[2]。その後，BrownとRoseが，4℃において細胞膜を非イオン性界面活性剤triton X-100で処理した際の不溶性画分からは，リン脂質が排除される一方で，スフィンゴ脂質とGPIアンカー型蛋白が濃縮されることを報告し，Simonsらの仮説を支持した[3]。生化学的にスフィンゴ脂質とGPIアンカー型蛋白の挙動の一致が認められたことから，Simonsらの仮説は広く受け入れられ，このようなドメインは「細胞膜という大海に浮かぶプラットフォームのような構造」であるとして，「ラフト(raft=筏)」と命名されたのである[4]。

コレステロールはtriton X-100不溶性画分に豊富に存在し，さらに細胞膜からコレステロールを取り除くとGPIアンカー型蛋白の不溶性画分への移行が観察されなくなる[5]。このことから，コレステロールはスフィンゴ脂質とともにラフトの構造，機能に必須の分子であると考えられるようになった。

東京大学大学院薬学系研究科機能薬学専攻細胞生化学大講座衛生化学教室

図1　脂質ラフトモデル(文献6より引用[改変])
脂質ラフトはスフィンゴ脂質(スフィンゴミエリン、糖脂質)やコレステロールに富む膜ドメインであり、周囲の不飽和リン脂質の脂質二重層のなかを自由に動き回る。また、特定の蛋白(GPIアンカー型蛋白、飽和脂肪酸修飾蛋白など)を濃縮し、効率的な情報伝達を行なうものと考えられている。

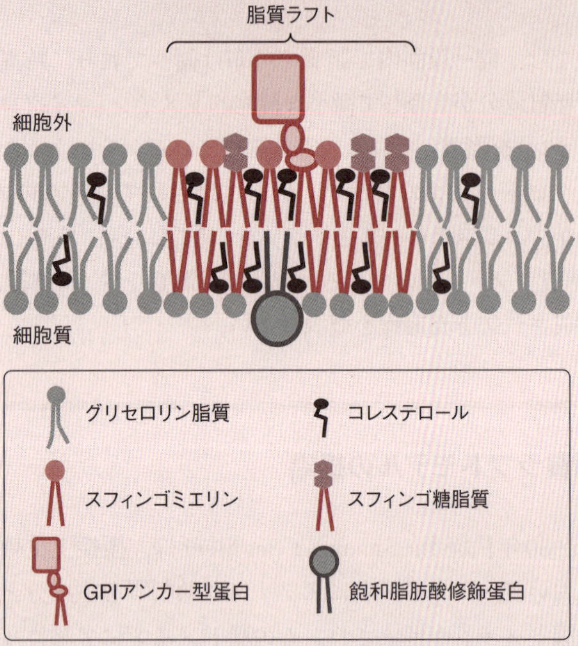

凡例：グリセロリン脂質／コレステロール／スフィンゴミエリン／スフィンゴ糖脂質／GPIアンカー型蛋白／飽和脂肪酸修飾蛋白

Simonsらによるラフトのモデルを示す(**図1**)[6]。細胞膜の外葉に存在するスフィンゴ脂質はお互いの相互作用により集合し、スフィンゴ脂質の長い飽和アシル鎖の間隙はコレステロールによって充填されている。このように脂質二重層中で固く充填したスフィンゴ脂質とコレステロールのドメイン＝ラフトは、細胞膜の不飽和リン脂質の脂質二重層のなかを自由に動き回る脂質ドメインとして振る舞うのである。まさに「筏」という表現があてはまるモデルといえよう。

コレステロールはモデル膜においてラフト様構造の形成を促進する

以上のように生化学的な分画によって脂質ラフトの概念は誕生した。しかし、この手法ではラフトが界面活性剤処理によって誘起されたアーチファクトなのか、実際に細胞膜上で存在していたものなのか判断することはできないという根本的な問題がある。

後に述べるが、実際の細胞膜上でのラフトは小さく、その観察は困難である。このため細胞膜上の脂質組成を模したモデル膜を用いた研究により、膜面内でラフト構造が脂質間の相互作用によって形成されるかどうかが検討され、細胞膜上でのラフトの存在が支持されてきた。この節では、脂質二重膜の物理化学的性質と、コレステロールがそこに及ぼす影響について概説したい。

純粋なリン脂質(グリセロリン脂質)からなる脂質二重膜は、低温では固いゲル相として存在し、融解温度(T_m)以上では流動性に富んだ液晶状態で存在する。生体膜に存在するグリセロリン脂質中の二重結合はシス形であり、アシル鎖が折れ曲がって密なパッキングが妨げられている。このため生体膜のT_mは低く、生理的条件下では生体膜は液晶状態であると考えられている。実際、膜蛋白が適切に機能するためには、生体膜が液晶状態であることが必要である。

この流動的な脂質膜の構造は、大量のコレステロールの添加により大きく変動する。固いステロール骨格はリン脂質のアシル鎖が直鎖状に保たれるのを支持し、リン脂質を密にパッキングさせる。このため脂質二重膜構造は安定化し、小分子の膜透過性は低下するが、脂質や膜蛋白の側方拡散速度は保たれている。コレステロールにより誘導されるこの状態は秩序液体相(liquid-ordered：Lo相)と呼ばれ、コレステロールが存在しない無秩序液体相(liquid-disordered：Ld相)と区別されている。つまりコレステロールは脂質二重膜をゲル相と液晶状態の中間状態にすることができるのである。また、形質膜を構成するもう1つの脂質であるスフィンゴ脂質は長鎖飽和アシル鎖を有し、グリセロリン脂質よりもコレステロールとの親和性が強く[7]、コレステロールによるLo相の形成を促進すると考えられている。脂質分子の構造と膜の相状態について**図2**[8]に示した。

では、実際の形質膜と同じように、グリセロリン脂質とスフィンゴ脂質、コレステロールを混合した脂質膜はどのような挙動を示すだろうか？　コレステロールはより親和性の強いスフィンゴ脂質とともに集合してLo相を形成し、グリセロリン脂質の多いLd相と同一膜面内で分離する。すなわち形質膜に存在する脂質を混合したモデル膜では、秩序だったLo相と流動性の高いLd相が分離し、

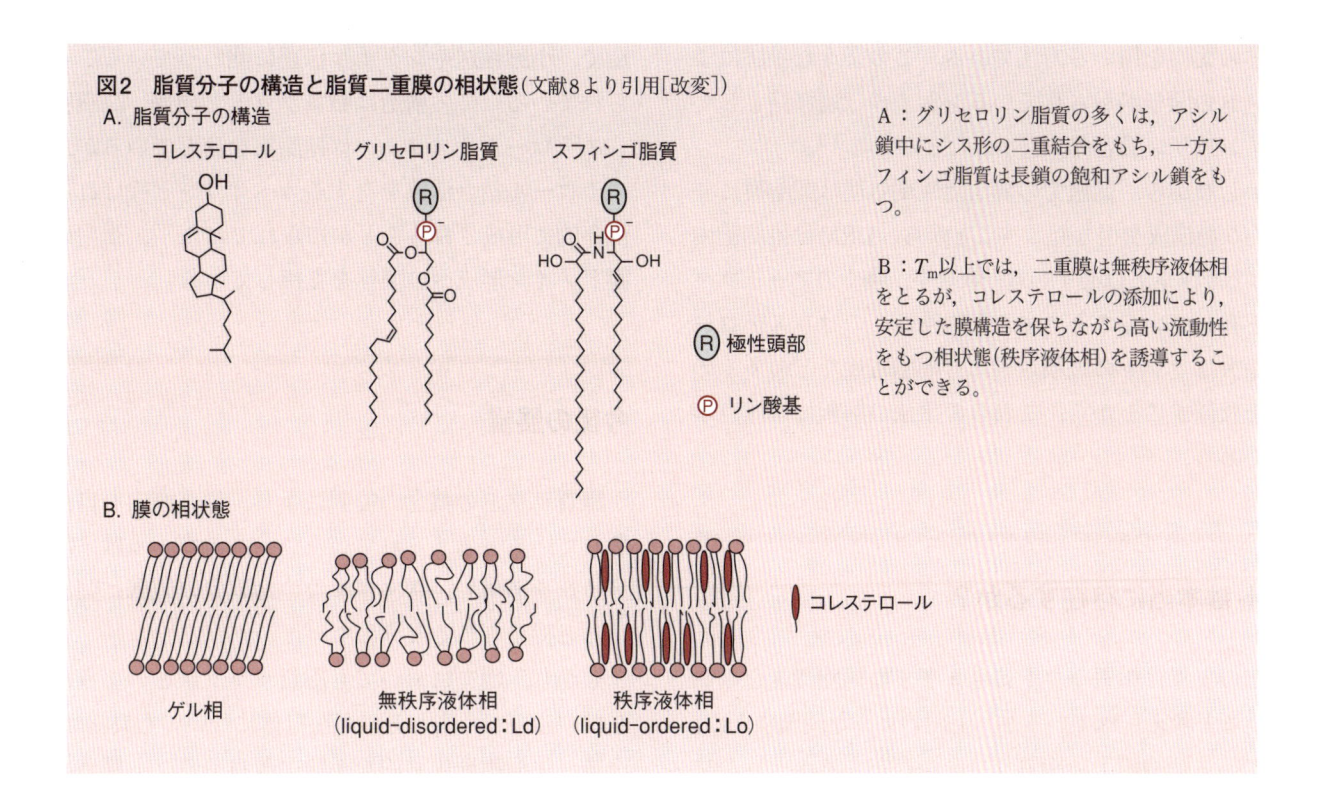

図2 脂質分子の構造と脂質二重膜の相状態(文献8より引用[改変])

A. 脂質分子の構造
コレステロール　グリセロリン脂質　スフィンゴ脂質

Ⓡ 極性頭部
Ⓟ リン酸基

A：グリセロリン脂質の多くは，アシル鎖中にシス形の二重結合をもち，一方スフィンゴ脂質は長鎖の飽和アシル鎖をもつ．

B：T_m以上では，二重膜は無秩序液体相をとるが，コレステロールの添加により，安定した膜構造を保ちながら高い流動性をもつ相状態(秩序液体相)を誘導することができる．

B. 膜の相状態
ゲル相　無秩序液体相(liquid-disordered：Ld)　秩序液体相(liquid-ordered：Lo)

コレステロール

脂質自体の相互作用によってドメインが形成されるのである[9]．

このように，モデル膜におけるLoドメインは脂質ラフトに近似したドメインであり，実際，界面活性剤不溶性で，かつGPIアンカー型蛋白の移行も観測される[10]．このようにモデル膜における知見からは，脂質ラフトが実際に細胞膜上に存在することが支持されている．

脂質ラフトの機能

脂質がその相互作用によりドメインを構成し，蛋白の挙動を制御する，という脂質ラフトの概念は多くの研究者を引きつけ，その後脂質ラフトの機能について多くの研究がなされてきた．

Brownらによって分画された界面活性剤不溶性画分は，DRM(detergent resistant membrane)と呼ばれ，主要成分などの特徴からラフトに近いものであると捉えられ，現在でも生化学的にラフト構成因子を分離する方法として広く用いられている．DRMにはGPIアンカー型蛋白以外にも飽和脂肪酸で修飾されるチロシンキナーゼなど，シグナル伝達に関わる分子が多数存在することが示されており，ラフトは特定の蛋白をその物理化学的性質によって濃縮させ，情報伝達を効率的に行なうための場として機能しているのではないかと考えられている[11]．

たとえば，T細胞受容体(TCR)シグナリングを活性化するチロシンキナーゼLckや，アダプター蛋白LAT(linker for activation of T cell)などの蛋白は，飽和脂肪酸修飾に依存してDRMに存在し，修飾されない変異蛋白ではシグナルが活性化されないことから，これらの分子のラフトへの局在がシグナル伝達に重要であると考えられている[12,13]．

DRMにはほかにも細胞骨格蛋白やチャネル蛋白，またアルツハイマー病患者脳に蓄積する老人斑の主要成分であるアミロイドβの産生酵素であるγセクレターゼなど[14]，多種多様な分子が存在することも報告されており，多岐にわたる細胞機能，そして疾患の形成過程にラフトが関与している可能性が示唆されている．

また，ある生命現象にラフトが関与しているか解析するためには，ラフトの構造に必須であるコレステロールを細胞膜から除去し，ラフトが破壊されることによる目的の生命現象に対する影響を観察する，という手法がよく用いられる．たとえば生合成阻害薬であるスタチンや，直接膜からコレステロールを取り除くシクロデキストリ

ンなどの薬物を用いる方法である。このような手法によりラフトの関与が示されているシグナル伝達経路としては，インスリン受容体シグナルなどがある[15]。

しかしながら，低温での界面活性剤処理は細胞膜に非生理的な再構成を引き起こすことから，DRMは生細胞内におけるラフトとは必ずしも一致せず，多くのアーチファクトを有していること，また細胞膜からのコレステロールの除去はラフトの破壊以外にも細胞毒性などの多くの影響を及ぼすことから，これらの手法の解釈には注意が必要である。

ラフトは本当に存在するか？

以上のように脂質ラフトはさまざまな細胞機能を制御していると考えられているが，上記のような問題ゆえに，生きている細胞膜上に脂質ラフトが存在するかどうかについては，いまだ意見の一致をみていない。

モデル膜では適切な脂質組成を選ぶことでさまざまな大きさのLoドメインを形成させ，光学顕微鏡でその存在を観察することができる。しかし，生きている細胞膜上でのラフト構造を直接観察することは，光学顕微鏡の解像度(−250 nm)では不可能であり，一分子追跡法や，蛍光共鳴エネルギー移転(FRET)，光褪色後蛍光回復(FRAP)といった蛍光標識分子を用いた生物物理化学的手法が必要となってくる。これらの手法を用いた報告に共通していることは，モデル膜で観察されるような大きくて安定したラフトは，細胞膜上では形成されないということである。

現在，ラフト(存在するとしても)は10-200 nmと小さく，さらにその寿命は定常状態ではミリ秒程度と，非常に不安定で動的な構造であると捉えられている。このようなラフトは特定の刺激や蛋白の存在によって安定化し，シグナル伝達などの細胞機能を果たしているようだ。ラフトはコレステロールなどの脂質によってのみ形成されるのではなく，むしろ細胞膜に豊富に存在する蛋白が，ラフトの安定化と機能に積極的に関わっていることが示唆されている[16]。

この概念を支持する事実の1つが，カベオラと呼ばれる膜構造の存在である。カベオラは50-100 nm程度の大きさの細胞膜上のフラスコ上の窪みとして観察される構造で，小胞輸送やシグナル伝達に関わっていることが知られている。この構造は脂質ラフトと同様，高濃度のコレステロールやスフィンゴ糖脂質を含んでいるが，コレステロール結合活性を有するカベオリンと呼ばれる蛋白依存的に形成されることが知られており[17]，蛋白の細胞膜ドメイン形成への関与を支持している。

今後の展望

脂質ラフトの概念の提唱により，従来膜内を自由に拡散していると考えられていたコレステロールは，微小ドメインを形成し，さまざまな生命現象の制御に関わっていると捉えられるようになった。

しかし，現在においても脂質ラフトがどのように存在しているのか，またその存在自体についても異論は多い。今後，生命物理化学的な手法の改良やラフト構造を観察するためのプローブの開発により，脂質ラフトの細胞膜における動態や，その生命現象，疾患への関与が明らかになっていくことが期待される。

引用文献

1) Singer SJ, Nicolson GL. Science 1972;175:720-31.
2) Simons K, van Meer G. Biochemistry 1988;27:6197-202.
3) Brown DA, Rose JK. Cell 1992;68:533-44.
4) Simons K, Ikonen E. Nature 1997;387:569-72.
5) Cerneus DP, Ueffing E, Posthuma G, Strous GJ, van der Ende A. J Biol Chem 1993;268:3150-5.
6) 山路-長谷川顕子, 小林俊秀. 実験医学 2005;23:865-70.
7) Leventis R, Silvius JR. Biophys J 2001;81:2257-67.
8) Munro S. Cell 2003;115:377-88.
9) Thompson TE, Tillack TW. Annu Rev Biophys Biophys Chem 1985;14:361-86.
10) Schroeder R, London E, Brown D. Proc Natl Acad Sci U S A 1994;91:12130-4.
11) Simons K, Toomre D. Nat Rev Mol Cell Biol 2000;1:31-9.
12) Kosugi A, Hayashi F, Liddicoat DR, Yasuda K, Saitoh S, Hamaoka T. Immunol Lett 2001;76:133-8.
13) Zhang W, Trible RP, Samelson LE. Immunity 1998;9:239-46.
14) Vetrivel KS, Cheng H, Lin W, Sakurai T, Li T, Nukina N, et al. J Biol Chem 2004;279:44945-54.
15) Vainio S, Heino S, Mansson JE, Fredman P, Kuismanen E, Vaarala O, et al. EMBO Rep 2002;3:95-100.
16) Hancock JF. Nat Rev Mol Cell Biol 2006;7:456-62.
17) Drab M, Verkade P, Elger M, Kasper M, Lohn M, Lauterbach B, et al. Science 2001;293:2449-52.

コレステロールとビタミンD合成

遠藤　逸朗　松本　俊夫

はじめに

　コレステロールとビタミンDは，アセチルCoAをスタートとする共通の代謝経路から7-デヒドロコレステロールを共通の基質として合成される。さらに，コレステロールおよびビタミンDの合成・代謝経路には，一部共通のP450酵素群（CYP）が関与していることが明らかとなっている。また，コレステロールの代謝産物である胆汁酸は脂質の消化・吸収のみならず，ビタミンDを含む脂溶性ビタミンの吸収にも重要な役割を果たしている。さらに，近年ビタミンD受容体を含む核内受容体群が胆汁酸代謝調節作用を有することも判明した。本稿では，ビタミンD代謝およびコレステロール代謝についてP450酵素群の関与を中心に述べるとともに，核内受容体群が胆汁酸代謝に果たす役割についても概説する。

コレステロールとビタミンDの代謝：
共通代謝経路としてのP450の役割

　コレステロールはアセチルCoAより生合成され，細胞膜の構成成分，胆汁酸やステロイドホルモンの原料として生体内で利用されている。一方，カルシウム代謝に重要な役割を果たしているビタミンDはコレステロール合成経路の中間産物である7-デヒドロコレステロールより皮膚において紫外線エネルギー依存的に産生される。こうして生体内で合成されるコレステロールおよびビタミンDはアセチルCoAから7-デヒドロコレステロールまでの代謝経路を共有するとともに，コレステロールから胆汁酸やステロイドホルモンへの代謝経路およびビタミンDの代謝経路には共通のP450酵素群が関与する。図1にコレステロールおよびビタミンD代謝とP450酵素の作用部位を示している。まず，アセチルCoAよりメバロン酸などの中間代謝産物を経由してラノステロールが産生される。ラノステロールはCYP51A（ラノステロール14α-デメチラーゼ）によりメチル基が除かれ，さらに5段階の代謝を経て7-デヒドロコレステロールが合成される。コレステロールより胆汁酸への代謝は異化，排泄経路として重要であり，コレステロールホメオスタシス調節の中心的役割を担っているとともに，脂質の消化・吸収やビタミンDを含む脂溶性ビタミンの吸収に重要な役割を果たしている。胆汁酸合成には17種類の酵素が関与し，CYP7A1で始まる古典経路，およびCYP27A1で始まりオキシステロールを経由する代替経路の2つより構成されている。胆汁酸合成酵素のうち，P450酵素はほかにもCYP3A4，CYP7B1，CYP8B1，CYP39A1，CYP46A1の合計7種が関与しており，その活性は厳密にコントロールされている[1]。特に，キーエンザイムであるCYP7A1のプロモーター領域には胆汁酸応答配列（BARE）が存在し，後述の核内受容体やsmall heterodimer partner（SHP）を介する経路などにより，発現調節を受けている。また，CYP27A1およびCYP3A4は後述のビタミンD代謝において25位水酸化酵素としても機能している。

　次にコレステロールからステロイドホルモンへの変換にはCYP11A1, CYP11B1, CYP11B2, CYP17A1, CYP19A1, CYP21A2の6種類のP450酵素が協調して働くことが知られている[2]。このうち，CYP11A1は*in vitro*において，ビタミンD_3の異化にも関与している可能性が示されている[3]。CYP11A1によりビタミンD_3より合成される20(OH)D_3と20,22(OH)$_2D_3$の作用や*in vivo*での生理的意義については不明点が多いが，コレステロールからステロイドホルモンへの最初の反応を触媒する酵素がビタミンDの異化を促進することはコレステロールおよびビタミンD代

徳島大学大学院ヘルスバイオサイエンス研究部プロテオミクス医科学部門生体制御医学講座生体情報内科学

図1 コレステロールおよびビタミンDの代謝とP450酵素群

コレステロールおよびビタミンDの合成にはアセチルCoAから7-デヒドロコレステロールまでが共通である。コレステロールから胆汁酸およびステロイドホルモン生成の過程とビタミンDの代謝過程には一部共通のP450酵素が関与している。胆汁酸はコレステロールを含む食事由来の脂質やビタミンDを含む脂溶性ビタミンの腸管吸収に重要な役割を果たしている。

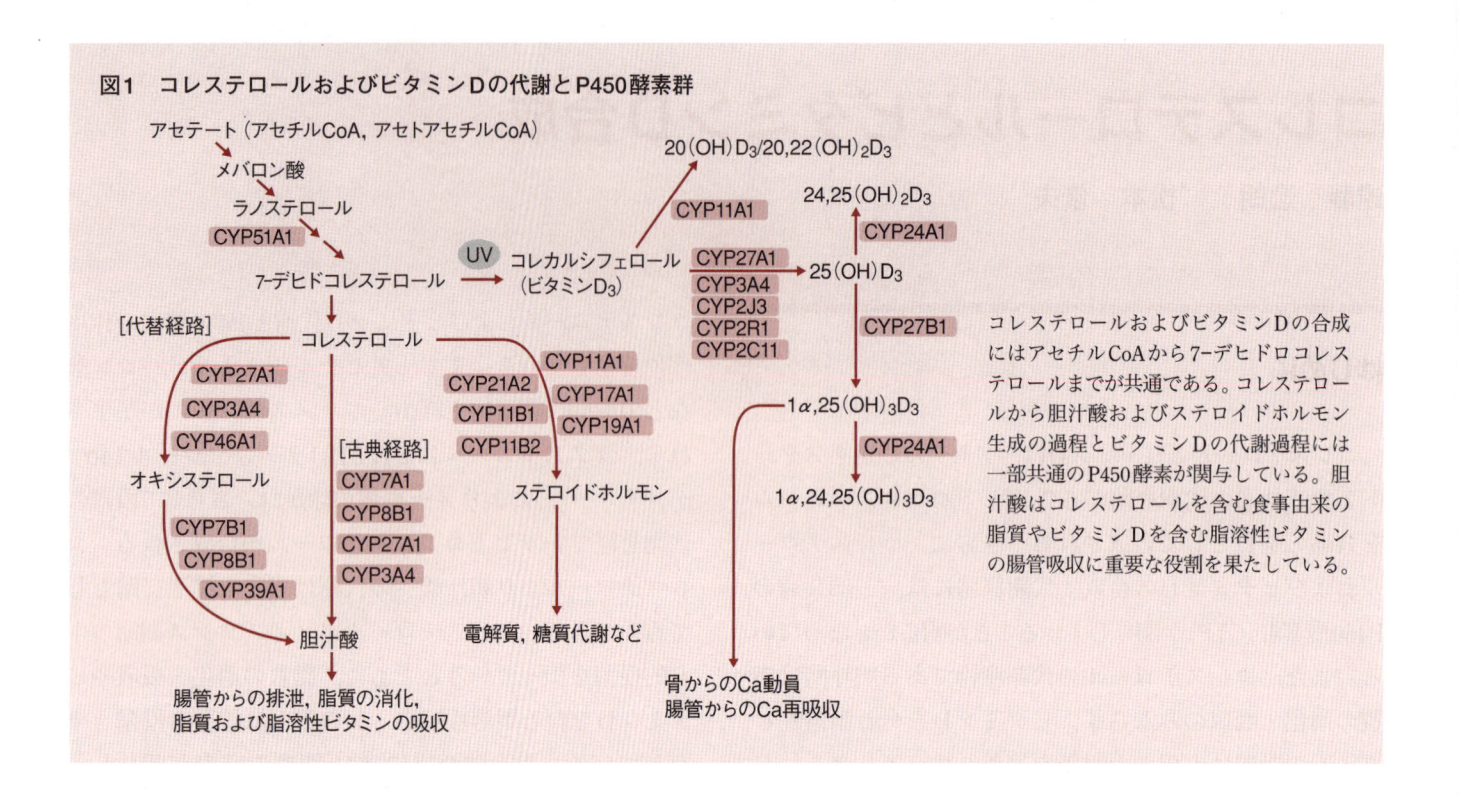

謝を1つの系として考えた場合，キーエンザイムたりうる可能性を有していると思われる。

一方，ビタミンDの合成代謝経路については，まずケラチノサイトの形質膜に存在する7-デヒドロコレステロールが紫外線エネルギー依存的にビタミンD_3に変換される。この反応は物理化学的な反応で，補酵素などの生物学的反応は関与していない。食物中にも動物性のビタミンD_3および植物性由来ビタミンD_2(エルゴカルシフェロール)が含まれているが，通常の日光曝露状態ではビタミンDの大部分は皮膚に由来すると考えられている。ビタミンD_3より$25(OH)D_3$への変換は，ミトコンドリア型のCYP27A1が重要な役割を果たす[4]。この酵素は25位水酸化反応よりも100倍高い効率で胆汁酸合成の中間産物であるコレスタントリオールの27位水酸化反応を触媒することが示されており，本酵素の欠損では$25(OH)D_3$濃度の低下のみならず，胆汁酸合成に異常をきたし，末梢神経，脳，腱などにコレステロールの中間代謝産物が蓄積する[5]。他にも，近年，ミクロソーム型25位水酸化酵素としてCYP2J3，CYP2R1，CYP3A4，CYP2C11などが相次いで発見された[6-8]。これらの酵素活性には，雌雄差があり，基質特異性が低く，24位水酸化酵素活性ももちあわせていることが明らかとなっている。$25(OH)D_3$は1α水酸化酵素(CYP27B1)により1α位の水酸化を受けて1α,25-ジヒドロキシビタミンD_3($1α,25(OH)_2D_3$)となり，活性型ビタミンDとして作用する[9]。血中に存在する主要なビタミンD代謝産物は25(OH)Dで，その血中濃度は$1α,25(OH)_2D$の1000倍近いが，25(OH)DのビタミンD受容体(VDR)に対する親和性は低く生理活性はきわめて低いため，骨からのCa動員や腸管からのCa再吸収などのビタミンD作用のほとんどは活性型である$1α,25(OH)_2D$が担っている。一方，腎尿細管には24位水酸化酵素(CYP24A1)が存在し，$25(OH)D_3$や$1α,25(OH)D_3$の24位を水酸化することにより不活性型の$24,25(OH)_2D_3$や$1α,24,25(OH)_3D_3$に変換する。したがって，最も活性が高い$1α,25(OH)_2D_3$の産生量は1α水酸化酵素および24水酸化酵素の両者の活性のバランスにより規定されていると考えられる。ちなみにヒト*CYP27B1*遺伝子はビタミンD依存性くる病I型の原因遺伝子である[10]。

以上述べたごとく，コレステロールおよびビタミンDはアセチルCoAより共通経路を介して生成され，さらにその代謝にはP450酵素群を一部共有している。P450は細菌から哺乳類にいたるまでよく保存された配列を有しており，これがヒトにおいて生命維持に必須のコレステロール代謝，ビタミンD代謝に協調して働く系を形成してい

ることは，生物の進化を考えるうえで非常に興味深い．また，P450酵素群の異常と疾患の関係も明らかになりつつあり，創薬のターゲットとしても注目，期待されている[11]．

核内受容体による胆汁酸代謝調節（図2）

前述のごとく，胆汁酸はコレステロールよりP450酵素群を含む複数の酵素の代謝を受け，コール酸やデオキシコール酸などの一次胆汁酸が肝臓で産生される．一次胆汁酸はタウリンまたはグリシン抱合を受けた後，腸管に分泌され，大部分が腸肝循環を介して再吸収される．再吸収を受けなかった一次胆汁酸は腸管細菌叢でデオキシコール酸，リトコール酸などの二次胆汁酸に変換され，最終的に95％が腸肝循環で肝臓に運搬される．したがって，胆汁酸の5％は常に排泄され喪失するため，肝臓では恒常的に胆汁合成を行わなければならない．しかしながら，胆汁酸は高濃度では毒性を示し，とくにリトコール酸はDNA付加物の形成，DNA修復酵素の阻害などを介して，肝硬変や大腸癌の原因となりうる[12]．ファルネソイドX受容体（FXR），プレグナンX受容体（PXR），ビタミンD受容体（VDR）などの核内受容体は胆汁酸代謝に関わる遺伝子を誘導することから，細胞内に過剰に蓄積した胆汁酸による毒性から臓器を保護する役割を有していると考えられている（図2）[13]．また，詳細は他稿に譲るが，胆汁酸はFXR，PXR，VDRなどの核内受容体のリガンドとして遺伝子発現を調節することに加え，マイトジェン活性化プロテインキナーゼ（MAPキナーゼ）およびc-Jun N末端キナーゼカスケードの活性化，G蛋白共役受容体のTGR5/M-BARのリガンドとしてさまざまな生理活性を示すことが明らかにされている[14,15]．

胆汁酸代謝調節に最も重要な役割を果たす核内受容体はFXRである．FXRはレチノイドX受容体（RXR）など他の核内受容体とヘテロ2量体を形成し，胆汁酸はFXR依存的にSHPを誘導する．SHPは核内受容体である肝臓受容体ホモログ（LRH）-1の転写活性抑制を介し，胆汁酸合成の律速酵素であるCYP7A1の発現を抑制することが明らかにされている[16]．また，SHP非依存経路として，肝クッパー細胞が腸肝循環を介して肝臓に流入した胆汁酸

図2 核内受容体の胆汁酸代謝調節（文献13より引用［改変］）
コレステロールから一次胆汁酸への代謝はFXR，PXRを介したネガティブフィードバック，げっ歯類ではLXRを介した促進作用が存在する．FXRは胆汁酸の肝よりの流出，抱合，腸管での吸収および肝での再取込みのレベルで調節作用を有し，胆汁酸過剰を防止している．PXR，VDRは肝および腸管で胆汁酸の解毒作用を発揮する．

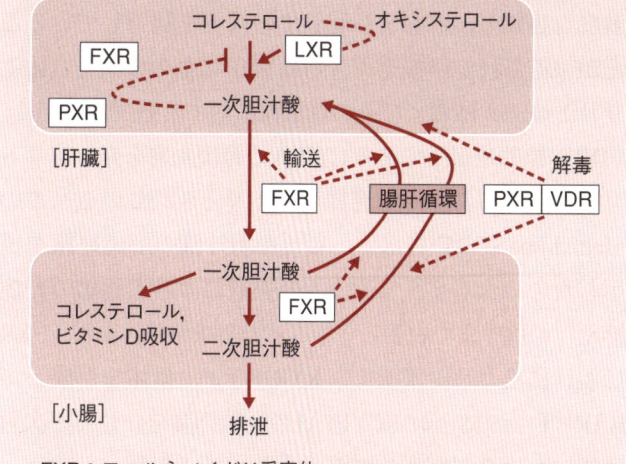

FXR：ファルネソイドX受容体
LXR：肝臓X受容体
PXR：プレグナンX受容体
VDR：ビタミンD受容体

の相対濃度を感知する機能を有しており，腫瘍壊死因子（TNF）αやインターロイキン-1βなどの炎症性サイトカインの産生を介してCYP7A1の発現を抑制する経路[17]や，小腸上皮でFXRにより誘導された線維芽細胞増殖因子（FGF）15がCYP7A1を抑制する経路[18]，FGF19産生を介してCYP7A1を抑制する経路[19]などが報告されている．さらに，FXRは胆汁酸の流出，抱合，腸管での吸収および肝での再取り込みのレベルで腸肝循環調節を行っている．たとえば，肝からの胆汁酸流出レベルにおいてFXRは胆汁酸塩排出ポンプと多剤耐性遺伝子3を誘導し胆汁酸およびリン脂質の比率を調節しながら排泄を促進させる[20]．また，FXRは多剤耐性関連蛋白2を誘導して，グルタチオンや胆汁酸のグルクロン酸および硫酸抱合体の排泄を促進させる[21]．同時に，回腸末端においてFXRは回腸胆汁酸輸送体の発現を低下させ，胆汁酸再吸収を抑制する[22]．そしてFXR欠損マウスではこれらの障害により胆石症を発症する[23]．さらにFXRは胆汁酸塩の取込みを促進し，基底膜側への輸送に関わる回腸胆汁酸結合蛋白，門脈への輸送に関わる有機溶質輸送体αおよびβを

誘導し，胆汁酸の門脈への分泌を促進させる[24,25]。このように，FXRは胆汁酸合成や分泌，腸肝循環の調節に関与し，胆汁酸による肝毒性の発現を抑制する役割を果たしている。

次にPXR，VDRであるが，これらはいずれもRXRとヘテロ2量体を形成してリトコール酸を含む二次胆汁酸の濃度を感知し，肝および腸管での代謝を制御していることが報告されている[26-28]。特にVDRは他の核内受容体よりリトコール酸およびその代謝物に対する感受性が高く，VDRの標的遺伝子であるCYP3Aの発現亢進を介してリトコール酸の解毒作用を発揮すると考えられている。このMakishimaらの報告は[27]，新たな胆汁酸の解毒経路を提示したのみならず，ビタミンD摂取による大腸癌の発症抑制[29]の機序まで説明しうることで興味深い。また，PXRは胆汁酸をリガンドとし，RXRヘテロ2量体を形成してBARE Iへの結合からCYP7A1の発現抑制を介して一次胆汁酸の合成を阻害する経路も示されている[30]。

胆汁酸は食事由来のコレステロールやビタミンDを含む脂溶性ビタミンの吸収に必要であり，ビタミンD受容体は二次胆汁酸の解毒作用に重要な役割を果たしている。なお，げっ歯類ではオキシステロールによりLXRを介した胆汁酸合成促進作用がみられるが，ヒトではCYP7A1プロモーター上にLXR応答配列がないため，オキシステロールによるフォワード調節を受けない。

おわりに

コレステロールとビタミンDの共通代謝経路および相互作用について概説した。近年，コレステロール代謝およびビタミンD代謝・作用に関与する酵素群や核内受容体の作用機構が解明されつつある。とりわけ，従来肝の解毒酵素であると考えられてきたP450酵素群が不飽和脂肪酸，アラキドン酸由来の代謝産物，ステロール，ステロイド，胆汁酸，ビタミンDなど，生命維持に必須の物質の代謝経路で重要な役割を果たしていることが明らかとなっている。さらに，核内受容体の作用機構解明ではわが国の研究者が世界をリードしており，脂質代謝やビタミンDを含むステロイドホルモンの作用機序に関連した知見が蓄積されつつある。これらの知見は，今後，創薬のターゲットとしても期待される。

引用文献

1) Russell DW. Annu Rev Biochem 2003;72:137-74.
2) Ryner LC, Swain A. Cell 1995;81:483-93.
3) Guryev O, Carvalho RA, Usanov S, Gilep A, Estabrook RW. Proc Natl Acad Sci U S A 2003;100:14754-9.
4) Usui E, Noshiro M, Ohyama Y, Okuda K. FEBS Lett 1990;274:175-7.
5) Russell DW. Biochim Biophys Acta 2000;1529:126-35.
6) Rahmaniyan M, Patrick K, Bell NH. Am J Physiol Endocrinol Metab 2005;288:E753-60.
7) Shinkyo R, Sakaki T, Kamakura M, Ohta M, Inouye K. Biochem Biophys Res Commun 2004;324:451-7.
8) Gupta RP, Hollis BW, Patel SB, Patrick KS, Bell NH. J Bone Miner Res 2004;19:680-8.
9) Takeyama K, Kitanaka S, Sato T, Kobori M, Yanagisawa J, Kato S. Science 1997;277:1827-30.
10) Kitanaka S, Murayama A, Sakaki T, Inouye K, Seino Y, Fukumoto S, et al. J Clin Endocrinol Metab 1999;84:4111-7.
11) Nebert DW, Russell DW. Lancet 2002;360:1155-62.
12) Nagengast FM, van den Ban G, Ploemen JP, Leenen R, Zock PL, Katan MB, et al. Eur J Clin Nutr 1993;47:631-9.
13) Makishima M. J Pharmacol Sci 2005;97:177-83.
14) Davis RA, Miyake JH, Hui TY, Spann NJ. J Lipid Res 2002;43:533-43.
15) De Fabiani E, Mitro N, Anzulovich AC, Pinelli A, Galli G, Crestani M. J Biol Chem 2001;276:30708-16.
16) Lee FY, Lee H, Hubbert ML, Edwards PA, Zhang Y. Trends Biochem Sci 2006;31:572-80.
17) Davis RA, Miyake JH, Hui TY, Spann NJ. J Lipid Res 2002;43:533-43.
18) Inagaki T, Choi M, Moschetta A, Peng L, Cummins CL, McDonald JG, et al. Cell Metab 2005;2:217-25.
19) Holt JA, Luo G, Billin AN, Bisi J, McNeill YY, Kozarsky KF, et al. Genes Dev 2003;17:1581-91.
20) Kalaany NY, Mangelsdorf DJ. Annu Rev Physiol 2006;68:159-91.
21) Kast HR, Goodwin B, Tarr PT, Jones SA, Anisfeld AM, Stoltz CM, et al. J Biol Chem 2002;277:2908-15.
22) Zhang Y, Kast-Woelbern HR, Edwards PA. J Biol Chem 2003;278:104-10.
23) Moschetta A, Bookout AL, Mangelsdorf DJ. Nat Med 2004;10:1352-8.
24) Kok T, Hulzebos CV, Wolters H, Havinga R, Agellon LB, Stellaard F, et al. J Biol Chem 2003;278:41930-7.
25) Lee H, Zhang Y, Lee FY, Nelson SF, Gonzalez FJ, Edwards PA. J Lipid Res 2006;47:201-14.
26) Zollner G, Marschall HU, Wagner M, Trauner M. Mol Pharm 2006;3:231-51.
27) Makishima M, Lu TT, Xie W, Whitfield GK, Domoto H, Evans RM, et al. Science 2002;296:1313-6.
28) Staudinger JL, Goodwin B, Jones SA, Hawkins-Brown D, MacKenzie KI, LaTour A, et al. Proc Natl Acad Sci U S A 2001;98:3369-74.
29) Garland CF, Garland FC, Gorham ED. Ann N Y Acad Sci 1999;889:107-19.
30) Li T, Chiang JY. Am J Physiol Gastrointest Liver Physiol 2005;288:G74-84.

コレステロールと胆汁酸合成

渡辺　光博

胆汁酸の生合成と遺伝子疾患

　胆汁酸の合成経路には古典経路と代替経路が存在し，前者はコレステロール7α水酸化酵素(CYP7A1)が，後者はステロール27α水酸化酵素(CYP27A1)がそれぞれ律速酵素となり，肝臓においてコレステロールより一次胆汁酸であるコール酸(CA)とケノデオキシコール酸(CDCA)が合成される(図1)[1]。

　古典経路はコレステロールが14種類の酵素によりコレステロール母核の変換に引き続き側鎖酸化が行われ，ヒトにおいては生理的な状態で胆汁酸の90％以上がこの経路にて合成される，胆汁酸合成における主要な経路である。まず肝ミクロソーム中に存在するP450のCYP7A1で7αヒドロキシコレステロールとなり，CAへ変換される場合はステロール12α水酸化酵素(CYP8B1)の反応が経路に加わり，主な前駆物質は7α-ヒドロキシ-4-コレステン-3-オンである。代替経路はミトコンドリアのCYP27A1によってコレステロールの側鎖が27-ヒドロキシコレステロールに変換されスタートする[2]。この経路は*CYP7A1*遺伝子欠損マウスなどで古典経路が機能しない場合などに作動する[3,4]。また，古典経路ではCAとCDCAが産生されるが，代替経路ではCDCAが優位に産生される。健常者の一次胆汁酸の合成量は1日約500 mgであるが，その約66％がCAである。また，CAとCDCAのプール量は約1.5gであり，肝硬変ではCAのプール量と合成量は減少するが，CDCAの減少は軽度である。

　これらの合成経路の遺伝子先天的欠損症は，オキシステロール7αヒドロキシラーゼ欠損症，3β-ヒドロキシ-Δ^5-C_{27}-ステロイド脱水素酵素/イソメラーゼ(3βHSD)欠損症[5]，3-オキソ-Δ^4-ステロイド5β-還元酵素欠損症[6]などが知られており，これらの疾患ではコレステロール母核の変換が障害されるため，3βや3オキソなどの異常な構造をもった胆汁酸が増加し，これら異常胆汁酸による肝細胞障害や正常胆汁酸の胆汁分泌の低下により新生児期から小児期に胆汁うっ滞を呈する疾患である。また，側鎖の酸化過程に異常をきたす疾患には，ミトコンドリアのステロール27水酸化酵素欠損による脳腱黄色腫症[7]やペルオキシソームの欠損によるツェルベガー症候群[8]がある。脳腱黄色腫症は小児期または青年期に発症し，小脳性運動失調，痴呆症状，小脳やアキレス腱の黄色腫，若年性白内障が認められ，徐々に進行する。生化学的には血清コレステロール値は正常であるが，コレステロールのΔ^5の二重結合が還元されたコレスタノールが，血中，黄色腫中に多量に認められる。また，血液脳関門の選択的透過性が失われ，髄液中にコレスタノールやアポリポ蛋白Bが増加する。ツェルベガー症候群は脳肝腎症候群ともいわれ，中枢神経異常，胆汁うっ滞などを呈する常染色体劣性遺伝性疾患であり，乳児期早期に死亡するなど，きわめて予後不良である。ペルオキシソームによってβ酸化を受ける長鎖脂肪酸とともに側鎖の長い胆汁酸が増加する。

胆汁酸の生合成制御(図2)

　胆汁酸合成の主な経路，古典経路において律速酵素であるCYP7A1は，さまざまな調節因子によりその遺伝子発現が制御されている。後述する胆汁酸自体の調節のほかにも，日内変動，ホルモンや薬物などにより，その発現量が調節されていることが知られている。本酵素の活性や転写量は，ラット，マウスやウサギでは夜間高く日中に低い。絶食するとメッセンジャーRNA，活性ともに低下が認められるものの，日内変動は認められるが，副

慶應義塾大学医学部分子代謝システム医学講座

図1 胆汁酸の生合成経路(文献1より引用[改変])

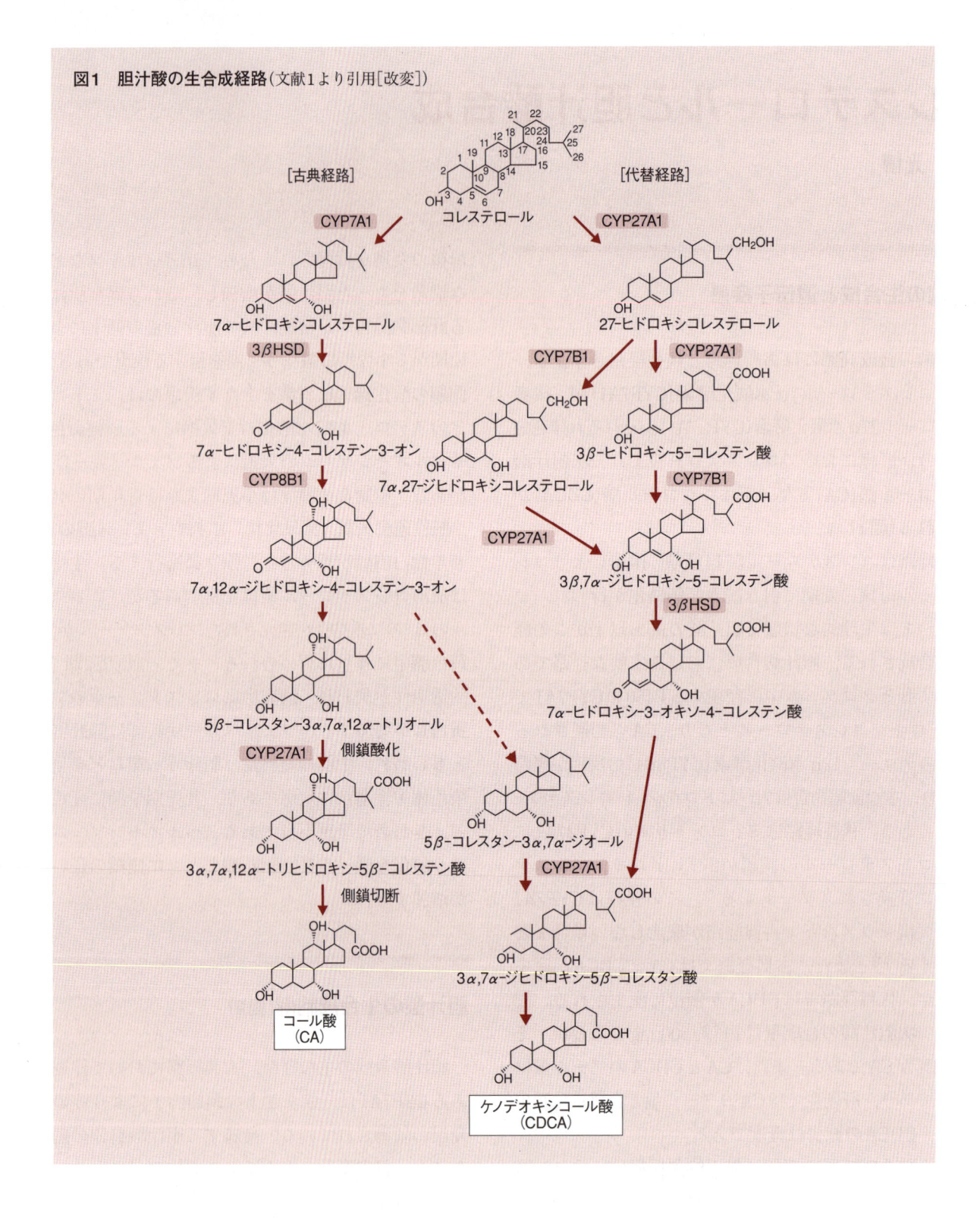

図2 胆汁酸の合成制御と代謝抑制

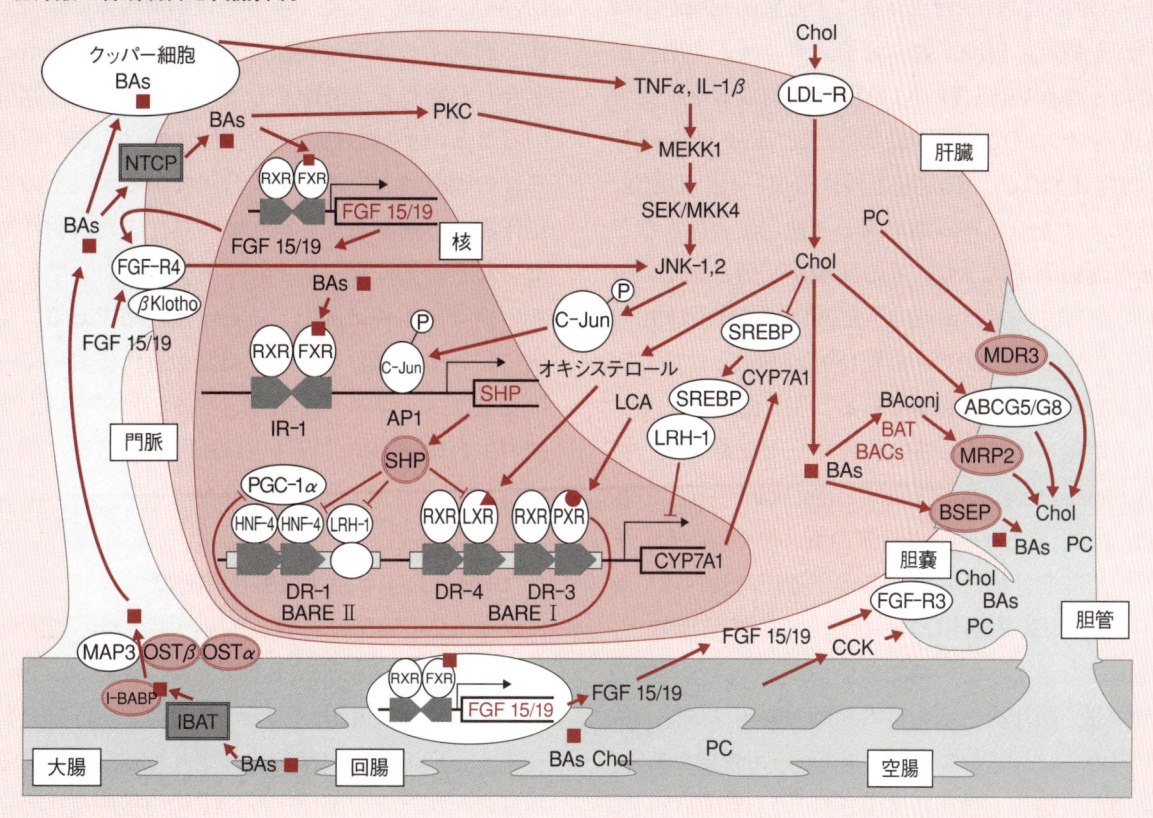

ABC：ATP結合カセット輸送体
AP：activator protein-1
BACs：胆汁酸CoA合成酵素
BAconj：抱合型胆汁酸
BARE：胆汁酸応答配列
BAs：胆汁酸
BAT：胆汁酸CoA：アミノ酸 N-アシルトランスフェラーゼ
BSEP：胆汁酸塩排出ポンプ
CCK：コレシストキニン
Chol：コレステロール
CYP7A1：コレステロール7α水酸化酵素
DR：ダイレクトリピート
FGF：線維芽細胞増殖因子
FGF-R：線維芽細胞増殖因子受容体
FXR：ファルネソイドX受容体
HNF：肝細胞核因子
I-BABP：小腸胆汁酸結合蛋白
IBAT：小腸胆汁酸輸送体
IL：インターロイキン
IR：インバーテッドリピート
JNK：Jun-N末端キナーゼ
LCA：リトコール酸

LDL-R：LDL受容体
LRH：liver receptor homologue
LXR：レチノイドX受容体
MAP：マイトジェン活性化プロテイン
MEKK：MAPキナーゼキナーゼキナーゼ
MDR：多剤耐性蛋白
MKK：MAPキナーゼキナーゼ
MRP：多剤耐性関連蛋白
NTCP：タウロコール酸ナトリウム共輸送ペプチド
OST：有機溶質輸送体
P：リン酸
PC：ホスファチジルコリン
PGC：ペルオキシソーム増殖因子活性化受容体γコアクチベーター
PKC：プロテインキナーゼC
PXR：プレグナンX受容体
RXR：レチノイドX受容体
SEK：SAPK（ストレス活性化蛋白キナーゼ）/ERK（細胞外制御キナーゼ）キナーゼ
SHP：small heterodimer partner
SREBP：ステロール調節エレメント結合蛋白
TNF：腫瘍壊死因子

腎を摘出することによりほぼ消失する。このことから、視床下部-下垂体前葉-副腎皮質系による調節制御が示唆されていた。最近、日内変動の分子メカニズムが明らかにされるにしたがい、CYP7A1の日内変動の分子生物学的解明も進みつつあり、D部位結合蛋白質、Rev-erb α/β、肝臓X受容体(LXR)α、肝細胞核因子(HNF)-4α、DEC2、E4BP4やペルオキシソーム増殖因子活性化受容体αなど複数の転写調節因子により、その発現が制御されていることが明らかにされている[9]。CYP7A1の半減期は約2-4時間であり、他の肝P450の半減期(約12時間)と比較し短く、日内変動はきわめて顕著である。胆汁酸は、①マイトジェン活性化プロテイン(MAP)キナーゼ経路[10,11]、②G protein-coupled receptor 5(TGR5)/membrane-type receptor for bile acids(M-Bar)など、G蛋白質共役受容体を介する経路[12,13]、③胆汁酸をリガンドとする核内受容体であるファルネソイドX受容体(FXR)を介する経路[14-16]など、シグナル伝達分子としての機能をもつことが近年解明されてきており、胆汁酸合成の日内変動の解明は生体の代謝制御を明らかにしていくという観点からも重要である。

腸肝循環から逃れ、糞便に排出される1日約500 mgの胆汁酸とほぼ同量の胆汁酸が肝臓で合成され、胆汁酸プールは一定に保たれている。胆汁酸合成は基質であるコレステロールや最終産物である胆汁酸自体により制御されていることは古くより知られていたが、詳細は明らかにされていなかった。現在では、分子生物学の進歩により複数の遺伝子発現による調節が示唆されている。1994年にChiangらによりCYP7A1の胆汁酸応答配列(BARE)が転写調節部位に存在することが見いだされ、その領域への胆汁酸応答蛋白の結合を胆汁酸が調節していることが示唆され[17]、その後HNF-4、HNF-3、CCAAT/エンハンサー結合蛋白、レチノイドX受容体(RXR)、ニワトリオボアルブミン遺伝子上流プロモーター転写因子Ⅰなどの転写調節因子により発現が制御されていることが示唆された[18]。また、1995年には胆汁酸によるプロテインキナーゼCの活性化による転写抑制機構が明らかにされた。さらに最近になり、48番目のコレステロール生合成経路の中間体であるファルネゾールによって弱いながらも活性を示す核内受容体FXRが1995年に見いだされ[19]、1999年にFXRの内在性リガンドとして胆汁酸が同定され[14-16]、研究が飛躍的に進んだ。

大きく分けて胆汁酸は、FXRのターゲット遺伝子であり、DNA結合領域をもたず多くの核内受容体に結合し転写活性を抑制する核内受容体 small heterodimer partner(SHP)を介した経路と、SHPを介さない経路により制御されていることが示唆されている。胆汁酸は脂質や脂溶性ビタミンの吸収において必須な分子であるが、その界面活性化作用から細胞毒性も有している。また、胆汁酸はホルモンなどの基になるステロイド骨格を有しており、これらの物質を体外に排出する唯一の経路である。生命の歴史において大部分を占める飢餓の時代において、むやみに貴重なステロイドを異化させるわけにもいかず、胆汁酸の生合成、分泌、取込みは巧妙かつ厳密に制御されている。

1 SHPを介する胆汁酸生合成制御

ラットのCYP7A1には2ヵ所の胆汁酸応答部位(BAREⅠ、BAREⅡ)が存在し、BAREⅡにはHNF-4、liver receptor homologue(LRH)-1などの転写調節因子結合部位が存在する。FXRはこの部位に作用し転写を制御することが示されたが、この部位へのFXRの直接的な結合は認められなかった。その後、胆汁酸のFXRへの結合によりSHPの発現が亢進されLRH-1およびLXRαに結合し、CYP7A1転写活性を抑制し、胆汁酸合成を低下させていることが明らかにされた[20,21]。LXRαの生体内リガンドはコレステロールの酸化代謝物であるオキシステロールであり、肝臓のコレステロールが過剰に存在すると、ステロール調節エレメント結合蛋白(SREBP)2の活性化が阻害されてコレステロール合成系が抑制されるとともに、LXRαが活性化され胆汁酸への異化が促進される。そして、胆汁酸が過剰に産生されると今度はFXRが活性化され、SHPを介し胆汁酸合成は抑制される。このように、コレステロールと胆汁酸産生のバランスが保たれている。さらに、SHP自体もLRHにより転写が制御されており、過剰に存在したSHPは自体の転写活性を負に制御する。また、CAの生合成に必要なCYP8B1の遺伝子発現もSHPに依存する経路で抑制される[22]。

しかしながら、ヒトではCYP7A1遺伝子発現調節部位にはLXRαの結合配列が存在せず、別の代謝制御が示唆されていた。最近、LRH-1とSREBPは複合体を形成し、互いの転写活性を負に制御することで胆汁酸合成が制御

されていることが明らかにされた[23]。コレステロールが過剰に存在するとSREBPの活性化が阻害され、コレステロール、脂肪酸合成系が低下するとともにLRH-1の転写活性は亢進し、胆汁酸への異化が促進される。

このような核内受容体の相互作用により胆汁酸は厳密かつ巧妙に制御されている。

2 SHPを介さない胆汁酸生合成制御
a. FXR-FGF15/19-FGF-R4-JNK経路

線維芽細胞増殖因子(FGF)15/19(FGF15はマウス型でありFGF19はヒト型である)に関しては後に詳述するが、FGFsは多様な生物学的機能を有するホルモンで、ヒトにおいて22種類のファミリーが報告されており、その受容体はFGF-R4である。FXR合成アゴニスト添加によりヒト初代肝培養細胞において、最も発現誘導された遺伝子が*FGF19*であることが見いだされ、2003年、*FGF19*はFXRのターゲット遺伝子であることが明らかにされた[24]。*FGFR4*遺伝子欠損マウスはCYP7A1の発現亢進や胆汁酸プールの増加が認められ、FGF15/19はFGF-R4へ作用し、Jun-N末端キナーゼ(JNK)をリン酸化により賦活し、BAREⅡに作用して*CYP7A1*の転写を抑制する。当初この抑制は、肝臓におけるオートクラインとして考えられていたが、2005年にFGF15は小腸上皮細胞において発現していることが報告され、胆汁酸プールが過剰に存在する状態では小腸のFXRを介しFGF15の発現が亢進され、門脈から肝臓に運ばれFGF-R4-JNKを介しCYP7A1発現を抑制し、胆汁酸合成を制御していることが明らかにされた[25]。また、賦活化したJNKによる*SHP*遺伝子発現の亢進も示唆されており、前述した経路により胆汁酸合成を抑制する経路も示唆されている。

b. MAPK-JNK経路

胆汁酸は常在性マクロファージであるクッパー細胞において腫瘍壊死因子(TNF)αやインターロイキン-1βの発現を亢進させ、肝細胞表面のサイトカイン受容体に作用しJNKを介してCYP7A1発現を抑制していること[26-28]、SHPを活性化させLRH-1の転写活性を低下させCYP7A1の遺伝子発現を抑制していることが示唆された[10]。また、胆汁酸はMAPキナーゼを活性化し、CYP7A1プロモーター部位のBAREⅡへのHNF4-αの結合を阻害することによっても胆汁酸合成を抑制する。

c. PXRを介する経路

核内受容体であるプレグナンX受容体(PXR)はRXRとヘテロ2量体を形成し、BAREⅠに結合している。胆汁酸の1つであるリトコール酸(LCA)によりPXRが活性化されると、PXRがBAREⅡに結合しているHNF-4αホモダイマーと結合しHNF-4αに結合しているペルオキシソーム増殖因子活性化受容体γコアクチベーター1αを解離させてCYP7A1の遺伝子発現を抑制する[29]。

3 胆汁酸の腸肝循環(図3)

腸肝循環とは腸管と肝臓の間を物質が循環する現象であり、生理的に重要な物質を再循環させることにより有効に利用することができ、生体内のホメオスタシスの維持にきわめて重要な役割を果たしている。胆汁酸は生体に重要なステロイド骨格を有し、種々のホルモンの骨格となるステロイド骨格の損失を防ぐため、腸肝循環により高率に再吸収し生体が無駄にすることなく利用している。胆汁酸の腸肝循環は、肝細胞における合成と分泌、胆嚢による貯蔵、食事の摂取に伴う胆嚢の収縮による胆管を通じての腸管内への放出、腸管による吸収、門脈を通じての肝臓への輸送、肝細胞への取込み、肝臓からの再分泌という閉鎖回路であり、その多くはFXRにより調節を受けている[30-32]。

肝臓で合成された胆汁酸の大部分は胆汁酸CoA合成酵素や胆汁酸CoA：アミノ酸N-アセチルトランスフェラーゼによりタウリンまたはグリシン抱合され、胆汁酸輸送蛋白により能動的に輸送され毛細胆管へ排泄される。この過程においてコレステロールを輸送するATP結合カセット(ABC)G5/G8輸送体やFXRにより発現が調節されており、胆汁酸を輸送する胆汁酸塩排出ポンプ[33]/ABCB11、リン脂質を輸送する多剤耐性蛋白(MDR)3/ABCB4/MDR2、抱合を受けた胆汁酸やさまざまな薬剤を輸送する多剤耐性関連蛋白2/ABCC2を介し、コレステロール、胆汁酸、リン脂質の比率は調節されながら毛細胆管へと排出される。毛細胆管内の浸透圧が高まり、血漿との間に浸透圧勾配ができ、水・電解質が毛細胆管内に引き出され胆汁が形成される。胆汁酸はレシチンを主とするリン脂質とミセルを形成し、その内部にコレステロールを

図3 胆汁酸の生体内循環

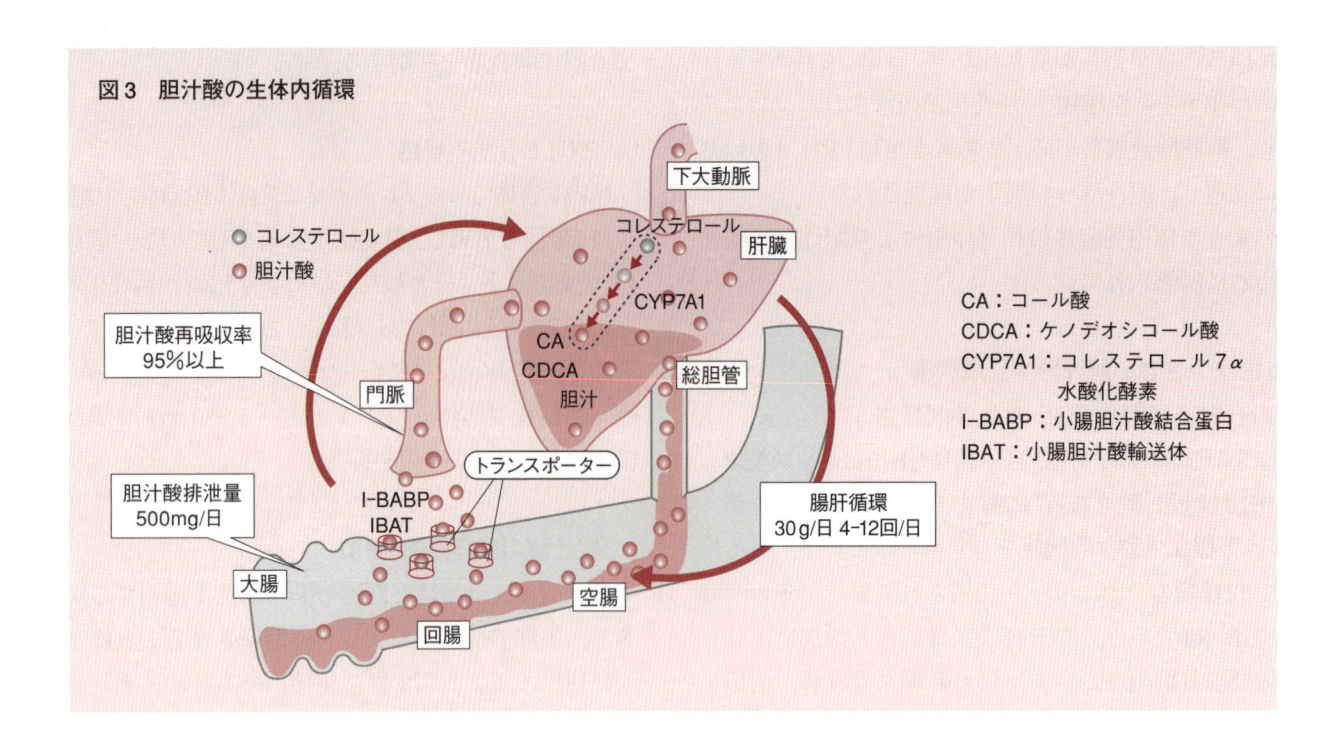

取り込み可溶化する。つまり、胆汁酸は胆汁中に分泌され、水、電解質、ビリルビン、リン脂質、コレステロールなどの胆汁中分泌を増加させる作用を有する。肝臓から分泌された胆汁は、胆嚢にプールされ、水と電解質が吸収され濃縮される。食事を摂取すると胆嚢は上部小腸で産生されるペプチドホルモンであるコレシストキニンにより収縮され、大量の胆汁酸は胆管より十二指腸と小腸に分泌される。胆汁酸の基質であるコレステロールと生成物である胆汁酸の化学構造の違いは、CAを例とすると、前者は水酸基を1つ保有しているが、後者はそれに加えて2つの水酸基とカルボキシル基が付加されている点である。これによって、胆汁酸はアルカリ性環境下において陰イオンとして存在し有機酸となり、ステロイド骨格に起因する疎水性の作用と併せて界面活性化作用を有する。この作用により、胆汁酸は食餌性の脂質が高濃度に存在する腸管において、膵リパーゼ、コレステロールエステラーゼ、ホスフォリパーゼによる消化を助ける。さらに胆汁酸は、これらの消化酵素により産生された脂肪分解産物であるモノグリセライドやコレステロールを界面活性化作用により混合ミセルを形成し水溶性にすることで、小腸粘膜からの消化を容易にし、生体内に効率よく脂質を取り込む作用において重要な役割を担っている。つまり、これらのメカニズムにより胆汁酸は、食事により摂取されたコレステロール、脂質をミセル化し、それらの消化・吸収に重要な分子としてよく知られている。

脂質の消化吸収に携わった後、約95％は終末回腸より、胆汁酸のトランスポーターであり遺伝子発現がFXRにより制御されている胆汁酸トランスポーターや頂端部ナトリウム依存性胆汁酸輸送体（ASBT）の働きにより再吸収される[34]。さらに腸細胞内で胆汁酸の輸送に関わる小腸胆汁酸結合蛋白[35]や基底側から門脈の排出に関わる有機溶質輸送体α/β[36]の遺伝子発現もFXRにより制御を受けており、これらの過程を経て門脈へと排出される。

小腸で吸収されなかった胆汁酸は回盲弁を通過した後、腸内細菌の作用により、抱合胆汁酸の非抱合型への加水分解、7αの脱水酸基反応によるCAのデオキシコール酸への変換、CDCAからLCAへの変換、CDCAから7-ケトLCAへの酸化さらにウルソデオキシコール酸への還元が行われ、非抱合型の二次胆汁酸となり、一部は大腸粘膜より吸収される。腸管から吸収されなかった胆汁酸は糞便に排出され、この胆汁酸排泄システムは生体にとってコレステロールが異化され、体外に排出される唯一の経路である。先に記したが、この糞便中に排出され失われた5％の胆汁酸（およそ1日500 mg）と同量の胆汁酸が肝臓で合成され胆汁酸プールは前述のように厳密かつ巧妙に

制御されている。

　門脈中の胆汁酸は血清アルブミンやリポ蛋白と結合し肝臓に輸送され，80％以上が1回の肝臓通過により吸収される。肝臓内への胆汁酸の取込みはタウロコール酸ナトリウム共輸送ペプチドや有機アニオン輸送ペプチドが関与しており，胆汁酸はこれらのトランスポーターの発現を低下させる。

　以上のような巧妙な制御により胆汁酸の腸肝循環は保たれている。このような腸肝循環を1日に4-12回繰り返しており，その量は成人で約30gと報告されている。FXRを中心としたこのような制御は胆汁酸の過剰な合成や蓄積による肝臓や腸管の障害を防ぎながら腸肝循環を効率的に作動させ，生体に重要な脂溶性ビタミンや脂質を取り入れている。

引用文献

1) Chiang JY. Endocr Rev 2002;23:443-63.
2) Javitt NB. FASEB J 1994;8:1308-11.
3) Axelson M, Sjovall J. J Steroid Biochem 1990;36:631-40.
4) Ishibashi S, Schwarz M, Frykman PK, Herz J, Russell DW. J Biol Chem 1996;271:18017-23.
5) Buchmann MS, Kvittingen EA, Nazer H, Gunasekaran T, Clayton PT, Sjovall J, et al. J Clin Invest 1990;86:2034-7.
6) Setchell KD, Suchy FJ, Welsh MB, Zimmer-Nechemias L, Heubi J, Balistreri WF. J Clin Invest 1988;82:2148-57.
7) Cali JJ, Hsieh CL, Francke U, Russell DW. J Biol Chem 1991;266:7779-83.
8) Kase BF, Bjorkhem I, Haga P, Pedersen JI. J Clin Invest 1985;75:427-35.
9) Noshiro M, Usui E, Kawamoto T, Kubo H, Fujimoto K, Furukawa M, et al. J Biol Rhythms 2007;22:299-311.
10) Gupta S, Stravitz RT, Dent P, Hylemon PB. J Biol Chem 2001;276:15816-22.
11) Qiao L, Han SI, Fang Y, Park JS, Gupta S, Gilfor D, et al. Mol Cell Biol 2003;23:3052-66.
12) Kawamata Y, Fujii R, Hosoya M, Harada M, Yoshida H, Miwa M, et al. J Biol Chem 2003;278:9435-40.
13) Maruyama T, Miyamoto Y, Nakamura T, Tamai Y, Okada H, Sugiyama E, et al. Biochem Biophys Res Commun 2002;298:714-9.
14) Makishima M, Okamoto AY, Repa JJ, Tu H, Learned RM, Luk A, et al. Science 1999;284:1362-5.
15) Parks DJ, Blanchard SG, Bledsoe RK, Chandra G, Consler TG, Kliewer SA, et al. Science 1999;284:1365-8.
16) Wang H, Chen J, Hollister K, Sowers LC, Forman BM. Mol Cell 1999;3:543-53.
17) Chiang JY, Stroup D. J Biol Chem 1994;269:17502-7.
18) Stroup D, Crestani M, Chiang JY. J Biol Chem 1997;272:9833-9.
19) Forman BM, Goode E, Chen J, Oro AE, Bradley DJ, Perlmann T, et al. Cell 1995;81:687-93.
20) Lu TT, Makishima M, Repa JJ, Schoonjans K, Kerr TA, Auwerx J, et al. Mol Cell 2000;6:507-15.
21) Brendel C, Schoonjans K, Botrugno OA, Treuter E, Auwerx J. Mol Endocrinol 2002;16:2065-76.
22) Wang L, Lee YK, Bundman D, Han Y, Thevananther S, Kim CS, et al. Dev Cell 2002;2:721-31.
23) Kanayama T, Arito M, So K, Hachimura S, Inoue J, Sato R. J Biol Chem 2007;282:10290-8.
24) Holt JA, Luo G, Billin AN, Bisi J, McNeill YY, Kozarsky KF, et al. Genes Dev 2003;17:1581-91.
25) Inagaki T, Choi M, Moschetta A, Peng L, Cummins CL, McDonald JG, et al. Cell Metab 2005;2:217-25.
26) Davis RA, Miyake JH, Hui TY, Spann NJ. J Lipid Res 2002;43:533-43.
27) Miyake JH, Wang SL, Davis RA. J Biol Chem 2000;275:21805-8.
28) De Fabiani E, Mitro N, Anzulovich AC, Pinelli A, Galli G, Crestani M. J Biol Chem 2001;276:30708-16.
29) Li T, Chiang JY. Am J Physiol Gastrointest Liver Physiol 2005;288:G74-84.
30) Kalaany NY, Mangelsdorf DJ. Annu Rev Physiol 2006;68:159-91.
31) Lee FY, Lee H, Hubbert ML, Edwards PA, Zhang Y. Trends Biochem Sci 2006;31:572-80.
32) Houten SM, Watanabe M, Auwerx J. EMBO J 2006;25:1419-25.
33) Ananthanarayanan M, Balasubramanian N, Makishima M, Mangelsdorf DJ, Suchy FJ. J Biol Chem 2001;276:28857-65.
34) Chen F, Ma L, Dawson PA, Sinal CJ, Sehayek E, Gonzalez FJ, et al. J Biol Chem 2003;278:19909-16.
35) Grober J, Zaghini I, Fujii H, Jones SA, Kliewer SA, Willson TM, et al. J Biol Chem 1999;274:29749-54.
36) Landrier JF, Eloranta JJ, Vavricka SR, Kullak-Ublick GA. Am J Physiol Gastrointest Liver Physiol 2006;290:G476-85.

コレステロールとステロイドホルモンの合成

片山　茂裕

コレステロールの取込み

　図1にコレステロールの構造と代表的なステロイドホルモンの構造を示す。また図2にヒト副腎皮質におけるステロイド合成経路を示す。表1には合成に関わる酵素名とそれぞれの酵素に対応する遺伝子名とその遺伝子が存在する染色体部位を示す。ステロイドホルモンは図2に示すように，コレステロールから合成される。ステロイドホルモンの合成に使われるコレステロールの80%は血中のLDLから，LDL受容体を介してエンドサイトーシスにより取り込まれる[1-3]。しかしながら，循環血漿中にLDLの存在しない無ベータリポ蛋白血症や，LDL受容体の欠損した家族性高コレステロール血症患者でも，ステロイドホルモンの合成は正常に行われる。したがって，ステロイドホルモンの合成に使われるコレステロールは，副腎皮質で*de novo*にも合成される。通常は，ステロイドホルモンの合成の原料となるコレステロールの20%は副腎皮質での*de novo*の合成に由来するといわれている。副腎皮質刺激ホルモン(ACTH)により細胞内脂肪顆粒からコレステロールが遊離し，ミトコンドリア外膜へ移送される。ACTHは一方では，代謝回転の非常に速いステロイド産生急性調節蛋白(StAR)の合成を促進し，StARの作用により遊離コレステロールがミトコンドリア外膜から内膜へ転送され，内膜に局在するチトクロムP450SCC(コレステロール側鎖切断酵素)により速やかにプレグネノロンに変換される[4]。ステロイド合成の律速段階は細胞内ストアからミトコンドリア内膜へのコレステロール輸送であり，StARがコントロールしているといえる。StARは，30 kDaのリン蛋白であるが，コレステロール輸送の詳細な機序は不明な点も多い。

図1　コレステロールと主なステロイドホルモンの構造

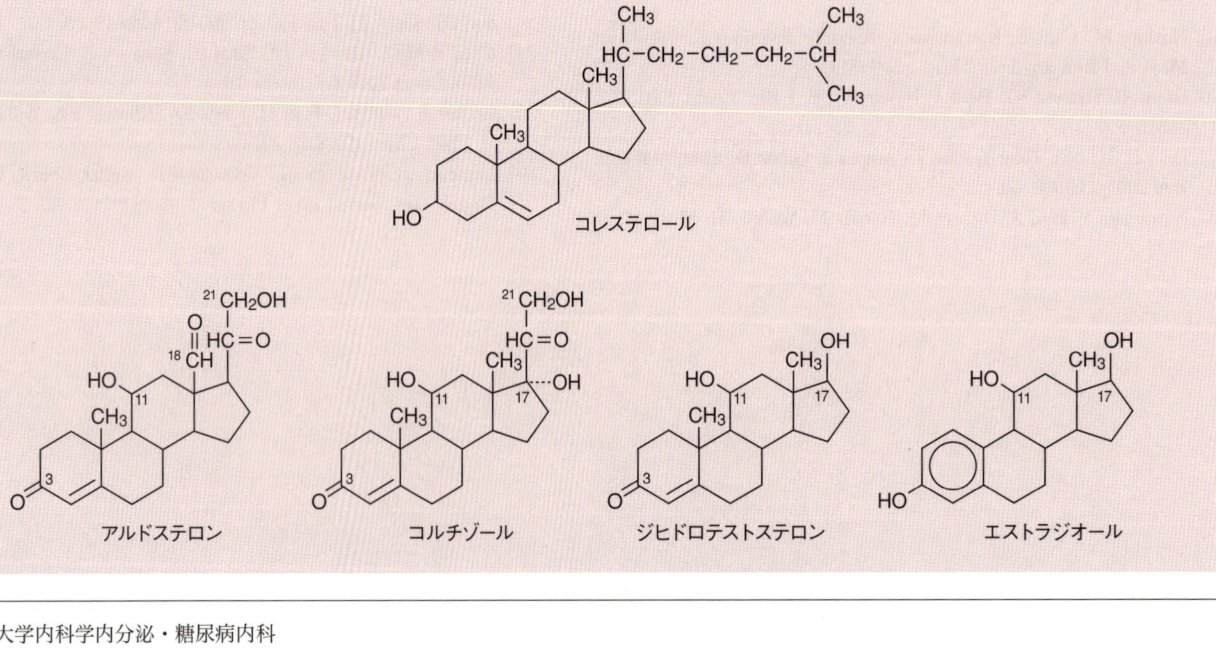

埼玉医科大学内科学内分泌・糖尿病内科

図2 副腎のステロイド合成経路

```
                    StAR
                     ↓
                  コレステロール
  コレステロール側鎖切断 ↓     17α-ヒドロキシラーゼ           17α-ヒドロキシラーゼ
                              17,20リアーゼ                  17,20リアーゼ
                  プレグネノロン ─────────→ 17-ヒドロキシプレグネノロン ─────→ デヒドロエピアンドロステロン
  3β-ヒドロキシステロイド ↓    3β-ヒドロキシステロイド ↓                            (DHEA)
     デヒドロゲナーゼ              デヒドロゲナーゼ
                  プロゲステロン ─────────→ 17-ヒドロキシプロゲステロン ─────→ アンドロステンジオン
     21ヒドロキシラーゼ ↓           21ヒドロキシラーゼ ↓
                 デオキシコルチコステロン        11-デオキシコルチゾール
    11β-ヒドロキシラーゼ ↓         11β-ヒドロキシラーゼ ↓
                  コルチコステロン              コルチゾール
   アルドステロン合成酵素 ↓                    [グルココルチコイド]          [アンドロジェン]
                   アルドステロン
                 [ミネラルコルチコイド]
```

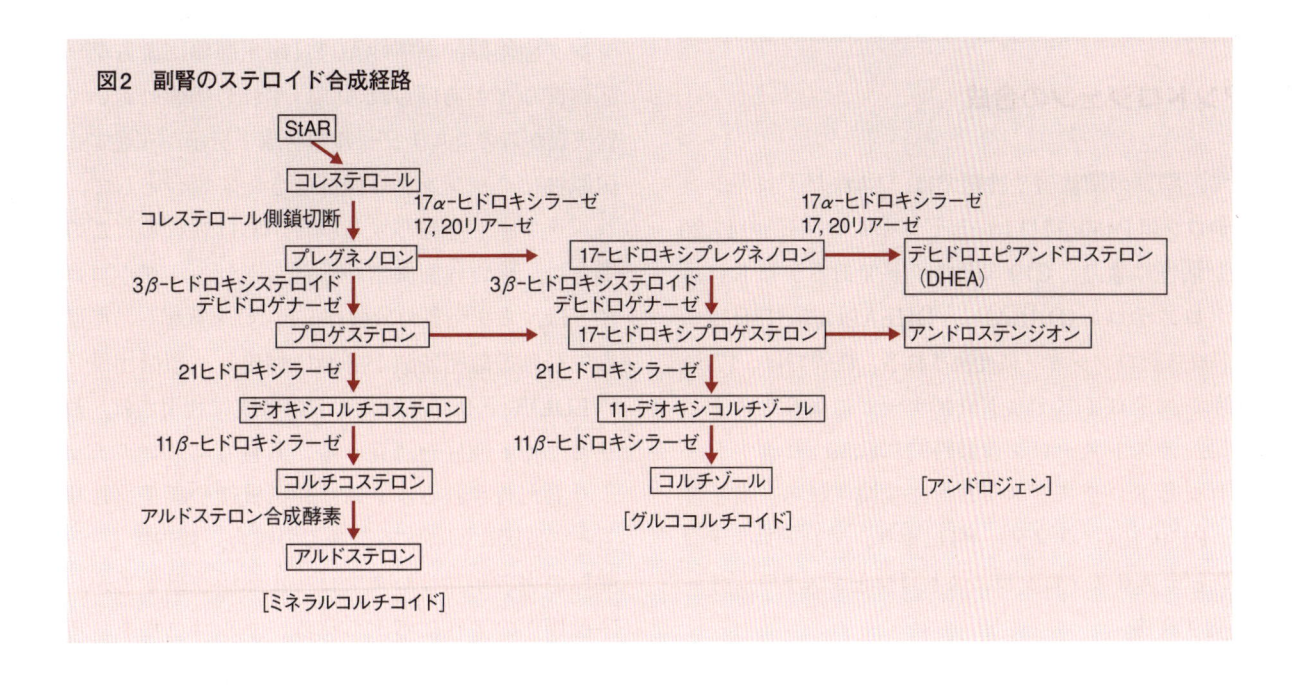

表1 ステロイドホルモン合成に関わる酵素と遺伝子と染色体

酵素名	略号	遺伝子	染色体
コレステロール側鎖切断酵素	P450scc	CYP11A1	15q23-q24
3β-ヒドロキシステロイドデヒドロゲナーゼ	3β-HSD	HSD3B2	1p13.1
17α-ヒドロキシラーゼ/17,20リアーゼ	P450c17	CYP17	10q24.3
21-ヒドロキシラーゼ	P450c21	CYP21A2	6q21.3
11β-ヒドロキシラーゼ	P450c11	CYP11B1	8q24.3
アルドステロン合成酵素	P450c17	CYP11B2	8q24.3

アルドステロンの合成

プレグネノロンから，種々の複雑な経路を経て，ミネラルコルチコイドであるアルドステロンあるいはグルココルチコイドであるコルチゾールが合成・分泌される。球状層では，プレグネノロンは，小胞体あるいはミトコンドリアに局在する3β-ヒドロキシステロイドデヒドロゲナーゼ/Δ⁵-Δ⁴-イソメラーゼ(3β-HSD)によりプロゲステロンに変換される。ついで，ミトコンドリア酵素であるP450c21(21-ヒドロキシラーゼ)により，デオキシコルチコステロンに，P450c11β(11β-ヒドロキシラーゼ)によりコルチコステロン(B)に変換される。コルチコステロン(B)はP450aldoといういわばアルドステロン合成酵素(CYP11B2)によって18-ヒドロキシコルチコステロンになり，それがさらに変換されてアルドステロンになる。

コルチゾールの合成

一方，グルココルチコイドであるコルチゾールは，束状層・網状層の小胞体で発現が認められているP450c17(17α-ヒドロキシラーゼ)により，プレグネノロンは17α-ヒドロキシプロゲステロンに変換され，ついで，束状層ではP450c21(21-ヒドロキシラーゼ)により，17α-ヒドロキシプロゲステロンは21位に水酸化を受けて11-デスオキシコルチゾールに変換され，さらにP450c11(11β-ヒドロキシラーゼ)によりコルチゾールが産生される。

副腎アンドロジェンの合成

　そして，副腎の網状層や性腺では，17α-ヒドロキシプロゲステロンはP450c17(17α-ヒドロキシラーゼ)の17,20リアーゼ活性により，C19ステロイドであるデヒドロエピアンドロステロン(DHEA)に，DHEAは3β-HSDによりアンドロステロンジオンに変換される。性腺では，17β-ヒドロキシステロイドデヒドロゲナーゼによりテストステロンに，テストステロンは最終的には5α-リダクターゼによりジヒドロテストステロンに変換される。女子性腺では，P450c19(アロマターゼ)により，アンドロステロンジオンとテストステロンはエストロンとエストラジオールに変換される。

副腎の機能的ゾーニング

　上述したように，正常の副腎皮質では，P450aldo(CYP11B2)は球状層にのみ発現しており，逆にコルチゾール合成には関与するがアルドステロン合成・分泌には関与しないP450c17は，より内側の束状層・網状層でその発現が認められている。このことから，ミネラルコルチコイドであるアルドステロンは球状層だけで，グルココルチコイドであるコルチゾールは束状層・網状層のみで合成されるという副腎皮質内の機能的ゾーニングが明確に認められることが，ヒト副腎皮質におけるステロイドホルモン合成の1つの大きな特徴である。

　また，CYP11B1とCYP11B2は95％の相同性を有しているが，5'のプロモータ領域には相違があり，前者はACTHによる，後者はアンジオテンシンⅡによる調節を受けることとなる。また，DHEAは網状層で硫酸化を受け，DHEA-Sが産生される。

ステロイドホルモンと脂質代謝異常

　コルチゾールが過剰な疾患としてはクッシング症候群がある。その病因としては，ACTH産生下垂体腺腫により生じるクッシング病，副腎皮質の腺腫また癌によるクッシング症候群，異所性ACTH産生腫瘍によるクッシング症候群などがあげられる。いずれの病態においても，副腎皮質からのコルチゾールの合成・分泌が亢進する。また，医原性にクッシング症候群をきたす場合として，グルココルチコイドを投与する場合があげられる。このような場合に，脂質代謝異常がもたらされる。グルココルチコイドは，まず脂質の分解(lipolysis)を惹起し，脂肪組織から生じた遊離脂肪酸が肝臓に到達し，超低比重リポ蛋白(VLDL)やトリグリセライドの合成に利用され，高トリグリセライド血症を誘発する。もちろん，コルチゾールによりもたらされるインスリン抵抗性や高インスリン血症もその成因に関与する。多くの場合，報告によっては70-80％の患者が高コレステロール血症を呈するが，その機序は以下のように考えられる。グルココルチコイドによりヒドロキシメチルグルタリルCoA(HMG-CoA)還元酵素の活性も高まるのでコレステロール合成が亢進することとあいまって，VLDL産生が増加する。増加したVLDLはリポ蛋白リパーゼの作用で，LDLに異化される。LDL受容体はステロイドの増加により低下しているので，最終的にはLDLコレステロールが増加することとなる[5]。

　また，クッシング症候群では満月様顔貌・野牛肩・中心性肥満がみられる。これらの特異な脂肪分布の異常は，四肢からの脂肪の消失と躯幹への脂肪の蓄積であるが，その詳細な機序はよくわかっていない。

　ステロイドホルモンと脂質代謝異常との関連で忘れてはならないのは，女性ホルモンである。若年から中年の女性では，男性に比べてLDLコレステロールが低値で，HDLコレステロールが高値である。このため，心血管系疾患の発症率が男性に比べて女性で低いことは周知の事実である。ただ，妊娠中にはLDLコレステロールもHDLコレステロールも高値となり，トリグリセライド濃度も高くなる。一方，ピル服用者でもさまざまな脂質代謝異常が認められる。従来の中用量ピルでは，総コレステロール，LDLコレステロール，VLDLコレステロールとトリグリセライドの増加とHDLコレステロールの減少が認められている。トリグリセライドの増加はVLDLコレステロールの合成の増加と異化の低下によると考えられる。この多くは，黄体ホルモンの作用による。エストロゲン/黄体ホルモンの比が高いと，LDLコレステロールを低下させ，HDLコレステロールを上昇させる。

閉経後の女性では，脂質代謝異常の頻度が上昇し，心血管系疾患の発症リスクも高まる。前述したようなエストロゲンの作用が不足するため，LDLコレステロールやトリグリセライド濃度が増加し，HDLコレステロールが低下する。閉経後女性にエストロゲンを補充すると，総コレステロールやLDLコレステロールは低下する。しかしながら，一方でVLDLコレステロールやトリグリセライドは増加する。すなわち，エストロゲンの作用は，肝臓でのトリグリセライドに富むlarge VLDLの産生増加，large VLDLからsmall VLDL・LDLへの異化亢進，VLDL・LDLの肝臓への取込みの増加によると考えられる。

引用文献

1) Gwynne JT, Strauss JF. Endocr Rev 1982;3:299-329.
2) Faust JR, Goldstein JL, Brown MS. J Biol Chem 1977;252:4861-71.
3) Goldstein JL, Anderson RG, Brown MS. Nature 1979;279:679-85.
4) Stocco DM, Clark BJ. Endocr Rev 1996;17:221-44.
5) Lin RC, Snodgrass PJ. Biochim Biophys Acta 1982;713:240-50.

胆汁酸の代謝

● はじめに

　近年，内臓肥満，高血圧，脂質異常症，高血糖などの生活習慣病をメタボリックシンドロームとして位置付け，動脈硬化，ひいては冠動脈疾患，脳卒中と深い関わりを持つこと，さらに単純性脂肪肝や肝硬変，肝臓癌への進展をきたしうる非アルコール性脂肪性肝炎などの脂肪性肝疾患と深い関わりをもつことが注目を集めている。

　なかでも高脂血症は肝疾患に伴って出現したり，逆に高脂血症を背景として肝疾患の発症をきたすこともあり，肝臓における脂質代謝のメカニズムを追究することは，その病態の理解や治療戦略の構築に際して重要であると考えられる。

　肝臓は栄養素の代謝，血色素の処理，胆汁排泄，毒物・薬物の解毒など多様かつ重要な機能を果たしており，肝臓が障害されると脂質代謝・糖質代謝異常など多彩な栄養・代謝異常が認められる。

　本稿では，肝臓の多様な脂質代謝のなかで，消化管からの脂質の消化吸収に不可欠であり，コレステロールの異化の主要な経路である胆汁酸代謝について概説する。

● 胆汁酸の主な役割

　胆汁酸は，コレステロールから肝臓で合成される。体内コレステロール異化の80-90％が肝臓における胆汁酸への変換である。組織は，コレステロール核を分解できないため，体内コレステロール代謝の最終産物である胆汁酸はコレステロール代謝の終末代謝産物として重要な位置を占める。

　胆汁酸は，ビリルビンなどの有機陰イオン，リン脂質，コレステロールとともに胆汁を形成し，肝臓から胆管，十二指腸に排泄され，消化管からの脂質の消化吸収とともに，コレステロール異化の主要な経路を担っている。

　胆汁酸を含む胆汁には，水の表面張力を低下させ脂肪を乳化させる作用（脂肪の小腸での消化，吸収を促進する），アルカリ性なので胃から十二指腸に送り込まれる酸性の乳びを中和する作用や，多くの薬物，毒素，胆汁色素（ビリルビン），無機物質（銅，亜鉛，水銀など）を体外に排出する作用がある。

● 胆汁酸代謝

1　胆汁酸合成

　胆汁酸は，ステロイド核の変換と側鎖酸化によりコレステロールから生成される（図1）[1]。ヒトの胆汁酸には一次胆汁酸と二次胆汁酸がある。前者には，肝臓で合成されるコール酸（80％）とケノデオキシコール酸（数％）があり，後者には，一次胆汁酸から小腸の腸内細菌により7α-脱水酸化されて生成されるデオキシコール酸（約15％）とリトコール酸（極微量）がある。胆汁中には，ケノデオキシコール酸の7β異性体であるウルソデオキシコール酸が微量に存在し，これら5種類の胆汁酸には，それぞれ遊離型，グリシン抱合型，タウリン抱合型の3型が存在するので，胆汁酸抱合体分画は，15分画に分けられる。

　一次胆汁酸は図1に示すとおり，肝臓においてコレステロール7α-水酸化酵素（CYP7A1）によるコレステロール7位α位の水酸化が初発となり，コール酸とケノデオキシコール酸合成の分岐点に位置するコレステロール12α-水酸化酵素によりコール酸への合成が進められる。胆汁酸は，タウリンやグリシンと抱合したタウロコール酸やグリココール酸（ヒトでは，タウリン抱合体とグリシン抱合体との比率は1：3）として胆汁中に分泌される。

2　胆汁酸の分泌

　胆汁酸はグリシンやタウリンなどのアミノ基とペプチド結合してより親水性の抱合型となって胆汁へ分泌されるが，胆汁中には肝細胞内の50-100倍の胆汁酸が存在する。これは胆汁酸が毛細胆管膜上の胆汁酸塩排出ポンプBSEP（ABCB11）というATPを駆動力とするトランスポーター（ATP結合カセット輸送

図1 胆汁酸の合成経路(文献1より引用)

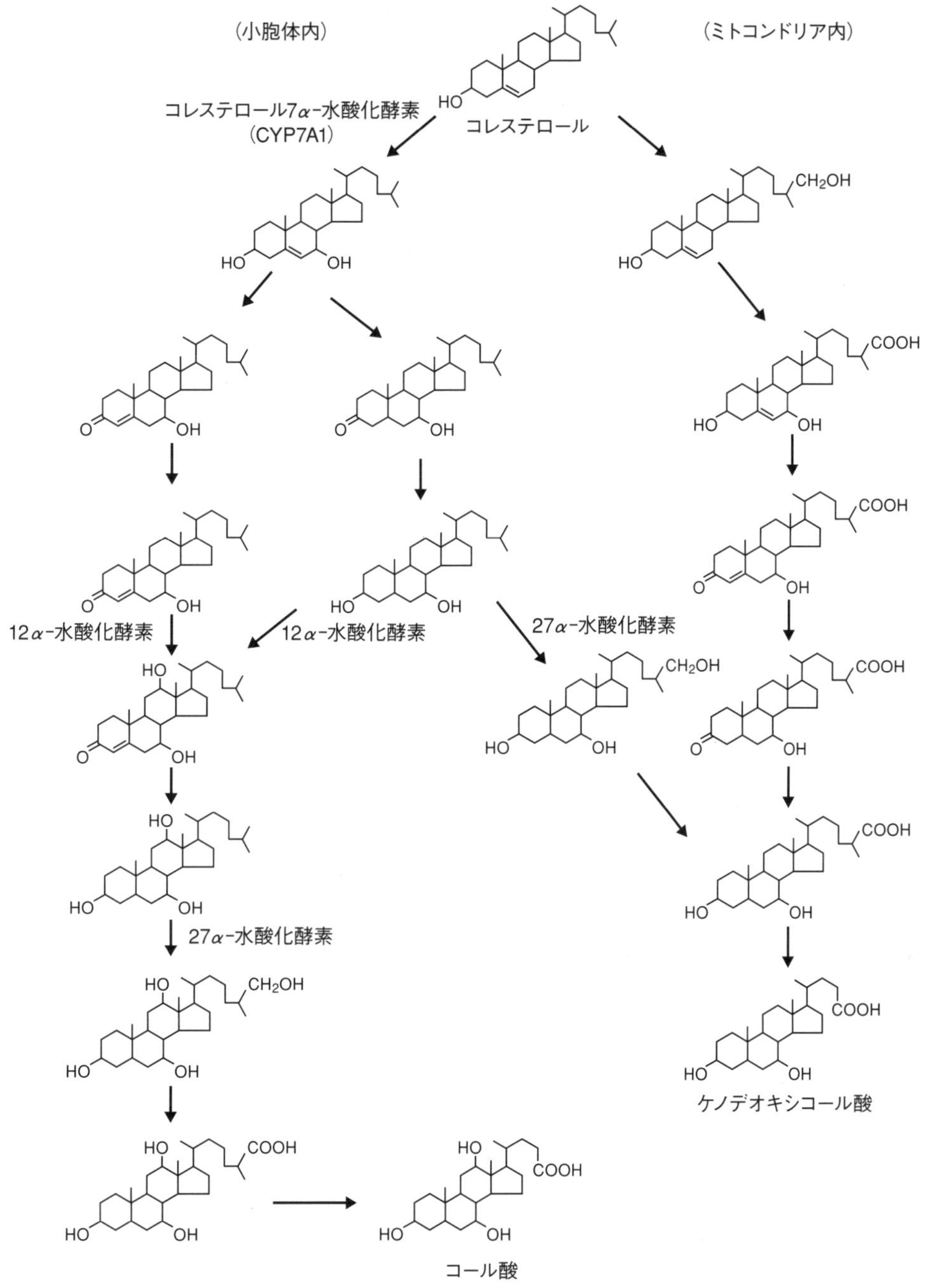

(小胞体内) コレステロール7α-水酸化酵素(CYP7A1) コレステロール (ミトコンドリア内)

12α-水酸化酵素　12α-水酸化酵素　27α-水酸化酵素

27α-水酸化酵素

ケノデオキシコール酸

コール酸

体：ABCトランスポーターと呼ばれる)を介して毛細胆管腔に向けて能動的に分泌されることによる(図2)。

コレステロールは，図2に示すとおり，ABCA1あるいはABCG5/G8により直接胆汁中に分泌されるか，胆汁酸に異化されてABCB11により分泌される。このことからも，胆汁酸分泌はコレステロール代謝と密接な関わりがあるといえる。

コレステロールは，肝臓で1日あたり0.5-1.0 g生成される。胆汁酸は，肝臓で1日あたり200-500 mg生成される。この量は，腸で吸収されずに糞便中に1日あたりに喪失する胆汁酸量に等しい。胆汁酸は，1日

図2 胆汁分泌に重要な毛細胆管側膜トランスポーター

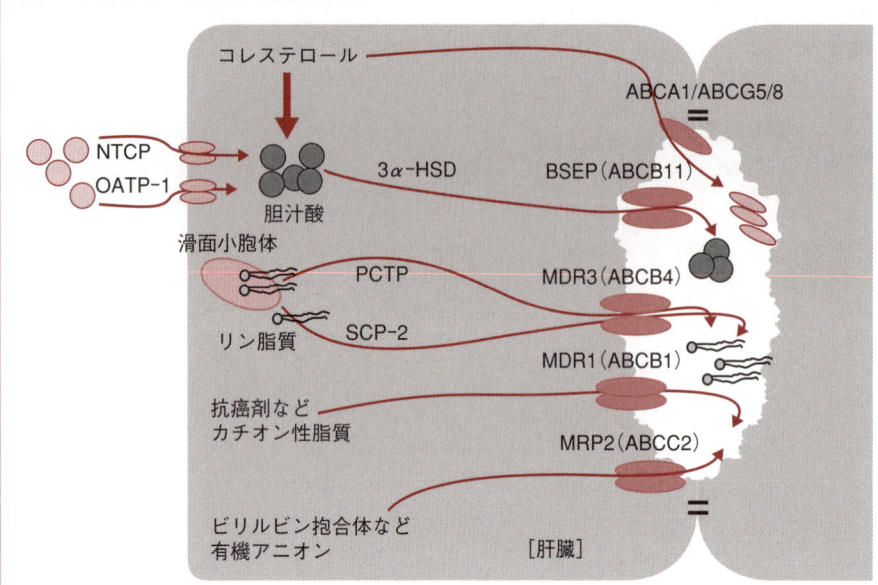

ABC：ATP結合カセット輸送体
BSEP：胆汁酸塩排出ポンプ
HSD：水酸化ステロイド脱水素酵素
MDR：多剤耐性蛋白
NTCP：タウロコール酸ナトリウム共輸送ペプチド
OATP：有機アニオン輸送ペプチド
PCTP：ホスファチジルコリン転送蛋白
SCP：ステロール輸送蛋白

図3 胆汁酸の腸肝循環

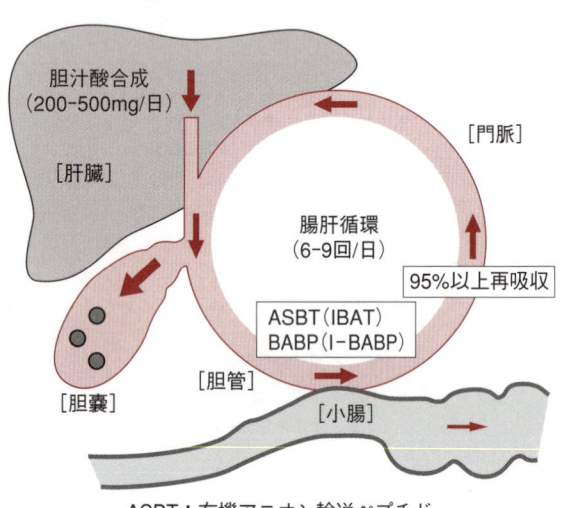

ASBT：有機アニオン輸送ペプチド
BABP：胆汁酸結合蛋白
IBAT：小腸胆汁酸輸送体
I-BABP：回腸胆汁酸結合蛋白

あたり20-30 gが肝臓から胆管(胆汁中)へ排泄され、小腸内で脂肪の消化吸収に関与した後、小腸下部で95％以上が再吸収される(腸肝循環)(図3)。体内の胆汁酸のプール量は約3-5 gで、この少量の胆汁酸が毎日6-9回、腸と肝臓の間で腸肝循環している。肝臓から分泌された一次胆汁酸は、小腸から再吸収され、肝臓で胆汁酸として再利用される。糞便から排出される胆汁酸は、1日あたり0.5-1.0 gである。

● 胆汁酸とリポ蛋白代謝

胆汁酸は図4に示すとおり、リポ蛋白代謝にも関与している。具体的には胆汁酸が超低比重リポ蛋白(VLDL)の放出に対して抑制的な効果をもたらすことがわかり、このことは胆汁酸が胆汁中に流れるというだけでなく、肝内・血液中の脂質を規定する因子になっていることを意味する[2]。

● 胆汁酸と核内受容体

近年、胆汁酸は消化吸収やコレステロール異化産物としての役割以外に、直接あるいは核内受容体を介して胆汁酸代謝、糖代謝、脂質代謝 肝臓からの胆汁酸分泌、消化管からの胆汁酸再吸収、肝再生、肝発癌、肝内胆汁うっ滞などに関与することがわかってきている[3-10]。胆汁酸は、c-Jun-N末端キナーゼ(JNK)カスケードやマイトジェン活性化プロテインキナーゼ(MAPキナーゼ)代謝経路を調節する作用以外に、1999年に核内受容体ファルネソイドX受容体(FXR, NR1H4)のリガンドであり、これを活性化

図4 タウロコール酸による肝VLDL放出の抑制機構

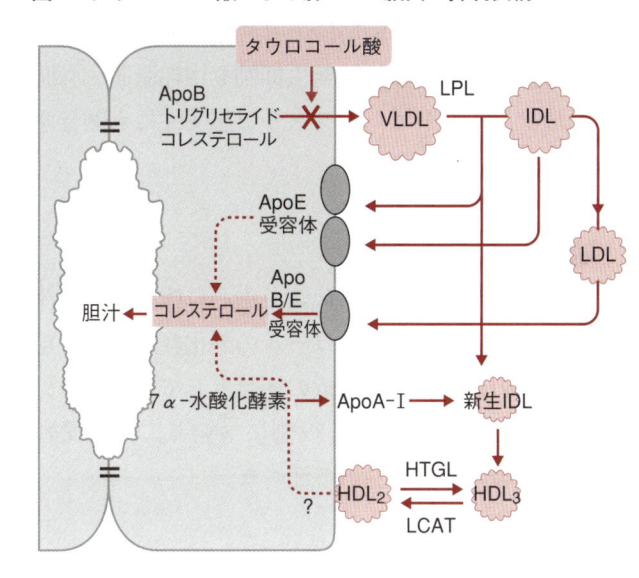

apo：アポリポ蛋白
HDL：高比重リポ蛋白
HTGL：肝性トリグリセライドリパーゼ
IDL：中間比重リポ蛋白
LCAT：レシチン・コレステロールアシルトランスフェラーゼ
LDL：低比重リポ蛋白
LPL：リポ蛋白リパーゼ
VLDL：超低比重リポ蛋白

図5 胆汁酸と核内受容体

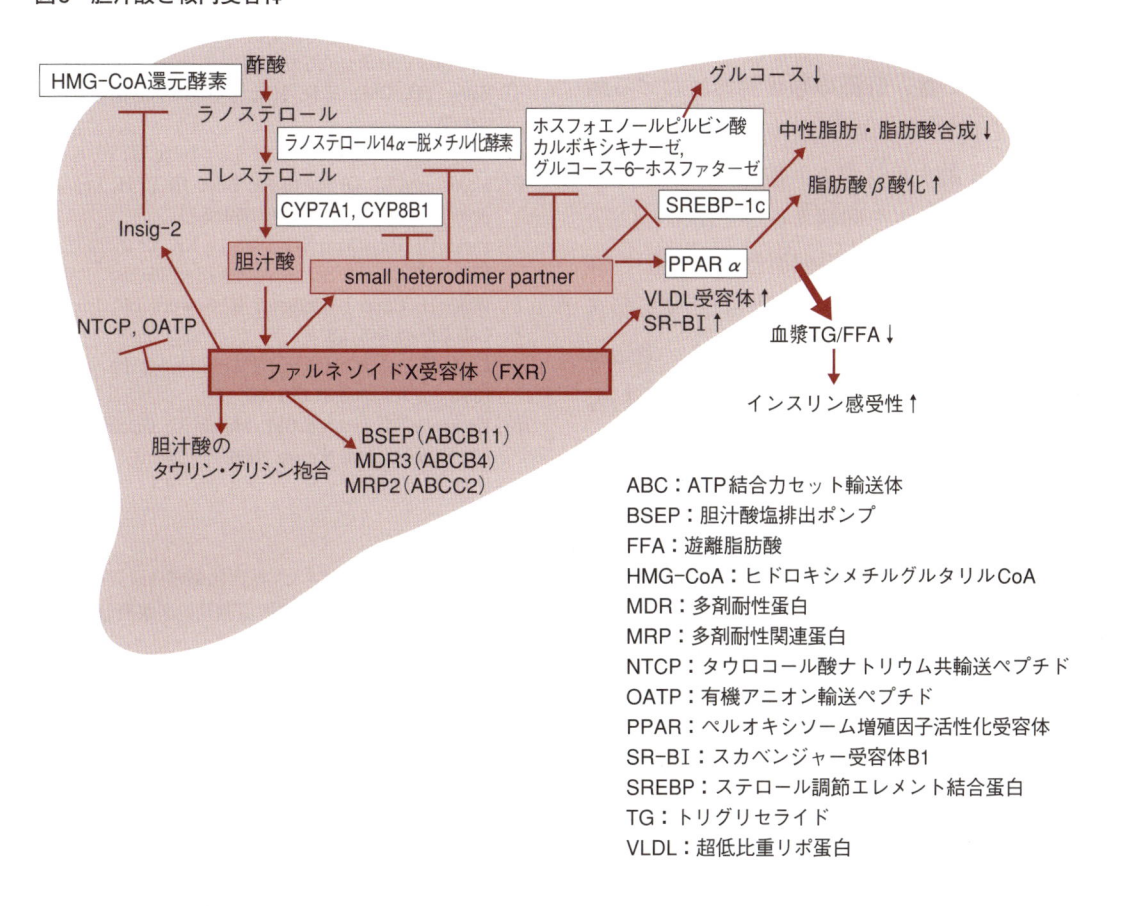

ABC：ATP結合力セット輸送体
BSEP：胆汁酸塩排出ポンプ
FFA：遊離脂肪酸
HMG-CoA：ヒドロキシメチルグルタリルCoA
MDR：多剤耐性蛋白
MRP：多剤耐性関連蛋白
NTCP：タウロコール酸ナトリウム共輸送ペプチド
OATP：有機アニオン輸送ペプチド
PPAR：ペルオキシソーム増殖因子活性化受容体
SR-BI：スカベンジャー受容体B1
SREBP：ステロール調節エレメント結合蛋白
TG：トリグリセライド
VLDL：超低比重リポ蛋白

することが証明された[6-8]。これに引き続き，胆汁酸はFXRのみならずプレグナンX受容体，ビタミンD受容体やアンドロスタン受容体を活性化する作用があること[9]，G蛋白質共役型受容体であるTGR5を介して，細胞内での甲状腺ホルモンの活性化を促進することによってエネルギー消費を誘導すること[10]など，種々の核内受容体に関与することが報告されている。ここでは，肝臓における胆汁酸とFXRを介した代謝について概略する（図5）。

胆汁酸は，FXRを活性化し胆汁酸合成の調節を行うとともに，コレステロール合成の調節にも関与している。図5に示すようにsmall heterodimer partner (SHP)やInsig-2を介して，CYP7A1，CYP8B1，ラノステロール14α-脱メチル化酵素，HMG-CoA還元酵素を抑制する作用がある。さらにFXRは，胆汁酸CoA合成酵素や胆汁酸CoA：アミノ酸アシルトランスフェラーゼに作用し，胆汁酸のタウリン・グリシン抱合に関わる。その他，肝臓の類洞側膜における胆汁酸の取込みを抑制する作用（胆汁酸取込みの輸送蛋白タウロコール酸ナトリウム共輸送ペプチド，有機アニオン輸送ペプチドを抑制することによる）や，胆汁酸排泄を促進する作用（毛細胆管側膜の胆汁酸輸送蛋白BSEPを活性化することによる），リン脂質の輸送蛋白（多剤耐性蛋白3）や有機陰イオン輸送蛋白（多剤耐性関連蛋白2）の活性化の作用が知られている。

胆汁酸は，FXRを介して糖代謝，脂質代謝に影響を及ぼす。図5に概略したように，FXRはVLDL受容体やHDLコレステロールの肝臓への取込みに関与するSR-BIの活性化を引き起こす。また，SHPを介してホスフォエノールピルビン酸カルボキシキナーゼやグルコース-6-ホスファターゼを抑制し，糖新生を抑制し血糖を低下させる作用がある。脂質代謝においては，ステロール調節エレメント結合蛋白-1cをブロックすることにより中性脂肪・脂肪酸合成を抑制する。また，ペルオキシソーム増殖因子活性化受容体αを活性化し，脂肪酸のβ酸化を促進する作用がある。このように，糖新生抑制や中性脂肪・脂肪酸合成抑制を介して，インスリン感受性にも関与するとされている。

●おわりに

肝臓における胆汁酸代謝を中心に概説し，胆汁酸が消化吸収やコレステロールの異化経路として重要であるのみならず，最近の知見として胆汁酸のシグナル伝達物質としての役割について，核内受容体FXRとの関わりについて述べた。

引用文献

1) 田妻進, 梶山梧朗. コレステロール異化・胆汁酸代謝. In: 板倉弘重, 編集. 脂質の科学（食品成分シリーズ）1999. p.53-58.
2) 田妻進, 梶山梧朗. The Lipid 2000;11:283-9.
3) Scotti E, Gilardi F, Godio C, Gers E, Krneta J, Mitro N, et al. Cell Mol Life Sci 2007;64:2477-91.
4) Wang YD, Chen WD, Huang W. Histol Histopathol 2008;23:621-7.
5) Zhang Y, Edwards PA. FEBS Lett 2008;582:10-8.
6) Makishima M, Okamoto AY, Repa JJ, Tu H, Learned RM, Luk A, et al. Science 1999;284:1362-5.
7) Parks DJ, Blanchard SG, Bledsoe RK, Chandra G, Consler TG, Kliewer SA, et al. Science 1999;284:1365-8.
8) Wang H, Chen J, Hollister K, Sowers LC, Forman BM. Mol Cell 1999;3:543-53.
9) Lee FY, Lee H, Hubbert ML, Edwards PA, Zhang Y. Trends Biochem Sci 2006;31:572-80.
10) Watanabe M, Houten SM, Mataki C, Christoffolete MA, Kim BW, Sato H, et al. Nature 2006;439:484-9.

兵庫　秀幸
（広島大学大学院医歯薬総合研究科創生医科学専攻
先進医療開発科学講座分子病態制御内科）

田妻　進
（広島大学大学院医歯薬総合研究科展開医科学専攻
病態薬物治療学講座総合診療科）

3章

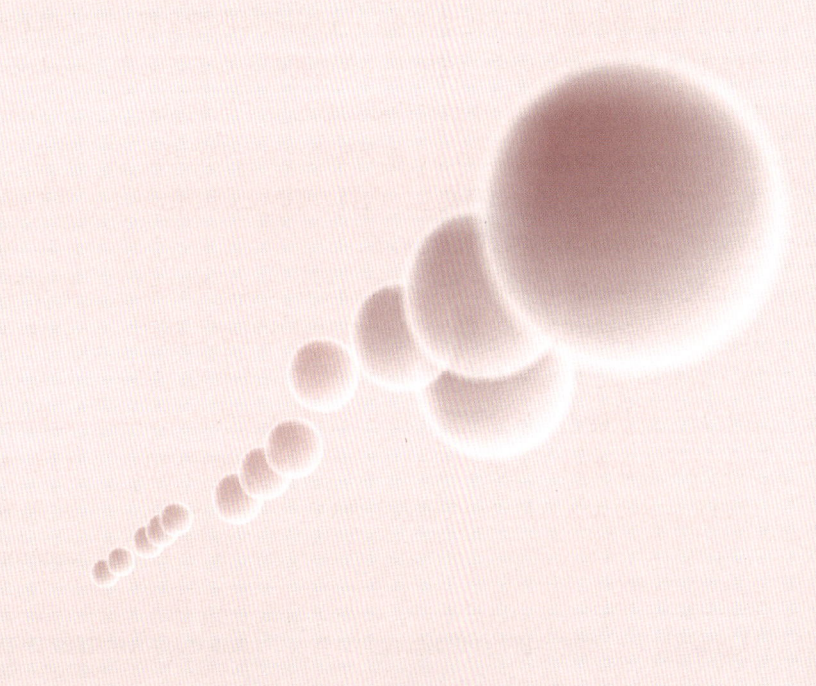

コレステロールと動脈硬化
―発症機序と疫学―

コレステロールと動脈硬化の発症メカニズム

江原　省一[1]　上田真喜子[2]

はじめに

　近年わが国では，食生活の欧米化・運動不足による肥満，インスリン抵抗性を背景としたメタボリックシンドロームが大きく取り上げられ，高血圧，耐糖能異常，脂質代謝異常については，比較的若年の世代に対しても警鐘が鳴らされている．さらに社会は超高齢化時代に突入し，動脈硬化病変とそれに基づく病的血栓形成を発症原因とする心筋梗塞，脳梗塞の罹患率は，若年から高齢まで全世代で増加している．

　動脈硬化症とは，動脈内膜の形態学的肥厚と生理学的弾力性の低下を引き起こす血管病変の総称であり，主に3つの型に分類されている．そのうち，最も頻度が高いものは粥状硬化症（atherosclerosis）であり，冠動脈，頸動脈，大動脈に好発し，それぞれ心筋梗塞，脳梗塞，大動脈瘤の原因となるため臨床上最も重要である．動脈硬化症として2番目に多い型はメンケベルグ中膜石灰化硬化症（Mönckeberg's medial calcific sclerosis）であり，その特徴は筋型動脈の中膜の石灰化である．中膜病変は内腔を狭窄させることはないので，臨床上大きな問題となることは少ない．第3の型は，小動脈や細動脈を侵す細動脈硬化症（arteriolosclerosis）である．細動脈硬化症は高血圧，および糖尿病にしばしば併発し，内膜の肥厚と硝子化が特徴で，その好発部位は腎臓である．

　上記の3つのタイプの動脈硬化症のなかでは，粥状硬化症の患者数が圧倒的に多く，かつ粥状硬化症が心筋梗塞・脳梗塞などの重篤な疾患の発症原因であるため，実際には，粥状硬化症は動脈硬化症とほぼ同義語的に用いられることが多い．本稿ではコレステロールと粥状硬化症の発症メカニズムについて概説したい．

図1　Lipid-richプラーク
大きな脂質コアと薄い線維性被膜からなる．このタイプのプラークはプラーク破裂を起こしやすく，急性冠症候群の原因となりうる．
左：肉眼像，右：エラスチカ・ワンギーソン染色
［巻頭カラー写真参照］

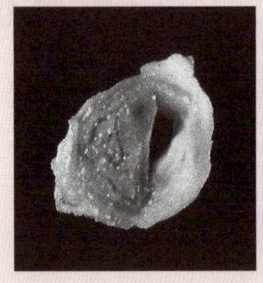

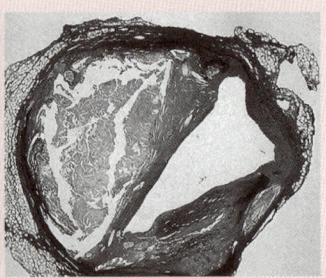

atherosclerosis（粥状硬化症）とは

　atherosclerosisという名称の"athero"は，もともとギリシャ語のオートミールで作った粥状の食事を意味する"athera"から由来しており，これはatherosclerosisにみられる内膜肥厚部位にしばしば粥状の組織構造物，いわゆる粥腫が特徴的に存在していることを表現している．さらにatherosclerosisには，"sclerosis"と呼ばれる生理学的弾力性の低下による血管壁の硬化がみられる．

　ヒト動脈壁には，経年的にプラークと呼ばれる内膜の肥厚性病巣が形成されるが，そのプラークの構成細胞成分はかなり多様である．平滑筋細胞を主体とし線維成分に富む線維性プラーク（fibrousプラーク）から，脂質成分に富み線維成分に乏しいプラーク（lipid-richプラーク）（図1）まで，さまざまな性状を示すプラークが存在している．元来病理学的には，lipid-richプラークの粥腫部分をatheromaと呼び，このatheromaを主体とした血管病変を

[1]大阪市立大学大学院医学研究科循環器病態内科学　　[2]大阪市立大学大学院医学研究科病理病態学

atherosclerosisと呼んできた。しかしながら実際には，プラーク成分が脂質に富むものに限らず，線維成分に富むものも含め，atherosclerosisという用語が使用されているのが現状である。

動脈硬化性プラークの形成・進展における高脂血症の関与

　プラークの形成・進展とその経時的変貌は動脈硬化病変の本質的現象であるが，その進展メカニズムについてはいまだ不明な点も多い。現段階では，血管内皮細胞の機能障害や傷害から始まると考えられている。従来の実験的研究から，高脂血症，特に高LDLコレステロール血症は，それのみで内皮細胞の機能低下をもたらすことが明らかにされている。高LDLコレステロール血症による内皮細胞の機能障害は，透過性亢進を引き起こして，結果的にLDLなどのリポ蛋白の内膜への蓄積を増加させる。また，LDLの酸化により酸化LDLが形成されると，この酸化LDLはマクロファージの集積や泡沫化を引き起こし，細胞外脂質の増加と相まって粥腫が形成される。そして粥腫の増大に伴って，徐々に血管内腔の狭小化とそれによる血流障害がもたらされる。

　しかしながらこれまで，ヒトのlipid-richプラークがどのようなプロセスで形成されるかについては不明な点が多い。従来，動脈硬化性プラークにおける粥腫(脂質コア)形成に関しては，上述した泡沫細胞の細胞死によって脂質がマトリックスに放出されることにより脂質コアが形成されるという仮説が提唱されてきている。しかし，脂質コアで認められる脂質組成と泡沫細胞の脂質組成は明らかに異なる点から，この泡沫細胞由来説には反論もみられ，Guytonらは，細胞成分を介さない細胞外脂質沈着に基づく脂質コア形成説を唱えている[1]。

動脈硬化性プラークの形成・進展における酸化LDLの関与

　近年，高コレステロール血症，高LDLコレステロール血症などの脂質の量的変化に関する報告にとどまらず，生体内での脂質の質的変化，特に酸化LDLの病態への関与とその意義に関する研究が増加してきている。これまでの実験的研究から，LDLは内皮細胞，平滑筋細胞，マクロファージ，好中球などにより酸化変性を受けることが証明されており，また酸化LDLは生体内でも確認されている。

　酸化LDLは血液中の単球の血管壁への遊走を促進するとともに，いったん血管壁内に浸潤した単球がマクロファージに変化した後には，マクロファージの遊走を阻止して組織内でのマクロファージの集積を増大させる。また，酸化LDLはマクロファージの泡沫化やTリンパ球の活性化にも関与し，強い内皮細胞傷害を引き起こすことが明らかにされている[2]。これらの実験データは，酸化LDLがヒト動脈硬化症の進展，特に動脈硬化病変における炎症性プロセスの進展に関して重要な役割を担っていることを強く示唆している。

動脈硬化性プラークの不安定化

　これまでの多くの研究により，安定狭心症と急性心筋梗塞(AMI)を引き起こすプラークには，大きな違いがあることが報告されている。

　プラーク自体の成長により，次第に冠動脈内腔が狭小化すると心筋虚血がもたらされるが，このような現象では，心筋壊死を伴う心筋梗塞には移行しにくいと考えられている。なぜなら，プラークの量的増加には長い時間が必要であり，この間持続的に虚血に曝された心筋には，生体反応として側副血行路が発達する。これが十分に形成された後，仮に完全閉塞に至ろうとも，もはや心筋壊死に陥る可能性は少なくなるからである。安定狭心症では，通常このタイプのプラーク進展形式がみられ，そのプラーク成分は線維成分に富み，脂質成分は比較的少ない。

　一方，死に直結する可能性のある不安定狭心症，AMI，冠動脈突然死は，急性冠症候群(ACS)として一元的に包含され，動脈硬化性プラークの破裂と，それに続く血栓形成による急速な冠動脈内腔の閉塞が主な病因と考えられている。安定狭心症患者の冠動脈責任病変のプラークとは異なり，急速な内腔狭窄の進展により，心筋壊死を

図2 不安定プラークにおける酸化LDLの局在（文献5より引用）
［左］プラーク内には平滑筋細胞（青）のほか，多数のマクロファージ（赤）の集積・泡沫化が認められる。平滑筋細胞（青）とマクロファージ（赤）の免疫二重染色。
［右］泡沫化マクロファージにほぼ一致して，酸化LDLの局在が認められる。抗酸化LDL抗体を用いた免疫単染色。
［巻頭カラー写真参照］

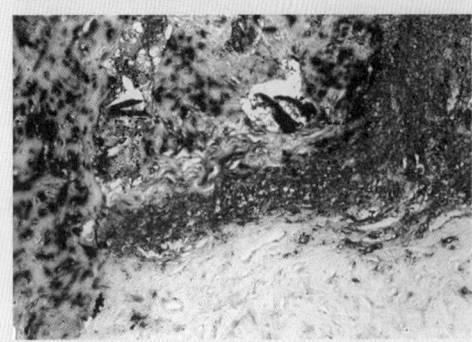

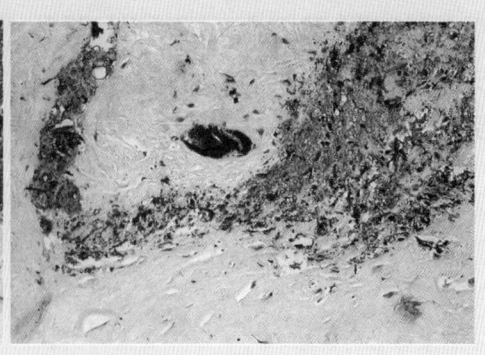

生じる可能性のあるプラークは，局所的に菲薄化した線維性被膜を有するlipid-richプラークであることが知られている[3]。われわれはこれまで，ヒト冠動脈のプラーク炎症に関する研究を推進してきているが，lipid-richプラークに起こるプラーク破裂と，マクロファージやTリンパ球などの慢性炎症細胞のみならず，好中球などの急性炎症細胞のプラーク内浸潤，それに続く血栓形成による急速な冠動脈内腔の閉塞が，ACSの病態発生に関与することを明らかにしてきている[4]。

不安定プラークと酸化LDLの関与

上述したように，酸化LDLは動脈硬化性プラークの発生・進展に関与しているだけでなく，プラーク不安定化にも重要な役割を果たしていることが明らかにされてきている。

われわれは，抗酸化LDLモノクローナル抗体（DLH3）と抗アポリポ蛋白B抗体を用いて，安定狭心症例と不安定狭心症例より得られた冠動脈アテレクトミー組織標本における酸化LDLの局在について，免疫組織化学的に検索した。安定狭心症例の冠動脈責任病変では，一部の散在する泡沫化マクロファージに酸化LDLが局在しているのみであったが，不安定狭心症例の冠動脈責任病変では，集積する多数の泡沫化マクロファージに酸化LDLが高度に陽性であることを明らかにしている（図2）[5]。

従来の説では，血漿中にはLDLの酸化を防止するのに十分な量の抗酸化物質が存在しており，また血漿中に生じた酸化LDLはすぐに肝臓で代謝されてしまうので，血漿中には酸化LDLは存在しないと考えられていた。しかしながら最近，血漿中のごく微量な酸化LDL含量を測定する方法が開発されてきている。

われわれもまた，LDLの分画後にDLH3と抗アポリポ蛋白B抗体とのサンドイッチ固相酵素免疫検定（ELISA）法を用いて，血漿中酸化LDL値を長年測定してきており，多くの知見を明らかにしてきている[5-8]。血漿中酸化LDL値とACSの関連性についての検討では，AMI群の急性期では不安定狭心症群，安定狭心症群，健常者群に比し血漿中酸化LDL値が有意に高値であり，また不安定狭心症群でも健常者群に比し有意に高値であることをはじめて明らかにした[5]。さらに，不安定狭心症群の場合，安静時狭心痛を生じるブラウンワルド分類のⅡ型やⅢ型が，労作性狭心症の新規発症もしくは増悪型のⅠ型に比べて，血漿中酸化LDL値が有意に高値を示すこと，また血漿中酸化LDL値の上昇は血管造影上の複雑病変の存在と関連していることなども明らかにしている[8]。ACSの病態発生には，冠動脈プラークにおける高度の内皮細胞傷害と炎症性プロセスの進展が重要な役割を担っている。また，ACSにおける血漿中酸化LDL値の上昇には，プラーク破裂に伴うプラーク内に局在していた酸化LDLの血中への

図3 AMIを発症した若年者群と高齢者群の背景因子の比較
上段：血清脂質。若年者群（55歳以下）では高齢者群（70歳以上）に比し，血清コレステロール値，中性脂肪値が有意に高い。
下段：BMI（body mass index），肥満率。若年者群（55歳以下）では高齢者群（70歳以上）に比し，BMIや肥満率が有意に高い。

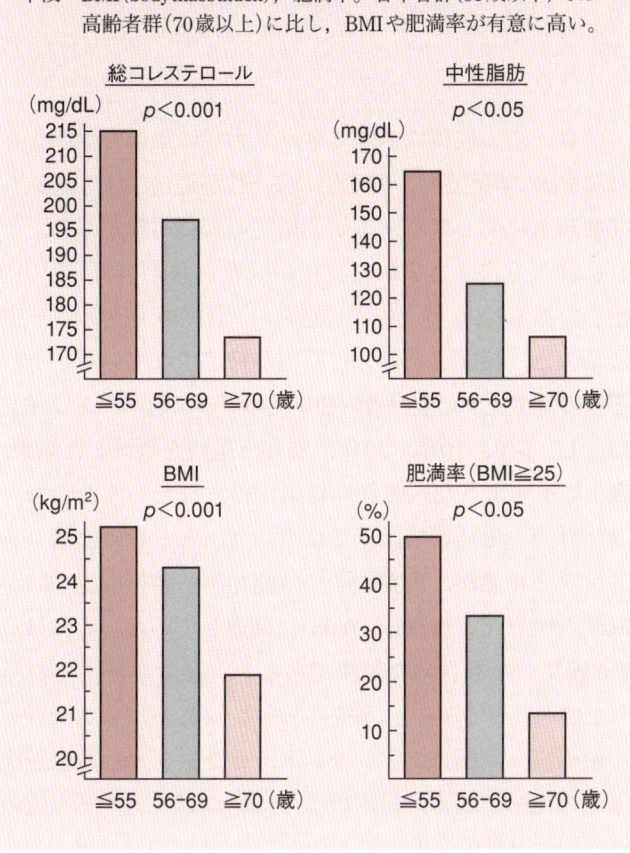

漏出のほか，プラーク傷害・血栓形成局所における血中の酸化-抗酸化バランス破綻とそれに伴うLDL酸化の増大に基づくminimally modified LDL（MM-LDL）の生成・増加，などが関与していると考えられる。

若年者AMIにおける脂質異常症の関与

近年，わが国において若年者でのAMI発症が増加傾向にある。これまでの疫学研究によると，わが国のAMI例における若年者群と高齢者群では，冠危険因子やプラーク形態が異なっていることが報告されている。

これまでの米国の疫学研究によると，ACS発症患者のLDLコレステロール値は平均104 mg/dL，中性脂肪値は150 mg/dL程度と決して高い値を示していない。われわれのデータでもAMI発症患者の総コレステロール値は190 mg/dL，中性脂肪値は110 mg/dLと正常範囲内である。しかしながら，AMI発症患者を年齢別に詳細に検討すると，若年者AMI群では，高齢者AMI群に比し，肥満，高コレステロール血症，高中性脂肪血症などのメタボリックシンドロームの存在が有意に高頻度であり（図3），さらに喫煙率が90％近くに達することが示されている[9,10]。つまり，わが国のAMI患者全体では，高齢者の割合が高いために脂質異常症の頻度は少ないものの，若年者AMIでは脂質異常が高頻度に認められることを強調しておかねばならない。若年からの肥満や脂質異常が反復的な内皮細胞傷害を惹起し，喫煙による血液凝固能亢進状態もあいまって，持続的，反復的に血栓が形成され，結果的に内腔閉塞がもたらされるのではないかと推察される。わが国では，1970年代以降の若年者肥満，メタボリックシンドロームの増加が，現在の若年者AMIの増加につながっていると考えられ，今後その世代の高齢化に伴い，現在とは違った新しい発症様式のAMI例の増加が危惧される。

引用文献

1) Guyton JR, Klemp KF. Arterioscler Thromb Vasc Biol 1996;16:4-11.
2) Steinberg D, Parthasarathy S, Carew TE, Khoo JC, Witztum JL. N Engl J Med 1989;320:915-24.
3) van der Wal AC, Becker AE, van der Loos CM, Das PK. Circulation 1994;89:36-44.
4) Naruko T, Ueda M, Haze K, van der Wal AC, van der Loos CM, Itoh A, et al. Circulation 2002;106:2894-900.
5) Ehara S, Ueda M, Naruko T, Haze K, Itoh A, Otsuka M, et al. Circulation 2001;103:1955-60.
6) Kayo S, Ohsawa M, Ehara S, Naruko T, Ikura Y, Hai E, et al. Am Heart J 2004;148:818-25.
7) Naruko T, Ueda M, Ehara S, Itoh A, Haze K, Shirai N, et al. Arterioscler Thromb Vasc Biol 2006;26:877-83.
8) Yamashita H, Ehara S, Yoshiyama M, Naruko T, Haze K, Shirai N, et al. Circ J 2007;71:681-7.
9) Shiraishi J, Kohno Y, Yamaguchi S, Arihara M, Hadase M, Hyogo M, et al; AMI-Kyoto Multi-Center Risk Study Group. Circ J 2005;69:1454-8.
10) Ehara S, Naruko T, Kobayashi Y, Kataoka T, Nakagawa M, Shirai N, et al. Am J Cardiol 2007;100:1713-7.

コレステロールと冠動脈疾患

足達　寿

はじめに

わが国においても高コレステロール血症が冠動脈疾患の主要な危険因子であることは，疫学的にも臨床的にも明らかである。疫学的な調査としては，National Integrated Project for Prospective Observation of Non-communicable Disease And its Trends in the Aged(NIPPON DATA)80[1]という有用なデータが公表され，総コレステロール値が高くなるほど，冠動脈疾患死が増加するということが明確に示された。一方，Japan Lipid Intervention Trial(J-LIT)[2]などの臨床研究でも，コレステロール，特にLDLコレステロールが，160 mg/dLを超えると，主要冠動脈イベント（急性心筋梗塞，突然心臓死）の相対危険度が急増することが示された。このように従来，欧米に比べて冠動脈イベントに及ぼす影響が少ないと考えられていたわが国での高コレステロール血症の位置づけが，再検討されるに至った。そこで，本稿ではコレステロールと冠動脈疾患の関連性を過去，現在，未来に分けて主に疫学的に考察した。

わが国におけるこれまでの高コレステロール血症と冠動脈疾患の位置づけ

わが国を含めた高コレステロール血症と冠動脈疾患の関連を検討した研究では，世界7ヵ国共同研究(Seven Countries Study)がある[3]。

本研究には，日米のほか，西欧（オランダ，イタリア，ギリシャ，旧ユーゴスラビア），北欧（フィンランド）の国々が参加し，1957年から1964年までに7ヵ国16コホートの12 763人が登録された。方法は統一され，特に血清コレステロールの検体は米国ミネソタ大学に集めて標準化された手法で測定され，測定値の妥当性が確立されている[4]。発症調査に関しても，本研究指定の調査用紙があり，それに詳しく書き込まれた症状が世界7ヵ国共同研究の創始者であるKeys博士の元に送られ，国際疾病分類コードに基づき，発症または死亡原因が特定されている。それぞれのコホートの登録者の初年度のデータをベースライン値とし，5年，10年，20年，25年と追跡を継続した結果，表1に示すような興味深い結果が得られた。すなわち，身体計測・生活習慣因子では平均血圧とともに血清コレステロール値が，栄養因子では飽和脂肪酸摂取量(%)が冠動脈疾患死と有意($p<0.05$)に関連していた。これは，7ヵ国すべてを含めた結果であるが，16コホートそれぞれを個別にみてみると，表2に示すように，総コレステロール値の高い米国，フィンランド，オランダでは冠動脈疾患死の比率が高く，日本のように総コレステロール値の低い国は冠動脈疾患死がきわめて少ないことがわかった。

本研究の成果は，生活習慣や文化の異なる国々の冠動脈疾患死は血清コレステロール値に大きく左右され，その根本には食生活の違いが大きく影響しているのではないかという新しい知見が得られたことであった。

わが国における現在の高コレステロール血症と冠動脈疾患の関連

世界7ヵ国共同研究におけるわが国のコホートは，典型的な農村（田主丸）と漁村（牛深）であるため，日本の平均的な地区とはいえないかもしれない。しかし，図1で示すように，厚生労働省が10年ごとに行う循環器疾患基礎調査のデータをみても，1960年頃のわが国の男女の総コレステロール値は，米国に比べてかなり低いレベルに

久留米大学医学部医学科内科学講座心臓・血管内科部門

表1 冠動脈疾患死と身体・生活習慣因子および栄養摂取因子との単回帰分析(7ヵ国共同研究・20年間追跡調査)

		相関係数(r)	t値	
身体計測・生活習慣因子	血清総コレステロール(mg/dL)	0.77	3.81	$p<0.05$
	平均血圧(mmHg)	0.71	3.17	$p<0.05$
	喫煙習慣(本/日)	−0.20	−0.64	NS
	BMI(kg/m²)	0.28	0.94	NS
	身体活動度(1, 2, 3)	−0.01	−0.04	NS
栄養因子*	飽和脂肪(%)	0.90	6.69	$p<0.05$
	一価不飽和脂肪(%)	−0.07	−0.22	NS
	多価不飽和脂肪(%)	0.22	0.70	NS
	炭水化物(%)	−0.52	−1.92	NS
	アルコール(%)	−0.33	−1.09	NS

*総熱量に占める割合(%)

表2 血清コレステロールとBMIおよび25年間の死亡率
(世界7ヵ国共同研究:16コホート)

コホート	n	Chol	BMI	25年死亡率 冠動脈疾患	悪性腫瘍	全死因
US railroad	2571	240	25.5	20.2	11.4	45.1
East Finland	817	266	23.3	28.8	12.7	59.7
West Finland	860	256	24.1	19.2	12.3	50.3
Zutphen	878	236	24.0	19.7	17.8	48.0
Crevalcore	993	201	25.7	13.4	17.0	49.8
Montegiorgio	719	202	24.4	11.5	12.2	46.2
Rome	768	207	26.6	13.2	12.2	39.7
Dalmatia	671	189	22.9	8.1	10.0	43.2
Slovonia	696	200	23.3	14.2	10.8	61.0
Velika Krsna	511	160	22.1	12.2	10.3	50.0
Zrenjanin	516	169	25.1	17.7	13.1	57.9
Belgrade	538	210	26.2	11.8	8.4	29.5
Crete	686	207	22.9	4.6	8.8	31.4
Corfu	529	204	23.4	9.5	10.9	40.4
田主丸	508	168	21.8	4.5	13.1	39.4
牛深	502	162	22.1	6.3	18.1	51.5

Chol:血清総コレステロール(mg/dL)
BMI:body mass index(kg/m²)

図1 日米の平均総コレステロール値の推移
米国国民健康栄養調査(NHANES), 第3次/第4次厚生省循環器疾患基礎調査(1980/1990), 第5次厚生労働省循環器疾患基礎調査(2000)より一部改変

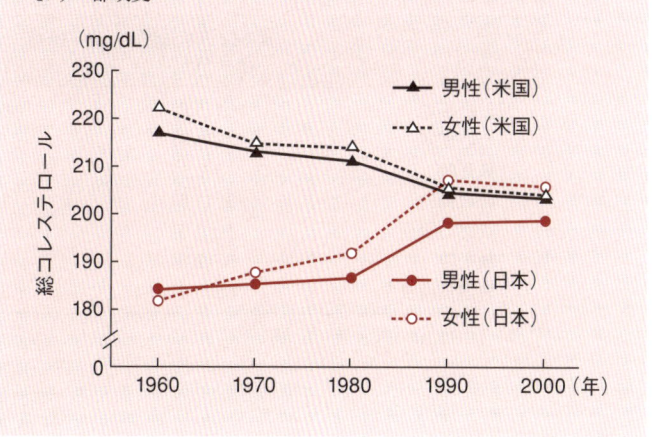

ある。しかし1980年代以降,次第に差が縮まり,1990年代には,ついに日本人女性のコレステロール値は米国女性のそれを凌駕するに至った。その後はスタチン系の高脂血症治療薬の登場などにより,わが国の男女のコレステロール値は頭打ちの状況にあるが,それでも日本人女性のコレステロール値は現在の米国女性の平均値より高い。この日米の比較をみると,やがて冠動脈疾患の多発国である米国と同様な経過をたどる可能性は否定できない。

さらに,図2に示すように,わが国の循環器疾患基礎調査の成績や諸家の報告を重ね合わせ,日米の総コレステロールと冠動脈疾患の相対リスクをMultiple Risk Factor Intervention Trial(MRFIT)[5]の成績と比較すると,冠動脈疾患に及ぼすコレステロールの影響は日米で差はみられない。このように,わが国においてコレステロールの上昇傾向が認められた1980年の第3次循環器疾患基礎調査の追跡調査がNIPPON DATA 80[1]であり,総コレステロール値は冠動脈疾患と正の関連を示し,男性の240 mg/dL以上の160-199 mg/dLに対する相対リスクは,

図2 総コレステロールと冠動脈疾患相対リスク(文献5, 11より引用)
―日本および米国の成績の対比―

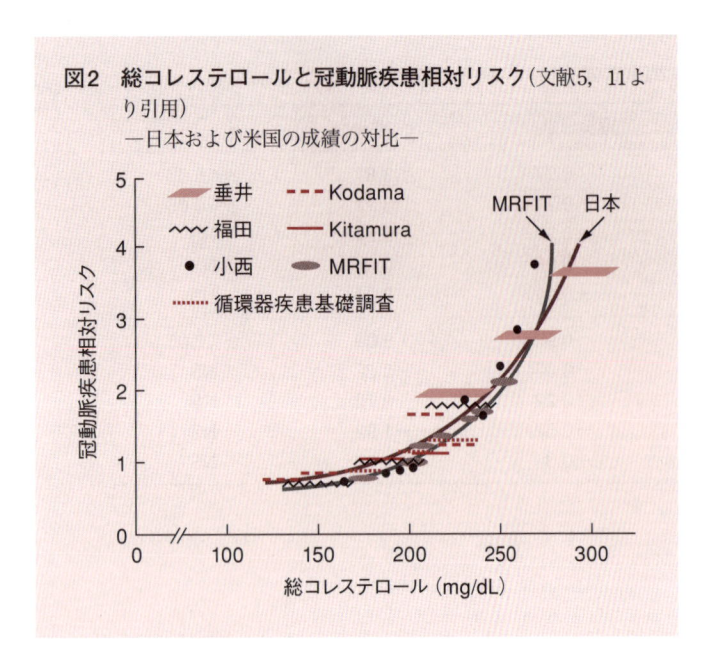

表3 血清総コレステロール値と冠動脈疾患(文献1より引用)

	総コレステロール値 (mg/dL)	冠動脈疾患死亡 相対リスク(95%信頼区間)
男性	160未満	0.93(0.35-2.48)
	160-199	1.00
	200-239	1.83(0.81-4.13)
	240以上	4.76(1.91-11.9)
女性	160未満	0.89(0.29-2.73)
	160-199	1.00
	200-239	1.16(0.55-2.43)
	240以上	1.99(0.79-5.03)

注)総コレステロール値が160-199 mg/dLのグループの死亡率を1として計算

表4 MEGA試験におけるスタチンの冠動脈疾患イベント(一次エンドポイント)抑制効果(文献6より引用)

	食事療法単独群 ($n=3966$)	食事療法+プラバスタチン群 ($n=3866$)	ハザード比 (95%信頼区間)	p値
冠動脈疾患	101(5.0)	66(3.3)	0.67(0.49-0.91)	0.01
心筋梗塞	33(1.6)	17(0.9)	0.52(0.29-0.94)	0.03
致死的	3(0.1)	2(0.1)	―	―
非致死的	30(1.5)	16(0.8)	―	―
突然心臓死	10(0.5)	5(0.2)	0.51(0.18-1.50)	0.21
狭心症	57(2.8)	46(2.3)	0.83(0.56-1.23)	0.35
再灌流療法	66(3.2)	39(2.0)	0.60(0.41-0.89)	0.01

( )内は1000人・年で計算

4.76(95%信頼区間:1.91-11.9)と有意性を示した(**表3**)。この結果は,わが国においても総コレステロール値が高くなると冠動脈疾患死が増加することを明確に示した報告である。

高脂血症から脂質異常症へ

動脈硬化を惹起するコレステロールといえば,LDLコレステロールがあげられる。前述のごとく,J-LIT試験[2]ではLDLコレステロールが160 mg/dLを超えると,主要冠動脈イベントの相対危険度が急増することが示されているが,その後日本人における疫学データがさらに蓄積された。MEGA試験(Management of Elevated Cholesterol in the Primary Prevention Group of Adult Japanese)[6]である。本研究は,冠動脈疾患の既往がない高コレステロール血症患者7832人を,食事療法単独群と食事療法+プラバスタチン10-20 mg投与群の2群に無作為に割り付け,平均5.3年追跡した。プラバスタチン非投与群および投与群において,平均LDLコレステロールは,それぞれ3.2%,19.0%低下した。冠動脈イベントの発症はプラバスタチン非投与群101例,プラバスタチン投与群66例であり,プラバスタチン投与群で33%の相対リスクの低下($p=0.01$)を認めた(**表4**)。

このようなわが国でのLDLコレステロールに関するエビデンスの蓄積に加え,多くの疫学研究から低HDLコレステロールが冠動脈疾患の独立した危険因子であることが認識されたことから,2002年の日本の動脈硬化性疾患

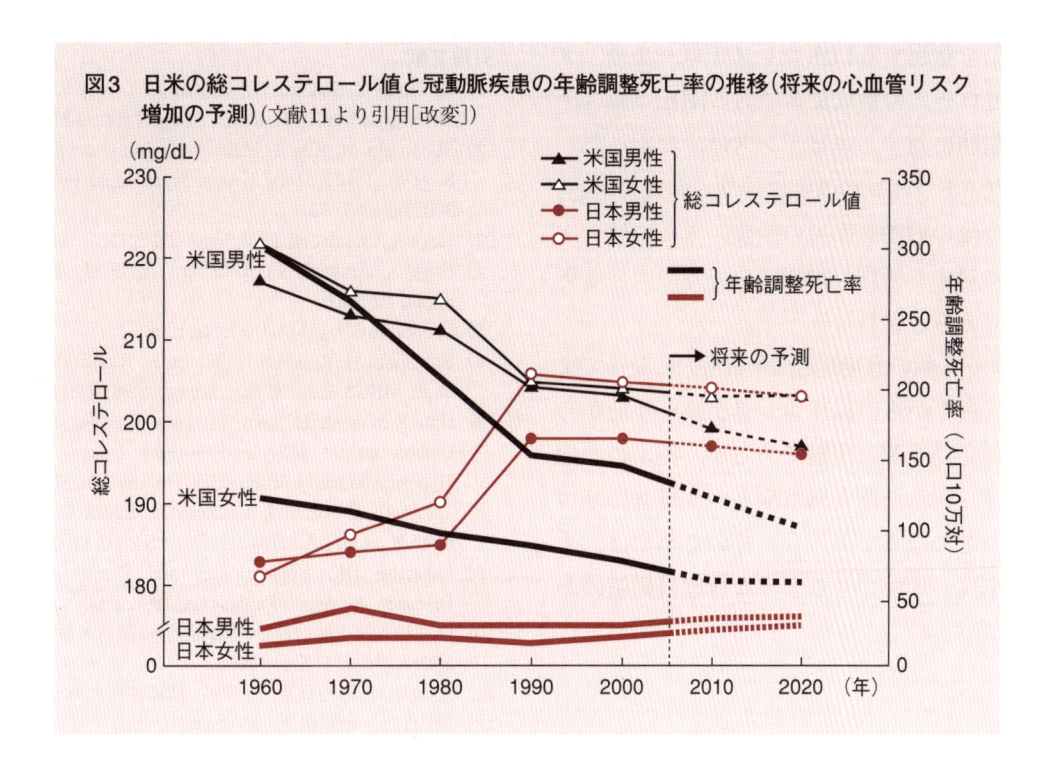

図3 日米の総コレステロール値と冠動脈疾患の年齢調整死亡率の推移（将来の心血管リスク増加の予測）（文献11より引用[改変]）

診療ガイドラインでもHDLコレステロールが40 mg/dL以下は冠動脈疾患のリスクであることが示されている[7]。

2007年度版のガイドラインの指針[8]では，「高脂血症」という表現に低HDLコレステロールが含まれている点に違和感があることから名称を変更して，「脂質異常症」とした経緯がある。したがって，この改訂では総コレステロール値の基準は除外され，LDLコレステロール，HDLコレステロールそして中性脂肪を中心とした基準値を前面に出している。今後はこれらの指標を用いた新ガイドラインのエビデンスの集積が期待される。

わが国における今後の高コレステロール血症と冠動脈疾患の関連

以前，われわれは日米の総コレステロール値の推移からみた冠動脈疾患による年齢調整死亡率の推移を男女別に示し[9,10]，将来の心血管リスクの予測を試みたことがある（図3）[11]。

米国男性では，総コレステロール値の減少に伴い，明らかな死亡率の減少がみられる。米国はスタチン系の高脂血症治療薬の使用が世界で最も多い国であり[12]，今後も心血管疾患発症リスクは減少すると考えられる。一方，わが国では冠動脈疾患による年齢調整死亡率は現在でも増加していないが，最近のコレステロール値から予測すると，冠動脈疾患死亡リスクは微増する傾向にあり，さらに1980年代からの急激な総コレステロール値の上昇により高コレステロールに長く曝された世代が冠動脈疾患の好発年齢に達した時には，心血管疾患発症リスクが著増する可能性がある。また，女性では，米国のゆるやかな死亡率の減少とは対照的に，すでに1990年代でわが国女性の総コレステロールレベルが米国女性のレベルより高い状況を考えると，男性よりも先に米国の死亡率に近づくことが危惧される。

おわりに

コレステロールと冠動脈疾患の関連性を過去，現在，未来に分けて主に疫学的に考察した。高コレステロール血症は間違いなく冠動脈疾患の重要な危険因子であり，その治療薬も飛躍的に進歩し，重症な高コレステロール血症でも内服治療で十分なコントロールができるようになった。しかし，これまでは総コレステロールに重きが

置かれ，動脈硬化を惹起するLDLコレステロールや，メタボリックシンドロームの構成要素であるHDLコレステロールや，中性脂肪に対するエビデンスは少なかった。今回の動脈硬化ガイドラインの改定に伴う「脂質異常症」という概念は，今後の冠動脈疾患の予防，さらには一次予防，二次予防に対する管理目標値の立て方に大きな影響を与える考えであると思われる。

LDLコレステロール値の直接測定法が日常的になってまだ日が浅いため，古くからのLDLコレステロール値からみた冠動脈疾患の発症予測は困難であるが，将来の心血管リスクの予測は，新たな脂質異常症という概念に基づいて検討されることになるであろう。そのためには，少しでも早く一般市民が理解できるような管理目標値のわかりやすい啓発が望まれる。

引用文献

1) Okamura T, Kadowaki T, Hayakawa T, Kita Y, Okayama A, Ueshima H; Nippon Data80 Research Group. J Intern Med 2003;253:169-80.
2) Matsuzaki M, Kita T, Mabuchi H, Matsuzawa Y, Nakaya N, Oikawa S, et al; J-LIT Study Group. Japan Lipid Intervention Trial. Circ J 2002;66:1087-95.
3) Keys A. Circulation 1970;Suppl. 1:1-211.
4) Keys A, Aravanis C, Blackburn H, et al. Acta Med Scand 1967; Suppl. 1:1-392.
5) Lundberg GD. JAMA 1982;248:1501.
6) Nakamura H, Arakawa K, Itakura H, Kitabatake A, Goto Y, Toyota T, et al; MEGA Study Group. Lancet 2006;368:1155-63.
7) Hata Y, Mabuchi H, Saito Y, Itakura H, Egusa G, Ito H, et al; Working Committee on JAS Guideline for Diagnosis and Treatment of Hyperlipidemias. J Atheroscler Thromb 2002;9:1-27.
8) Teramoto T, Sasaki J, Ueshima H, Egusa G, Kinoshita M, Shimamoto K, et al. J Atheroscler Thromb 2007;14:45-50.
9) Labarthe DR. Epidemiology and Prevention of Cardiovascular Diseases. An Aspen Publication, 1998. p53.
10) 財団法人厚生統計協会. 国民衛生の動向・厚生の指標, 2003年. 財団法人厚生統計協会; 2003.
11) 足達寿, 日野明日香, 今泉勉. 循環器科. 2005;57:15-20.
12) 横山信治. 老年医学. 2004;42:619-23.

コレステロールと脳梗塞

清原　裕

はじめに

　Framingham研究が虚血性心疾患の3大危険因子として高血圧，喫煙とともに高コレステロール血症を取り上げて以来，血清コレステロールレベルと動脈硬化性疾患の関係が常に注目されている。しかし，血清コレステロールレベルと脳卒中(脳梗塞)との関係については必ずしも一定の見解は得られていない。一方，動脈硬化性疾患の疾病構造には人種差があり，日本人は脳卒中の発症率・死亡率が高く，欧米白人は虚血性心疾患が多いことが特徴とされている。したがって，高コレステロール血症と脳卒中の関係も人種によって異なる可能性がある。そこで本稿では，福岡県久山町において長期にわたり継続中の心血管病の疫学調査(久山町研究)の成績を中心に，わが国の地域住民における高コレステロール血症の時代的変化とその要因を検討し，次いで国内外の地域住民を対象にした追跡調査の成績をまとめて，高コレステロール血症が脳卒中(脳梗塞)に及ぼす影響を明らかにする。

久山町研究とは

　久山町は，福岡市に隣接する人口約8000人の比較的小さな町である。この町の年齢・職業構成は過去40年以上にわたり日本の平均レベルにあり，住民の栄養摂取状況も全国から無作為に抽出した住民を対象としている国民栄養調査の成績とよく一致している。つまり，久山町住民は典型的な日本人のサンプル集団といえる。この町で1961年，1974年，1988年，2002年に行われた循環器健診を受診した40歳以上の住民より，それぞれ第1集団(1618人)，第2集団(2038人)，第3集団(2637人)，第4集団(3123人)を設定し，ほぼ同じ方法で追跡している。いずれの集団も健診受診率が高く(78-90％)，各集団の脱落例が2人以下と徹底した追跡調査がなされている。また死亡者を原則として剖検し，その死因とともに隠れた疾病の有無を詳細に検討している(通算剖検率80％)。さらに1976年より頭部CT検査を導入し，全研究期間を通じて脳卒中発症例の90％以上について脳病変を形態学的(剖検・画像診断)に調べている。つまり，各集団の健診・追跡調査の成績はバイアスがほとんどなく，この地域における各時代の心血管病とその危険因子の実態を正確に反映していると考えられる。

地域住民における高コレステロール血症の時代的変化

　この久山町4集団の健診成績を比較し，高コレステロール血症の時代的変化を検討した。

　1961年当時，久山町住民の総コレステロールレベルの平均値は男性151 mg/dL，女性162 mg/dLで，欧米白人に比べて著しく低かった。その後，総コレステロールレベルは時代とともに上昇し，1988年には男性198 mg/dL，女性215 mg/dLとなったが，それ以降は横ばい状態となり，2002年にはそれぞれ195 mg/dL，210 mg/dLで1988年とほとんど変わりなかった。この間，高コレステロール血症(総コレステロール値≧220 mg/dL)の頻度も，男性では1961年の3％から1988年の27％へ9倍に，女性では7％から42％へ6倍になったが，2002年にはそれぞれ26％，42％と変化がなかった(図1)[1]。1989年の国民栄養調査の成績でも，40歳以上の男性の29％，女性の40％に，2002年の成績ではそれぞれ27％と42％に高コレステロール血症が認められており，久山町の成績と一致している。つ

九州大学大学院医学研究院環境医学分野

図1 高コレステロール血症と肥満の頻度の時代的推移（文献1より作成）
久山町4集団の断面調査。対象は40歳以上。世界基準人口で年齢調整。

[男性] 高コレステロール血症：1961年 3％、1974年 12％、1988年 27％、2002年 26％
肥満：1961年 7％、1974年 12％、1988年 25％、2002年 30％＊

[女性] 高コレステロール血症：1961年 7％、1974年 20％、1988年 41％、2002年 41％＊
肥満：1961年 13％、1974年 22％、1988年 24％、2002年 24％＊

＊$p<0.01$ for trend

高コレステロール血症：総コレステロール≧220 mg/dL または高脂血症治療薬服用
肥満：BMI≧25.0 kg/m^2

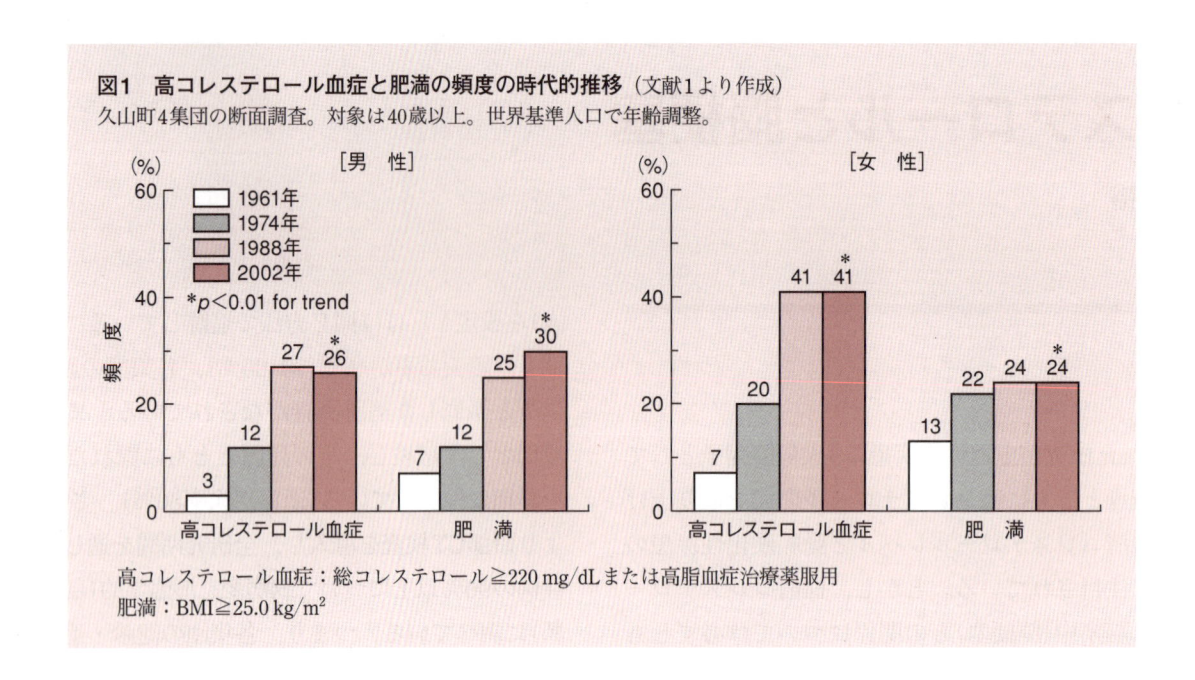

表1 久山町と国民栄養調査における三大栄養素のエネルギー比，動物性蛋白質比，動物性脂質比の時代的変化

	久山町				国民栄養調査			
	1965	1985	1994	2004（年）	1965	1985	1994	2004（年）
蛋白質エネルギー比（％）	12.7	15.5	16.3	14.9	13.1	15.1	15.8	15.0
脂質エネルギー比（％）	15.6	25.4	26.2	24.5	14.8	24.5	25.8	25.0
炭水化物エネルギー比（％）	68.6	55.9	54.2	57.2	70.4	57.1	55.8	60.0
動物性蛋白質比（％）	36.5	51.2	53.5	50.8	36.9	50.8	53.4	51.9
動物性脂質比（％）	29.9	42.3	41.2	47.5	39.7	48.5	49.1	50.2

エネルギー比：エネルギーに占める割合
動物性蛋白質比：総蛋白摂取量に占める動物性蛋白質の割合
動物性脂質比：総脂肪摂取量に占める動物性脂質の割合

まり，久山町では1960年代から1980-90年代にかけて急峻に増加した高コレステロール血症は近年横ばい状態となったが，これは全国規模で認められる現象と考えられる。

高コレステロール血症が増加した要因

わが国で時代とともに高コレステロール血症が大幅に増加した要因について分析した。

1 肥満

肥満は脂質異常症と密接な関連がある。久山町4集団の健診成績で肥満（body mass index≧25.0 kg/m^2）の頻度の時代的推移をみると，男性では1961年の7％から2002年の30％まで約4倍増えたのに対し，女性では1961年の13％から1988年の24％に2倍に増え，その後は2002年の24％まで横ばい状態であった（図1）。つまり，肥満の増加とともに高コレステロール血症も増えていることは明らかであるが，高コレステロール血症の増加の速度は肥満のそれを上回っており，肥満の増加だけが高コレステロール血症の増加をもたらしたわけではないことがうかがえる。

2 食事性因子

栄養は血清コレステロールレベルのもう1つの重要な規定因子である。そこで，1965年，1985年，1994年，2004年に久山町で行われた栄養調査の成績から，住民の栄養摂取状況の時代的変化を検討し，国民栄養調査の成績と比較した(**表1**)[2]。

久山町住民の総エネルギー摂取量は時代とともに減少傾向にあるが，そのなかに占める炭水化物のエネルギー比率は，1965年から1994年までの30年間に69％から54％に着実に低下し，その後2004年には横ばい状態となった。逆に蛋白質エネルギー比率は1965年の13％から1994年の16％に，総脂質エネルギー比率も同じく16％から26％に上昇したが，2004年にはいずれも上昇傾向が止まった。同じ現象は国民栄養調査の成績でも認められている。このことは，久山町や国民栄養調査の成績で，脂質異常症が1960年代から時代とともに急増した後に1990年代以降横ばい状態となった現象とよく一致している。

食事性因子のなかで特に動物性脂肪の摂取過剰は，脂質異常症や糖尿病など代謝性疾患と密接に関連することから，最近の日本人に認められる高コレステロール血症の大幅な増加は，肥満の増加とともに食生活の欧米化によってもたらされた可能性が高いといえよう。一方，1980年代後半から脂質エネルギー比と蛋白質エネルギー比の上昇傾向に歯止めがかかったことは，国民の食生活の改善を示唆している。しかし，総脂肪摂取量に占める動物性脂質の割合を示す動物性脂質比は，久山町と国民栄養調査の両方で最近でもわずかながらではあるが一貫して増加傾向にあり，食生活にさらなる改善の余地があることが示唆される。

3 身体活動

国民栄養調査における運動習慣に関する聞き取り調査によれば，運動習慣ありと答えた男性は1986年の19％から2004年には31％に，女性はそれぞれ13％から26％に増えた。しかし，裏を返せばいまだ7割前後の国民には運動習慣がないといえる。労作業の機械化によって職場における身体活動度が低下したにもかかわらず，多くの人々に余暇の運動習慣がないことも脂質異常症をはじめとする代謝性疾患が近年増加している一因と考えられる。

追跡調査における脂質異常症と脳卒中(脳梗塞)の関係

1 血清総コレステロール

国内外の追跡調査の報告をみると，コレステロールと脳卒中(脳梗塞)との間に有意な関連を認めた成績は必ずしも多くはない(**表2**)。35-57歳の米国人男性を対象にしたMultiple Risk Factor Intervention Trial(MRFIT)[3]では，総コレステロールレベルの上昇とともに脳梗塞死亡率は有意に増加したが，総コレステロール値が160 mg/dL以下では逆に出血性脳卒中の死亡率が有意に高かった。51-74歳の日系米国人男性を平均15年間追跡したHonolulu Heart Program(HHP)[4,5]では，総コレステロールと脳梗塞発症との間に有意な正の関連がみられたが[4]，逆に総コレステロール値が189 mg/dL未満の群で出血性脳卒中のリスクが有意に上昇した[5]。一方，20歳以上の一般住民を平均6年追跡したデンマークCopenhagen City Heart Studyの成績では，総コレステロール値が309 mg/dL以上の比較的高いレベルでのみ脳梗塞の死亡リスクが有意に高かった[6]。その他，米国のWomen's Pooling Project[7]では，55歳未満の女性で総コレステロール上昇と脳血管障害による死亡の間に有意な関連が認められた。これに対して，英国のBritish Regional Heart Study[8]，オーストラリアのDubbo Study[9]，ヨーロッパの4つのコホートを統合したEUROSTROKE Study[10]，45の追跡調査の成績を統合したメタアナリシス(対象者の合計45万人)[11]では，総コレステロールレベルの上昇は脳卒中(脳梗塞)の明らかな危険因子とはならなかった。わが国では，秋田県の農村住民[12]や大阪の労働者[13]をそれぞれ8年間追跡した報告や，第3次循環器疾患基礎調査の受診者を17年間追跡したNational Integrated Project for Prospective Observation of Non-communicable Disease And its Trend in the Aged (NIPPON DATA)[14]があるが，いずれも総コレステロール値と脳卒中(脳梗塞)の間に有意な関連は認めなかった。

血清コレステロールはその組成によって，動脈硬化に与える影響が異なることは周知の事実である。そこで血清LDLコレステロールおよびHDLコレステロールと脳卒中(脳梗塞)の関係を検討した追跡研究の成績を以下にまとめた。

表2 総コレステロールと脳卒中（脳梗塞）に関する追跡研究

研究	性	対象者数（人）	年齢（歳）	追跡年（年）	エンドポイント	相対リスク（高値群vs低値群）
MRFIT（米国）	男	350 977	35-57	6	脳梗塞	2.6
Honolulu Heart Program（米国）	男	6352	51-74	15	脳梗塞	1.4
Copenhagen City Heart Study（デンマーク）	男女	11 358	≧20	6	脳梗塞	2.4
Women's Pooling Project（米国）	女	24 343	30-54 ≧55	14	脳梗塞	1.2（連続量）NS
British Regional Heart Study（英国）	男	7735	40-59	17	脳卒中	NS
Dubbo Study（オーストラリア）	男女	2805	60-98	8	脳梗塞	NS
EUROSTROKE Study*（欧州）	男女	346/905（脳卒中/対照）	25-64	4-12	脳梗塞	NS
メタアナリシス（45の追跡調査）	男女	448 415	15-99	16	脳卒中	NS
秋田農村（日本）	男女	2475	40-69	8	脳梗塞	NS
大阪労働者（日本）	男	6624	40-59	8	脳梗塞	NS
NIPPON DATA（日本）	男女	9216	≧30	17	脳卒中	NS

NS：非有意，*：コホート内症例対照研究

表3 LDLコレステロールと脳卒中（脳梗塞）に関する追跡研究

研究	性	対象者数（人）	年齢（歳）	追跡年（年）	エンドポイント	相対リスク（高値群vs低値群）
Women's Health Study（米国）	女	27 937	≧45	11	脳梗塞	1.9
Cardiovascular Health Study（米国）	男女	4885	≧65	8	脳梗塞	1.1（連続量）
Framingham研究（米国）	男女	2723	49-82	6	脳梗塞	男性NS 女性0.7（連続量）
ARIC Study（米国）	男女	14 175	45-64	10	脳梗塞	NS

NS：非有意

2 血清LDLコレステロール

血清LDLコレステロールレベルと脳卒中（脳梗塞）の関連について検討した追跡調査の成績は少なく，報告はいずれも米国から発信されているが，結論は一定していない（表3）。45歳以上の女性を対象としたWomen's Health Study（WHS）[15]や65歳以上の男女を対象としたCardiovascular Health Study（CHS）[16]では，LDLコレステロールレベルと脳梗塞発症との間に正の関連が認められたのに対して，Framingham研究では女性においてLDLコレステロール上昇と脳梗塞発症の間に負の関連がみられ，男性では関連がなかった[17]。また，Atherosclerosis Risk in Communities（ARIC）でも両者の間に有意な関連は見いだせなかった[18]。

3 血清HDLコレステロール

欧米やわが国から，血清HDLコレステロールレベルと脳卒中（脳梗塞）との関係を検討した追跡研究の成績が報告されている（表4）。前述の英国のBritish Regional Heart Study[8]，デンマークのCopenhagen City Heart Study[6]，オーストラリアのDubbo Study[9]とともに，42歳以上の男性を21年間追跡したイスラエルのIschemic Heart Disease Study[19]，EUROSTROKE Study[10]の女性でも，追跡開始時のHDLコレステロールレベルと脳梗塞発症・死亡との間に有意な負の関連が認められた。しかし，米国のFramingham研究[17]やARIC研究[18]では両者の間に有意な関連はみられなかった。日本人を対象とした追跡研究のうち，富山県小矢部市の住民を10年間追跡したOyabe Study[20]やNIPPON DATAの追跡調査の成績[21]では，HDLコレステロール低下と脳梗塞発症・死亡との間に有

表4 HDLコレステロールと脳卒中(脳梗塞)に関する追跡研究

研究	性	対象者数(人)	年齢(歳)	追跡年(年)	エンドポイント	相対リスク(高値群vs低値群)
British Regional Heart Study(英国)	男	7735	40-59	17	脳卒中	0.7
Copenhagen City Heart Study(デンマーク)	男女	11 358	≧20	6	脳梗塞	0.5(連続量)
Dubbo Study(オーストラリア)	男女	2805	60-98	8	脳梗塞	0.6(連続量)
Israeli Ischemic Heart Disease Study(イスラエル)	男	8586	≧42	21	脳梗塞	0.9(連続量)
Framingham研究(米国)	男女	2723	49-82	6	脳梗塞	NS
ARIC研究(米国)	男女	14 175	45-64	10	脳梗塞	NS
EUROSTROKE Study*(欧州)	男女	346/905(脳卒中/対照)	25-64	4-12	脳梗塞	男性NS 女性0.5(連続量)
Oyabe Study(日本)	男女	4989	35-79	10	脳梗塞	0.3
NIPPON DATA(日本)	男女	7175	≧30	10	脳卒中	負の関連(連続量)
大阪労働者(日本)	男	6624	40-59	8	脳卒中	NS

NS:非有意, *:コホート内症例対照研究

意な関連が認められている.しかし,前述の大阪労働者を対象とした報告では,両者の間に有意な関連はなかった[13]).

極端に高いHDLコレステロールレベル(>100 mg/dL)では,コレステリルエステル転送蛋白や肝性リパーゼの欠損によって,血管壁から肝へのコレステロール逆転送系が障害されている例があり,その場合粥状動脈硬化のリスクが逆に上昇することが指摘されている.しかし,高HDLコレステロール血症が脳梗塞の有意な危険因子になるという追跡調査の成績はみあたらないようである.

脂質の組成と脳梗塞

このように血清脂質と脳梗塞との間に一定の関係がみられない一因として,脳梗塞は発生機序や責任血管の大きさによっていくつかのタイプに分けられるが,そのタイプによって血清コレステロールの与える影響が異なる可能性があげられる.1961年に設定した久山町第1集団の追跡調査では,血清総コレステロールレベルと心原性脳塞栓症との間に負の関連が認められた[22]).したがって血清脂質と脳梗塞との関連を論じる際には,脳梗塞を病型別に分けて解析する必要があろう.そこで,1983年に設定した久山町の集団2467人(40歳以上)を6年間追跡した成績において,血清脂質レベルと脳塞栓症を除いた脳血栓症の発症率との関連を検討した.ここでは,脂質異常症の指標として,「(総コレステロール-HDLコレステロール)/HDLコレステロール」で算出した動脈硬化指数を用いた.その結果,動脈硬化指数と年齢調整後の脳梗塞および非塞栓性脳梗塞発症率との間に有意な正の関連が認められた(図2)[23]).多変量解析では,動脈硬化指数は脳塞栓症を含む全脳梗塞の有意な危険因子とならなかったが,非塞栓性脳梗塞に対しては年齢,収縮期血圧,飲

図2 動脈硬化指数レベルと脳梗塞発症率
(文献23「清原裕,藤島正敏,加藤功:脳血管障害における高脂血症治療の意義とマネージメント,内科72(1), p.126, 1993」より許諾を得て転載)
対象は久山町住民2467人.40歳以上(1983-89年).性・年齢調整を実施.

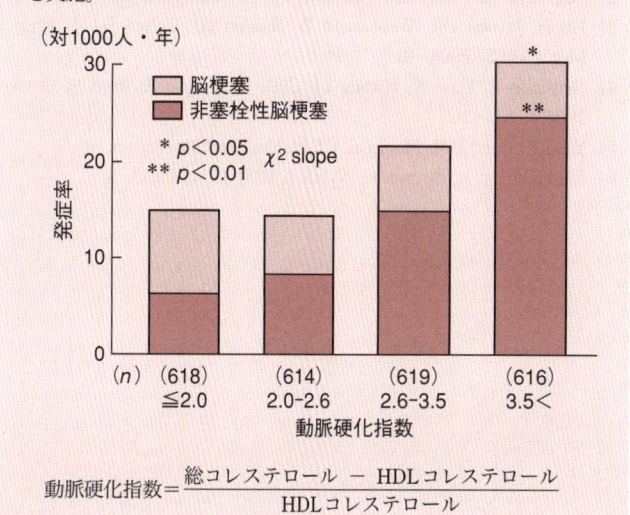

$$動脈硬化指数 = \frac{総コレステロール - HDLコレステロール}{HDLコレステロール}$$

酒習慣とともに独立した有意な危険因子となった。しかし，総コレステロールレベルは明らかな危険因子とはならなかった。つまり，脂質異常症は脳梗塞の重要な危険因子であるが，その影響の大きさは個々の脂質レベルではなく，その割合によって決定されると考えられる。

おわりに

わが国では国民の血清総コレステロールレベルが著しく増加し，脳梗塞の新たな危険因子としてその重要性が増している。その影響を正しく評価するには，個々の脂質値とともにその組成を考慮し，さらに脳梗塞をタイプ別にみたきめ細かな検討が必要である。

引用文献

1) Kubo M, Hata J, Doi Y, Tanizaki Y, Iida M, Kiyohara Y. Circulation 2008; 118: 2672-8.
2) 友納美枝子, 内田和宏, 城田知子. 中村学園研究紀要 2006;39:1-8.
3) Iso H, Jacobs DR, Wentworth D, Neaton JD, Cohen JD. N Engl J Med 1989;320:904-10.
4) Benfante R, Yano K, Hwang LJ, Curb JD, Kagan A, Ross W. Stroke 1994;25:814-20.
5) Yano K, Reed DM, MacLean CJ. Stroke 1989;20:1460-5.
6) Lindenstrom E, Boysen G, Nyboe J. BMJ 1994;309:11-5.
7) Horenstein RB, Smith DE, Mosca L. Stroke 2002;33:1863-8.
8) Wannamethee SG, Shaper AG, Ebrahim S. Stroke 2000;31:1882-8.
9) Simons LA, McCallum J, Friedlander Y, Simons J. Stroke 1998;29:1341-6.
10) Bots ML, Elwood PC, Nikitin Y, Salonen JT, Freire de Concalves A, Inzitari D, et al. J Epidemiol Community Health 2002;56 Suppl 1:i19-24.
11) Prospective studies collaboration. Lancet 1995;346:1647-53.
12) Ueshima H, Iida M, Shimamoto T, Konishi M, Tsujioka K, Tanigaki M, et al. Prev Med 1980;9:722-40.
13) Kitamura A, Iso H, Naito Y, Iida M, Konishi M, Folsom AR, et al. Circulation 1994;89:2533-9.
14) Okamura T, Tanaka H, Miyamatsu N, Hayakawa T, Kadowaki T, Kita Y, et al; NIPPON DATA80 Research Group. Atherosclerosis 2007;190:216-23.
15) Kurth T, Everett BM, Buring JE, Kase CS, Ridker PM, Gaziano JM. Neurology 2007;68:556-62.
16) Psaty BM, Anderson M, Kronmal RA, Tracy RP, Orchard T, Fried LP, et al. J Am Geriatr Soc 2004;52:1639-47.
17) Gordon T, Kannel WB, Castelli WP, Dawber TR. Arch Intern Med 1981;141:1128-31.
18) Shahar E, Chambless LE, Rosamond WD, Boland LL, Ballantyne CM, McGovern PG, et al; Atherosclerosis Risk in Communities Study. Stroke 2003;34:623-31.
19) Tanne D, Yaari S, Goldbourt U. Stroke 1997;28:83-7.
20) Soyama Y, Miura K, Morikawa Y, Nishijo M, Nakanishi Y, Naruse Y, et al; Oyabe Study. Stroke 2003;34:863-8.
21) Okamura T, Hayakawa T, Kadowaki T, Kita Y, Okayama A, Ueshima H; NIPPON DATA90 Research Group. Atherosclerosis 2006;184:143-50.
22) Tanizaki Y, Kiyohara Y, Kato I, Iwamoto H, Nakayama K, Shinohara N, et al. Stroke 2000;31:2616-22.
23) 清原裕, 藤島正敏, 加藤功. 内科 1993;72:124-7.

コレステロールと末梢動脈硬化

伊澤　淳　池田　宇一

はじめに

　動脈硬化とはさまざまな危険因子を背景として全身の動脈に硬化あるいは閉塞をきたし，進行すれば組織の循環障害を呈する全身疾患である．本稿では，末梢動脈疾患(PAD)の診断・治療に関するガイドラインを紹介し，その脂質低下療法を焦点としてPADの発症予防や治療における有用性に関して概説する．

末梢動脈疾患(PAD)の概念

　PADとは，一般に冠動脈を除く大動脈およびその分枝の狭窄や閉塞，動脈瘤などの動脈硬化性疾患を示す．閉塞性動脈硬化症(ASO)はその代表であり，虚血性心疾患，脳血管疾患に次ぐ第三の動脈硬化性疾患である．日本では高齢化あるいは食生活や生活様式の欧米化などにより動脈硬化性疾患が増加し，実際に下肢PADのほとんどがASOであることから，ASOと下肢PADはほぼ同義とされることもある．

　下肢PADの古典的な危険因子として男性，加齢，喫煙，糖尿病，高血圧症，脂質異常症があげられるが，糖尿病の女性，早期閉経(子宮付属器摘出術後など)あるいは70歳以上の女性は男性同等のリスクとされている．また，米国心臓病学会(ACC)/米国心臓協会(AHA)が2006年に発表したPADの診療ガイドライン[1]では，下肢PADのリスクのある患者として，表1の項目をあげている．動脈硬化は全身の血管疾患であることから，このような危険因子の検索や全身の動脈硬化性疾患の系統的な評価が大切である[2-4]．

診断

　動脈硬化性疾患の診断では，自覚症状を評価し詳しい問診により，まず疑うことが大切である．下肢PADの徴候として下肢疼痛，間欠性跛行(労作時倦怠感，不快感，安静で改善する疼痛)，治癒しない創傷，壊疽などがあり，重症度分類としてフォンタン分類(表2)が知られている．初期の症状は倦怠感など非特異的であったり，無症状であることも少なくないため，見逃されていることも多い．腰痛のための症状と誤解されている場合もある．また，高齢者，糖尿病や血液透析中の患者，あるいは心肺機能の低下により運動耐容能が低下している場合には重症虚血であっても症状が目立たない場合がある[5]．

　PADの間欠性跛行は運動で症状が出現し，休むと10分以内に改善することが特徴である．鑑別すべき病態とし

表1　下肢PADのリスクのある患者(文献1より引用)

- 50歳未満で糖尿病およびその他1つの動脈硬化危険因子(喫煙，高脂血症，高血圧，または高ホモシステイン血症)を有する
- 50-69歳で喫煙歴または糖尿病を有する
- 70歳以上
- 労作時下肢症状(間欠性跛行を示唆)または安静時虚血性疼痛
- 下肢動脈拍動触診所見の異常
- 既知の冠動脈，頸動脈，または腎動脈の動脈硬化性疾患

表2　フォンタン分類

I	無症状・冷感・しびれ感(軽度虚血)
II	間欠性跛行(中等度虚血)
III	安静時疼痛(高度虚血)
IV	潰瘍・壊死(重度虚血)

信州大学大学院医学系研究科循環器病態学

て，脊柱管狭窄症，椎間板ヘルニア，変形性関節症などによる腰仙骨部の神経圧迫症状があげられ，これらの症状は，体位によって変動する，運動直後に改善する，あるいは神経支配に一致した感覚障害や運動障害を伴う，などの特徴がある．

身体診察では皮膚の色調変化，チアノーゼの有無，潰瘍や筋萎縮の有無を観察する．下肢の挙上により皮膚色が蒼白になる場合は血流障害が示唆される．大腿，膝窩，足背，後脛骨動脈拍動の左右差に注意しながら触診し，聴診では両側頸動脈，上胸部，腹部大動脈，腎動脈，大腿動脈などの全身の血管雑音を評価する[5]．

続いて，非侵襲的な動脈硬化のスクリーニング検査を行う．簡便で最もよく行われる検査は，足関節上腕血圧比（ABI）である．オシロメトリック法による自動血圧脈波検査器が普及しているが，ドプラ法を用いて後脛骨動脈と足背動脈の血圧をそれぞれ測定し，高いほうの値を用いる方法がより厳密である．0.90以下が異常とされているが，正常値であっても下肢PADが否定されるわけではない．PADが疑われるが安静時のABIが正常な症例では，運動負荷後のABIが参考となる．また，トレッドミル運動負荷試験による跛行出現距離（pain free walking distance：PWD）や最大歩行距離（maximal walking distance：MWD）を測定する方法が重症度の定量評価や，薬物・運動療法の効果判定に有用とされている．また，糖尿病や血液透析患者では血管壁の高度な石灰化や硬化のために，通常のカフ圧では血管が適切に圧迫されない場合があり，このような場合は足趾上腕血圧比（TBI）を測定する．足趾血圧は足関節血圧よりも通常30 mmHg程度低いため，TBIが0.6未満であれば異常と判定する[6]．

また，PADと相関する血清マーカーが報告されている．米国の全国健康栄養調査（NHANES）1999-2002に登録された40歳以上の心血管疾患の既往のない成人のうち，3987人の血清中の尿酸値を解析した結果，尿酸値の上昇とPAD（ABI＜0.9）に相関が示され，尿酸値は動脈硬化の独立した危険因子とされている[7]．同じくNHANESに登録された心血管疾患，糖尿病，高血圧症を認めない1611人の解析では，血清C反応性蛋白（CRP）の上昇とPAD（ABI＜0.9）との相関が報告されている[8]．また，血中のβ_2-ミクログロブリン（B2M）が，自覚症状やABIの重症度と相関するとの報告があり，PADの独立危険因子として，糖尿病，年齢，そしてB2MとCRPの両方の上昇があげられている[9]．また，PAD患者とPADを認めない冠動脈疾患の症例のB2M値を比較すると，PAD患者のほうがより高いとしている．その他，フィブリノゲン，D-ダイマー，血清アミロイドA，ホモシステインなどが動脈硬化の進展に伴って上昇することが示されている．また，サイトカイン（インターロイキン-6，腫瘍壊死因子αなど）や接着分子（E-，L-，P-セレクチン，血管細胞接着分子-1，細胞間接着分子-1など）がPAD患者で健常コントロールよりも高値を示し，トレッドミル運動負荷試験後にその差がより顕著であったとの報告がある[10]．さらに細胞外マトリックスメタロプロテイナーゼ（MMPs）のうち，MMP-2，MMP-9が動脈硬化病変のリモデリングやプラークの不安定化に関与し，特に2型糖尿病のPAD患者におけるMMP-2とMMP-9の高値および活性の上昇が報告されている[11]．

これらの血清学的マーカーは，PAD以外の動脈硬化性疾患でも上昇するため，どの指標がPADに特異的であり日常臨床上有用であるかは今後の課題であろう．

治療

PADの治療は間欠性跛行と重症下肢虚血に分けて考える．後者の場合は緊急性を評価し，必要によって速やかに血行再建術の適応を検討する．

間欠性跛行の治療は第一に危険因子の正常化であり，続いて抗血小板薬による薬物療法と運動療法などの内科的治療を行う．日本脈管学会も参加して定められたPADの国際ガイドラインTrans-Atlantic Inter-Society Consensus（TASC）II[12]に定められた治療戦略を図1に示す．内科的治療の効果が乏しい場合には，血行再建を目的とした非薬物療法を検討する．脂質低下療法に関しては以下にガイドラインを詳しく紹介したい．

間欠性跛行に対する運動療法（下肢PADリハビリテーション）は欧米では早くからその有用性が注目されており，1960年代より比較対照試験により治療効果が報告されている．ACC/AHAガイドライン[1]では，具体的にウォームアップとクールダウンの時間をそれぞれ5-10分とったトレッドミルとトラック歩行が有効とされており，患者の症状に応じて運動強度を設定した監視下運動療法が具

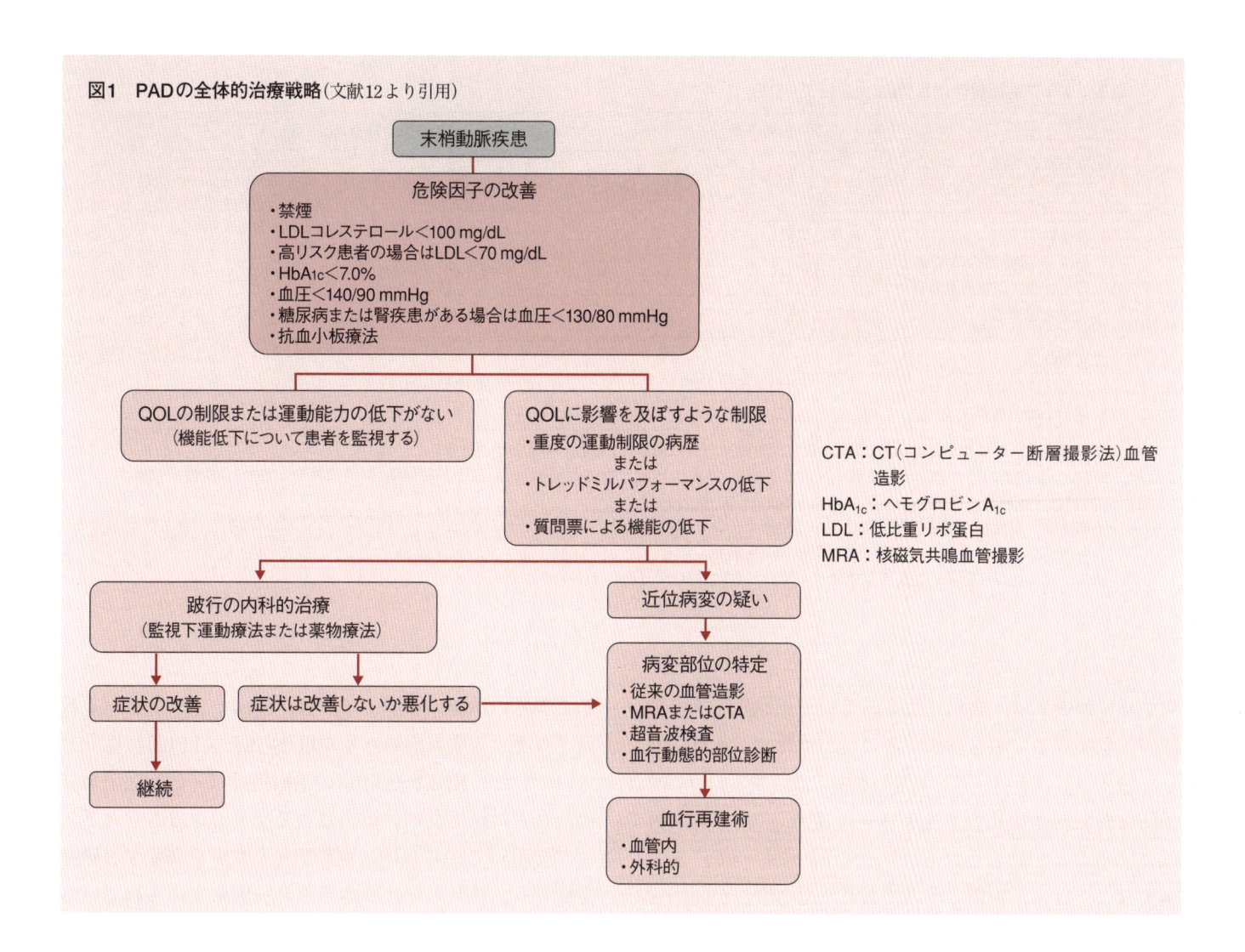

図1 PADの全体的治療戦略（文献12より引用）

CTA：CT（コンピューター断層撮影法）血管造影
HbA$_{1c}$：ヘモグロビンA$_{1c}$
LDL：低比重リポ蛋白
MRA：核磁気共鳴血管撮影

体的に定められている．わが国でも末梢動脈閉塞性疾患に対するリハビリテーションの保険診療が2006年4月より開始されたが，認定施設に限られているため今後の普及が課題である．

ガイドラインにみる治療戦略

1 日本動脈硬化学会による動脈硬化性疾患予防ガイドライン2007年版[13]

心血管疾患と脳血管障害は日本人の死因統計上，癌と並んで大きな位置を占め，死因の30％に及んでいる．日本動脈硬化学会の動脈硬化診療・疫学委員会は2007年，脂質異常症の診断基準と，動脈硬化予防の標準的診療を提示するガイドラインを改訂した．わが国における疫学調査研究：National Integrated Project for Prospective Observation of Non-communicable Disease And its Trends in the Aged（NIPPON DATA）80や，臨床介入研究：Management of Elevated Cnolesterol in the Primary Prevention Group of Adult Japanese（MEGA），Japan EPA Lipid Intervention Study（JELIS）などのエビデンスを背景とする，日本人による日本人のための指針である．特にPAD患者の治療に限定される指針ではないが，以下が主な骨子である．①高LDLコレステロール血症は冠動脈疾患，脳梗塞の危険因子である．②その他の主要危険因子は，高血圧，糖尿病，喫煙，家族歴，低HDL血症，男性，加齢がある．③メタボリックシンドロームは，LDLコレステロールとは独立した重要で危険な病態である．④冠動脈疾患，脳梗塞の発症を予防するためには，高LDLコレステロール血症を中心とした脂質異常を改善する必要がある．⑤一

表3 リスク別脂質管理目標値(文献13より引用)

治療方針の原則	カテゴリー		脂質管理目標値(mg/dL)		
		LDLコレステロール以外の主要危険因子*	LDLコレステロール	HDLコレステロール	TG
一次予防 まず生活習慣の改善を行った後，薬物治療の適応を考慮する	Ⅰ(低リスク群)	0	<160	≧40	<150
	Ⅱ(中リスク群)	1-2	<140		
	Ⅲ(高リスク群)	3以上	<120		
二次予防 生活習慣の改善とともに薬物治療を考慮する	冠動脈疾患の既往		<100		

脂質管理と同時に他の危険因子(喫煙、高血圧や糖尿病の治療など)を是正する必要がある。
*LDLコレステロール値以外の主要危険因子:加齢(男性≧45歳,女性≧55歳),高血圧,糖尿病(耐糖能異常を含む),喫煙,冠動脈疾患の家族歴,低HDLコレステロール血症(<40 mg/dL)
・糖尿病,脳梗塞,閉塞性動脈硬化症の合併はカテゴリーⅢとする。
・家族性高コレステロール血症については別項を参照のこと。
HDL:高比重リポ蛋白,LDL:低比重リポ蛋白,TG:トリグリセライド

次予防においては，高LDLコレステロール血症以外の動脈硬化危険因子の数を評価することが重要で，それに応じてLDLコレステロールの管理目標値を設定する。⑥二次予防においてはLDLコレステロール100 mg/dL未満を目標にすることが勧められる。⑦一次予防において，まず重要なことは生活習慣の改善であり，薬物療法が開始されたとしても継続して指導すべきである。

一次予防では，LDLコレステロール値以外の危険因子をいくつ有するかにより患者カテゴリーを低リスク，中リスク，高リスクの3群(カテゴリーⅠ，Ⅱ，Ⅲ)に分類した。その危険因子は，加齢(男性45歳以上，女性55歳以上)，高血圧，糖尿病(耐糖能異常を含む)，喫煙，冠動脈疾患の家族歴，低HDL血症である。注目すべきは，ASO，糖尿病，脳梗塞を1つでも有する場合はカテゴリーⅢに分類されることである。したがって，PAD患者の脂質管理目標値は，LDLコレステロール120 mg/dL未満，HDLコレステロール40 mg/dL以上，トリグリセライド150 mg/dL未満である(表3)。

2 ACC/AHAによるPADの診療ガイドライン[1]

PADと診断された場合には，まず危険因子に対する介入(危険因子の正常化)が第一とされており，禁煙と，高血圧，脂質異常症，糖尿病に対する治療が必要とされる。脂質異常の治療ガイドラインは，米国コレステロール教育プログラム成人治療パネルⅢ(NCEP-ATPⅢ)に従うとされている。NCEP-ATPⅢの治療指針は，危険因子の評価，さらには男女別に算出されるフラミンガムリスクスコアを用いて10年以内に冠動脈イベントを発症する確率を概算し，それらによりカテゴリー別に定められていることが特徴である。

脂質(LDLコレステロール値)管理目標値の基準となる主要危険因子として以下があげられている。

・喫煙
・高血圧症(140/90 mmHg以上または降圧薬内服中)
・低HDLコレステロール(40 mg/dL未満)*
・若年発症の冠動脈疾患の家族歴
・加齢(男性45歳，女性55歳以上)

　　*HDLコレステロール60 mg/dL以上は陰性因子として，危険因子の総数を1つマイナスする。

さらに，「冠動脈疾患と同等リスク」とされる病態(10年で20％超の確率で冠動脈イベントを呈する)として以下が示されている。

・その他の動脈硬化性疾患(PAD，腹部大動脈瘤，症候性頸動脈硬化症)
・糖尿病
・冠動脈疾患の危険が10年で20％超に相当する多数の

表4 NCEP-ATP Ⅲのリスクカテゴリー別治療指針(文献14,15より引用)

リスクカテゴリー	LDLコレステロール目標値	生活習慣指導を開始すべきLDLコレステロール値	薬物治療を考慮すべきLDLコレステロール値
冠動脈疾患あるいは冠動脈疾患と同等リスク(リスク*>20%)	<100 mg/dL	≧100 mg/dL	≧130 mg/dL (100-129 mg/dLでは薬物治療は任意)
危険因子：2以上(リスク*≦20%)	<130 mg/dL	≧130 mg/dL	≧130 mg/dL：リスク*10-20% ≧160 mg/dL：リスク*<10%
危険因子：0-1	<160 mg/dL	≧160 mg/dL	≧190 mg/dL (160-189 mg/dLではLDL低下療法は任意)

*男女別に定められたフラミンガムリスクスコアにより算出される10年以内の冠動脈疾患発症(死亡を含む)の危険率(%)
NCEP-ATPⅢ：米国コレステロール教育プログラム成人治療パネルⅢ

危険因子を有する

これらを参考にカテゴリー分類され，各カテゴリーでLDLコレステロールの目標値，生活習慣指導を開始すべきLDLコレステロール値，そして薬物治療を考慮すべきLDLコレステロール値が表4のように定められている[14,15]。したがってNCEP-ATPⅢでは，PADを有する場合は最も厳しいカテゴリーに分類され，脂質管理目標値は，LDLコレステロール100 mg/dL未満であり，100 mg/dL以上で生活習慣指導を開始，130 mg/dL以上で薬物治療を検討する(100-129 mg/dLでは薬物治療は任意)とされる。この基準によるLDLコレステロールの目標値は，先に述べたわが国の動脈硬化学会のガイドラインよりも厳しい基準である。一方，わが国の基準ではHDLコレステロールとトリグリセライドの基準値も定められていることが特徴といえる。

3 TASC Ⅱ[12]

欧米の脈管学関連の14学会は，PADの診断と治療に関するガイドラインとして2000年にTASCを発表した。その後の画像診断や新たな治療方法の開発によりPADの診療は飛躍的に発展したため，日本脈管学会も参加したワーキンググループはガイドラインを改訂し，2007年にTASC Ⅱとして発表した。簡略化され，一般臨床医にもわかりやすく改訂されたTASC Ⅱは，根拠となる文献や報告のエビデンスレベルに応じて推奨事項を次のようにA，B，Cの3段階に分けたことが特徴である(A：明確な推奨事項を扱った，全体的に良質で一貫性のある多数の文献の一部としての，少なくとも1つのランダム化比較試験の基準に基づいていること，B：推奨事項の主題に関する良質なランダム化比較試験はみられないが，よく管理された臨床試験に基づいていること，C：専門家委員会の報告や意見，および/または権威者の臨床経験から得たエビデンスに基づいていること)。

TASC Ⅱに示されたPADの独立危険因子は，総コレステロール，LDLコレステロール，トリグリセライドおよびリポ蛋白(a)値上昇であり，またPADの発症抑制因子は，HDLコレステロールとアポリポ蛋白A-I値の上昇である。さらにPAD患者の脂質コントロールにおける推奨事項として以下の項目を明記している[エビデンスレベル]。

a) すべての症候性PAD患者では，LDLコレステロール値を100 mg/dL未満に低下させるべきである[A]。
b) 他の血管疾患の病歴(たとえば冠動脈疾患)を有するPAD患者に対しては，LDLコレステロール値を70 mg/dL未満に下げることが適切である[B]。
c) ほかに心血管疾患の臨床的徴候のないすべての無症候性PAD患者においても，LDLコレステロール値は100 mg/dL未満に低下させるべきである。
d) トリグリセライド値が高くLDLコレステロールを正確に算出できないPAD患者では，LDLコレステロール値を直接測定し，上記の値となるよう治療すべきである。あるいは，non-HDLコレステロール値を130 mg/dLを目標に算出するとよい。さらに高リスク患

者においては100 mg/dL未満にすべきである。
e) 脂質濃度の異常をコントロールするための初期治療は，まず食事療法である［B］。
f) 症候性PAD患者において，心血管イベントリスクの減少のためにLDLコレステロール値を低下させるうえで，スタチンを第一選択とすべきである［A］。
g) フィブラートおよび/またはニコチン酸は，HDLコレステロール値の上昇およびトリグリセライド値の低下作用を有しており，それらの脂質分画の異常をもつPAD患者に対して検討されるべきである［B］。

脂質低下療法の治療効果

PADにおける脂質低下療法の有効性を評価した4S試験によると，シンバスタチンの内服群ではコントロール群に比べて，新たな間欠性跛行の発症が38%抑制され，さらに血管雑音や狭心症，脳血管障害の発症が抑制された[16]。またシンバスタチン治療は，フォンタンII度のPAD患者の歩行距離（PWD，MWD）とABIを改善し，自覚症状（間欠性跛行）をさらに有意に改善した[17]。60歳以上（平均75歳）のPAD患者を対象とした試験でも，同じくシンバスタチン治療によりトレッドミル負荷試験で評価した運動耐用能に改善を認めたとの報告がある[18]。このような臨床研究が最近の脂質低下療法のガイドラインの根拠とされるが，スタチンの効果に関する最近の研究では，コレステロールの低下作用だけではなくプラークの安定化や血管内皮機能の改善作用などの有用性が示唆されている[19]。

さらに，脂質低下療法による動脈硬化抑制効果は，コレステロールの絶対値か，その低下率か，あるいは内服継続期間か，むしろHDL増加作用が重要であるのか，さらにはその他のリポ蛋白代謝異常，small dense LDL，トリグリセライドが重要であるのかなどを検討すべくさまざまな研究が進行中であり，PADの治療に限定されないが，動脈硬化抑制治療のさらなる発展が期待される。

動脈硬化性疾患の合併とPAD

血管疾患（脳血管疾患，冠動脈疾患，PAD）を有する患者または心血管疾患発症の危険因子を3つ以上認める高リスク患者を対象としたReduction of Atherothrombosis for Continued Health（REACH）Registryは全世界で68 000人，日本で5193人の外来患者を対象とした大規模疫学研究である。日本の5193人の内訳は，危険因子のみが16.3%，何らかの心血管疾患を有する症候性の患者が83.7%であった。PADは全体の12.1%に認められており，PADを有する患者の約3割が冠動脈疾患，約2割が脳血管疾患を合併している点は注目すべきである。PAD患者における背景疾患は，高血圧が最も高頻度で77.8%，次いで糖尿病が41.2%，脂質異常症が36.0%といずれも頻度が高い。また，PAD患者におけるこれらの背景疾患の治療状況は，冠動脈疾患を有する患者に比べて血圧と脂質の管理が不十分である傾向が示唆されている[20]。このREACH Registryにおいて，スタチンの内服を含む脂質低下療法は世界では75.2%に行われているのに対し，わが国では50.8%のみである。また，無症候性患者（危険因子のみ）では66.0%が脂質低下療法を受けるも，その約6割が治療目標値に達していないとのデータがある。治療目標値に達するまで薬剤を無制限に増量すべきではないが，ガイドラインに示された脂質低下療法の現状と課題が示唆される。

米国の研究では，PAD患者は，PADを認めない対照群に比べて心血管イベントのリスクが5倍，脳血管疾患と死亡率が2-3倍との報告がある。ところがこのようなPADの危険を認識している一般の方々は約4人に1人のみであり，その他の動脈硬化関連疾患よりも知られていないとの調査がある[21]。医療者だけでなく一般の方々に対する広報も重要であろう。

2型糖尿病患者を対象としたSecond Manifestation of arterial disease（SMART）では，脳血管疾患を合併する群では合併しない対照群に比べて，冠動脈疾患あるいはPADを有する場合，それぞれ新規の心血管疾患発症のリスクが3-4倍であることが示された。糖尿病患者では動脈硬化性疾患が重なれば重なるほど，さらに新たな心血管疾患を発症する危険が示されている[22]。

末期腎疾患（ESRD）患者29 873人を対象としたわが国を含む世界12ヵ国の疫学研究Dialysis Outcomes and Practice Patterns Studyによると，ESRDで血液透析中の患者の25.3%（わが国では11.5%）にPADを認めている。また，ESRD患者のうちPADを認める場合はPADを認めないコン

トロール群に比べて総死亡，心筋梗塞死，すべての心疾患の死亡リスクのハザード比がそれぞれ1.36，1.38，1.43と有意に高く，この傾向は日本で特に高かった（それぞれ1.90，1.48，1.89）との報告は興味深い[23]。さらに，血液透析を施行していない慢性腎不全患者では19％にPADを認め，その64％が5年の観察期間中に死亡したとの報告は衝撃的である[24]。最近，慢性腎臓病も動脈硬化性疾患の独立危険因子とする考え方が示されている[25]。

以上のことから，PADとその危険因子や合併疾患の評価，および全身の動脈硬化性疾患のスクリーニングの重要性があらためて示唆される。

引用文献

1) Hirsch AT, Haskal ZJ, Hertzer NR, Bakal CW, Creager MA, Halperin JL, et al; American Association for Vascular Surgery. Circulation 2006;113:e463-654.
2) Blum AS. Tech Vasc Interv Radiol 2006;9:50-5.
3) Coppola G, Novo S. Arch Med Res 2007;38:479-88.
4) Hiatt WR. N Engl J Med 2001;344:1608-21.
5) 知久正明．日本内科学会雑誌 2008;97:299-303.
6) 久保田義則．日本内科学会雑誌 2008;97:309-16.
7) Shankar A, Klein BE, Nieto FJ, Klein R. Atherosclerosis 2008;196: 749-55.
8) Shankar A, Li J, Nieto FJ, Klein BE, Klein R. Am Heart J 2007;154: 495-501.
9) Wilson AM, Kimura E, Harada RK, Nair N, Narasimhan B, Meng XY, et al. Circulation 2007;116:1396-403.
10) Signorelli SS, Mazzarino MC, Spandidos DA, Malaponte G. Int J Mol Med 2007;20:279-86.
11) Signorelli SS, Malaponte G, Libra M, Di Pino L, Celotta G, Bevelacqua V, et al. Vasc Med 2005;10:1-6.
12) 日本脈管学会編．下肢閉塞性動脈硬化症の診断・治療指針II．メディカルトリビューン; 2007.
13) 日本動脈硬化学会．動脈硬化性疾患予防ガイドライン2007年版．日本動脈硬化学会; 2007.
14) National Cholesterol Education Program (NCEP) Expert Panel on Detection, Evaluation, and Treatment of High Blood Cholesterol in Adults (Adult Treatment Panel III). Circulation 2002;106:3143-421.
15) National Heart Lung and Blood Institute. Third Report of the Expert Panel on Detection, Evaluation, and Treatment of High Blood Cholesterol in Adults (Adult Treatment Panel III) [Internet]. Maryland: National Institute of Health, Department of Health and Human Sciences; 2002 Sep [updated 2004; cited 2008 Apr 20]. Available from: http://www.nhlbi.nih.gov/guidelines/cholesterol/index.htm
16) Pedersen TR, Kjekshus J, Pyörälä K, Olsson AG, Cook TJ, Musliner TA, et al. Am J Cardiol 1998;81:333-5.
17) Mondillo S, Ballo P, Barbati R, Guerrini F, Ammaturo T, Agricola E, et al. Am J Med 2003;114:359-64.
18) Aronow WS, Nayak D, Woodworth S, Ahn C. Am J Cardiol 2003; 92:711-2.
19) McDermott MM, Guralnik JM, Greenland P, Pearce WH, Criqui MH, Liu K, et al. Circulation 2003;107:757-61.
20) Yamazaki T, Goto S, Shigematsu H, Shimada K, Uchiyama S, Nagai R, et al; REACH Registry Investigators. Circ J 2007;71:995-1003.
21) Hirsch AT, Murphy TP, Lovell MB, Twillman G, Treat-Jacobson D, Harwood EM, et al; Peripheral Arterial Disease Coalition. Circulation 2007;116:2086-94.
22) Gorter PM, Visseren FL, Algra A, van der Graaf Y; SMART Study Group. Diabet Med 2007;24:1352-60.
23) Rajagopalan S, Dellegrottaglie S, Furniss AL, Gillespie BW, Satayathum S, Lameire N, et al. Circulation 2006;114:1914-22.
24) Guerrero A, Montes R, Muñoz-Terol J, Gil-Peralta A, Toro J, Naranjo M, et al. Nephrol Dial Transplant 2006;21:3525-31.
25) Brosius FC, Hostetter TH, Kelepouris E, Mitsnefes MM, Moe SM, Moore MA, et al; American Heart Association Kidney and Cardiovascular Disease Council. Circulation 2006;114:1083-7.

コレステロールとリスク評価チャート

笠置　文善[1]　　上島　弘嗣[2]

はじめに

　長期にわたって追跡調査をするコホート研究に基づいて，動脈硬化性疾患の発症あるいは死亡に関わる要因の有意性を検討するリスク要因解析が種々の集団を対象にして行われてきた。このようなリスク要因解析から，総コレステロールは血圧や喫煙とともに冠動脈性心疾患の発症に寄与する，有意で主要な危険因子であるという重要な知見が確認されてきた。

　ここでは，日本を代表する集団を19年にわたって死亡追跡したNational Integrated Project for Prospective Observation of Non-communicable Disease And its Trends in the Aged (NIPPON DATA) 80 [1,2]の成績に基づいて，血清総コレステロールの及ぼす冠動脈性心疾患や脳卒中への死亡リスクについて記述し，ならびに収縮期血圧，喫煙などの個人のもっている危険因子に応じて，冠動脈性心疾患や脳卒中の死亡予測を量的に図表化したリスク評価チャートについて解説する。

NIPPON DATA80

　わが国における循環器疾患の危険因子などの実態を把握する循環器疾患基礎調査[3]が10年をサイクルとして実施されてきた。この基礎調査は，30歳以上を客体としランダム抽出により日本を代表する対象者が抽出されている。NIPPON DATAは，この循環器疾患基礎調査時をベースラインとして対象者に起こるその後の死亡を追跡調査したものである。

　この追跡調査によって，わが国を代表する若年者から高齢者の広い範囲の年齢層にわたって，日本人に起こっている危険因子と循環器疾患の死亡リスクとの関連が適切に反映された成績が提供され，循環器疾患の疫学・予防研究にとって有用な情報源となっている。

　NIPPON DATA80は1980年の循環器基礎調査対象者約1万人の死亡追跡調査成績である。ここでは，1980年から1999年までの追跡調査に基づいた成績について記述しているが，現在ではさらに2004年まで追跡が延長されている。

コレステロールの分布と冠動脈性心疾患や脳卒中の死亡リスク

　30歳以上の年齢層でコレステロール値はどのような分布になっているのか，1980年の循環器基礎調査[3]からみた日本の全体像を図1に示している。男女間で血清総コレステロール値を比較すると，特徴的な年齢パターンの差異が見てとれる。男性では，年齢に関して血清総コレステロール値はほぼ一定か，むしろ下がり気味，一方，女性では50歳前後からの上昇傾向が観察される。しかしこれはこのまま死亡リスクには反映されず，総コレステロールの冠動脈性心疾患リスクに及ぼす影響に性差がみられる。

　図2は，19年に及ぶ追跡調査に基づく血清総コレステロールと冠動脈性心疾患死亡リスクとの関連を男女別にみたものである。ベースライン時の年齢，血圧，糖尿病，喫煙などの要因を調整して，総コレステロール160-179 mg/dLを基準にしたときの相対リスクを示している[4]。男性では総コレステロールの上昇に伴って冠動脈性心疾患死亡リスクは高くなっていくが，女性では260 mg/dLまでリスクの上昇はみられず，260 mg/dLを超えてから死亡リスクの有意性が検出される。このように，総コレス

---

[1]放射線影響研究所疫学部　　[2]滋賀医科大学生活習慣病予防センター

図1 検査時年齢と総コレステロール

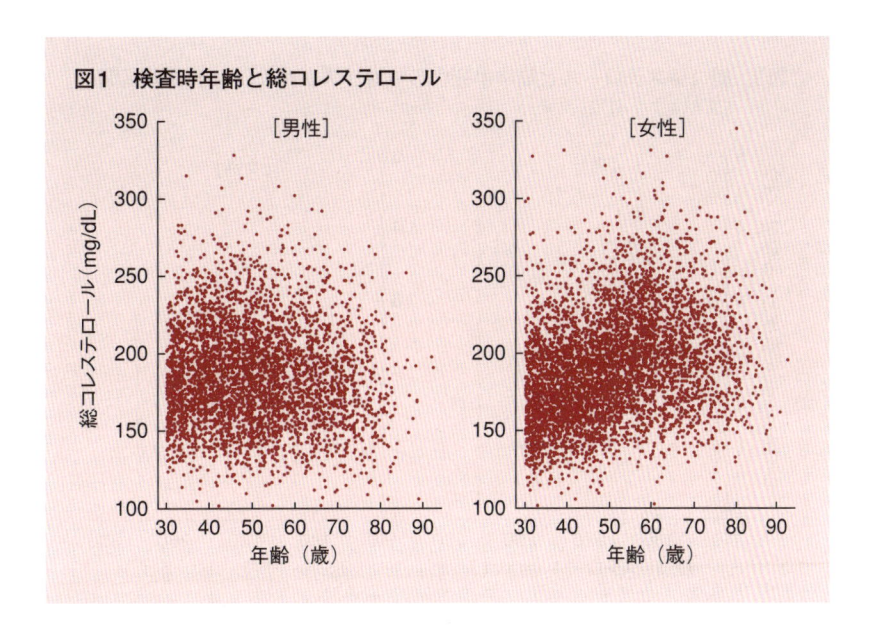

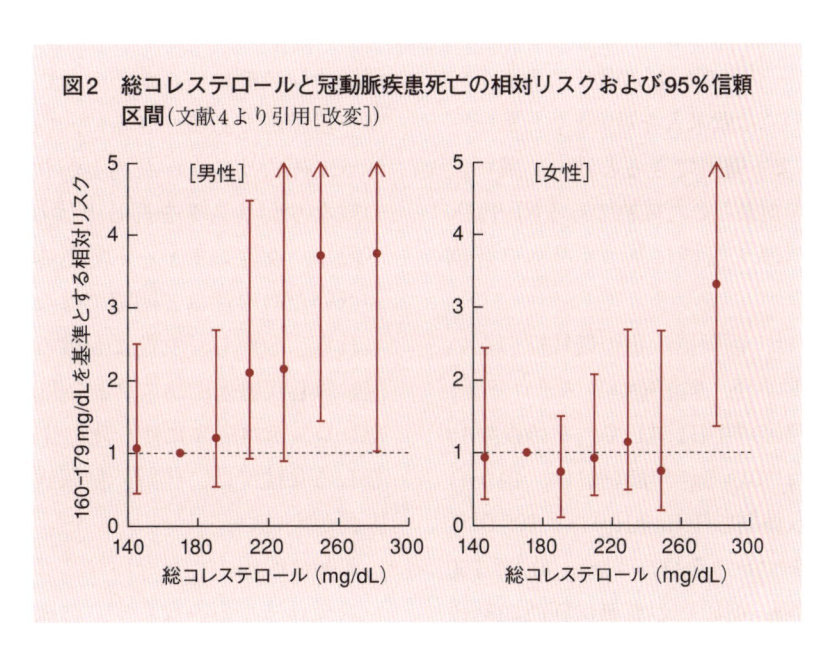

図2 総コレステロールと冠動脈疾患死亡の相対リスクおよび95％信頼区間(文献4より引用[改変])

テロールの年齢パターンとは異なる危険因子としての意義には性差があると考えられる[4]。

図3は，血清総コレステロールと脳卒中死亡リスクとの関連を図示している。脳卒中の死亡リスクに対しては，総コレステロールと一定の関連は観察されていない[4]。病型別では，むしろ160 mg/dL未満の総コレステロールに脳出血のリスクが観測されているが，ここでは脳卒中全体を示している。

NIPPON DATA80に基づくリスク評価チャートの作成

これまで，日本における総コレステロールの分布，ならびに，冠動脈性心疾患や脳卒中死亡の危険因子としての有意性について述べてきた。もし，危険因子のレベルに応じた死亡確率そのものを示すことができるならば，個人のもつ定量的なリスクが直接的に把握され，個人へのリスクを提示するうえで有効な情報となりうる。

このようなツールとして，Framingham研究に基づいた

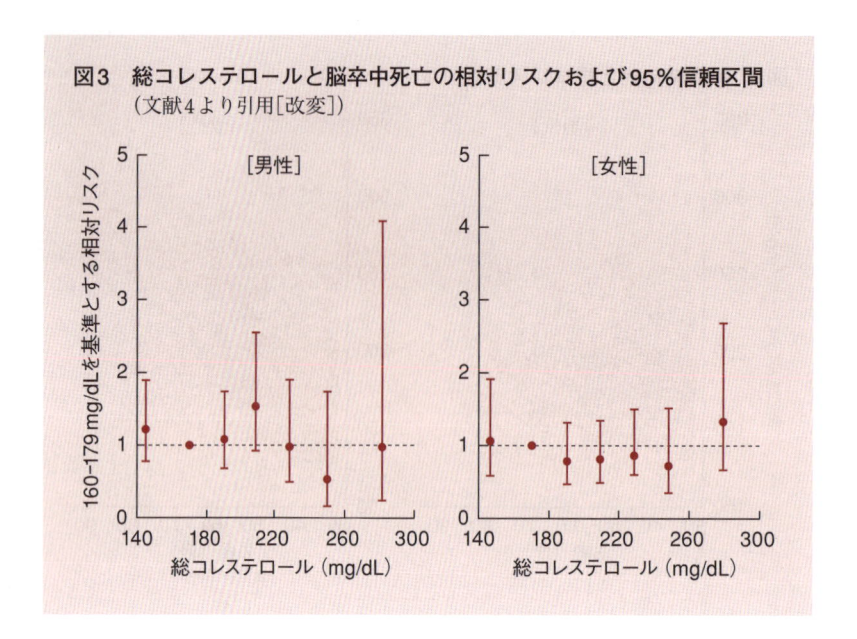

図3 総コレステロールと脳卒中死亡の相対リスクおよび95％信頼区間
（文献4より引用［改変］）

冠疾患スコア表[5]やニュージーランドの冠リスクチャート[6]がある。しかし，これらは欧米人を対象としたチャートであり，わが国にそのまま適用できるとはいい難い。そこで，日本の代表集団を対象とした成績であるNIPPON DATA80に基づいて，日本人の証拠に基づくリスク評価チャートを作成した[7]。

本リスク評価チャートは，循環器疾患の既往歴のない人を対象に，年齢，収縮期血圧，血清総コレステロール，糖尿病の有無，喫煙の有無の要因に対して，その後の10年間の死亡確率が計算されている。年齢(歳)は，40から80未満までの10間隔，収縮期血圧(mmHg)は，100から210未満までの20間隔，総コレステロール(mg/dL)は160から300未満までの20間隔，糖尿病の有無は随時血糖値により200 mg/dL未満か以上かで2区分，喫煙習慣は有無の2区分に分割されて桝目が構成されている。これらの各桝目に対応する危険因子のレベルに応じて，その後の10年以内の冠動脈性心疾患や脳卒中死亡確率が，＜0.5，0.5-0.99，1.0-1.99，2.0-4.99，5.0-9.99，10.0％以上の6区分で色付けパターン化されている(図4-5)。

冠動脈心疾患のリスク評価チャート

図4上段は，男性における冠動脈心疾患のリスク評価チャートである。年齢以外に，血圧，喫煙，糖尿病，血清総コレステロールがその死亡リスクを上昇させることは一目瞭然である。さらに，危険因子のレベルの上昇に伴って死亡リスクが右肩上がりになることは，危険因子の重なりがリスクを押し上げることを示している。**図4下段**は，女性のチャートであるが，冠動脈心疾患死亡率が低いため男性ほど明瞭ではないが，同様の傾向は認められる。しかし，女性における血清総コレステロールと冠動脈心疾患死亡リスクとの関連からも示されるように，総コレステロールに伴う死亡リスクの上昇はみられない。むしろ女性では，年齢，糖尿病，喫煙のリスクに及ぼす影響が大きい。

年齢は改善のできないリスクではあるが，血圧，総コレステロールのみならず，糖尿病への対策あるいは喫煙に対する禁煙指導は，冠動脈心疾患死亡リスクの低下に対してきわめて重要かつ有用であることがわかる。

脳卒中のリスク評価チャート

脳卒中リスク評価チャートは，**図5上**に男性，**図5下**に女性が示されている。年齢とともに，血圧の上昇，糖尿病，喫煙が重要なリスクとなっている。血清総コレステロールは脳卒中死亡のリスクに対してむしろ負の方向にあり，血清総コレステロール値が高くてもリスクは増加していない。しかしながら，血清総コレステロール値が脳卒中

図4 冠動脈心疾患死亡のリスク評価チャート

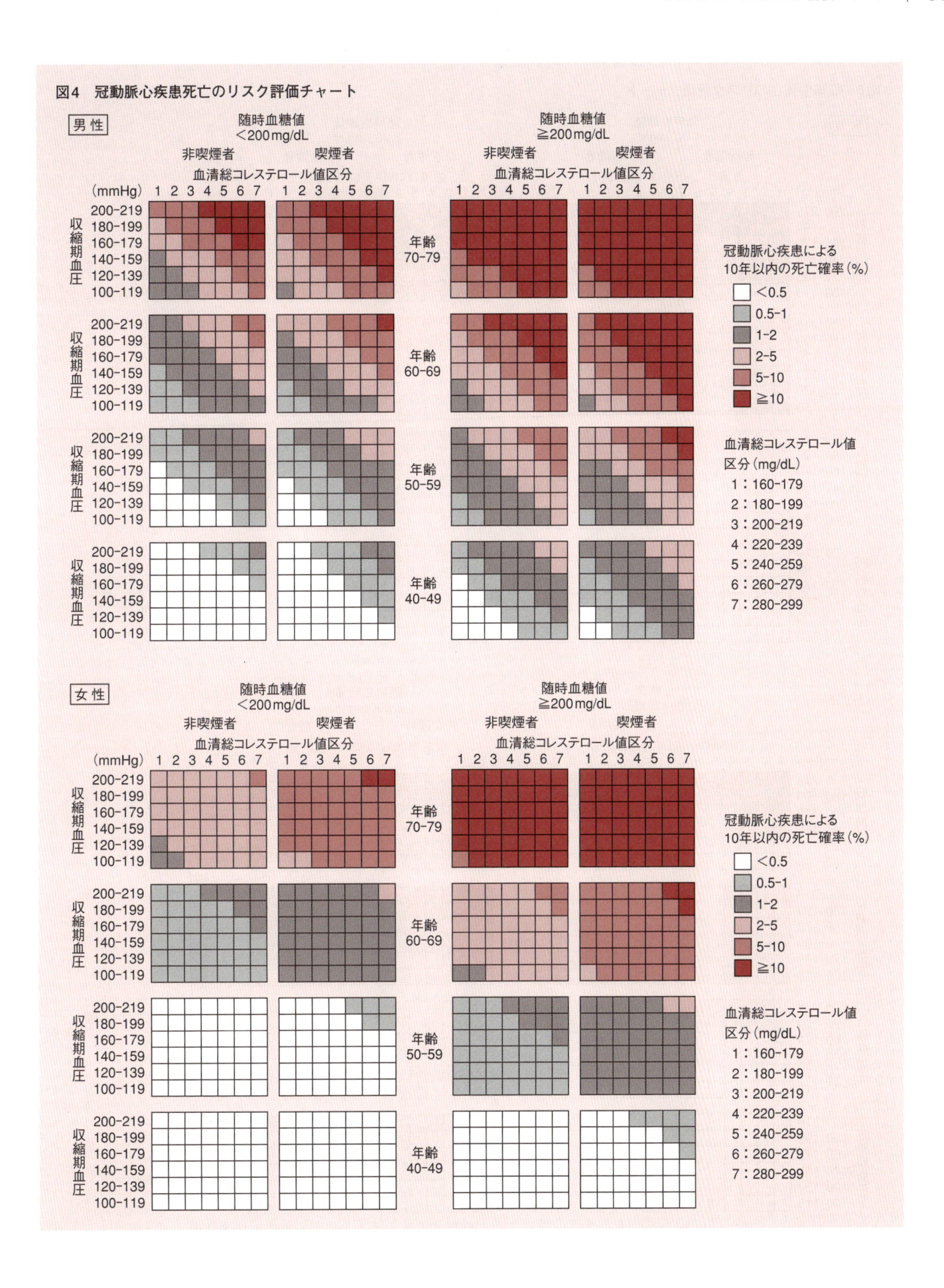

92　3章　コレステロールと動脈硬化─発症機序と疫学─

図5　脳卒中死亡のリスク評価チャート

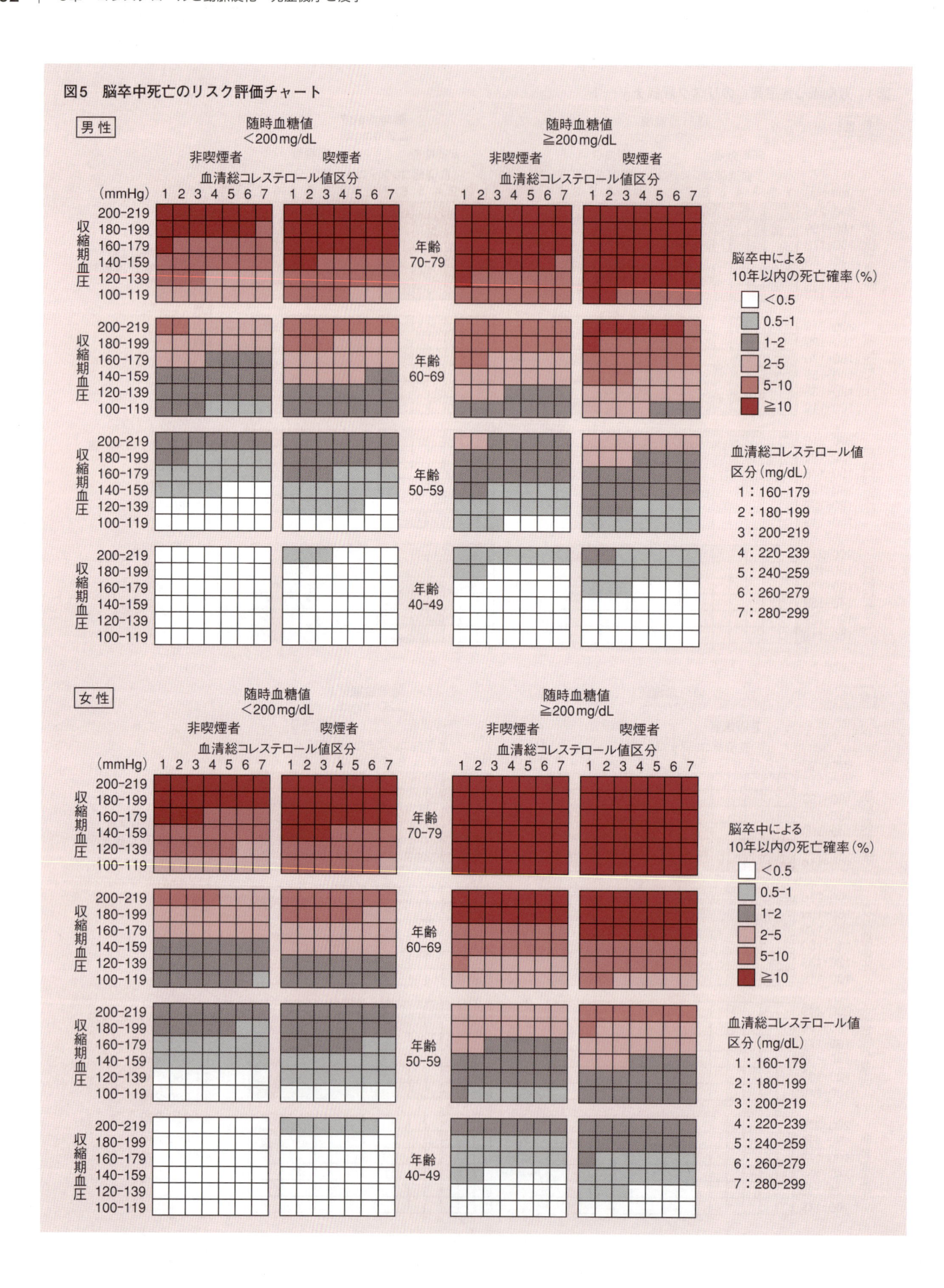

のリスクになっていないからといって，高コレステロール血症を放置しておいてよいわけではない。冠動脈心疾患の予防のために，高コレステロール血症の改善は必要であるからである。

リスク評価チャートの活用法

リスク評価チャートは，個人のもっている要因の各レベルに対応して10年以内の死亡確率が，見た目で判定できるようにパターン化されており個人のリスクを知るうえで容易なツールとなっている。たとえば，冠動脈性心疾患を例にすると，ある男性が年齢65歳で随時血糖値210 mg/dL，喫煙者，収縮期血圧150 mmHg，総コレステロール250 mg/dL，であったとすると，図4のリスク評価チャートをみると，10年以内に冠動脈性心疾患死亡が起こる確率は10％以上と予測される。現状の要因レベルでそれほどにも高いリスクにあるということを知ること，これがこのリスク評価チャートの活用法である。

また，個人のもっている要因をどれだけ下げればどれだけのリスクが低下するかを推測することもできる。たとえば，上記の個人が随時血糖値を200 mg/dL未満に下げれば10年以内の死亡確率は2-5％に減少するし，さらに禁煙すればそのうえに死亡確率は1-2％へと低下することがみてとれる。確かに，要因のレベルを下げればそれがそのままリスクの減少につながるとはいいきれないものの，個人の予防対策や治療への動機付けに利用することができる。

ここで注意しておかなければならないことは，リスク評価チャートでたとえ死亡リスクが低いと算定されても安心することなく，もし喫煙していれば禁煙は第一の指導となる。また，生活指導により血圧値の低下を図ることが大切である。このことは，血清総コレステロール値や耐糖能異常においてもいえる。

おわりに

日本の代表集団を対象とした死亡追跡調査であるNIPPON DATA80に基づいて作成された冠動脈性心疾患および脳卒中のリスク評価チャートは，日本人の危険因子と死亡との関連が反映された日本人の証拠に基づく成績であり，生活習慣の改善，予防対策や治療の個人への動機付けの面で有用な道具立てとして利用できると思われる。

リスク評価チャートを適用する実際の場では，対象者のリスクを視覚的に訴え，対象者にとってのリスク変容のための具体的な目標を設定するなど，対面的に保健や医療指導するには，リスク評価チャートのPC上への展開が必要となる。われわれは，そのプログラムを開発し，現在，実際に生活習慣病予防対策事業の一環として適用している。

引用文献

1) 上島弘嗣. 日本循環器管理研究協議会雑誌1997;31:231-7.
2) 上島弘嗣, 岡山明, 澤井廣量, 飯田稔, 柳川洋, 飯村功. 厚生の指標 1999;46:17-20.
3) 厚生省公衆衛生局. 昭和55年循環器疾患基礎調査報告. 日本心臓財団; 1983.
4) Okamura T, Tanaka H, Miyamatsu N, Hayakawa T, Kadowaki T, Kita Y, et al; NIPPON DATA80 Research Group. Atherosclerosis 2007; 190:216-23.
5) Kessler KM, Kessler RM. Circulation 1998;97:1873-4.
6) Dyslipidaemia Advisory Group on behalf of the scientific committee of the National Heart Foundation of New Zealand. N Z Med J 1996; 109:224-31.
7) NIPPON DATA80 Research Group. Circ J 2006;70:1249-55.

日本人のコレステロール

荒井　秀典

はじめに

　Seven Countries Study[1]が示すように，これまで日本人における虚血性心疾患発症率が欧米に比べ低かったのは，日本人のコレステロール値の低さや魚食を中心とするライフスタイルに負うところが大きかったと考えられる。1960年より10年ごとに日本人の血清コレステロール値に関する調査が行われてきたが，調査が開始された1960年頃の日本人の血清総コレステロール値は約180 mg/dLであり，ほぼ同時期に行われた米国での値と比べると約40 mg/dL低い値を示している。しかしながら，米国コレステロール教育プログラムによる教育効果により総コレステロール値が年々減少している米国とは対照的に，コレステロールについてなんら対策がとられてこなかった日本人の総コレステロール値は，過去40年間上昇傾向を示している。そして最も最近行われた2000年の調査においては，日本人の総コレステロール値の平均は200 mg/dLを超えており，ほぼ米国と肩を並べるまでに達している。今後日本人の血清コレステロールが欧米並みとなり，肥満，糖尿病などが増加することにより，日本人においても狭心症，心筋梗塞などの動脈硬化性疾患の発症率がますます高くなることが危惧されており，その危険性については十分な啓蒙活動が必要であろう。

2000年日本人の血清脂質調査

　「日本人の血清脂質調査」は，一般集団における血清脂質の動向を知るために1960年から10年ごとに行われている全国調査で，2000年に行われた調査が第5回目となる。本稿においては本調査の結果を中心に日本人におけるコレステロール，トリグリセライドの現状について概説したい。本調査は全国36施設において，主として一般健診に訪れた12 839人（男性：7658人，女性：5179人）を対象としたものであり，総コレステロール，トリグリセライド，HDLコレステロールだけでなく，LDLコレステロールを直接法にて測定し，動脈硬化惹起性因子として注目され始めたレムナント様リポ蛋白コレステロールも併せて測定した。2267人についてはトリグリセライドとHDLの代謝に関係する遺伝子の多型についても検討を加えた。年齢は4-99歳で，中心は20歳代から60歳代までである。

日本人の総コレステロール，LDLコレステロール値

　2000年の調査における総コレステロール値は全体の平均が201 mg/dLであり，男性202 mg/dL，女性200 mg/dLとほぼ男女差はなかった[2]。10年前の1990年と比べて，全体平均で5 mg/dLの上昇となっている。全体の5%は脂質低下薬を服用しており，服薬者を除くと全体平均は205 mg/dLとなった。血清総コレステロール値もLDLコレステロール値も男性では30歳代に約20 mg/dL増加した後はほぼ変化がないのに対し，女性においては40歳代から上昇し始め，閉経後である50歳代には30歳代と比べ，40 mg/dL近く上昇，50-60歳代でピークを迎える。直接法によるLDLコレステロールの測定は今回初めて実施されたため，過去のデータとの比較はできないが，平均は118 mg/dLとなり，男性121 mg/dL，女性115 mg/dLで，男性のほうがやや高い傾向がみられた（図1, 2）。男女ともに60歳代以降ではLDLコレステロールの低下を認める。これは高齢になるにつれ，摂食量，特に脂質の摂取が減少することが原因であろう。

京都大学大学院医学研究科人間健康科学系専攻

図1 西暦2000年日本人の血清脂質調査における年齢別，男女別総コレステロール値の推移（文献2より引用[改変]）

図2 西暦2000年日本人の血清脂質調査における年齢別，男女別LDLコレステロール値の推移（文献2より引用[改変]）

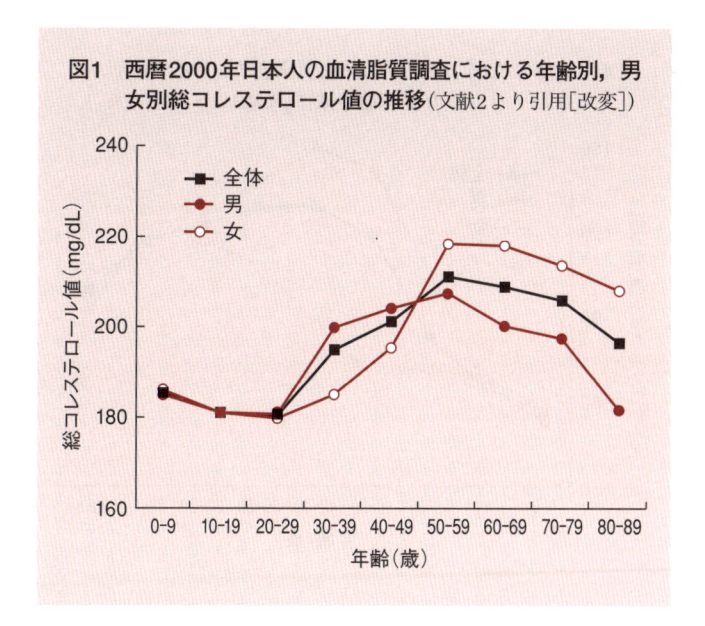

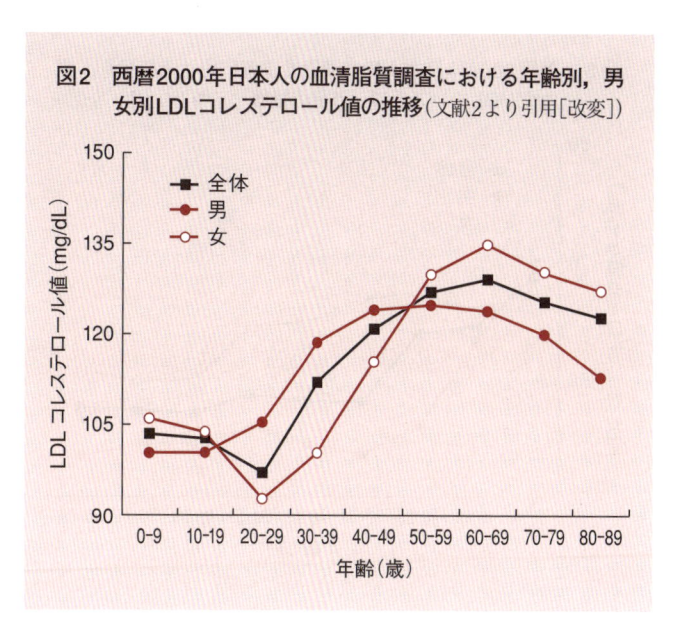

日本人のトリグリセライド値

トリグリセライド値についても若干触れておく。2000年の全体での平均は118 mg/dLであり，男性136 mg/dL，女性92 mg/dLと男性で高値を示し，10年前と比べて全体平均は13 mg/dL上昇した。女性ではほぼ横這いであったが，男性では40-59歳で約30 mg/dL，20-39歳でも約20 mg/dLと著しい上昇が認められた。この傾向は，近年の国民栄養調査での結果とほぼ同様であり，注目すべきである。また，この変化は1990年から2000年にかけての10年間における血清脂質の変化で最も目立った変化であり，今後の対策が必要と考えられる。また，この男性におけるトリグリセライド値の変化はBMIの変化と一致している。すなわち，男性におけるBMIは10年前と比べ，トリグリセライド値と同様に30歳代から増加を示している。これらの変化はメタボリックシンドロームや糖尿病の増加と一致する傾向と考えられる。

日本人のHDLコレステロール値

HDLコレステロール値については平均59 mg/dL，男性55 mg/dL，女性65 mg/dLとなり，10年前と比べて特に女性で約10 mg/dL，男性でも約5 mg/dLの上昇がみられた。図3に示すように10歳代までは男女差を認めないが，男性においては20歳以降減少し，30歳代以降でほぼプラトーに達する。女性においては60歳代以降に減少する傾向がある。前回と今回の検査では測定法が沈殿法と直接法という違いもあったため，その影響も否定できないが，HDLコレステロールと食事内容との関係も知られており，日本人が摂取する食事内容の変化も関係している可能性がある。

日本人における脂質異常症の頻度

今回の調査で高LDLコレステロール血症（140 mg/dL以上）を示す頻度は24%であり，高トリグリセライド血症（150 mg/dL以上）の頻度は22%であった。低HDLコレステロール血症（40 mg/dL未満）は8%であり，他の調査と比べて少ない傾向であった。日本人の血清脂質値は図1から図4において示したような加齢変化をみせるが，現在の日本動脈硬化学会の脂質異常症の診断基準を満たす人の年齢ごとの頻度をみても，同様な傾向がうかがえる。すなわち図5に示すように，男性においては30歳代から高LDLコレステロール血症が増加するが，女性においては閉経後から高LDLコレステロール血症が増加し，その頻度は40%を超えている。また高トリグリセライド血症に関しては，女性においてはコレステロール同様に閉経

図3 西暦2000年日本人の血清脂質調査における年齢別，男女別HDLコレステロール値の推移（文献2より引用[改変]）

図4 西暦2000年日本人の血清脂質調査における年齢別，男女別トリグリセリド値の推移（文献2より引用[改変]）

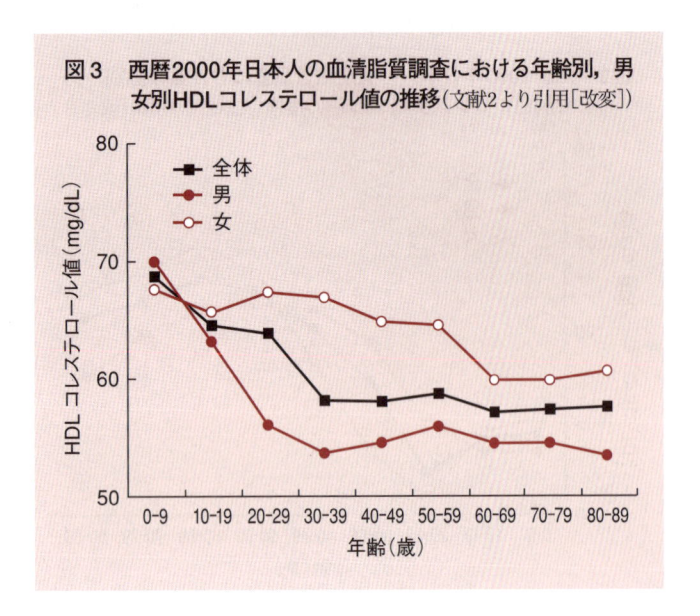

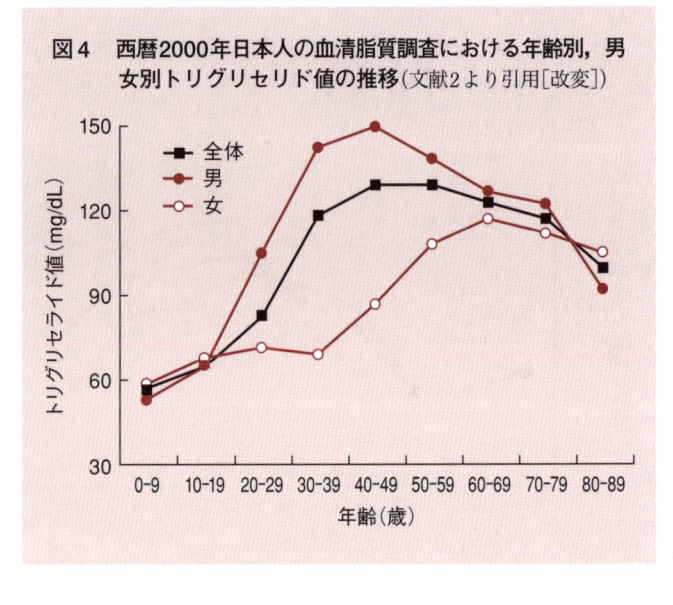

後に増加するが，男性においては20歳代から増加し始め，40歳代でピークを迎える．その頻度は約35%である．このように現在の日本人においては，中年男性における高トリグリセライド血症の増加と閉経後女性における高LDLコレステロール血症の増加が特徴である．今回の調査では一般健診者のなかで高脂血症に対する薬物治療を受けているのは4.7%であり，男性4.2%，女性5.6%と女性に多い傾向が認められた．この脂質低下薬服用者の頻度について，米国では男性のほうが服薬者の頻度が高くなっている．この事実は，米国ではよりリスクの高い男性を中心に治療が行われているのに対し，日本においては高コレステロール血症の頻度と同様な傾向を示しており，両国における高脂血症治療に対する傾向の差が出ており，興味深い．これらのデータをもとに日本人の脂質管理を考え，心血管イベントの抑制に向けて生かす必要があろう．

日本人における脂質異常症の特徴（Ⅱa型に関する解析）

今回われわれは2000年の血清脂質調査のなかで，ウエスト周囲径を測定した3264人につきLDLコレステロールのみが高値を示す脂質異常症であるⅡa型に関する解析を行った．表1に今回解析を行った男性1917人，女性1347人の結果を示す．LDLコレステロール140 mg/dL以上の

図5 西暦2000年日本人の血清脂質調査における年齢別，男女別高LDLコレステロール血症の頻度（文献2より引用[改変]）

Ⅱa型脂質異常症の頻度は男性14.1%，女性16.6%と女性の頻度が高く，平均年齢も女性のほうが55.2歳と男性に比べ，6歳高かった．この結果は閉経後女性にⅡa型脂質異常症が増加することを示している．BMI，血圧，HbA$_{1c}$などは全体の平均値とほぼ同程度であったが，男性のトリグリセライドは全体平均に比べ，低かった．また，non-HDLコレステロールの平均値は180.2 mg/dLであった．表2に示すように高血圧の頻度は男女いずれも1/4程度であったが，メタボリックシンドローム，糖尿病の頻度は男性において高かった．しかしながら，全体の頻度と比較するとメタボリックシンドロームの頻度は約半分であった．また，糖尿病，メタボリックシンドロームの頻度を

表1　日本人の血清脂質調査におけるⅡa型の解析結果

	男性平均	標準偏差	女性平均	標準偏差	男女平均	標準偏差
検査総人数(n)	1917	—	1347	—	3264	—
Ⅱa総数(n)	270	—	224	—	494	—
Ⅱa頻度(%)	14.08	—	16.63	—	15.13	—
年齢	49.12	12.04	55.15	13.40	51.85	13.01
BMI(kg/m^2)	23.77	2.78	23.81	3.32	23.79	3.03
ウエスト(cm)	85.34	7.78	76.79	10.60	81.46	10.10
収縮期血圧(mmHg)	124.04	17.45	126.43	18.55	125.13	17.98
拡張期血圧(mmHg)	76.09	12.10	77.17	10.92	76.58	11.58
HbA$_{1c}$(%)	4.95	0.59	4.65	0.51	4.98	0.55
総コレステロール(mg/dL)	235.5	20.82	244.5	22.58	239.6	22.08
トリグリセライド(mg/dL)	103.2	27.86	95.9	30.11	99.8	29.12
HDLコレステロール(mg/dL)	55.6	11.89	63.9	13.84	59.3	13.46
LDLコレステロール(mg/dL)(caluculated)	159.3	17.29	161.4	18.07	160.3	17.66
LDLコレステロール(mg/dL)(直接，参考値)	154.2	16.92	156.9	17.38	155.3	17.13
non-HDLコレステロール(mg/dL)	179.9	18.55	180.6	19.02	180.2	18.75

表2　Ⅱa型脂質異常症を呈する人の特徴

	男性	女性	男女
糖尿病(%)	7	0.4	4
高血圧(%)	27	26.3	26.7
メタボリックシンドローム(%)	6.3	0.9	3.8
喫煙(%)	41.1	5.8	25.1
脳梗塞(%)	1.5	0.4	1
冠動脈疾患(%)	2.6	1.8	2.2
脂質異常症患者カテゴリー*			
カテゴリーⅠ(%)	15.2	28.6	21.3
カテゴリーⅡ(%)	63.8	63.8	64.4
カテゴリーⅢ(%)	17.4	5.8	12.1

*動脈硬化性疾患予防ガイドライン(2007年版)の危険因子別カテゴリー分類(Ⅰ：低リスク群，Ⅱ：中リスク群，Ⅲ：高リスク群)。

反映してか，カテゴリーⅢに分類される男性が女性に比べ約3倍いることが明らかとなった。この解析より，Ⅱa型は閉経後女性に多く認められるタイプであり，全体に比べて低リスクの項目が多いことがわかる。

ずのHDLコレステロールの低下は認められなかった。今回はデータを示さなかったが，遺伝子多型解析の結果を欧米人と比較してみると，HDLコレステロールを上昇させる変異型の頻度が日本人で高く，これらが日本人の高HDLコレステロール血症の多さの一部を説明するものであろう。そして，食事や生活習慣の違いのみならず，この遺伝的な背景も日本人では欧米人よりも虚血性心疾患が少ないことの理由になっているのではないかと思われる。今回の調査のみから結論づけることはできないが，日本人の高脂血症の特徴をさらに検討する際のヒントになるかもしれない。一方，HDLコレステロールが高いといえども現在のままでは，今後，動脈硬化性疾患が増加するであろうことも，今回の調査から明白である。高LDLコレステロール血症をもたらす最大の要因は食生活の欧米化，特にコレステロール摂取量の増加である。また高トリグリセライド血症の要因も食生活と運動不足であり，これらの改善には，国家レベルでの取組みが必要となるだろう。

まとめ

今回の血清脂質調査では，男性のトリグリセライド値の著しい上昇が認められたものの，それと逆相関するは

参考文献

1) Keys A, Blackburn HW, Van Buchem FSP, Buzina R, Djordjevic BS, Dontas AS, et al. Acta Med Scand 1967;(suppl 180):1-392.
2) Arai H, Yamamoto A, Matsuzawa Y, Saito Y, Yamada N, Oikawa S, et al. J Atheroscler Thromb 2005;12:98-106.

日系米国人のコレステロール

山根　公則[1]　江草　玄士[2]

はじめに

　日系米国人は遺伝的には純粋な日本人でありながら、生活習慣の欧米化が早期にかつ高度に進行したため、その医学調査結果を分析することにより、日本本土に在住する日本人の疾病構造の未来像をうかがうことが可能である。

　筆者らの教室における日系米国人医学調査(ハワイ・ロサンゼルス・広島スタディ)は、1970年よりハワイ州ハワイ島の東に位置するヒロ市と、同島西に位置するコナ地区において開始された。また1978年からは南カリフォルニア州ロサンゼルス地区の調査も開始し、それぞれの地区において3-4年に1回の健診を行い、同時期の広島県在住日本人調査成績と比較検討してきた。本医学調査は2007年までに合計20回を数え、のべ受診者数は1万人を超えている。

　本稿では、筆者らが現在まで調査を継続してきた日系米国人の血清脂質値、特にコレステロールを中心に同時期の日本在住の日本人と比較すると同時に、動脈硬化に与える影響についても概説する。なお本医学調査の対象および方法については他稿[1-3]に詳述されているので参照されたい。

日系米国人集団の特徴

　筆者らはすでに1980年代の調査成績において、日系米国人では日本人に比し高動物性脂肪、高単純糖質、低複合糖質という欧米型の食形態となっていることを見いだした[1]。次いで1990年代における日本人と日系米国人1世および2世における栄養摂取量と各栄養素の摂取割合を比較したところ[2]、摂取エネルギー量には男女とも3群間で大きな差は認められなかった。しかしながら、動物性蛋白、動物性脂肪、単純糖質の摂取割合は、日本人、日系米国人1世、2世の順に増加し、一方では複合糖質の摂取割合はこの順に低くなっており、日系米国人における食習慣欧米化の特徴は量的変化よりもむしろ質的変化であることが推測された。さらに身体活動度が強度と判定される者の割合は、日本人のほうが日系米国人よりも有意に高率であった[4]。また、どのBMIで比較してもウエスト/ヒップ比は男女とも、日本人、日系米国人1世、2世と進むに伴い高値となり[2]、生活習慣の欧米化はその程度に応じて日本人の上半身肥満を助長するものと考えられた。

日系米国人における血中脂質値

　1980年代における調査結果をもとに血中脂質レベルをみると(図1)、日系米国人の総コレステロール、LDLコレステロール、トリグリセライドは男女ともにほぼすべての年齢層で日本人よりも高値である一方で、HDLコレステロールは日系米国人女性でのみ高値であった[1]。

　また同年代における血中脂質レベルを耐糖能別に比較すると[5]、耐糖能正常(NGT)群、耐糖能異常(IGT)群、糖尿病(DM)群のいずれにおいても日系米国人の総コレステロール値は日本人より有意に高値であった。耐糖能の悪化に伴う総コレステロール値の上昇は両群とも明らかでなかった。一方、トリグリセライド値もすべての耐糖能群で日系米国人が有意に高値を示した。NGT群に比べ、IGT群、DM群でトリグリセライド値が高値を示したが、その増加度は日系米国人でより大きかった。HDLコレステロール値は日本人、日系米国人ともに耐糖能の悪化と

[1]広島大学大学院医歯薬学総合研究科展開医科学専攻病態制御医科学講座分子内科学　　[2]江草玄士クリニック

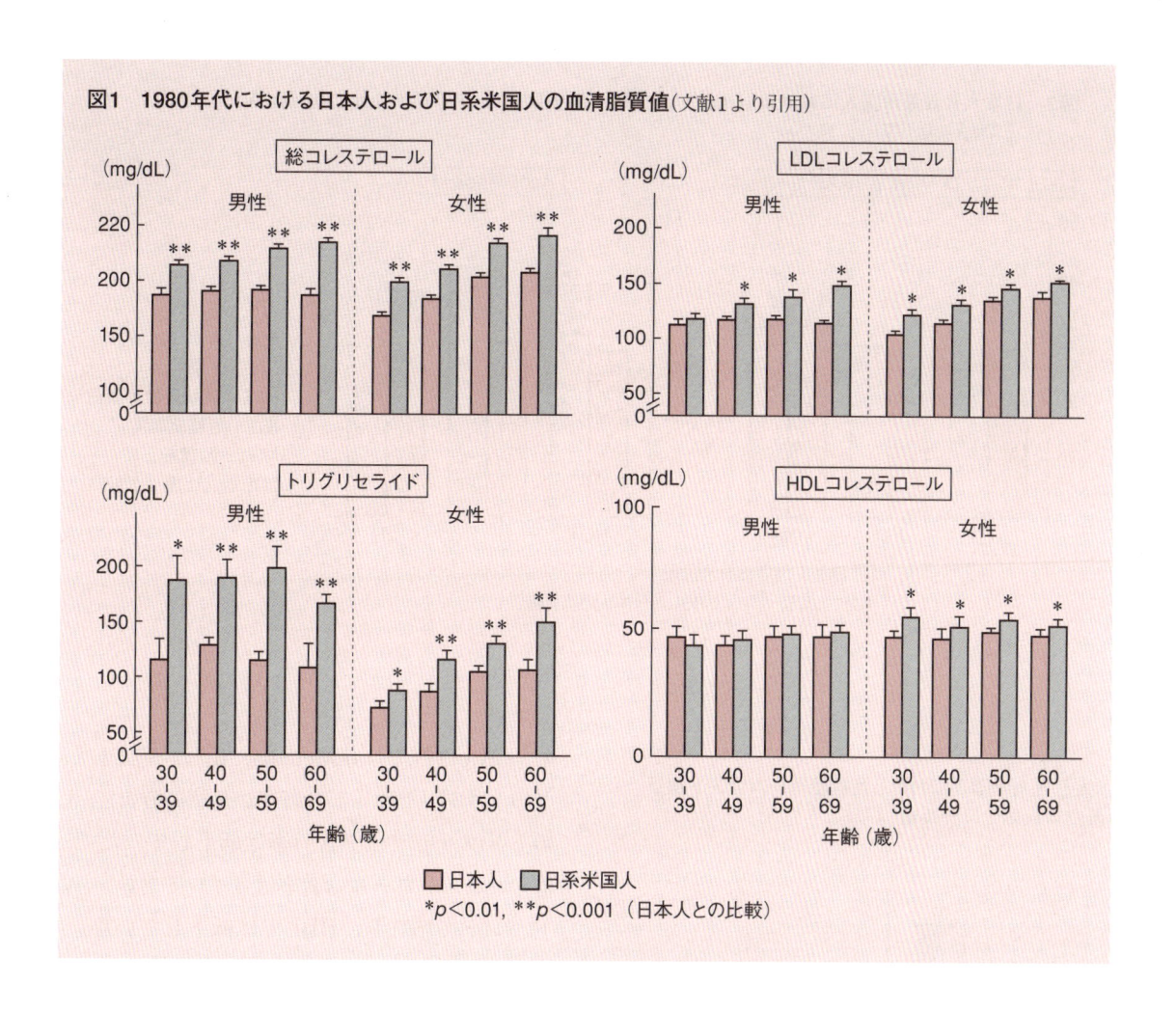

図1 1980年代における日本人および日系米国人の血清脂質値(文献1より引用)

ともに低下し、日系米国人が日本人より低値を示したが、有意差はIGT群のみで認められた。

次に同じ集団を対象にしてLDLコレステロール/HDLコレステロール比およびアポリポ蛋白B/アポリポ蛋白A-I比を比較すると(図2)、いずれの比も耐糖能の悪化とともに日本人、日系米国人ともに上昇し、すべての耐糖能群において日系米国人が有意に高値を示した。日系米国人NGT群のLDLコレステロール/HDLコレステロール比およびアポリポ蛋白B/アポリポ蛋白A-Iは日本人DM群の値とほぼ同じレベルにあった。したがって日系米国人では耐糖能が正常な時期から、脂質・アポリポ蛋白代謝が日本人の糖尿病患者と同じ程度に動脈硬化惹起性にシフトしているものと考えた。また非糖尿病者において空腹時インスリン値とトリグリセライド値、血圧との間には日系米国人においてより強い関連が認められた。すなわち日系米国人ではインスリン抵抗性に関連した代謝異常の集積が、糖尿病発症以前から動脈硬化の進展に強い影響を与えているものと推測された。

レムナントリポ蛋白の臨床的意義

脂質異常症において、高コレステロール血症に代表される量的異常と同時に、リポ蛋白粒子中の脂質組成が変化した質的異常も重要視されている。これら質的異常リポ蛋白のなかで、レムナントリポ蛋白はsmall dense LDLや変性LDLと呼ばれる酸化あるいは糖化LDLなどとともに、動脈硬化惹起性リポ蛋白と呼ばれており、古典的な高コレステロール血症とは独立して動脈硬化の発症、進展と強い関連を有すると考えられてきた。

そこで、1996年にロサンゼルス医学調査を受診した日系米国人と同時期の日本人を対象に空腹時レムナント様リポ蛋白(RLP)コレステロールを測定し、耐糖能との関連を解析した。その結果、日系米国人、日本人ともに耐

図2 日本人と日系米国人におけるLDLコレステロール/HDLコレステロール比とApoB/ApoA-I比（文献5より引用）

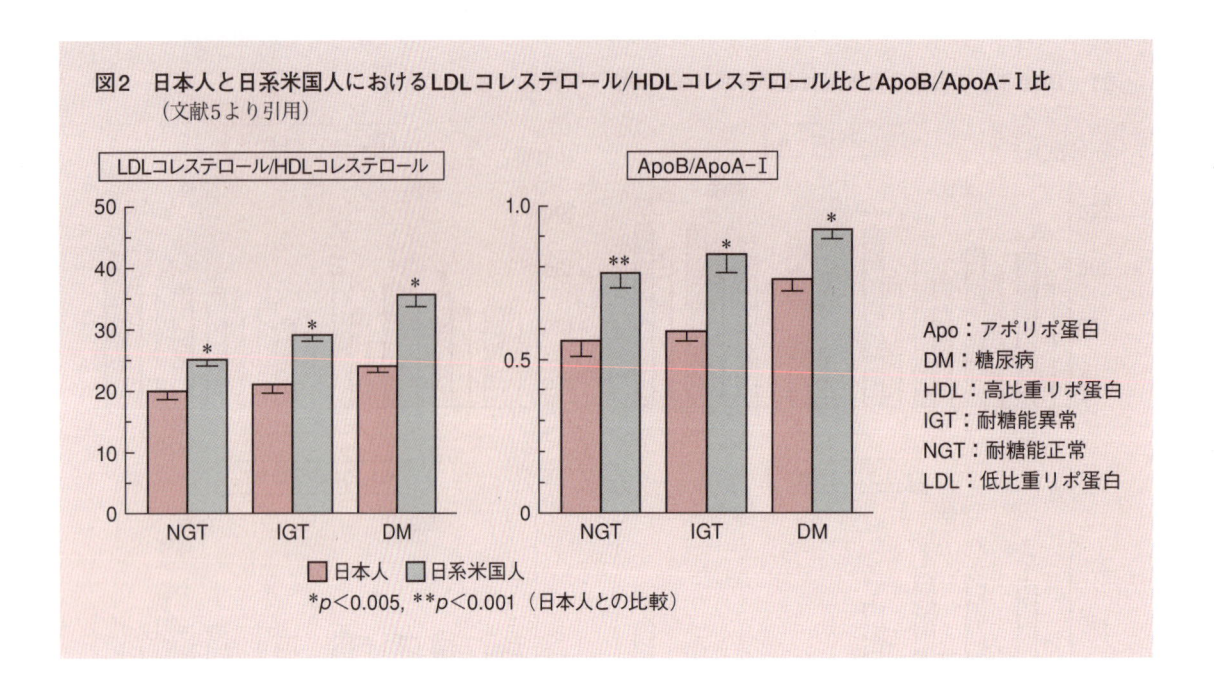

Apo：アポリポ蛋白
DM：糖尿病
HDL：高比重リポ蛋白
IGT：耐糖能異常
NGT：耐糖能正常
LDL：低比重リポ蛋白

$*p<0.005$, $**p<0.001$（日本人との比較）

図3 日本人と日系米国人における耐糖能別レムナント様リポ蛋白コレステロール値（文献6より引用）

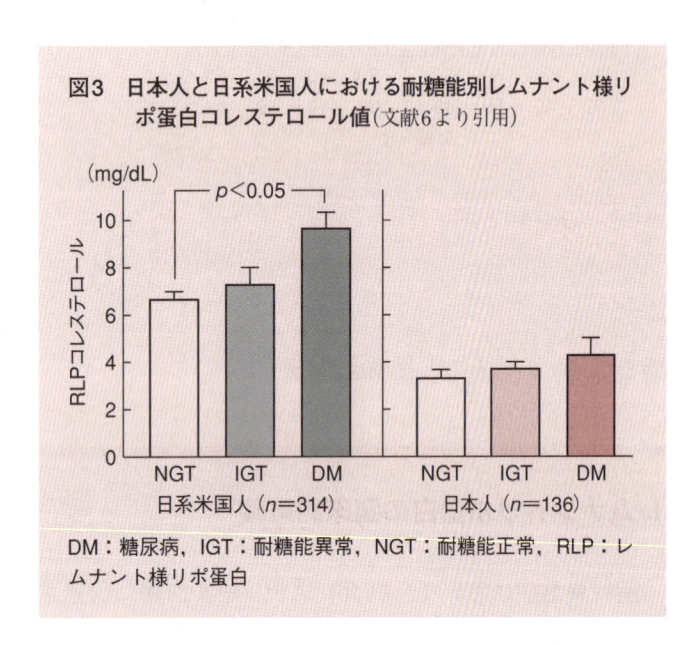

DM：糖尿病，IGT：耐糖能異常，NGT：耐糖能正常，RLP：レムナント様リポ蛋白

糖能の悪化に伴い，RLPコレステロール値は上昇したが，日系米国人においてのみNGT群，IGT群に比べ，DM群のRLPコレステロール値は有意に高値であった．また，いずれの耐糖能においても，日系米国人のRLPコレステロール値は日本人のおよそ2倍以上を示した（図3）[6]．

また，2002年のハワイ島在住日系米国人医学調査の結果をもとに，メタボリックシンドローム（MetS）の有無別にアガロース電気泳動分別染色法を用いて各リポ蛋白中のトリグリセライド，コレステロール含有率を分析した（図4）[7]．MetS群では非MetS群に比し，VLDLとミッドバンドのトリグリセライド含有率が有意に増加し，LDLとHDLのトリグリセライド含有率は低下していた．一方，MetS群のコレステロール含有率はカイロミクロン，VLDL，ミッドバンドで増加し，HDLでは低下していた．

上記結果を併せて考えてみると，IGTやMetSにおいてはRLPコレステロールあるいはVLDLやIDLの脂質含有率が上昇しており，VLDLからLDLに至る代謝過程が停滞していることが示唆された．しかも，耐糖能異常者では日本人よりも日系米国人における変化がより強いことが推測された．

脂質異常症の動脈硬化へ与える影響

以上のように，筆者らは過去30年以上にもわたって日系米国人医学調査を継続してきた．そのなかで1980年代初めより1990年代末までの20年間における日系米国人と日本人対象者それぞれの血清脂質値の変化を比較した（図5）[8]．1980年代前半には総コレステロール，LDLコレステロール，トリグリセライドいずれにおいても日系米国人が有意に高値であったが，その後それらは日本人において増加傾向を示す一方，日系米国人では逆に低下傾向に転じ，1990年代末の成績では両群間でほとんど差を認めなくなってきている．

図4 アガロース電気泳動分別染色法による各リポ蛋白中の脂質含有量(文献7より引用)

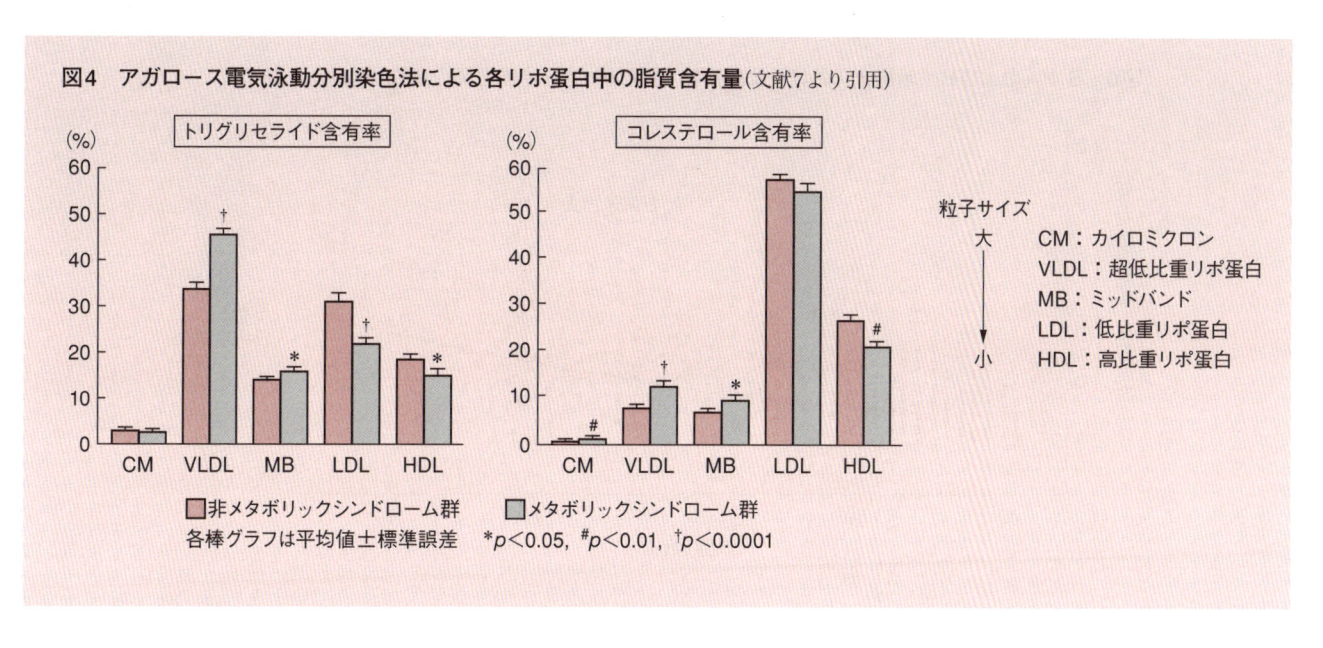

図5 1980年代から1990年代における日本人および日系米国人の血清脂質値の変遷(文献8より引用)

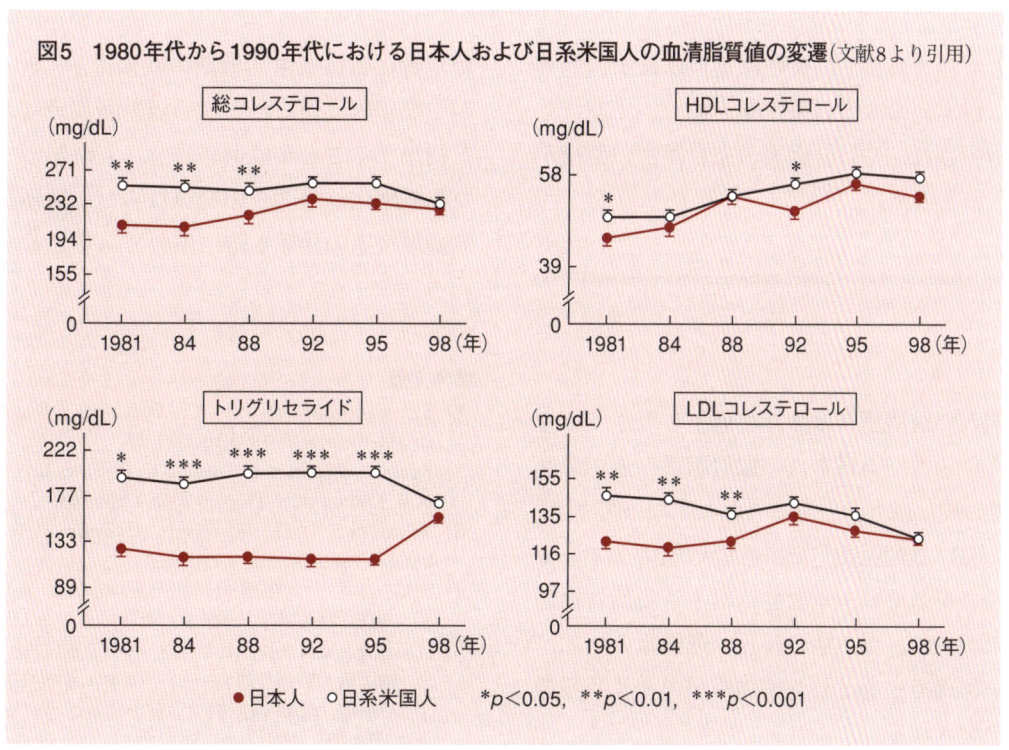

しかしながら、1998年に調査した日系米国人、日本人を対象として、早期動脈硬化の指標の1つである超音波画像上の頸動脈内膜-中膜壁厚(IMT)を比較すると、40歳以上の非糖尿病者におけるIMT値は加齢とともに日本人、日系米国人両群間でその差が広がり、1.1 mmに達する年齢は日本人が70歳を過ぎてからであるのに対して、日系米国人では50歳半ばであることがわかった(図6)[8]。したがって観察時の脂質レベルが同等であっても、過去20年間におよぶ脂質異常の蓄積が動脈硬化に影響を与えているものと考えられる。

また、同年の調査対象者をNGT群、IGT群、DM群の3群に分けてIMT値を比較してみると[9]、これら3群のいずれにおいても、日系米国人のIMT値は日本人に比べ有意に高値を示した。また、日系米国人NGT群のIMT値は、日本人DM群のIMTと同程度であった。すなわち、耐糖能異常が動脈硬化に与える影響は日系米国人、日本人い

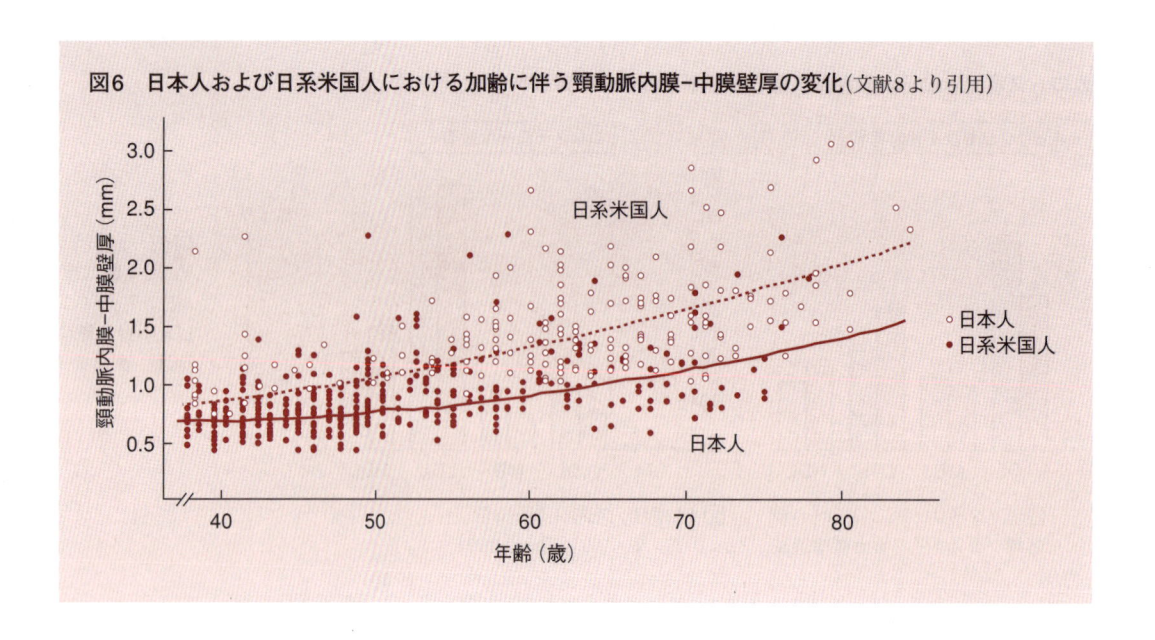

図6 日本人および日系米国人における加齢に伴う頸動脈内膜-中膜壁厚の変化(文献8より引用)

ずれにおいても同様であるが,動脈硬化自体は耐糖能異常に関わらず,日本人よりも日系米国人において進行していることが示唆され,やはり過去の脂質異常の蓄積が関与しているものと考えた.

おわりに

近年日系米国人の血清脂質は徐々に低下してきていることが判明している.一方日本人の血清脂質は近年急速に上昇し,両者の差はほとんど認められなくなってきた.これは,米国における動脈硬化の最大の危険因子であると考えられた高コレステロール血症に対する生活習慣病予防政策の効果が現れ,食生活の是正,運動量の増加,そしてスタチン製剤を中心とした薬物療法の普及や浸透によるものと推測される.

逆に日本人では,生活習慣の欧米化が進み,ファストフードをはじめとする欧米化した食生活,車社会への急速な依存,エスカレーター,動く歩道といった生活の利便性の向上に伴う運動量の低下によって,血清脂質の上昇が引き起こされているものと考えられる.

動脈硬化は治療以前に予防が重要である.特に日本人若年者における生活習慣の欧米化が,20-30年後に彼らが中高年層に達したときの冠動脈疾患による死亡率増加を招来することが危惧される.したがって若年期を含めた動脈硬化危険因子の発見ならびに積極的介入が将来の冠動脈疾患の発症予防に重要であると考える.

参考文献

1) Egusa G, Murakami F, Ito C, Matsumoto Y, Kado S, Okamura M, et al. Atherosclerosis 1993;100:249-55.
2) Egusa G, Watanabe H, Ohshita K, Fujikawa R, Yamane K, Okubo M, et al. J Atheroscler Thromb 2002;9:299-304.
3) Nakanishi S, Okubo M, Yoneda M, Jitsuiki K, Yamane K, Kohno N. Biomed Pharmacother 2004;58:571-7.
4) 原均. 日系人の糖尿病 Hawaii, Los Angeles. In: 小坂樹徳, 金澤康徳, 編集: 糖尿病学. 診断と治療社; 1992. p.33-58.
5) 江草玄士, 望月久義, 山本真樹, 大久保雅通, 山下誠司, 喜多純子, 他. 糖尿病と脳血管障害: ライフスタイル欧米化との関連. 伏見尚子, 原納優, 編集: 糖尿病大血管障害シンポジウム第五巻. 糖尿病大血管障害研究会; 1996. p65-72.
6) 大久保雅通, 蓼原太, 渡邉浩, 藤川るみ, 江草玄士, 今津通教, 他. 動脈硬化 1999; 26:295-300.
7) 山根公則. 日本臨牀 2006;64(増刊号):400-3.
8) Watanabe H, Yamane K, Fujikawa R, Okubo M, Egusa G, Kohno N. Atherosclerosis 2003;166:67-72.
9) 渡邉浩, 山根公則. プラクティス 2004;21:378-9.

コレステロールの性差

斎藤　重幸

はじめに

　コレステロール，コレステリルエステル，トリグリセライドなどは生体構成や生命活動に必須の脂質であり，一定のレベルが維持されるシステムが生体に存在する。一方で，こうした脂質の代謝過程で生ずる高LDLコレステロール血症，低HDLコレステロール血症，高トリグリセライド血症は動脈硬化の危険因子であることが内外の疫学研究から示され，それぞれの脂質異常の動脈硬化を進展させるメカニズムが細胞レベル，分子レベルで解明されている。そして，近年は有効な血中脂質降下薬が開発され，大規模臨床試験において薬剤による血中脂質レベルのコントロールが動脈硬化性疾患の一次・二次予防に有用であることが示されている。

　男女では動脈硬化性疾患の発生頻度には差異があり，生体での脂質代謝にも相違があることが明らかになっている。本稿では日本人での成績をもとに，脂質異常症の性差の実態，特に動脈硬化性疾患への影響の差違とその発生メカニズムに言及する。

動脈硬化性疾患と脂質値の性差の疫学

　男女では動脈硬化進展，動脈硬化性疾患発症に差違がある。図1に男女別，年代別の脈波伝播速度（PWV）を示した。PWVは動脈硬化進展の代替マーカーと考えられている。正常血圧で動脈硬化危険因子をもたない集団では，60歳代未満では女性に比して男性のPWV値は低く，男女とも年齢が上がるとともに上昇するが，60歳代以降は男女同じ値に推移する[1]。

　図2は北海道地方都市での悉皆登録調査による心筋梗塞初発発症率を示したものである。男性は女性に比してどの年齢層でも心筋梗塞発症率は高率であるが，閉経後に女性の発症率が急増する[2]。また同様に，脳血管疾患の初発発症率も男性では若年期より年齢とともに増加するが，女性では閉経後，急激に発症頻度が増す。

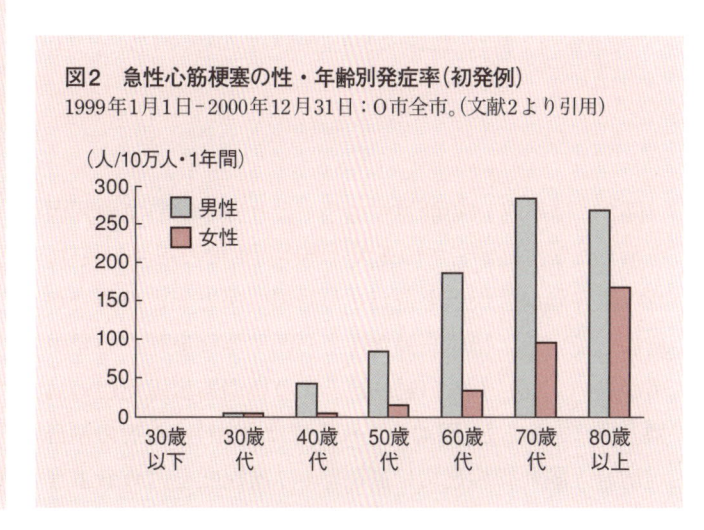

図1　性・年齢別の上腕-足関節間脈波伝播速度（baPWV）の推移（文献1より引用）

図2　急性心筋梗塞の性・年齢別発症率（初発例）
1999年1月1日-2000年12月31日：O市全市。（文献2より引用）

札幌医科大学医学部第二内科

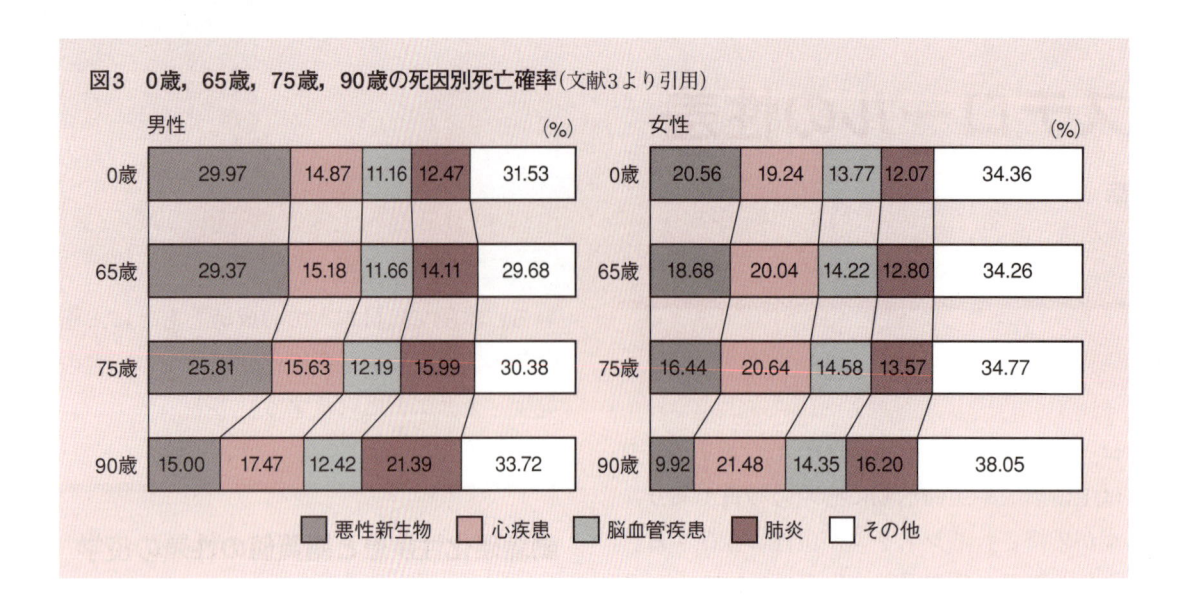

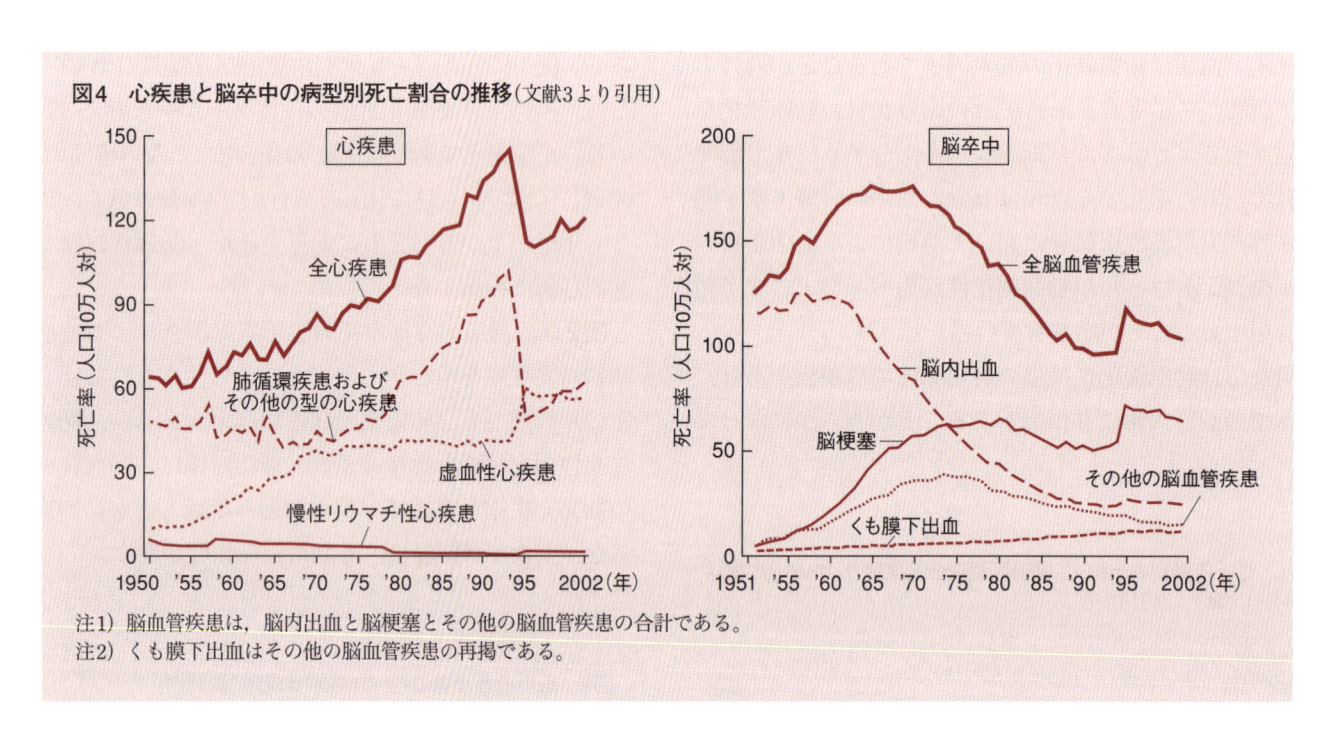

図3　0歳，65歳，75歳，90歳の死因別死亡確率(文献3より引用)

男性
年齢	悪性新生物	心疾患	脳血管疾患	肺炎	その他 (%)
0歳	29.97	14.87	11.16	12.47	31.53
65歳	29.37	15.18	11.66	14.11	29.68
75歳	25.81	15.63	12.19	15.99	30.38
90歳	15.00	17.47	12.42	21.39	33.72

女性
年齢	悪性新生物	心疾患	脳血管疾患	肺炎	その他 (%)
0歳	20.56	19.24	13.77	12.07	34.36
65歳	18.68	20.04	14.22	12.80	34.26
75歳	16.44	20.64	14.58	13.57	34.77
90歳	9.92	21.48	14.35	16.20	38.05

図4　心疾患と脳卒中の病型別死亡割合の推移(文献3より引用)

注1) 脳血管疾患は，脳内出血と脳梗塞とその他の脳血管疾患の合計である。
注2) くも膜下出血はその他の脳血管疾患の再掲である。

　図3には平成18年簡易生命表[3]より各年齢層での死因を示したが，高齢者での死因は悪性新生物の割合が減り，心疾患と脳血管疾患を合わせた循環器疾患死亡の割合が増加している。特に高齢女性での循環器疾患死亡の発生率が高い。同じく人口動態統計より循環器疾患死亡の病型の推移をみると(図4)，心疾患では虚血性心疾患の割合が増し，脳血管疾患では脳梗塞が7割程度を占めるようになっている。いずれの病型も動脈硬化を背景とした血管病変による虚血性変化が関与するものである。

　図5は循環器疾患基礎調査により平均的な日本人の総コレステロール，トリグリセライド，HDLコレステロールのレベルを男女別にみたものである。30-40歳代の総コレステロール値は男性に比し女性で低値であるが，女性では閉経期以降急激に血清コレステロール値が上昇し高値を持続する[4]。またトリグリセライドも閉経後急速に増加する。以上を概観すると脂質異常が高齢者女性で増加することは，高齢者女性での動脈硬化進展の性差の消失，動脈硬化性疾患の増加とそれによる循環器疾患死

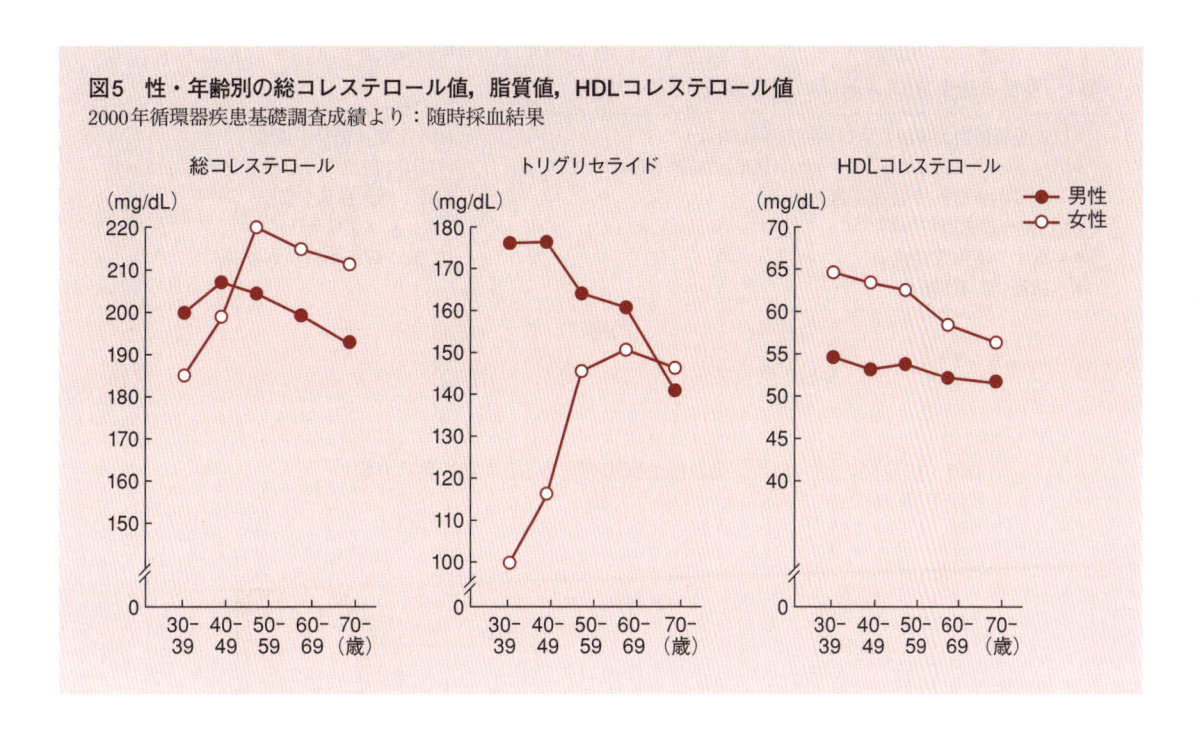

図5 性・年齢別の総コレステロール値，脂質値，HDLコレステロール値
2000年循環器疾患基礎調査成績より：随時採血結果

亡の顕性化を一部説明するものと考えられる。

女性の動脈硬化の特徴

動脈硬化には多因子が関与しており，多彩な進展機序が報告されている。現在明らかとなっている要因として，酸化LDL，アンジオテンシン，エンドセリン，一酸化窒素（NO），ずり応力，血圧，張力などがあげられる。これらの要因により，血管内皮細胞や平滑筋細胞の活性化，接着分子の誘導，単球・炎症細胞の接着・侵入，血管平滑筋細胞の遊走・増殖，凝固・線溶系の亢進などが惹起され動脈硬化が進展すると考えられる。この一連の動脈硬化進展機序には，遺伝素因や加齢を背景として，高血圧，糖尿病，脂質異常，内臓肥満，ストレス，喫煙など危険因子が関与する。性差もこの調整因子の1つである。上述のように疫学的観察から通常は女性閉経前の動脈硬化性疾患は男性に比しきわめて低率であることが知られている。

女性の心筋梗塞発生率は，閉経後数年から10年を経て増加をみる。それ以降は少なくとも動脈硬化を基盤とした循環器疾患死亡は女性で増加し（**図6**），発症後の生命予後は男性より不良であると考えられる。

心筋梗塞の臨床像では，男性に比して女性では発症時，胸痛以外症状がある場合がまれではなく，悪心，吐気，嘔吐，呼吸困難，動悸などが初発症状となる場合が多い。危険因子の関与では，日本人女性では高血圧の関与が大きいとされるが，高LDLコレステロールに加えて，低HDLコレステロールも有意な心筋梗塞発症危険因子となる。女性閉経後の冠動脈疾患発症要因としてはこのような危険因子の存在と程度が影響するが，若年女性，閉経前女性では喫煙の影響が大きく，家族性高LDLコレステロール血症，糖尿病の存在や，全身性エリテマトーデス，大動脈炎症候群など血管障害を惹起する病態を背景とする場合が多い。特に糖尿病の存在は，女性ホルモンによる動脈硬化進展抑制効果をキャンセルするとされ，注意が必要である。

女性ホルモンの脂質代謝への影響

1 女性ホルモンの作用

閉経前後で動脈硬化性疾患の発症率や予後が変化する理由として女性ホルモンの影響がある。エストロゲンは血管壁NOを介して抗動脈硬化に働くとともに，血中アディポネクチンレベルの増加をもたらす。近年，アディポネクチンは動脈硬化巣に直接作用し動脈硬化を修復することが報告されている。またエストロゲンには肝臓からの

表1 女性ホルモン（エストロゲン）の脂質代謝への影響

- LDL受容体数の増加および活性亢進（LDL↓）
- 肝性トリグリセライドリパーゼ（HTGL）の抑制（HDL↑，LDL↓）
- アポリポ蛋白A-I合成亢進（HDL↑）
- VLDL合成亢進（TG↑）
- レムナント生成抑制
- 内臓脂肪の蓄積抑制

HDL：高比重リポ蛋白
HTGL：肝性トリグリセライドリパーゼ
LDL：低比重リポ蛋白
TG：トリグリセライド
VLDL：超低比重リポ蛋白

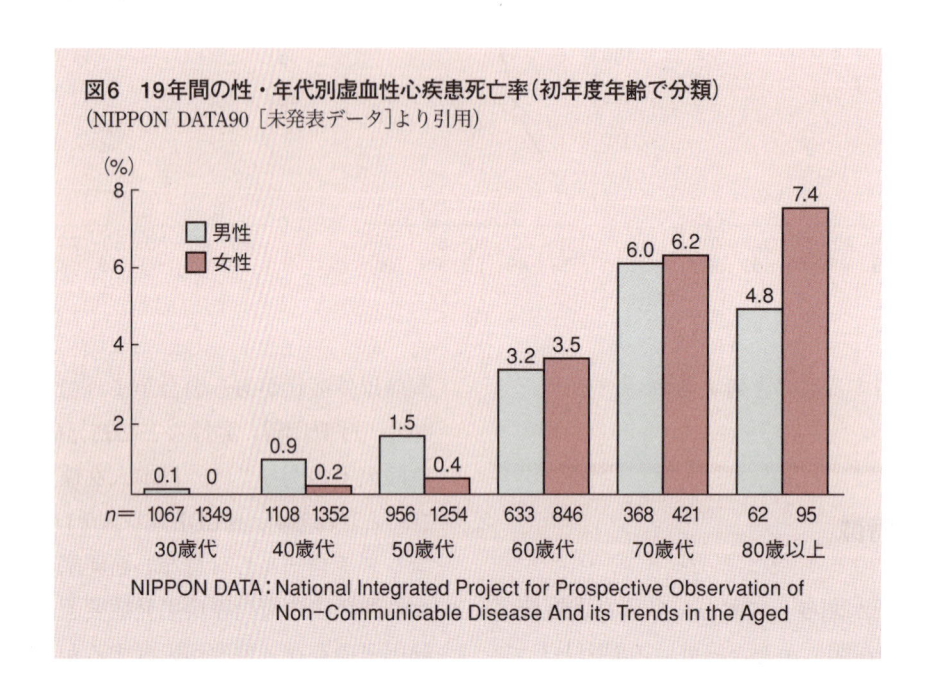

図6 19年間の性・年代別虚血性心疾患死亡率（初年度年齢で分類）
（NIPPON DATA90［未発表データ］より引用）

年代	男性(%)	女性(%)	n(男)	n(女)
30歳代	0.1	0	1067	1349
40歳代	0.9	0.2	1108	1352
50歳代	1.5	0.4	956	1254
60歳代	3.2	3.5	633	846
70歳代	6.0	6.2	368	421
80歳以上	4.8	7.4	62	95

NIPPON DATA：National Integrated Project for Prospective Observation of Non-Communicable Disease And its Trends in the Aged

糖新生抑制と膵臓機能改善の作用もあり[5]，糖代謝改善，インスリン抵抗性改善を介する抗動脈硬化作用も期待できる。

脂質代謝ではエストロゲンは，LDL受容体活性作用を有し，アポリポ蛋白A-I産生亢進によるHDLコレステロール増加作用を有する。閉経によりエストロゲンレベルが低下すると，肝臓でのLDLとLDL受容体との親和性が低下することが報告されている。これによりエストロゲンの抗動脈硬化作用の1/3から半分ほどが説明される（**表1**）。

まず，エストロゲンには，肝性トリグリセライドリパーゼ（HTGL）活性の抑制効果が知られており[6]，このホルモン活性の低下は中間比重リポ蛋白からLDLへの代謝を抑制することが知られている。また，エストロゲンは肝LDL受容体数増加作用，LDL受容体活性作用によりLDLコレステロールの取込みと異化が亢進し，これらの結果として血中LDLコレステロールレベルは低下する[7]。

次にエストロゲンは，HTGL活性抑制により，HDLコレステロール代謝において，HDL_2からHDL_3への転換を低下させる[6]。その結果，HDL_2が増加する。またエストロゲンは，HDLを構成するアポリポ蛋白A-Iの肝での合成亢進，HDL取込み低下にも関与するとされ，これらの結果として血中HDLコレステロールレベルは上昇し，抗動脈硬化作用を発現する。

さらに，エストロゲンは内臓脂肪蓄積を抑制することが知られている[8]。体脂肪分布の経年変化をみると，閉経後は内臓脂肪が蓄積著明となり，メタボリックシンドロームが惹起されやすくなり[9]，トリグリセライドの上昇，HDLコレステロールの低下が惹起される。一方，閉経後に女性ホルモン補充療法（HRT）を受けると，内臓脂肪蓄積が抑えられてインスリン抵抗性が改善されるとする報告がある[10]。メタボリックシンドローム発症を抑制できる可能性があり，レムナントは虚血性心疾患の独立した

危険因子であるが，HRTにより減少することも報告されている[11]．これはHRTにより内臓脂肪蓄積とメタボリックシンドロームの悪循環が是正された結果である可能性がある．

2 HRTとコレステロール

閉経後，血中エストロゲン濃度が低下した女性では，LDLコレステロールとその構成蛋白であるアポリポ蛋白Bレベルが上昇し，HDLコレステロールは減少し，動脈硬化進展抑制能は消失する．これをエストロゲン補充により是正し，更年期障害の緩和や骨粗鬆症を予防するとともに，動脈硬化性疾患の予防を図ろうとしたのがHRTである．最初にこの検討を行った，Nurses' Health Study (NHS) は，121 700名の看護師を対象とした追跡研究であるが，18年間の追跡例85 941名の解析から，HRTによる冠動脈疾患と脳卒中の死亡に関する相対危険度はおのおの0.47と0.68であることが示された[12,13]．

NHSの報告を受け，HRTの前向き研究として実施されたのがWomen's Health Initiative[14]で，米国国立衛生研究所により161 000名以上の健康女性を対象に，前向きに無作為化二重盲検法で行われた．エストロゲンとプロゲステロンによるHRT群での乳癌発症が増加したため予定追跡期間を待たずに中止された．その後の解析結果では，HRT群で心筋梗塞が29%，脳卒中が41%，脳梗塞が113%増加し，HRTの動脈硬化性疾患に対する一次予防の有効性を否定する結果となった．また，HRTによる虚血性心疾患の二次予防試験Heart and Estrogen/Progestin Replacement Studyでも，HRTの虚血性心疾患再発予防の有効性は証明されていない[15]．

通常，HRTではエストロゲンによる子宮体癌の増加を予防するためにプロゲスチンが併用されていたが，エストロゲンのHTGL活性抑制作用はプロゲスチンにより抑制されることが知られている．プロゲスチン併用療法は，エストロゲン単独のHRTよりも，HDLコレステロールの低下が減弱する場合がある．一方，常用量のエストロゲンを単独で用いたHRTでは，肝でのVLDL合成作用が最初に発現し，血中トリグリセライドレベルが上昇する．これによりsmall dense LDLの増加を引き起こし，動脈硬化惹起性となる．こうした女性ホルモンのHRTではコレステロール低下療法の併用が肝要である．従来のHRT療法の弱点を補正するために，肝臓へ直接効果の少ないエストロゲン貼付製剤，従来の半量投与もしくは隔日投与といった方法が試みられている．

わが国で行われたコレステロール低下療法における性差

女性のコレステロール低下療法が心血管系疾患一次予防に有用か否かの結論は得られていない．以下では最近わが国で実施された2つのコレステロール低下療法の効果をみた大規模臨床研究より，コレステロール低下療法の性差について示した．

Japan Lipid Intervention Trial (J-LIT) は52 421例の高コレステロール血症患者を対象に，シンバスタチン(5-10 mg/日)をオープンラベルで投与したコホート研究で[16]，性差の解析が行われている[17]．J-LITは，総コレステロール値220 mg/dLの35-70歳の男性と，閉経後で70歳以下の女性を対象とした．52 421例中，冠動脈疾患(CAD)既往例などを除外した39 588例(男性12 575例および女性27 013例)を解析している．女性は男性と比較して，トリグリセライド値が低く，HDLコレステロール値が高かった．治療期間中の総コレステロール値，LDLコレステロール値，トリグリセライド値およびHDLコレステロール値の変化率は，男性では，それぞれ−18.8%，−27.2%，−20.9%および+4.7%，女性では，それぞれ−18.2%，−26.6%，−12.8%および+4.4%であった．その結果，CAD発症率は，男性が1.57/1000人・年，女性が0.64/1000人・年であった．治療期間中にLDLコレステロール値が10 mg/dL増加すると，男性では18%，女性では21% CAD発症リスクが上昇し，HDL値が10 mg/dL増加すると，男性では39%，女性では33%リスクを減少させた．男性では加齢によってリスクが上昇することはなかったが，女性では年齢が高くなるとリスクは明らかに高くなり，閉経後の加齢に伴った総コレステロール値およびLDLコレステロール値の増加を反映している可能性がある．総コレステロール値およびLDLコレステロール値は，男女同様にCADリスクと相関したが，HDLコレステロール値とCAD発症には男女間で違いがあった．男性では，HDL値≧45 mg/dLで有意にリスクが低くなったが，女性では

HDL値≧60 mg/dLで有意にリスクが低下した。糖尿病合併時のCADリスクは男性で1.58，女性で3.07であった。

　Management of Elevated Cholesterol in the Primary Prevention Group of Adult Japanese (MEGA)はわが国で実施されたPROBE法（前向き，無作為，オープン，エンドポイントブラインド）による多施設共同無作為化比較対照試験である[18]。CADの既往のない，総コレステロール値220-270 mg/dLの対象7832例を食事療法単独群と食事療法＋プラバスタチン（10-20 mg/日）治療群の2群に無作為割付けし，平均5年以上の追跡で心血管系疾患の一次予防効果を検討した。その結果，スタチン群の総コレステロール値は243から214 mg/dL，LDLコレステロール値は157から128 mg/dL，HDLコレステロール値は58から60 mg/dL，トリグリセライド値は128から119 mg/dLに低下し維持され，心血管疾患発症はスタチン群で対照群に比して33％（$p=0.010$）抑制された。特に心筋梗塞発症は48％低下した。その後の，閉経後女性5356例の解析では，対照群にくらべ，スタチン群の発症リスクは37％低下し，食事療法単独の対照群では26％の減少であり，スタチン群で有意であった。特に60歳以上の女性では治療群のCAD，虚血性心疾患＋脳梗塞，脳卒中のリスクを対照群に比しそれぞれ45％，50％，64％低下させた。閉経後女性においてもスタチンの治療によって心血管系疾患の一次予防効果がある可能性が示された[19]。

引用文献

1) 冨山博史, 小路裕, 山科章. Arterial Stiffness 2004;5:7-13.
2) 竹内宏, 斎藤重幸, 高木覚, 大西浩文, 大畑純一, 磯部健, 他. 日本循環器病予防学会誌 2002;37:181-5.
3) 厚生労働省. [Internet]. 厚生労働省; 日本人の平均余命　平成18年簡易生命表. Available from: http://www.mhlw.go.jp/toukei/saikin/hw/life/life06
4) 厚生労働省健康局編集. 第5次（平成12年）循環器疾患基礎調査報告. 厚生労働省. 2002年.
5) Godsland IF. J Intern Med Suppl 1996;738:1-60.
6) Colvin PL, Auerbach BJ, Case LD, Hazzard WR, Applebaum-Bowden D. Metabolism 1991;40:1052-6.
7) Ma PT, Yamamoto T, Goldstein JL, Brown MS. Proc Natl Acad Sci U S A 1986;83:792-6.
8) Tchernof A, Calles-Escandon J, Sites CK, Poehlman ET. Coron Artery Dis 1998;9:503-11.
9) Tchernof A, Poehlman ET, Despres JP. Diabetes Metab 2000;26:12-20.
10) Kimmerle R, Heinemann L, Heise T, Bender R, Weyer C, Hirschberger S, et al. Menopause 1999;6:36-42.
11) Sanada M, Nakagawa H, Kodama I, Sakasita T, Ohama K. Maturitas 2000;34:75-82.
12) Stampfer MJ, Colditz GA, Willett WC, Manson JE, Rosner B, Speizer FE, et al. N Engl J Med 1991;325:756-62.
13) Grodstein F, Stampfer MJ, Colditz GA, Willett WC, Manson JE, Joffe M, et al. N Engl J Med 1997;336:1769-75.
14) Rossouw JE, Anderson GL, Prentice RL, LaCroix AZ, Kooperberg C, Stefanick ML, et al; Writing Group for the Women,s Health Initiative Investigators. JAMA 2002;288:321-33.
15) Hulley S, Grady D, Bush T, Furberg C, Herrington D, Riggs B, et al. JAMA 1998;280:605-13.
16) Matsuzaki M, Kita T, Mabuchi H, Matsuzawa Y, Nakaya N, Oikawa S, et al; J-LIT Study Group. Japan Lipid Intervention Trial. Circ J 2002;66:1087-95.
17) Sasaki J, Kita T, Mabuchi H, Matsuzaki M, Matsuzawa Y, Nakaya N, et al; J-LIT Study Group. Circ J 2006;70:810-4.
18) Nakamura H, Arakawa K, Itakura H, Kitabatake A, Goto Y, Toyota T, et al; MEGA Study Group. Lancet 2006;368:1155-63.
19) Mizuno K, Nakaya N, Ohashi Y, Tajima N, Kushiro T, Teramoto T, et al; MEGA Study Group. Circulation 2008;117:494-502.

高齢者のコレステロール

森 聖二郎[1]　井藤 英喜[2]

はじめに

　高齢者の診療を行ううえで血中コレステロール値をどのように評価するべきか，これは薬物治療によって修飾された血中コレステロールのもつ意義と，内因性すなわち無治療の状態における血中コレステロールのもつ意義と，大きく2つの場合を区別して考える必要がある．前者は主としてスタチンによる大規模介入試験の成績に基づいて評価されており，一方，後者は主として前向きコホート研究の成績に基づいて評価されている．本稿ではこれらのテーマを，特に動脈硬化との関わりという観点から述べる．

高コレステロール血症は高齢者でも動脈硬化発症リスクとして重要か

　欧米においては，コレステロールと冠動脈疾患との関連が高齢者でも認められるとの報告が多い．たとえば，65歳以上の高齢者2501人を平均9.6年間前向きに追跡したFramingham研究の結果をみると(表1)，男女とも，血清総コレステロール値と冠動脈疾患発症との間には明らかな正の相関が認められる[1]．しかも，相対リスクは高齢者と壮年者との間に差は認められないとする報告もある[2]．一方，高齢者では冠動脈疾患の発生率自体が壮年者より高いので，寄与リスクは高齢者(11.3冠動脈死/1000人年)で壮年者(2.2冠動脈死/1000人・年)の5倍ほど増加する[3]．

　ところで，高齢者においてこの種の検討をする場合は，患者の全身状態ないし身体的活動性をも考慮する必要があることが示唆されている．たとえば，National Health and Nutrition Examination Survey I Epidemiologic Follow-up Studyに参加した65-74歳の白人2388人を対象に解析したHarrisらの成績によれば(表2)，高齢者における血清総コレステロール値と冠動脈疾患発症との間の正の相関は身体的活動度の良好な者に限られ，逆に活動度の低下している高齢者では，血清総コレステロール値と冠動脈疾患ならびに生命予後とは負の相関を示すとしている[4]．また，対象を75歳以上の後期高齢者のみに限定すると，血清総コレステロール値と冠動脈疾患のリスクのエビデンスは一定していない．85歳以上の超高齢者では，むしろ血清総コレステロール値が高いほうが長寿であるとする報告もある[5]．

　以上のことから，少なくとも75歳以下で身体的活動度

表1　65歳以上の高齢者における血清総コレステロール値と冠動脈疾患発症の相対リスク(文献1より引用[改変])

血清総コレステロール値	男	女	男女全体
≦200 mg/dL	1.0	1.0	1.0
200-239 mg/dL	1.1	1.2	1.1
240-90th%	1.3	1.4	1.3
≧90th%	1.5	2.3	1.8

血清総コレステロール値の90th%値は男275 mg/dL，女306 mg/dL．

表2　高齢者における血清総コレステロール値と冠動脈疾患発症の相対リスクとの関係に及ぼす身体活動の影響
(文献4より引用[改変])

血清総コレステロール値 (mg/dL)	身体的活動度 高い	中程度	低い
≦179	1.0	1.0	1.0
180-199	1.3	0.9	0.3
200-239	1.5	1.3	0.3
≧240	1.7	1.2	0.4

[1]東京都健康長寿医療センター　[2]東京都健康長寿医療センター臨床研究推進センター

表3　4S試験におけるシンバスタチン投与による心血管イベントの抑制効果
（文献7より引用［改変］）

事象	相対リスク すべての症例	相対リスク 65歳以上の症例
総死亡	0.70	0.66
冠動脈疾患による死亡	0.58	0.57
すべての動脈硬化性疾患による死亡	0.65	0.67
主要冠動脈事故が1回以上みられた症例	0.66	0.66
血行再建術を要した症例	0.65	0.59

表4　CARE試験におけるプラバスタチン投与による心血管イベントの抑制効果
（文献8より引用［改変］）

事象	リスク低下率（％）すべての症例	リスク低下率（％）65歳以上の症例
冠動脈疾患死または非致死性心筋梗塞	24	39
CABGまたはPTCA	27	32
CABG	26	43
PTCA	23	11
脳卒中	31	40

CABG：冠動脈バイパス術，PTCA：経皮経管的冠動脈形成術

の良好な高齢者においては，高コレステロール血症は重要な動脈硬化発症リスクであるといえる。わが国でもJapan Lipid Intervention Trial（J-LIT）では70歳までの症例においてコレステロールと冠動脈疾患との関連が認められている[6]。

コレステロール低下療法は高齢者でも心血管イベントのリスクを低下させるか

主として欧米を中心に行われた大規模介入試験において，スタチンによるコレステロール低下療法が心血管イベントのリスクを低下させることが，無作為化二重盲験の手法で明らかにされ，ついで高齢者のサブ解析の結果が報告された。

Scandinavian Simvastatin Survival Study（4S）はシンバスタチンを用いた二次予防試験であるが，表3に示すとおり，心血管イベントに関わる5項目について，65歳以上の症例（1021例）における実薬群のプラセボ群に対する相対リスクは，すべての症例（4444例）において得られた数字とほぼ同等であった[7]。さらにCholesterol and Recurrent Events（CARE）はプラバスタチンを用いた二次予防試験であるが，表4に示すとおり，心血管イベントならびに脳卒中に関わる5項目において，すべての症例（4159例）でのリスク低下率と65歳以上の症例（1289例）でのリスク低下率はほぼ同等であった[8]。

これらの結果を受けて，はじめから高齢者のみを対象に，プラバスタチンを用いた一次・二次予防試験であるProspective Study of Pravastatin in the Elderly at Risk（PROSPER）が行われた。西欧人高齢者5804人（70-82歳）を対象に，実薬群にはプラバスタチン40mg/日が投与され，平均観察期間は3.2年であった[9]。結果として，実薬群でLDLコレステロールは34％低下し，冠動脈疾患の相対リスクは0.81（95％信頼区間0.69-0.94，$p=0.006$）にまで低下した。以上のことから，高齢者においてもスタチンによるコレステロール低下療法は，壮年者と同等の心血管イベント抑制効果を発揮すると結論された。

わが国においても，平均年齢73歳の高齢者を対象に，

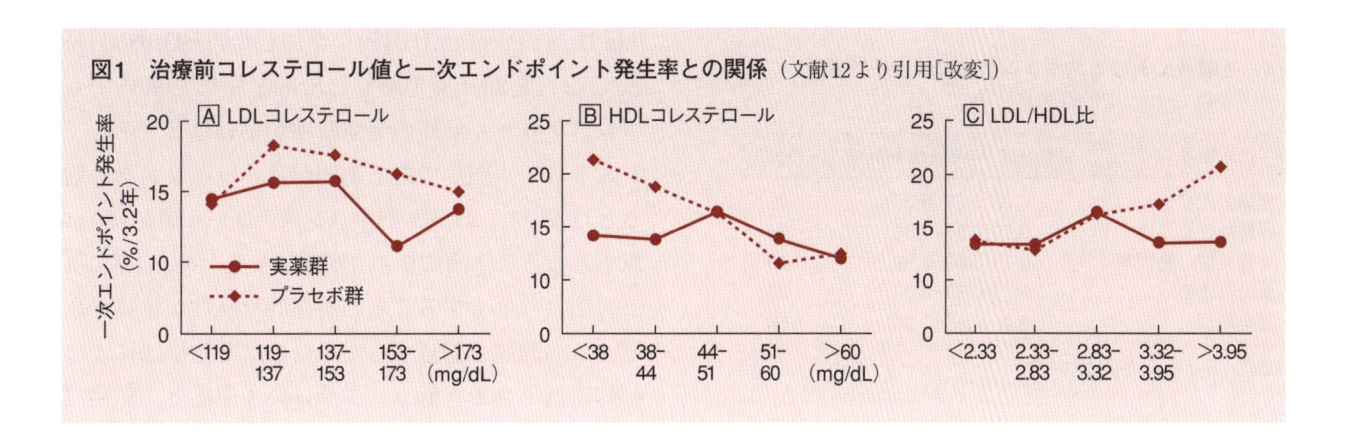

図1 治療前コレステロール値と一次エンドポイント発生率との関係 (文献12より引用[改変])

プラバスタチンの心血管イベントに及ぼす効果を検討したPravastatin anti-Atherosclerosis Trial in the Elderly Study (PATE)が行われ，通常使用量群(10-20mg/日)が少量使用量群(5mg/日)に対して，より有効であったと報告されている[10]。さらに，冠動脈疾患を合併した高齢者では，正常コレステロール値であってもスタチンによる治療が再発を予防したと報告されている[11]。

高齢者ではLDLコレステロールとHDLコレステロールのどちらがリスク評価に有用か

今までに実施された大規模介入試験において，スタチンの治療効果は，高脂血症のタイプ，基盤となる危険因子の状況，先行する心血管疾患の既往と関わりなく，おしなべて20%-40%のリスク低下が得られている。この点に焦点を当てて，先述のPROSPER試験のサブ解析をした興味深い成績が報告された[12]。結論としては，70歳以上ではHDLコレステロールがリスク予想においても治療効果予想においても鍵となる因子であるとしている。そしてスタチン治療の有効性が期待できるのは，HDLコレステロールが44 mg/dL以下の症例，あるいはLDLコレステロール/HDLコレステロール比が3.3以上の症例であるとしている。このように結論した根拠は以下のとおりである。

図1に示すとおり，一次エンドポイント（冠動脈疾患死亡，非致死性心筋梗塞，致死性および非致死性脳卒中）発生率は，実薬群においてもプラセボ群においても，治療前の血中LDLコレステロール値との間に有意な相関は認められなかった(図1-A)。一方，治療前のHDLコレステロールは，プラセボ群において一次エンドポイント発生率と有意な負の相関を示し，しかも実薬群においてプラセボ群よりリスク低下が得られたのは，HDLコレステロール値が44 mg/dL以下の症例に限られていた(図1-B)。さらに，実薬群においてプラセボ群よりリスク低下が得られたのは，LDLコレステロール/HDLコレステロール比が3.32以上の症例に限られていた(図1-C)。なお，治療中のLDLコレステロール値と一次エンドポイント発生率との間にも，有意な相関は認められなかったとしている。

スタチン治療は高齢者の全死因死亡率を減少させるか

PROSPER試験では，高齢者におけるスタチン治療の冠動脈疾患リスク低減効果については証明されたが，全死因死亡率にスタチン治療が有効であることは確認できなかった。しかしながら，PROSPER試験では心血管イベントのリスクを有する高齢者，すなわち一次コホートと，心血管イベントの既往を有する高齢者，すなわち二次コホートとで層別した結果が示されておらず，そのため高齢の二次予防患者へのスタチン投与のベネフィットについては未解決の問題として残された。

そこでAfilaloらは，高齢者におけるスタチン治療の二次予防効果，特に全死因死亡率がスタチン投与で減少するかどうかを明らかにする目的でメタアナリシスを実施した[13]。対象にした試験は9つで，65-82歳の患者19 569

表5 高齢者におけるスタチン治療の二次予防効果
（文献13より引用［改変］）

事象	相対リスク（95%信頼区間）	NNT
全死因死亡	0.78（0.65-0.89）	28
冠動脈疾患死亡	0.70（0.53-0.83）	34
非致死性心筋梗塞	0.74（0.60-0.89）	38
血行再建術	0.70（0.53-0.83）	24
脳卒中	0.75（0.56-0.94）	58

NNT：number need to treat

例が含まれた。高齢者サブグループに関するデータを公表している4S試験，CARE試験などの他に，PROSPER試験で未公表であった高齢者サブグループに関するデータと二次予防サブグループに関するデータも収集した。その結果，表5に示すとおり，臨床的に明らかな冠動脈疾患の既往を有する高齢者に対して二次予防目的でスタチン類を投与すると，全死因死亡率が22%減少し，冠動脈疾患死亡率が30%減少することが示された。非致死性心筋梗塞は26%，血行再建術の必要数は30%，脳卒中は25%減少した。

おわりに

高齢者において血中コレステロール値にはどのような臨床的意義があるのか，特に動脈硬化性疾患との関わりにおいて血中コレステロールをどのように管理すべきか，これらの問題を考えるうえで前提となる研究成績を概説した。

現在入手できるエビデンスを総合すると，少なくとも75歳以下の日常生活動作能力が良好な高齢者では，スタチンによる積極的なコレステロール低下療法により，心血管イベントのリスク低下が十分に期待できる。その際，治療前のLDLコレステロール値は必ずしも治療開始を判断する材料にはならず，むしろ低HDL血症の存在のほうが重要な治療開始基準となる可能性がある。さらに，LDLコレステロール値の治療到達目標に関しても，いまだ適正値を設定するためのエビデンスは不足している。

一般に高齢者では，血中コレステロール値が低いと全死因死亡のリスクが増加することが知られている。Honolulu Heart Program（HHP）に参加した71-93歳の日系米国人3572人を20年間追跡したSchatzら[14]の報告でも，低コレステロール血症の発症時期が早いほど，そして低コレステロール血症である期間が長いほどリスクは増加するとしている。この際，血中コレステロール値が180 mg/dL以下となると格段にリスクが増加するため，治療によってこの値より低くすることの潜在的危険性が示唆されている。この問題を論議するためには，薬物療法によって強制的に低下させた低コレステロール血症と，無治療で内因的に低コレステロール血症を呈している場合とで，その病因的意義に何らかの差異があるか否かを明らかにする必要があろう。したがって，成人でthe lower, the betterとの報告が多くなっていることは事実であるが，高齢者，特に後期高齢者，虚弱な高齢者に関しては，他の危険因子を勘案する必要があるとともに，LDLコレステロールを極度に低下させることには慎重さが求められると思われる。

引用文献

1) Harris T, Cook EF, Kannel WB, Goldman L. J Am Geriatr Soc 1988;36:1023-8.
2) Benfante R, Reed D. JAMA 1990;263:393-6.
3) Rubin SM, Sidney S, Black DM, Browner WS, Hulley SB, Cummings SR. Ann Intern Med 1990;113:916-20.
4) Harris TB, Makuc DM, Kleinman JC, Gillum RF, Curb JD, Schatzkin A, et al. J Am Geriatr Soc 1991;39:747-54.
5) Weverling-Rijnsburger AW, Blauw GJ, Lagaay AM, Knook DL, Meinders AE, Westendorp RG. Lancet 1997;350:1119-23.
6) Matsuzaki M, Kita T, Mabuchi H, Matsuzawa Y, Nakaya N, Oikawa S, et al; J-LIT Study Group. Japan Lipid Intervention Trial. Circ J 2002;66:1087-95.
7) Miettinen TA, Pyörälä K, Olsson AG, Musliner TA, Cook TJ, Faergeman O, et al. Circulation 1997;96:4211-8.
8) Sacks FM, Pfeffer MA, Moye LA, Rouleau JL, Rutherford JD, Cole TG, et al. N Engl J Med 1996;335:1001-9.
9) Shepherd J, Blauw GJ, Murphy MB, Bollen EL, Buckley BM, Cobbe SM, et al; PROSPER study group. Lancet 2002;360:1623-30.
10) Ito H, Ouchi Y, Ohashi Y, Saito Y, Ishikawa T, Nakamura H, et al. J Atheroscler Thromb 2001;8:33-44.
11) Chikamori T, Sugimoto K, Hamada T, Kitaoka H, Furuno T, Seo H, et al. J Cardiol 2000;35:95-101.
12) Packard CJ, Ford I, Robertson M, Shepherd J, Blauw GJ, Murphy MB, et al; PROSPER Study Group. Circulation 2005;112:3058-65.
13) Afilalo J, Duque G, Steele R, Jukema JW, de Craen AJ, Eisenberg MJ. J Am Coll Cardiol 2008;51:37-45.
14) Schatz IJ, Masaki K, Yano K, Chen R, Rodriguez BL, Curb JD. Lancet 2001;358:351-5.

血漿酸化LDL

● 酸化LDL説のこれまで

1948年にボストン郊外の町フラミンガムで，大規模な前向き疫学研究が始まった．この研究の成果が契機となって，血漿LDLコレステロールの上昇が，動脈硬化の進展に関わるリスク要因として注目されるようになった[1]．Framingham研究は世代を継いで現在も続けられている．

脂質を大量に蓄積した泡沫細胞の出現は動脈硬化巣の大きな特徴である．LDL受容体が発見され，リポ蛋白の細胞への取込みの仕組みは，受容体を介したエンドサイトーシスによることが明らかになった．しかし，家族性高コレステロール血症では，LDL受容体を欠損しているにもかかわらず動脈硬化症が著しく進展することなどから，LDL自体は泡沫細胞形成の直接的な要因ではないと考えられた．Steinbergらのグループは，LDLが酸化反応を受けて変性すると，マクロファージに大量に取り込まれ泡沫細胞が形成されることを見いだした[2]．GoldsteinとBrownが化学修飾されたLDLに対する特異的受容体の存在を推測していたところ，酸化LDLやアセチル化修飾したLDLに選択的に結合して細胞内に取り込むスカベンジャー受容体(SR)-Aが発見され，児玉らによってクローニングされた[3]．90年代には第2，第3のスカベンジャー受容体が次々とみつかり，酸化LDLの選択的取込みについては詳細な検討が行われている．こうした一連の研究から，LDLの量的変化ではなく質的変化に対する関心が高まった．一方，Rossは動脈硬化症は血管における炎症反応である，という立場から傷害応答仮説を提唱していた．生体成分の酸化変性は，炎症反応，種々細胞応答の過程で生じる活性酸素などで引き起こされる可能性から，酸化LDL仮説を取り込んだ形で，血管局所の反応が起こるという考え方が広い支持を得ている[4]．

● 血漿酸化LDLの測定

生体内のどこで，いつ，何によって，どれほどのLDLが酸化されるのか，そうした生体内酸化LDLの挙動はほとんどわかっていないのが現状である．酸化LDLが不均一かつ多様な複合体の集合であること，そして生体内酸化LDLの存在量がわずかであるため，生体内酸化LDLの検出はなかなか難しい作業であった．

現在では，感度のよい固相酵素免疫測定(ELISA)法の開発によって，微量の血漿酸化LDLが測定可能になっている．DLH3抗体は，ヒト動脈硬化病巣ホモジェネートを免疫原として，LDLには結合せず酸化LDLに結合するモノクローナル抗体で，酸化LDL中に生じる酸化ホスファチジルコリンを認識する[5]．筆者らは，DLH3抗体を用いてヒト血漿中の酸化LDLを定量するサンドイッチELISA法を構築した[6]．この方法を用いた検討から，酸化LDLは健常者の血漿LDL画分の約1/10 000と推計され，きわめて微量であることがわかった．これまでに，上田らのグループが急性心筋梗塞患者の急性期[7]，宇野らが脳梗塞急性期[8]に血漿酸化LDL値の有意な上昇を見いだしている．

ヒト血漿中の酸化LDLは，ほかにアメリカ，ベルギーのグループによってもELISAによる測定が試みられている．EO6抗体は，アポリポ蛋白Eノックアウトマウス(apoEノックアウトマウス)の自然抗体の1つで，酸化LDLと結合する特異性をもつクローンとして分離された．EO6抗体も酸化ホスファチジルコリンを認識し，DLH3抗体と類似した性質を示す．TsimikasらはEO6抗体を用いたサンドイッチELISAで血漿酸化LDLを測定し，急性心筋梗塞に伴う上昇を報告している[9]．Holvoetらは，硫酸銅処理した酸化LDLで免疫したマウスから作製した抗酸化LDLモノクローナル抗体4E6を用い，競合ELISA法で酸化LDLを測定し，循環器疾患に伴う上昇を報告している[10]．4E6抗体は，LDL粒子の酸化変性時に外側に露出するアポリポ蛋白Bのアミノ酸配列の一部分を認識している．

ヒト血漿中の酸化LDLを定量するこれらの免疫学的方法は，抗体の認識部位の違い，サンプルの取り扱いの違い，標準品として用いる酸化LDLの違いがあり，測定値そのものを方法間で直接比較することはできない。酸化LDLは，酸化反応によって種々の化学修飾が生じた不均一な変性粒子の集まりである。この不均一性のため，これら免疫学的測定法が，異なるタイプの酸化LDL粒子を捕えてしまう可能性があり，各方法で得られた測定値そのものを直接比較することはできない。しかし，循環器疾患患者群で健常群に比べて血漿酸化LDL測定値が高値となることが共通して見いだされており，生体内でのLDLの酸化変性が動脈硬化症の病態をよく反映するものと結論できる。

●酸化LDLの上昇とその後の動脈硬化進展

近年，血漿酸化LDLについての前向き研究の結果がいくつか報告された。血漿酸化LDLの上昇が検査時の状態を反映し，さらに予後を推定する診断マーカーとなることも期待される。

成子らは，急性心筋梗塞（AMI）患者の急性期入院時および退院時の血漿酸化LDLを測定した[11]。AMI患者入院時のLDL酸化レベル（1.55±1.21 ng/5μg LDL）は，健常者に比べ3倍以上の高値であるが，同じ患者群でも退院時（0.71±0.47 ng/5μg LDL）には有意に低下した。退院時の酸化LDLレベルにはバラつきがあり，高い値を持続している患者もみられる（図1）。102例の患者のうち，退院後6ヵ月の間に再狭窄を起こし25例の退院時酸化LDL（1.03±0.65 ng/5μg LDL）は，再狭窄なしの77例の値（0.61±0.34 ng/5μg LDL）より有意（$p<0.01$）に高い。両群の入院時の酸化LDL値には差がみられず，プラークの破綻に伴う酸化LDLの漏出の程度に大きな差はない。安定期の酸化LDL値が高いことは，持続して強い酸化ストレスに曝されている状態を反映している可能性があると考えられる。

酸化LDLの挙動を解明するためには，動物モデルの導入も有効な研究アプローチである。apoEノック

図1 急性心筋梗塞患者急性期と退院時の血漿LDL酸化レベルの変化（文献11より引用改変）

ステント処置をした急性心筋梗塞患者102例の，急性期入院時と退院時（平均入院期間19日）の時点で，血漿LDL中の酸化LDL量をサンドイッチELISA法で測定した結果。健常者の3倍以上であった入院時の値が，退院時には有意に低下した。しかし，一部に退院時でも健常者のレベルより明らかに高い患者がみられる。

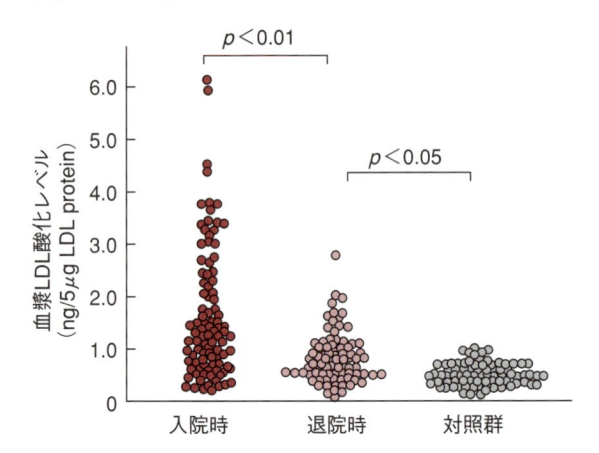

アウトマウスは高コレステロール血症を呈し，動脈硬化を自然発症するモデル動物である。筆者らはDLH3抗体を用いたELISA法を応用し，apoEノックアウトマウス大動脈の粥状硬化巣の進展と血漿酸化LDLの変動経過を検討した[12]。普通食で20週間飼育したapoEノックアウトマウスでは，まだ脂質蓄積した病巣部分は大動脈表面積の約3％にすぎないが，生後40週には約40％にまで動脈硬化巣が進展する。しかし，血漿酸化LDL値は20週の時点で有意に一過性な上昇をみせた。動脈硬化巣の進展に先立って血漿酸化LDLが増加することは，生体内酸化LDLがなんらかのメカニズムで動脈硬化の進展要因として関わっている可能性を示唆している。

●生体内酸化LDLの生成機構

LDLは種々の条件下で酸化変性を受け，その性質を変える。in vitroでは，低濃度の硫酸銅を添加することで容易に酸化LDLを調製でき，しばしば標準的な酸化LDLモデルとして利用されている。しかし，生体内で必ずしも遊離の銅イオンが十分に存在するとは考えにくく，生体内でどのようにしてLDLが酸

表1 LDLおよび酸化LDL中に見いだされた修飾アミノ酸残基（文献13より引用［改変］）

修飾アミノ酸	未処理LDL	硫酸銅処理-酸化LDL
酸素付加ヒスチジン	H2245, H2253, H3960	H375, H569, H880, H1113, H1864, H2245, H2253, H3281
酸素付加トリプトファン		W556, W1114, W4087
開裂トリプトファン（キヌレニン）	W1114	W556, W2659, W4087
4HNE付加ヒスチジン		His3281
アクロレイン付加リシン	Lys293	Lys293

ヒト血漿LDL，および硫酸銅処理で調製した酸化LDLの液体クロマトグラフィータンデム質量分析法による解析で同定されたアポリポ蛋白B100上の酸化修飾アミノ酸残基．下線は，両サンプルで共通してみられたもの．
4HNE：4-ヒドロキシ-2-ノネナール

図2 酸化LDL中にみられる代表的修飾アミノ酸の側鎖構造式

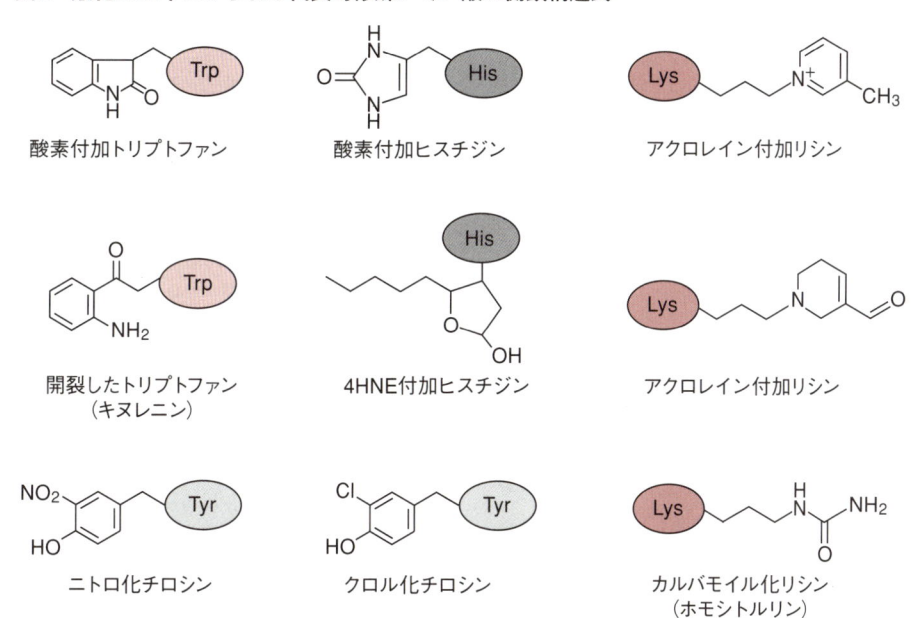

酸素付加トリプトファン　酸素付加ヒスチジン　アクロレイン付加リシン

開裂したトリプトファン（キヌレニン）　4HNE付加ヒスチジン　アクロレイン付加リシン

ニトロ化チロシン　クロル化チロシン　カルバモイル化リシン（ホモシトルリン）

化されるのかは，いまだに解明されていない大問題である．

LDLの主要蛋白であるアポリポ蛋白B100は，5000個以上のアミノ酸からなる巨大蛋白で，さらに種々の修飾が加わった酸化LDLの構造を解析することは非常に難しい．生体内での酸化反応を解き明かしていくためには，酸化LDLの修飾構造情報が必要である．筆者らはポリフッ化ビニリデン（PVDF）膜を利用した前処理条件を工夫して，効率よくアポリポ蛋白B100由来のペプチドを回収し，液体クロマトグラフィータンデム質量分析法を用いた酸化LDLの修飾構造解析に成功した[13]．硫酸銅処理酸化LDLには，酸化修飾を受けたHis残基，Trp残基，Lys残基などが確認された（表1，図2）．一方，非酸化LDLにもわずかに数ヵ所ながら酸化修飾を受けたアミノ酸残基が見いだされ，LDLのアポリポ蛋白B100には酸化修飾

を受けやすい残基があること，そして健常血漿中でもある一定レベルの酸化修飾を受けている可能性が考えられた。これは，ELISAで測定した血漿酸化LDLが微量ながら常に存在する結果と対応している。

生体内でのLDLの酸化反応を引き起こす有力候補としてミエロペルオキシダーゼ（MPO）が注目されている。MPOは，好中球やマクロファージの脱顆粒反応で放出される酵素で，過酸化水素と塩素イオンから，非常に強い酸化力をもつ次亜塩素酸を生成する。その他にも種々の反応を触媒し，蛋白のクロル化反応，ニトロ化反応などが知られている（図2）。実際，血漿LDLや動脈硬化巣中の蛋白からクロル化チロシンが検出されている[14]。最近，HazenのグループはMPOが介在する新たなLDLの酸化的修飾の重要性を指摘している[15]。過酸化水素とチオシアネートからMPOによって産生されるシアネートが，蛋白のリシン残基をカルバモイル化しホモシトルリンに変換する反応が起こる。Lys残基のカルバモイル化修飾を受けたLDLは，SR-AI依存的にマクロファージに取り込まれて泡沫細胞形成を促す。またカルバモイル化修飾を受けた血漿蛋白質が，心循環器疾患患者で有意に増加していた。チオシアン酸はタバコ煙に含まれており，通常血漿中にも数10μMのチオシアン酸が存在するが，喫煙者ではこの濃度が有意に上昇する。これらのことから，喫煙と動脈硬化進展との関連をつなぐ有力なメカニズムが示唆されるとともに，MPOが種々のLDLの酸化的変性に寄与していることが明らかになった。

●まとめ

生体内酸化LDLを測定，解析する地道な研究の蓄積から，酸化LDLが動脈硬化の発症促進要因であることが確かなものになりつつある。血漿酸化LDLの実態解明とその臨床的意義も，近い将来明確になってくるものと期待する。

引用文献

1) 嶋康晃. 世界の心臓を救った町. フラミンガム研究の55年. ライフサイエンス出版; 2004.
2) Steinbrecher UP, Parthasarathy S, Leake DS, Witztum JL, Steinberg D. Proc Natl Acad Sci U S A 1984;81:3883-7.
3) Kodama T, Freeman M, Rohrer L, Zabrecky J, Matsudaira P, Krieger M. Nature 1990;343:531-5.
4) Ross R. Nature 1993;362:801-9.
5) Itabe H, Takeshima E, Iwasaki H, Kimura J, Yoshida Y, Imanaka T, et al. J Biol Chem 1994;269:15274-9.
6) Itabe H, Yamamoto H, Imanaka T, Shimamura K, Uchiyama H, Kimura J, et al. J Lipid Res 1996;37:45-53.
7) Ehara S, Ueda M, Naruko T, Haze K, Itoh A, Otsuka M, et al. Circulation 2001;103:1955-60.
8) Uno M, Kitazato KT, Nishi K, Itabe H, Nagahiro S. J Neurol Neurosurg Psychiatry 2003;74:312-6.
9) Tsimikas S, Bergmark C, Beyer RW, Patel R, Pattison J, Miller E, et al. J Am Coll Cardiol 2003;41:360-70.
10) Holvoet P, Vanhaecke J, Janssens S, Van de Werf F, Collen D. Circulation 1998;98:1487-94.
11) Naruko T, Ueda M, Ehara S, Itoh A, Haze K, Shirai N, et al. Arterioscler Thromb Vasc Biol 2006;26:877-83.
12) Rina K, Mori C, Kitazato K, Takahashi S, Arata T, Obama T, et al: Quantification of mouse oxidized low-density lipoprotein by sandwich ELISA. In: Miyazaki A, Imawari M, editors. New Frontiers in Lifestyle-relted Disease. Tokyo: Springer; 2007. p.139-142.
13) Obama T, Kato R, Masuda Y, Takahashi K, Aiuchi T, Itabe H. Proteomics 2007;7:2132-41.
14) Hazen SL, Heinecke JW. J Clin Invest 1997;99:2075-81.
15) Wang Z, Nicholls SJ, Rodriguez ER, Kummu O, Hörkkö S, Barnard J, et al. Nat Med 2007;13:1176-84.

板部　洋之

（昭和大学薬学部生物化学教室）

4章

コレステロールの異常とその治療

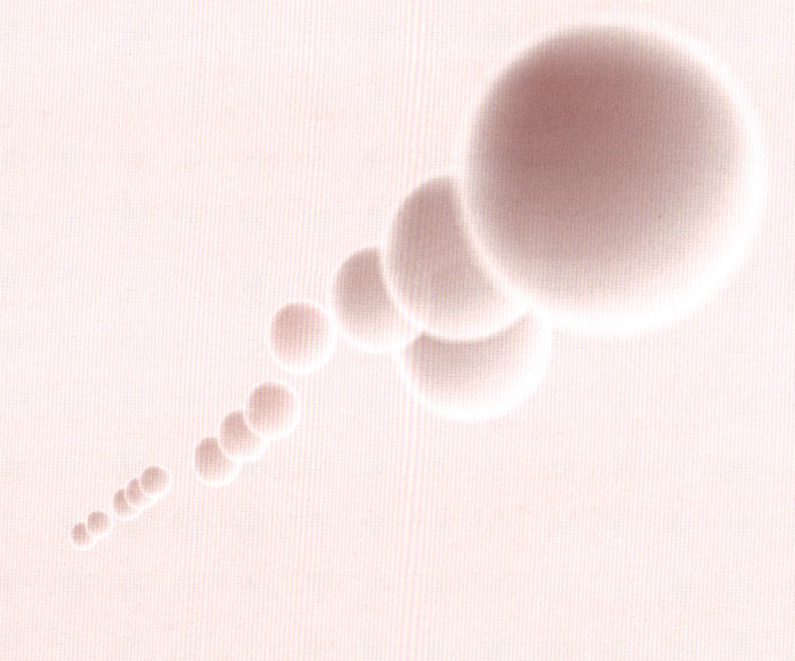

高コレステロール血症の分類

寺本　民生

はじめに

2007年の『動脈硬化性疾患予防ガイドライン』より，従来の「高脂血症」という呼称が「脂質異常症」に変更された。まず脂質異常症という病名における高コレステロール血症の位置づけからまとめておきたい。

脂質異常症とは

名称が変更された経緯には，従来，高脂血症と呼んでいたもののなかに低HDLコレステロール血症までが含まれており，その違和感を解消するという単純な理由がある。しかし，欧米ではすでに以前よりdyslipidemiaとして理解されており，変更には言葉の整合性という意味合いも含まれている。さらに，このdyslipidemiaという名称には，たとえばレムナントが増加する，small dense LDLが増加するなどというリポ蛋白の異常をも含み，幅広い意味合いをもつこととなる。

表1には，脂質異常症の名称分類を示した。これは，日本動脈硬化学会が「脂質異常症」という名称を用いたことにより，医学用語としてその位置づけを整理する必要から，日本動脈硬化学会が定義した分類である。表1に示したように，たとえば高HDLコレステロール血症が含まれたり，レシチン・コレステロールアシルトランスフェラーゼ（LCAT）欠損症が含まれたり，従来のカテゴリーでは分類しにくい状態も含まれていて，このことが重要なのである。

『動脈硬化性疾患予防ガイドライン』では，「脂質異常症」の診断基準に高コレステロール血症が含まれていない。その代替として高LDLコレステロール血症が定義されている。これは，あくまで動脈硬化の発症に関わる脂質異常病態を定義したためである。高HDLコレステロール血症が，動脈硬化を引き起こすとする証拠が十分でないことより，HDLコレステロール値が高いために高コレステロール血症と定義されてしまう病態が存在し，それを動脈硬化との関連で議論するという誤りを防ぐ意味で，動脈硬化性疾患予防ガイドラインでの「脂質異常症」の診断基準には，高コレステロール血症が取り入れられなかったのである。

しかし現実の臨床の場では，しばしば高コレステロール血症で議論が展開されるので，その意味では，高コレステロール血症自体の分類を押えておくことは重要である。

リポ蛋白での分類

一般的に用いられている高脂血症の分類も，基本的には上昇するリポ蛋白により分類されている。高コレステロール血症の病態を理解するうえでも，リポ蛋白で分類することが勧められる。

1　LDLが上昇するタイプ

最も一般的な高コレステロール血症で，基本的な病態としては，LDL受容体の蛋白欠損，合成抑制状態などが考えられる。家族性高コレステロール血症（FH）は遺伝的なLDL受容体欠損症であるが，飽和脂肪酸摂取によるLDL受容体合成抑制でもLDLは上昇する。

LDL上昇に加えて超低比重リポ蛋白（VLDL）の上昇を伴うものをⅡb型高脂血症として，LDLのみ上昇するⅡa型高脂血症と分類している。

帝京大学医学部内科

表1　脂質異常症(dyslipidemia)の名称分類
(日本動脈硬化学会. 脂質異常症治療ガイド2008年版: 日本動脈硬化学会; 2008. より引用)

高脂血症 (hyperlipidemia)	(同)高リポ蛋白血症(hyperlipoproteinemia) (同)高コレステロール血症(hypercholesterolemia) (同)高LDLコレステロール血症(high LDL cholesterol) (同)高トリグリセライド血症(hypertriglyceridemia) 原発性高脂血症(primary hyperlipidemia) 　原発性高カイロミクロン血症(chylomicronemia) 　　(同)家族性高カイロミクロン血症familial chylomicron syndrome 　　家族性リポ蛋白リパーゼ(LPL)欠損症(familial LPL deficiency) 　　アポ蛋白CⅡ欠損症(apolipoprotein CⅡ deficiency) 　　原発性V型高脂血症(typeV hyperlipoproteinemia) 　　その他 　原発性高コレステロール血症(primary hypercholesterolemia) 　　家族性高コレステロール血症(familial hypercholesterolemia:FH) 　　　家族性高コレステロール血症ホモ型(FH homozygote) 　　　家族性高コレステロール血症ヘテロ型(FH heterozygote) 　　家族性アポB100異常症(familial defective apo B-100) 　　常染色体劣性高コレステロール血症(autosomal recessive hypercholesterolemia) 　　多遺伝子性高コレステロール血症(polygenic hypercholesterolemia) 　　家族性複合型高脂血症(familial combined hyperlipidemia) 　家族性Ⅲ型高脂血症(familial typeⅢ hyperlipoproteinemia) 　　(同)familial dyslipoproteinemia 　　アポ蛋白E異常症(familial defective apo E) 　　アポ蛋白E欠損症(familial apo E deficiency) 　原発性高トリグリセライド血症(primary hypertriglyceridemia) 　　家族性Ⅳ型高脂血症(familial typeⅣ hyperlipoproteinemia) 　　特発性高トリグリセライド血症(idiopathic hypertriglyceridemia) 続発性高脂血症(secondary hyperlipidemia) 　続発性高コレステロール血症(secondary hypercholesterolemia) 　続発性高トリグリセライド血症(secondary hypertriglyceridemia)
低脂血症 (hypolipidemia)	(同)低リポ蛋白血症(hypolipoproteinemia) (同)低HDLコレステロール血症(low HDL cholesterol) 原発性低脂血症(primary hypolipidemia) 　家族性無βリポ蛋白血症(abetalipoproteinemia) 　家族性低βリポ蛋白血症(primary hypobetalipoproteinemia) 　家族性低HDL血症(primary hypoalphalipoproteinemia) 　　Tangier病(Tangier disease) 　　アポ蛋白A-Ⅰ欠損症(apolipoprotein A-Ⅰ deficiency) 　　アポ蛋白A-Ⅰ異常症(familial defective apo A-Ⅰ) 　　その他 続発性低脂血症(secondary hypolipidemia) 　続発性低βリポ蛋白血症(secondary hypobetalipoproteinemia) 　続発性低HDL血症(secondary hypoHDL-cholesterolemia)
その他の脂質異常症	原発性高HDL血症(primary hyperalphalipoproteinemia) 　CETP欠損症(CETP deficiency) 　HTGL欠損症(HTGL deficiency) 　その他 家族性LCAT欠損症(familial LCAT deficiency) 　fish-eye disease シトステロール血症(sitosterolemia)

2 レムナントが上昇するタイプ

コレステロールとともにトリグリセライドもほぼ同程度に上昇する混合型高脂血症と分類されるものにIII型高脂血症があり，これはレムナントが上昇する高脂血症である．家族性III型高脂血症では，レムナントに存在するアポリポ蛋白Eの分子異常によりレムナントが血中に滞在するため，レムナントに存在するコレステロールとトリグリセライドが上昇する．

3 VLDLが上昇するタイプ

一般的には，VLDLが上昇する場合は，トリグリセライドの上昇が前面に出る．しかし，VLDLの上昇が顕著な場合は，コレステロールも上昇する．これは，一般的にはVLDL中のコレステロールはトリグリセライドの1/5程度は含まれるからである．したがって，VLDLが上昇するIV型高脂血症でも，しばしばコレステロールが220 mg/dL以上となる．特にカイロミクロンとVLDLがともに上昇するV型高脂血症では著明な高トリグリセライド血症（1000 mg/dL以上）に加えて，コレステロールの上昇（300 mg/dL以上）もみられることがある．VLDLが上昇する原因は明らかではなく，続発性のものが多く肝臓でのVLDLの合成が増加する状態と考えられている．

4 HDLが上昇するタイプ

欧米で分類されていた高脂血症の型分類には出てこない高脂血症である．原発性のものとしては原因不明のものが多いが，コレステリルエステルの運搬を司るコレステリルエステル転送蛋白（CETP）の欠損によるものが比較的多い．また，肝性トリグリセライドリパーゼ（HTGL）の欠損でもHDLの上昇がみられるが，きわめてまれな疾患である．続発性でもCETPに関連したものが多く，飲酒によるHDLコレステロールの上昇はCETPの合成抑制によると考えられている．このようなHDLが上昇するタイプの高コレステロール血症が動脈硬化に対して促進的なのか否かについては，議論のあるところである．

原因による分類

原発性か，続発性かで対応が異なることから，この分類は臨床的にも重要である．各論は，それぞれで対応してもらうこととして，ここでは骨組みだけを紹介する．

1 原発性高コレステロール血症

すでに触れたように，多くはLDL受容体異常であるFHであるが，表1に示したように，ほかにも各リポ蛋白異常に伴う原発性高コレステロール血症が存在する．

このなかで，多遺伝子性高コレステロール血症の取扱いが問題となる．遺伝子異常が明確でなく，異常となるメカニズムについても明確でないため原発性であるという証明が困難である．いわゆる体質というカテゴリーに入り，食事性高脂血症もここに分類するという考え方もある．

2 続発性高コレステロール血症

臨床的に多いのは続発性高コレステロール血症であり，この鑑別診断がきわめて重要である．特に，甲状腺機能低下症に伴う高コレステロール血症が多く，高脂血症治療薬を用いられているケースが散見される．さらに甲状腺機能低下症では，高脂血症治療薬の副作用であるクレアチンキナーゼの上昇を伴うことから余計に問題となり，続発性高脂血症の鑑別診断がきわめて重要であるゆえんである．

高コレステロール血症の治療

高コレステロール血症の治療の目的は，大きく分けて2つある．最も重要な点は，動脈硬化性疾患予防である．次に，高コレステロール血症を引き起こしてくる疾患自体の治療である．

1 動脈硬化性疾患予防のための治療

高脂血症治療のなかで，最も重要な視点である．高脂血症治療が，コレステロール低下に特化されないような配慮が求められる．その意味では，エビデンスに基づく医療（EBM）という概念が重要になる．高コレステロール血症，特に高LDLコレステロール血症の治療については，レジンやスタチンを用いた多くの大規模臨床試験があり，エビデンスを提供している．これらの詳細は別稿で触れ

られるので、ここでは割愛するが、重要なことは、LDLコレステロールの低下とともに動脈硬化予防という意味での対応である。したがって、他の危険因子の対応も求められるほか、最終的な血栓形成を予防するための抗血小板療法についても念頭に置いてLDLコレステロールの低下療法を考える必要があろう。

2 原因疾患の治療

当り前でありながら、意外に見落とされているのが、続発性高コレステロール血症の原因疾患の治療である。

先にも触れたが、甲状腺機能低下症では、原因疾患を治療するだけで、多くの高コレステロール血症は改善する。

しかしながら、ネフローゼ症候群の高コレステロール血症の治療は困難である。しかも、最近はネフローゼ症候群の高LDLコレステロール血症の治療がネフローゼ症候群の改善をもたらすという臨床経験から、その治療が期待されている。現在のところ、スタチンに依存することが多く、困難な場合にはLDLアフェレーシスも考慮することになろう。

原発性胆汁性肝硬変症でも、高コレステロール血症が認められ、ときに多発性の黄色腫をもたらすことがある。多くは、治療に抵抗性であり、スタチンでも効果がなく、黄色腫改善のためにはLDLアフェレーシスが必要な場合がある。

2型糖尿病に伴う脂質異常症は主として、高トリグリセライド血症や低HDLコレステロール血症であるが、高LDLコレステロール血症もしばしば伴う。そして、II型高脂血症はきわめて強い動脈硬化の危険因子であることが知られている。さらに、2型糖尿病における冠動脈疾患発症にはLDLコレステロールが密接に関与していることから、LDLコレステロール低下療法は重要である。糖尿病の治療も重要であるが、糖尿病治療での脂質改善効果は必ずしも十分ではなく、LDLコレステロールに対してはスタチンなどの高脂血症治療薬が必要になることが多い。

続発性高コレステロール血症

寺本　民生

はじめに

　高コレステロール血症は，原因遺伝子のわかっている原発性高コレステロール血症より，続発性高コレステロール血症のほうが多い。続発性高コレステロール血症は，遺伝的素因をもちつつ，生活習慣などの修飾因子により発症すると考えられており，いわゆる生活習慣病の大半を占める。したがって，高コレステロール血症診療の場では，生活習慣病としてのこれら高コレステロール血症を対象とするのであるが，その際に，原発性高コレステロール血症が存在しないか，これから触れる二次性高コレステロール血症が存在しないか，十分な検討をしたうえで対処する必要がある。その意味では続発性高コレステロール血症の認識は重要である。

甲状腺機能低下症

　最も頻度が高く，かつ見逃されやすい疾患が本疾患である。甲状腺機能の低下とともにLDL受容体の合成抑制が起こり，高LDLコレステロール血症を示す。
　リポ蛋白のパターンとしてはII型高脂血症を示すことが多いが，重症になるとレムナントの出現するIII型高脂血症を示すことがある。
　高コレステロール血症を診た場合，必ず一度は甲状腺機能（甲状腺刺激ホルモン，遊離サイロキシン（FT_4，FT_3）を調べておきたいものである。また，一般検査では乳酸脱水素酵素やクレアチニン・ホスフォキナーゼ（CPK）が参考になることが多い。とくにCPKは高コレステロール血症治療薬の副作用である横紋筋融解症でも上昇することがあるので，高コレステロール血症治療前に必ず測定しておくことが肝要である。

ネフローゼ症候群

　本疾患では，見逃すことはそれほど多くはないと思われる。通常は著明な蛋白尿とともに浮腫を伴ったり，血清アルブミンの低下が認められ，高コレステロール血症はそれに伴ったものとして認識される。通常，血清アルブミンが3.0 g/dL以下になるとLDLコレステロールが上昇し，IIa型高脂血症を示す。2.0 g/dL以下になるとトリグリセライドの上昇も認められ，IIb型高脂血症を示す。LDL受容体活性は低下しておらず，むしろ肝臓でのコレステロール合成が亢進するためと考えられている。

閉塞性黄疸

　肝，胆道系障害による続発性高コレステロール血症の代表例は胆道閉塞である。また，興味あるリポ蛋白異常として，原発性胆汁性肝硬変症（PBC）における変化がある。胆道閉塞に伴うリポ蛋白異常の基本はリポ蛋白X（LP-X）の出現とHDLコレステロールの減少である。血清脂質としては総コレステロールの上昇，コレステリルエステル比の低下，リン脂質の上昇，HDLコレステロールの低下が特徴である。LP-Xはそれ自体がコレステロール，ホスファチジルコリン（レシチン）とアポリポ蛋白からなる異常リポ蛋白であり，血清脂質異常の最初の3項目はこのLP-Xの出現で説明される。LP-Xはわれわれの検討によれば，胆汁脂質，特にレシチンの血中への逆流により説明される[1]。胆道閉塞では食事中脂質の腸管内ミセル形成に必要な胆汁が分泌されないため，カイロミクロンとしての

帝京大学医学部内科

脂質吸収が十分ではない。したがって，小腸粘膜で合成されるアポリポ蛋白A-Iが減少するためHDLコレステロールの低下が認められるものと考えられている。

原発性胆汁性肝硬変(PBC)

PBCにおいては総コレステロールの上昇が顕著であるが，通常コレステリルエステル比は低下しない。そして胆道閉塞とは異なりHDLコレステロールが上昇する点が特徴的であり，また，このHDLは電気泳動上遅く泳動されるのが特徴とされている。筆者らもこの点について検討し，サイズの大きな異常HDLが出現することを観察した。また，この異常HDLはリン脂質に富むことからリン脂質代謝異常が想定されるのであるが，このようなHDLのリン脂質代謝異常に最も関連する酵素として肝性トリグリセライドリパーゼ(HTGL)がある。HTGLはトリグリセライドの水解活性とともにリン脂質の水解活性も有するからである。この点について検討したところ，PBC例においてその活性の低下が観察され，HTGL低下がリン脂質に富むHDL異常をきたす原因の1つと考えられた[2]。このようにPBCは胆道閉塞とはやや異なるものの，症状の進行とともに黄疸を伴うようになると，その血清脂質像は胆道閉塞のものとよく似たパターンになる。PBCのパターンによく似たものとして転移性肝癌がある。この場合，局所性胆道閉塞のため黄疸は認めなくても総コレステロールの上昇をみるものであり，HDLコレステロールの上昇も伴う。しかし，閉塞の程度が著明となるといわゆる胆道閉塞と同様に，HDLコレステロールの低下も認められるようになる。

糖尿病

高脂血症の合併頻度の高い疾患であるが，主として高トリグリセライド血症と低HDLコレステロール血症が特徴的である。しかし，頻度的には高LDLコレステロール血症を呈することも多い。糖尿病では，小腸からのコレステロール吸収が亢進していることが知られているが，その原因として，図1に示すように小腸粘膜細胞におけ

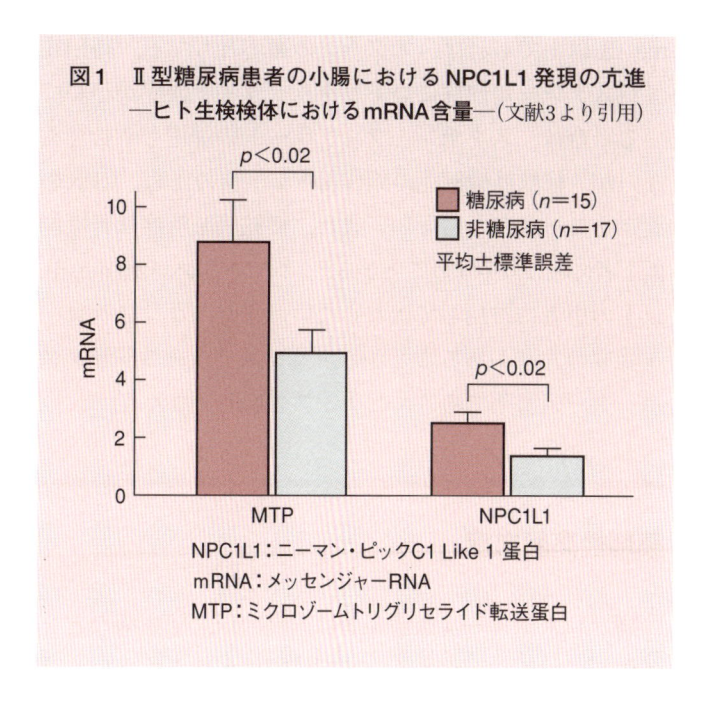

図1 II型糖尿病患者の小腸におけるNPC1L1発現の亢進
—ヒト生検検体におけるmRNA含量—（文献3より引用）

糖尿病(n=15)
非糖尿病(n=17)
平均±標準誤差

$p<0.02$ (MTP)
$p<0.02$ (NPC1L1)

NPC1L1：ニーマン・ピックC1 Like 1 蛋白
mRNA：メッセンジャーRNA
MTP：ミクロゾームトリグリセライド転送蛋白

るミクロゾームトリグリセライド転送蛋白活性が亢進しており，カイロミクロンの合成が亢進することがあげられていた[3]。しかし近年，コレステロールトランスポーターであるニーマン・ピックC1 Like1蛋白(NCP1L1)の発見により，コレステロール吸収のメカニズムが解明され，糖尿病ではNPC1L1の合成亢進が起こっていることが判明した[4]。したがって，コレステロールに富むカイロミクロンが合成されるものと考えられる。このようなコレステロールに富むカイロミクロンは肝臓でのLDL受容体合成を抑制し，結果としてLDLコレステロールの上昇をもたらすものと考えられる。

糖尿病に伴う高LDLコレステロール血症については，もちろん原疾患の治療が重要であるが，現在の糖尿病治療法では，高LDLコレステロール血症の十分な改善をもたらすことが必ずしもできない場合がある。基本的に高LDLコレステロール血症を伴う糖尿病では動脈硬化発症率が高いことから[5]，積極的な高LDLコレステロール血症治療薬を用いる必要が出てくる。また，糖尿病にはネフローゼ症候群や腎不全が伴うこともあり，その修飾を受けることも念頭に置く必要がある。治療であるが，トリグリセライドが高い場合やHDLコレステロールが低い場合には，フィブラート系薬剤の適応になる。しかし，動脈硬化予防という意味では，LDLコレステロールの低下が重要である。したがって，LDLコレステロールが120

mg/dL以上であれば，スタチンの適応ともなる。高LDLコレステロール血症に高トリグリセライド血症が絡んでいる場合は，スタチンとフィブラートの併用もやむをえないが，横紋筋融解症の副作用チェックのため，CPKの測定を怠ってはならない。また，横紋筋融解症は腎機能低下者に起こりやすいことから，クレアチニンが2.0 mg/dL以上の患者に併用してはならない。また，コレステロール吸収の亢進があることから，コレステロールトランスポーター阻害薬であるエゼチミブも適応となろう。

薬剤性高脂血症

高コレステロール血症患者は，高血圧，糖尿病などを合併していることが多く，薬剤使用例が少なくない。高コレステロール血症の原因が薬剤による可能性を常に念頭に置く必要がある。なんらかの原疾患があり，ステロイド剤を用いている場合は，原疾患治療中の高コレステロール血症治療は控えるべきである。また，高血圧の際の利尿薬，β遮断薬は，高コレステロール血症が認められた場合は，高コレステロール血症治療薬を用いる前に，他の降圧薬に切り替えてみる必要がある。それでも，高コレステロール血症が改善しない場合は，動脈硬化発症リスクが高くなるので，積極的に高コレステロール血症治療薬を用いていく必要がある。

傍腫瘍性症候群

原発性肝癌の場合，傍腫瘍性症候群としての高コレステロール血症が知られている[6]。原発性肝癌の場合，肝硬変を伴うことが多く，むしろ総コレステロールが低下することが多いのであるが，総コレステロールが徐々に上昇してきた場合には，原発性肝癌の発症を考慮する必要がある。その原因は十分明らかにされているわけではないが，肝癌細胞による抑制の効かないコレステロール合成亢進の可能性が考えられている。しかし，この傍腫瘍性症候群に関しては原発性肝癌にのみ限られたものではなく，転移性肝癌でも閉塞の程度とは無関係に，かつ原発巣の切除により改善するというタイプの高コレステロール血症も知られている。そのメカニズムはまだ不明である。

引用文献

1) 寺本民生, 内藤周幸. 肝臓 1980;21:677-92.
2) Baldo-Enzi G, Baiocchi MR, Grotto M, Floreani AR, Zagolin M, Chiaramonte M, et al. Dig Dis Sci 1988;33:1201-7.
3) Lally S, Tan CY, Owens D, Tomkin GH. Diabetologia 2006;49:1008-16.
4) Sone H, Katagiri A, Ishibashi S, Abe R, Saito Y, Murase T, et al; JD Study Group. Horm Metab Res 2002;34:509-15.
5) Margolis S, Homcy C. Medicine (Baltimore) 1972;51:381-91.
6) Hwang SJ, Lee SD, Chang CF, Wu JC, Tsay SH, Lui WY, et al. J Gastroenterol Hepatol 1992;7:491-6.

家族性高コレステロール血症

馬渕　宏

はじめに

家族性高コレステロール血症（FH）は遺伝的に著明な高LDLコレステロール血症を示し，高コレステロール血症と動脈硬化の関係を明らかにするモデル疾患である[1-3]。従来，FHはまれな疾患と考えられていたが，実は最も頻度の高い遺伝疾患であり，適切な診断と治療は日常診療でもきわめて重要である。本稿ではFHに関する基本的な事項について述べる。

FHの臨床症状

FHの臨床症状の三主徴は高LDLコレステロール血症，腱黄色腫，冠動脈疾患（CAD）である。FHは常染色体性優性遺伝疾患であり，ヘテロFHとホモFHが区別できる。ホモFHの重症度はヘテロFHの約2倍である。

1　高LDLコレステロール血症

FH患者1000人とその家族の血清コレステロールを調査した成績を図1に示した。ヘテロFHの平均血清コレステロール（±標準偏差）は330±60 mg/dL，ホモFHでは669±104 mg/dLで，正常者（179±26 mg/dL）のそれぞれ約2倍，約4倍となっており，その分布は明らかな3峰性を示している。正常者とヘテロFHの境界点は223 mg/dLであり，ヘテロFHとホモFHの境界点は540 mg/dLである[4]。したがってヘテロFHの診断基準値としては230 mg/dL以上，ホモFHの場合は550 mg/dL以上となる。血清コレステロール（X）とLDLコレステロール（Y）との間にはY＝0.873X－58.13（r＝0.977，p＜0.01）と強い正相関が得られた。この結果より，FHはLDLコレステロールの代謝異常であることは明らかである。

2　腱黄色腫

腱黄色腫はFHに特異的な臨床症状であり，その好発部位は手背伸筋腱とアキレス腱である（図2）。手背伸筋腱黄色腫の観察は指を屈伸させれば粟粒大の黄色腫も容易に診断できる（図3）。アキレス腱は最も早期に腱黄色腫を発見できる部位であり，視診のみでも診断できるが，触診が重要である。アキレス腱反射を行うようにアキレス腱を伸展させて触診する方法がよい（図3）。アキレス腱のX線撮影はアキレス腱黄色腫を客観的，定量的に評価する方法である（図2）。アキレス腱厚9.0 mm以上はアキレス腱黄色腫と診断できる。眼瞼黄色腫（図2）はヘテロFH

図1　家族性高コレステロール血症家系の血清コレステロール値（文献1より引用）
正常者，ヘテロ家族性高コレステロール血症患者，ホモ家族性高コレステロール血症患者の血清コレステロール値の分布は3峰性を示す。

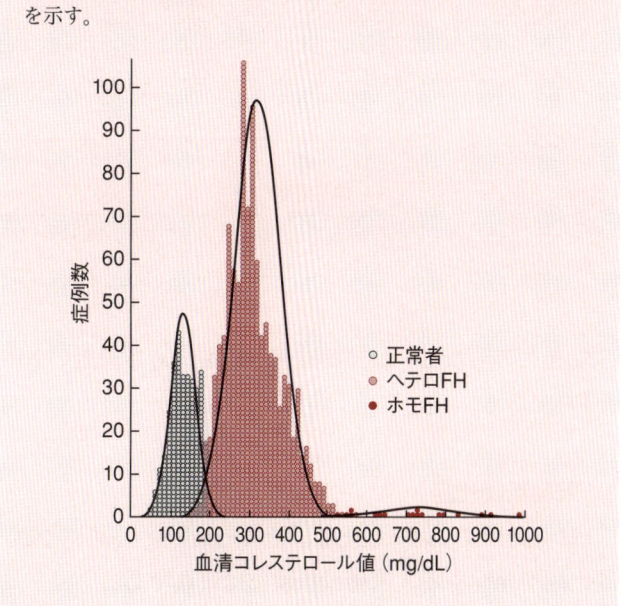

金沢大学大学院医学系研究科脂質研究講座

図2 ヘテロ家族性高コレステロール血症の身体所見
［巻頭カラー写真参照］

図3 ヘテロ家族性高コレステロール血症患者の手背伸筋腱とアキレス腱の黄色種の診断方法

表1 ホモ家族性高コレステロール血症患者の死因

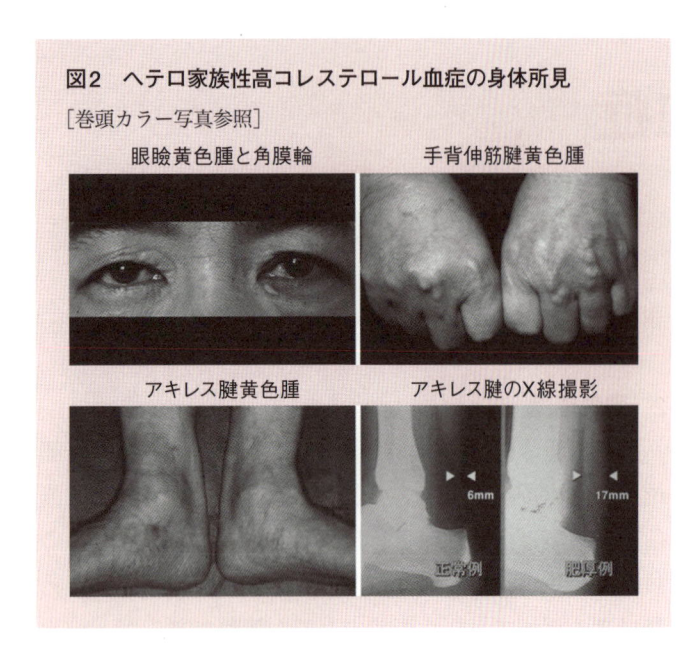

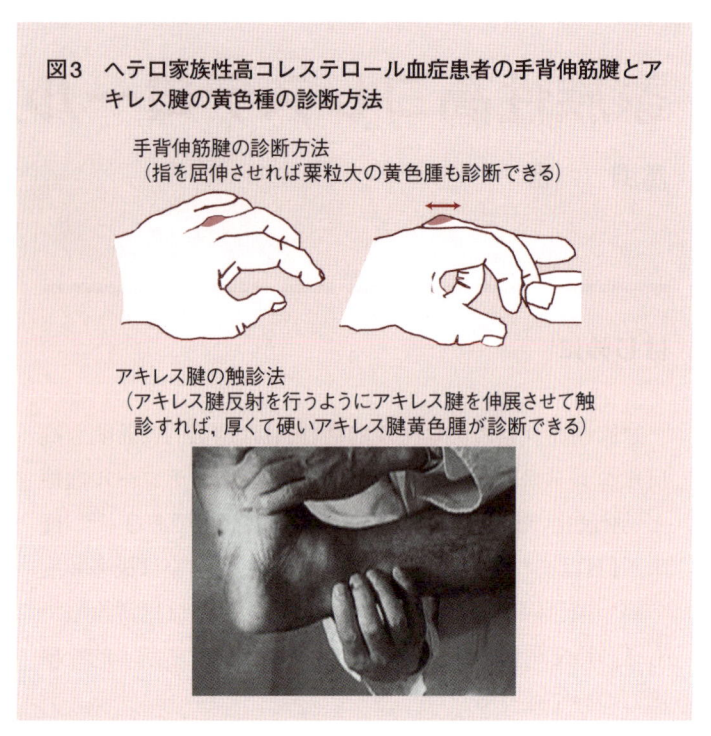

症例	性	年齢(歳)	死因	総コレステロール値(mg/dL)	トリグリセライド(mg/dL)
1	女	27	突然死	609	126
2	女	42	突然死	610	180
3	女	29	突然死	1004	784
4	男	11	心不全	908	300
5	男	18	心不全	781	189
6	女	23	突然死	730	273
7	男	57	突然死	558	388
8	女	50	白血病	550	143
9	女	38	突然死	590	93
10	女	77	突然死	599	107
平均		37		694	258
標準偏差		20		158	207

の50％にみられる。逆に眼瞼黄色腫を認める患者の20％がFHである。

3 冠動脈硬化症

FHは高頻度に動脈硬化症，特に冠動脈硬化症，大動脈硬化症が発症する。末梢動脈硬化はまれである。

a．ホモFH

ホモFHではCADがきわめて早期からみられ，わが国では4歳の男児，女児のホモFHの心筋梗塞剖検例をはじめ若年期より心筋梗塞，大動脈弁狭窄がみられている。われわれが経験した18例のホモFH患者のうち10例はすでに死亡した（表1）。ホモFHでは冠動脈以外に大動脈弁直上部の狭窄と冠動脈入口部狭窄も特徴的である。

図4 家族性高コレステロール血症患者における心筋梗塞累積症例数(文献5より引用)

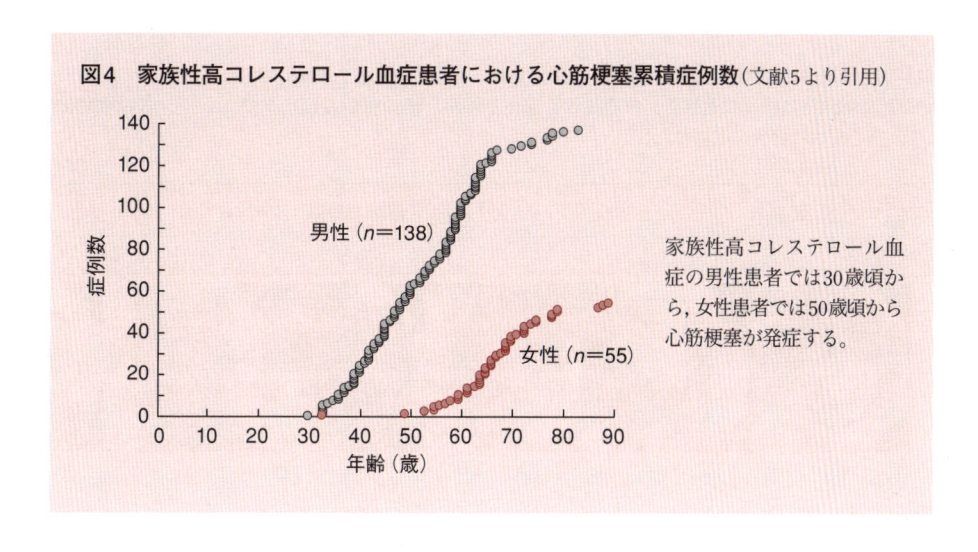

家族性高コレステロール血症の男性患者では30歳頃から，女性患者では50歳頃から心筋梗塞が発症する。

表2 ヘテロ家族性高コレステロール血症患者の死因(文献5より引用)

死因	例数 男	例数 女	年齢(歳) 男	年齢(歳) 女	総コレステロール値(mg/dL) 男	総コレステロール値(mg/dL) 女
冠動脈疾患	57	38	60±13	72±9	348±74	356±63
脳血管疾患	5	8	68±11	71±4	356±71	345±111
癌	17	8	59±12	63±11	343±70	335±88
その他	11	12	71±8	76±11	303±72	362±75
計	90	66	61±13	71±9	344±72	353±74

b．ヘテロFH

われわれが経験した男性ヘテロFH 521例，女性ヘテロFH 545例中，心筋梗塞(MI)は男性97例，女性41例に認められた。その年齢別累積症例数を図4に示した[5]。男性では30歳頃より直線的にMI症例が増加するのに対し，女性では30歳代前半よりMIがみられるが，50歳未満ではまれで，50歳代後半より急速に症例が増加している。われわれが経験したヘテロFHのうち156例の死亡が確認されており，その死因を表2に示した。MIや突然死などのCAD死は61％であった。男性ヘテロFHの平均死亡年齢は61±13歳で，女性の71±9歳より有意に若年で死亡している。

FHの成因

1973年，GoldsteinとBrownは，FHはLDL受容体の遺伝子異常であることを発見した。LDL受容体遺伝子のどこかに異常があればLDL受容体の機能異常をきたし，FHが発症する。現在，世界的には800種以上のLDL受容体遺伝子異常が報告されている。われわれが見いだしたものだけでも37種である[6]。わが国だけでもFHのLDL受容体遺伝子異常は多様性がある。

FHの診断

1 ホモFH

ホモFHの臨床診断は容易である。小児期からみられる黄色腫，アテローム硬化性疾患と血清コレステロールが550 mg/dL以上あればほぼ確定的である。

2 ヘテロFH

高コレステロール血症患者がヘテロFHか否かを鑑別す

図5 ホモ家族性高コレステロール血症患者の長期LDLアフェレーシス療法(文献7より引用)
1980年から1987年までは冠動脈狭窄は徐々に進展し，狭心症状も悪化したが，1989年からLDLアフェレーシスの頻度を増やすことにより冠動脈狭窄の悪化はみられず，狭心症状は著明に改善した。

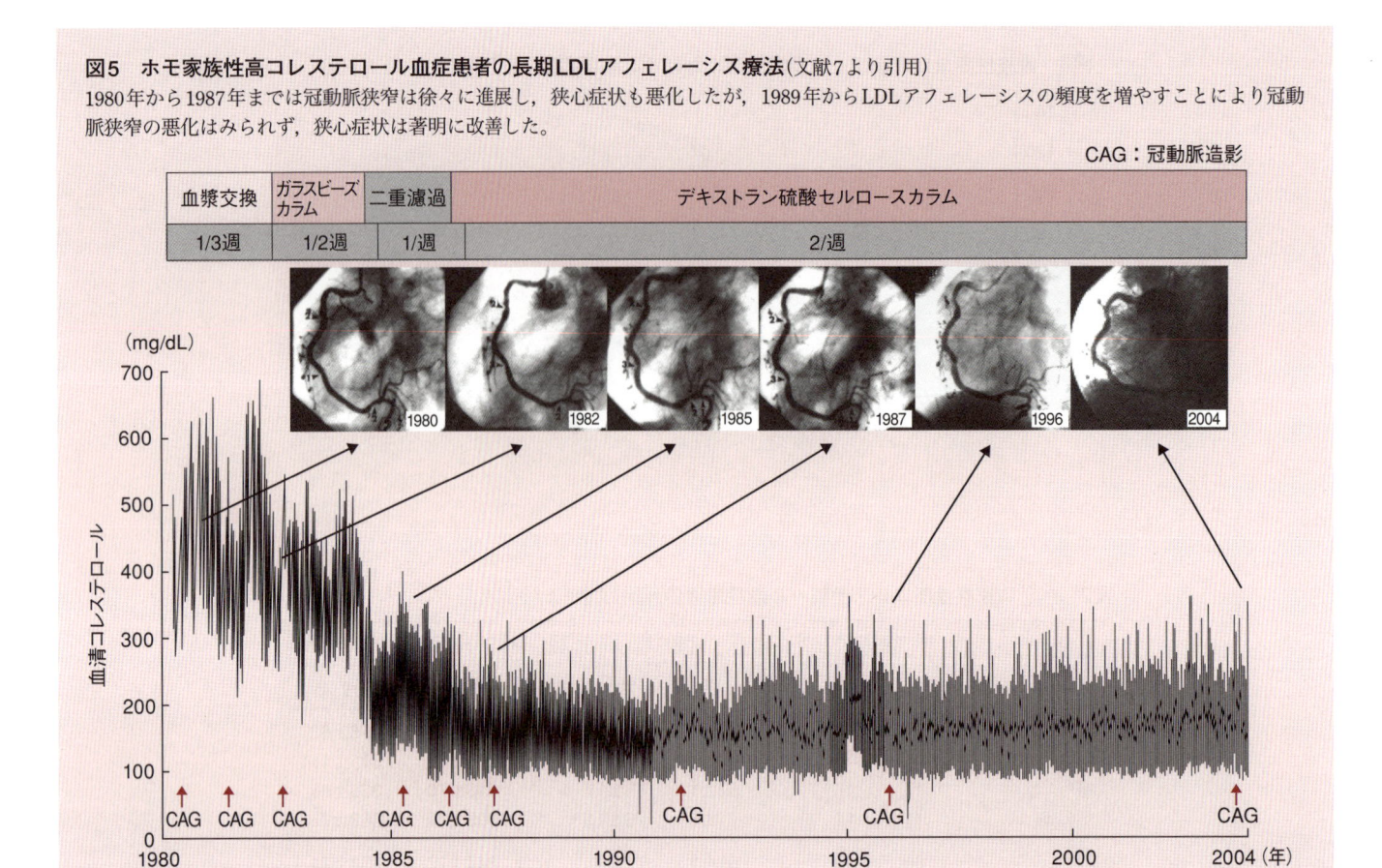

CAG：冠動脈造影

ることはきわめて重要である。ヘテロFHの診断基準は，次のいずれかを満たせばよい。
(1)腱黄色腫を伴う高コレステロール血症
(2)一親等に(1)を満たす者がいる高コレステロール血症
(3)LDL受容体遺伝子異常を示す高コレステロール血症

高コレステロール血症の診断基準は230 mg/dL以上である。血清コレステロール230 mg/dL以下でも腱黄色腫を認めFHと診断される例もある。

FHの治療

1 ホモFHの治療

LDLアフェレーシス(LDL吸着除去療法)が有効である。LDLコレステロールだけを選択的に吸着するカラムに血清を流すことにより，LDLコレステロールだけを吸着除去し，その他の成分や，善玉HDLコレステロールは吸着されないで通過するので，副作用もなく何年でも継続治療できる(図5)[7]。動脈硬化の悪化も阻止できるし，改善も期待できる。

その他の治療法として肝臓移植，遺伝子治療，アポリポ蛋白BアンチセンスRNA治療，ミクロゾームトリグリセライド転送蛋白阻害薬などの薬物療法があるが，詳細は省略する。

2 ヘテロFHの薬物療法

FHに対する食事療法はあまり効果が期待できないため，薬物療法が原則となる。

a. コレステロール合成酵素(HMG-CoA還元酵素)阻害薬：スタチン

ヒドロキシメチルグルタリルCoA(HMG-CoA)還元酵素活性を特異的に抑制するHMG-CoA還元酵素阻害薬(スタチン)が有効である。スタチン投与量にもよるが，血清総コレステロールは17-45％低下し，LDLコレステロールは22-57％低下する。

図6 ヘテロ家族性高コレステロール血症患者に対するスタチン（コンパクチン）とイオン交換樹脂（コレスチラミン）の併用効果

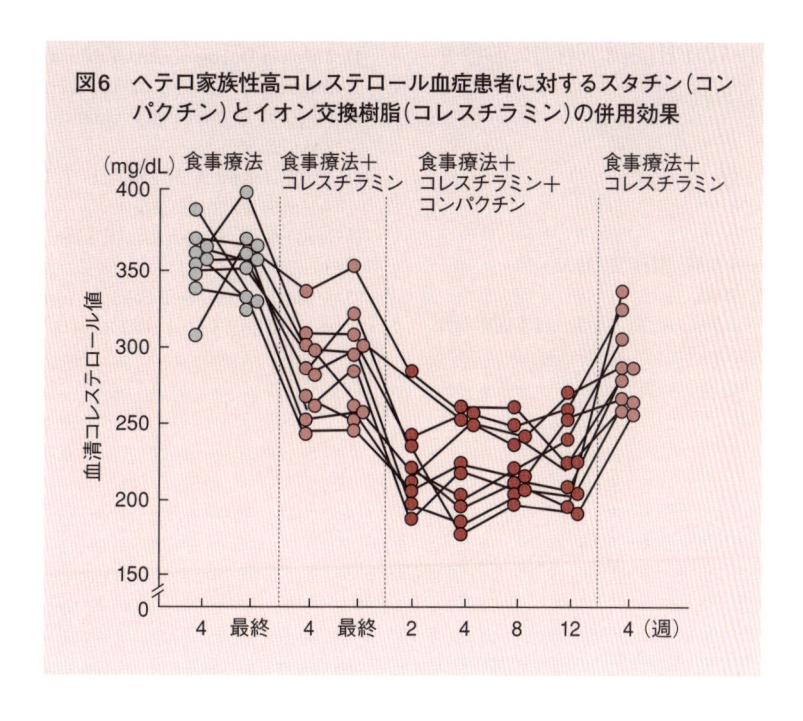

b. 陰イオン交換樹脂

陰イオン交換樹脂は小腸内で胆汁酸と結合し糞便中に排出される。胆汁酸の再吸収は正常では98％であるが，本剤投与により，糞便中への胆汁酸排泄が4倍増加する。肝のLDL受容体数の増加により血中LDLの細胞内への取込みが亢進する結果，LDLの分解が亢進し，血中LDLコレステロールは低下する。

c. 薬剤の併用効果

FHに対して上記薬剤単独投与では，必ずしも治療目標値を達成できない。作用機序の異なるいくつかの薬剤の併用が効果的である。われわれはスタチン剤と陰イオン交換樹脂の併用によりLDLコレステロールは約50％低下することを示した（図6）[8]。その後，ヘテロFH患者に対するコレステロール低下薬の2剤または多剤併用療法が行われるようになった。また，われわれが最初に陰イオン交換樹脂とHMG-CoA還元酵素の併用を報告して以来，多数の併用治験が報告されている。スタチン剤とエゼチミブの併用も有用である。このように作用機序の異なる薬剤をいくつか併用することによりFHの血清コレステロールを正常にすることが可能である。

d. 小児FH患者の治療

小児FHに対して有効性，安全性が確認されている薬剤は陰イオン交換樹脂である。近年スタチンを小児FHに投与した成績も発表されているが，小児ヘテロFH患者を治療すべきか否かのコンセンサスが得られていない。筆者は，小児ヘテロFHは食習慣の是正や禁煙などの健康教育を徹底すべきであるが，薬物は投与すべきではないと考えている。FHの治療に関してはthe younger, the betterとはいえないからである。

FH診療の将来展望

一般臨床医にはいまだFHが十分認識されず，まれな疾患で日常診療にはあまり関係ないと考えられている。スタチンの普及により，FHと診断される前に，単に高コレステロール血症として治療されて，コレステロールが低下している可能性が高い。FHは非FHとは異なり非常に高リスクであるから，適切に診断されて適切に治療されなければならない。ヘテロFHに対してはスタチン，およびスタチンと他剤の併用療法を行えば十分効果が期待できる。ホモFHはきわめて難治性である。根治療法はLDL受容体遺伝子治療である。しかし，いまだ有効で安全な

治療法は得られていない。すべのFH症例が適切に診療されるまでさらなる努力が求められる。

引用文献
1) 馬渕宏. 家族性高コレステロール血症. 南江堂; 1991.
2) 馬渕宏. 高脂血症入門: 文光堂; 2005.
3) 馬渕宏. 家族性高コレステロール血症の診断と治療. 日本医事新報 2007;4363:57-63.
4) Mabuchi H, Higashikata T, Nohara A, Lu H, Yu WX, Nozue T, et al. J Atheroscler Thromb 2005;12:35-40.
5) Mabuchi H, Koizumi J, Shimizu M, Takeda R. Circulation 1989;79: 225-32.
6) Yu W, Nohara A, Higashikata T, Lu H, Inazu A, Mabuchi H. Atherosclerosis 2002;165:335-42.
7) Mabuchi H, Higashikata T, Kawashiri MA. Transfus Apher Sci 2004; 30:233-43.
8) Mabuchi H, Sakai T, Sakai Y, Yoshimura A, Watanabe A, Wakasugi T, et al. N Engl J Med 1983;308:609-13.

家族性Ⅲ型高脂血症

長尾　元嗣　　及川　眞一

はじめに

　家族性Ⅲ型高脂血症はアポリポ蛋白上にあるアポリポ蛋白Eの異常により惹起される疾患である。レムナントの代謝障害に伴って血清中のカイロミクロンレムナント，超低比重リポ蛋白(VLDL)レムナントが増加し，これに血清脂質を上昇させる他の異常が加わって血清総コレステロール値とトリグリセライド値が上昇する。診断にあたっては等電点電気泳動でアポリポ蛋白E2/E2の表現型を証明することが必要となる。閉塞性動脈硬化症や虚血性心疾患といった動脈硬化性疾患が合併することが多く，早期からの治療介入が必要となる。

病因

1　リポ蛋白代謝とアポリポ蛋白E

　アポリポ蛋白Eは，分子量約34 000の糖蛋白で，遺伝子は19番染色体上にあり，全長は3.6 kbで4つのエクソンと3つのイントロンからなっている。主な発現組織は肝臓で，そのほかに腎臓，脳，マクロファージでも合成されている。また，カイロミクロン，VLDL，HDLを構成する主要なアポリポ蛋白である。一般的なアポリポ蛋白の機能は，リポ蛋白を細胞内に取り込ませることであり，アポリポ蛋白Eに関しても，LDL受容体やVLDL受容体，またLDL受容体と構造が類似し，レムナント受容体としての役割が推測されているLDL受容体関連蛋白などに対してリガンドとして結合し代謝される。

　カイロミクロンやVLDLはトリグリセライドを豊富に含有し，組織間のトリグリセライド輸送を行っている。カイロミクロンは小腸にて合成されるが，合成当初はアポリポ蛋白Eをもたず，リンパ管や血管内でHDLからアポEを受け取ることで，成熟したカイロミクロンとなる。その後リポ蛋白リパーゼ(LPL)によって一部のトリグリセライドが加水分解を受けることで，カイロミクロンレムナントへと変換を受け，レムナント受容体を介して肝臓に取り込まれる。肝臓で合成されたVLDLの一部は心筋，脳，骨格筋，脂肪組織およびマクロファージなどにVLDL受容体を介して取り込まれる。またVLDLもLPLによってVLDLレムナントへと変換を受け，最終的にLDLへと変換されるが，VLDLレムナントの一部はLDL受容体やレムナント受容体を介して肝臓へと取り込まれる。このアポリポ蛋白Eを中心としたリポ蛋白代謝を図1に示す。

2　アポリポ蛋白Eの多型

　アポリポ蛋白Eには，等電点電気泳動法によって陽極側に泳動されるものから順にE1-E7の6種類(E6はない)の表現形があり，対応する遺伝子はそれぞれε1-ε7と呼ばれ，対立遺伝子として存在している。それらの遺伝子型のなかでもε2，ε3，ε4の3種類が主に存在しており，ε3が野生型である。これに対し，E2では158番目のArgがCysに，E4では112番目のCysがArgに変異しており，受容体に対する結合能もそれぞれで異なっている。これまでに同定された遺伝子型におけるアミノ酸変異，野生型に比較したLDL受容体への結合能およびそれにより発生する合併症を表1[1]に示す。

3　アポリポ蛋白E2とⅢ型高脂血症

　表1で示したように，E2は野生型と比して受容体との結合能が低い。このためε2/ε2を遺伝子としてもつ個体では，カイロミクロンレムナントやVLDLレムナントは処理を受けにくく血中に蓄積しやすい。この遺伝素因に

日本医科大学内科学講座血液・消化器・内分泌代謝部門内分泌代謝内科

図1　アポリポ蛋白Eを中心としたリポ蛋白代謝

A～E：アポリポ蛋白
HDL：高比重リポ蛋白
LDL：低比重リポ蛋白
VLDL：超低比重リポ蛋白

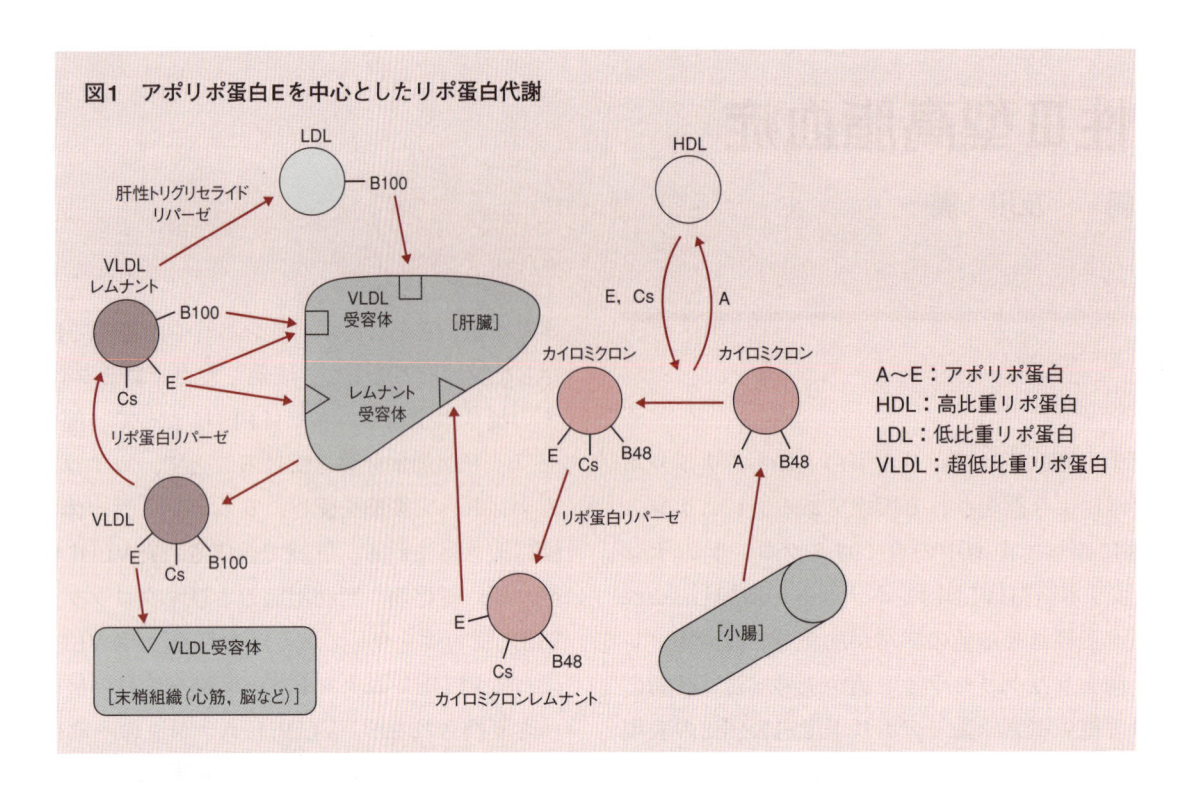

表1　アポリポ蛋白Eの同位体(文献1より引用)

遺伝子型	変異部位	LDL受容体結合能	臨床
ε1	127Gly→Asp 158Arg→Cys	4%	
ε1	141-143→		リポ蛋白糸球体症
ε1	156-173→		リポ蛋白糸球体症
ε1 Harrisburg	146Lys→Glu		Ⅲ型高脂血症
ε2	158Arg→Cys	<2%	
ε*2	145Arg→Cys	45%	
ε**2	146Lys→Cys	40%	
ε2 Kyoto	25Arg→Cys		リポ蛋白糸球体症
ε2 Christchurch	136Arg→Ser		
ε2 Sendai	145Arg→Pro		リポ蛋白糸球体症
ε2 Fukuoka	224Arg→Gln		
ε2 Dunedin	228Arg→Cys	100%	
ε*2 Leiden	146Lys→Gln		Ⅲ型高脂血症
ε3	野生型	100%	
ε*3	99Ala→Thr 152Ala→Pro		Ⅲ型優先発症
ε**3	112Cys→Arg 142Arg→Cys	<4%	
ε*3 Leiden	112Cys→Arg		Ⅲ型高脂血症
ε3 Washington	210Trp→		Ⅲ型高脂血症
ε4	112Cys→Arg	100%	
ε4 Tokyo	46Gln→His		腎不全
ε5	3Glu→Lys	217%	
ε5 London	13Glu→Lys		
ε7 Suita	244Glu→Lys 245Glu→Lys	23%	高脂血症 高脂血症

肥満，食事，糖尿病，甲状腺機能低下症などの別の素因が加わることでⅢ型高脂血症が発症する．わが国ではE2/E2は0.2％程度存在するが，家族性Ⅲ型高脂血症は0.01-0.02％の頻度である．

つまり，Ⅲ型高脂血症では，カイロミクロンレムナントやVLDLレムナントは肝臓への取込み量が低下し，肝臓内のコレステロール量は低下することとなる．この結果，肝臓のLDL受容体の発現が誘導され，LDLの肝臓への取込みは亢進し，血中濃度が低下している．

病態

早期動脈硬化症がⅡ型高脂血症と並んで高頻度に認められる．しかしながら，血清中のLDLコレステロールは低値を示すことが多く，LDL以外のリポ蛋白が誘引になると考えられていた．現在では*in vivo*の実験で，レムナントが変性LDLと同様にマクロファージに取り込まれることが知られ[2]，これが本疾患における動脈硬化の機序と考えられている．また，本症では末梢にも動脈硬化が認められることが特徴とされる．

表2 家族性Ⅲ型高脂血症の診断(文献3より引用)

大項目
① 血清コレステロール値,血清トリグリセライド値がともに高値を示す
② 血漿リポ蛋白の電気泳動でVLDLからLDLへの連続性のbroad βパターンを示す
③ アポリポ蛋白の電気泳動で,アポリポ蛋白Eの異常(E2/E2,E2欠損など)を証明する

小項目
① 黄色腫(ことに手掌線状黄色腫)
② 血清中のアポリポ蛋白E濃度の増加(アポリポ蛋白E/総コレステロール比が0.05以上)
③ VLDLコレステロール/血清トリグリセライド比が0.25以上
④ LDLコレステロールの減少
⑤ 閉塞性動脈硬化症,虚血性心疾患などの動脈硬化性疾患を伴う

診断
大項目の3個のすべてそろえば確診
大項目のうち2個および小項目のうち1個以上有すれば疑診

LDL:低比重リポ蛋白,VLDL:超低比重リポ蛋白

診断

　家族性Ⅲ型高脂血症の診断に際しては,成人以降に顕在化する高脂血症(通常は総コレステロール,トリグリセライドともに上昇)に加えて,本症に特徴的な手指線状黄色腫などの臨床所見,血中アポリポ蛋白E濃度の上昇などから本症を疑い,レムナントの増加を確認すると同時に,等電点電気泳動でアポリポ蛋白Eの異常を確認すれば診断が確定する(表2)[3]。

1 身体的特徴

　結節性黄色腫や,皮膚線条黄色腫(手指や指間),動脈硬化性疾患(冠動脈疾患,腎動脈硬化,閉塞性動脈硬化症)を合併する(図2)[4]。

2 血清脂質

　血清総コレステロール,トリグリセライドともに上昇するが,正常を少し超える程度のものから総コレステロール500 mg/dL程度,トリグリセライド2000 mg/dL程度に達するものまである。わが国でのⅢ型高脂血症患者の報告では[5],16例の平均血清トリグリセライド値が381 mg/dL,総コレステロール値が253 mg/dLであり,白色人種のトリグリセライド699 mg/dL,総コレステ

図2 手掌線状黄色腫(文献4より引用)

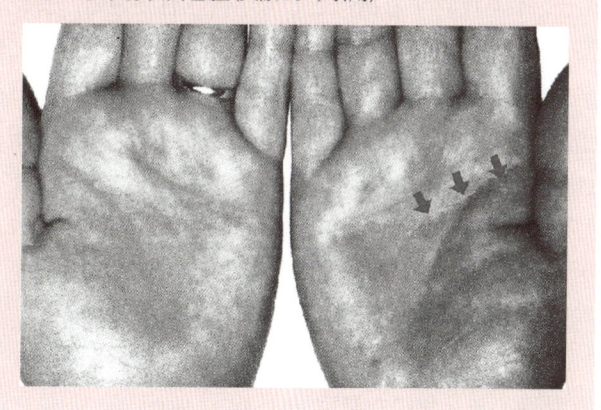

ロール453 mg/dLと比較して低く,その原因は食事中の脂肪含有量の違いであると推測されている。

3 アポリポ蛋白

　アポリポ蛋白Eの受容体結合能の低下を原因とする本症では,血清中のアポリポ蛋白E濃度が上昇しており,これは家族性Ⅲ型高脂血症の診断基準の小項目にも位置づけられている(表2)。東北大学第3内科の検討では,アポリポ蛋白E/アポリポ蛋白C-Ⅲの比が1以上であることも,家族性Ⅲ型高脂血症の診断に有用であるとしている。まれにアポリポ蛋白E欠損症の患者が認められるが,この場合にも発症するⅢ型高脂血症は$\varepsilon2/\varepsilon2$に起因する

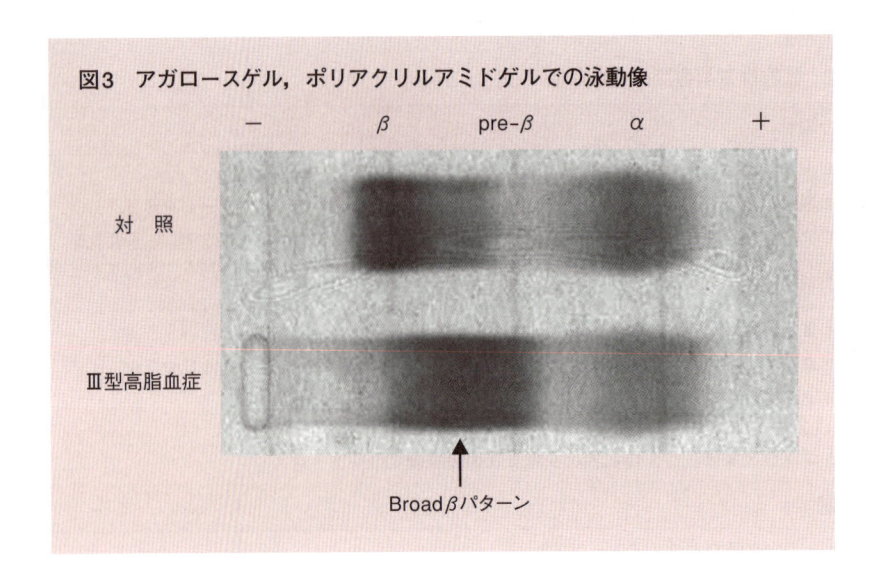

図3 アガロースゲル，ポリアクリルアミドゲルでの泳動像

ものと同様の病態を呈する．

近年，アポリポ蛋白B48の測定法が開発され[6]，カイロミクロン上に存在するアポB48の空腹時血清中の濃度が，カイロミクロン代謝の遅延によるカイロミクロンレムナントを反映する指標として注目されている．またアポリポ蛋白B48の血清濃度が心血管イベントの発症に関わることも明らかにされた[7]．わが国の家族性III型高脂血症の患者5例での検討では，空腹時血清アポリポ蛋白B48濃度が健常人と比較して高値であった[8]．一方，アポリポ蛋白B100濃度は健常人と同程度であり，これはVLDLやVLDLレムナントが上昇する一方で，LDLが低下することにより相殺されているものと考えられる．

4 超遠心法を用いた測定

目的とするリポ蛋白を粒子サイズに応じて超遠心分離で抽出し測定する方法であり，本疾患で上昇するレムナントはVLDLレムナントを含む中間比重リポ蛋白(IDL)分画として抽出できる．また本法を用いて抽出されるVLDL分画のコレステロール値を測定し，VLDLコレステロール/血清トリグリセライド比の指標が0.25を超えることも診断基準に取り上げられ(表2)，血清中のVLDL代謝の遅延を反映する指標となっている．

5 リポ蛋白電気泳動

レムナントが増加しているか否かを確認する方法としてリポ蛋白電気泳動法があり，アガロースによる電気泳動ではbroad βやdouble pre-βパターンが確認できる(図3)．本法ではリポ蛋白の粒子サイズとともに荷電状態が泳動に影響する．

現在，ポリアクリルアミドゲルを用い，蛋白の粒子サイズで泳動を行うことができるリポフォー®(常光)キットが汎用されており，VLDLとLDLの中間にレムナントの蓄積を反映したミッドバンドが検出される．本法は保険適用されており，臨床上の有用性は高いと考えられる．しかしながらこの方法での定量は不可能で，リポ蛋白(a)も同じ部位に泳動されるため鑑別は困難となる．

6 レムナント様リポ蛋白コレステロール

immunoabsorption法によるレムナント様リポ蛋白コレステロールの簡易測定法は，VLDL，IDL，LDLの構成アポリポ蛋白であるアポリポ蛋白Bおよびカイロミクロン，HDLの構成アポリポ蛋白であるアポリポ蛋白A-Iに対する特異モノクローナル抗体と反応しない血清リポ蛋白のコレステロールを測定する方法である．この測定法はVLDLレムナントに含まれるアポリポ蛋白Eが抗アポリポ蛋白B100モノクローナル抗体の認識部位をブロックすることをベースにしており，理論的にはアポリポ蛋白Eに富むレムナントが検出されるはずである．しかしながら，アポリポ蛋白Eが抗体の認識部位をどの程度ブロックするか不明であり，アフィニティゲルにレムナントが結合する可能性もあるなど特異性の点で問題がある．わが国では3ヵ月に一度の測定が保険診療上認可されている．

治療

　家族性III型高脂血症は食事療法に比較的よく反応する。前述したように本症の発症には遺伝素因以外に，過食・運動不足・肥満などの環境因子が大きく関わっており，内臓脂肪型肥満解消のための食事・運動療法は重要である。アルコール摂取制限や果糖の摂取制限も有効である。こうした生活療法を2-3ヵ月行っても血清脂質の低下が十分に得られない場合には，薬物療法の適応となる。

　家族性III型高脂血症の治療にはフィブラート系薬剤が第一選択であり，スタチンも有効とされている。高脂血症の程度が強い場合には両者の併用が行われる。本症はこうした薬物療法にもよく反応する。フィブラートは肝臓でのVLDLの合成を阻害することや末梢組織でのVLDLの分解を促進し，レムナントの蓄積を抑制していると考えられている[9]。一方，スタチンは肝臓でのアポリポ蛋白B粒子の産生を抑制し，レムナントやLDLの異化を促進することで脂質代謝の改善に寄与する[10]。

　わが国のIII型高脂血症患者の検討では43.8%が糖尿病であり，25%が境界型(耐糖能異常)であった[5]。これは白人(185例)での検討で4%が糖尿病であった[11]ことと比較しても極端に多い。糖尿病の治療自体も脂質代謝異常の改善に有効であり，本疾患の診断・治療と同時に糖代謝異常のスクリーニングや介入も進める必要がある。

まとめ

　家族性III型高脂血症はその背景にアポリポ蛋白Eの異常を有する疾患であるが，その発症には環境因子や糖尿病，甲状腺疾患といった他疾患の存在も要因として重要であるため，両者の治療を同時に行う必要がある。近年スタチン製剤が汎用され，脂質代謝異常の正確な病因の診断が行われずに治療が開始される例も散見される。本症は家族性高コレステロール血症に次いで冠動脈疾患の合併が多い疾患であり[12]，早期発見と早期治療が重要である。詳細な家族歴の聴取や注意深い症例の観察という診療の原点に返り，正しい脂質代謝異常の診断と治療を行うように心がけていきたい。

引用文献

1) Kokubo Y, Tanaka H. Nippon Rinsho 2001;59 Suppl 2:136-40.
2) Hodis HN. Circulation 1999;99:2852-4.
3) 厚生省特定疾患原発性高脂血症調査研究班研究報告書. 昭和61, 62年度報告.
4) 日本動脈硬化学会. 動脈硬化性疾患予防のための脂質異常症治療ガイド 2008年版. 動脈硬化学会; 2008.
5) Eto M, Saito M, Nakata H, Iwashima Y, Watanabe K, Ikoda A, et al. Clin Genet 2002;61:416-22.
6) Uchida Y, Kurano Y, Ito S. J Clin Lab Anal 1998;12:289-92.
7) Ishigami M, Yamashita S, Sakai N, Hirano K, Hiraoka H, Nakamura T, et al. Atherosclerosis 2003;168:359-66.
8) Valero R, Lorec AM, Paganelli F, Beliard S, Atlan C, Lairon D, et al. Metabolism 2005;54:1442-7.
9) Illingworth DR. Drugs 1987;33:259-79.
10) Vega GL, East C, Grundy SM. Atherosclerosis 1988;70:131-43.
11) Mahley RW, Rall SC Jr. TypeIII hyperlipoproteinemia (dysbetalipoproteinemia): the role of apolipoprotein E in normal and abnormal lipoprotein metabolism. In: Scriver CR, Beaudet AL, et al, editors. The metabolic and molecular bases of inherited disease: 7th ed. New York: McGraw-Hill;1995. p.1953-80.
12) Morganroth J, Levy RI, Fredrickson DS. Ann Intern Med 1975;82:158-74.

家族性複合型高脂血症

岩垂　瑞穂　　梶波　康二

はじめに

　家族性複合型高脂血症(FCHL)は一般人50-200人に1人と高頻度な脂質異常症であり，早発性冠動脈硬化症の原因として重要である。コレステロールとトリグリセライドがともに軽-中等度高値であっても，家族歴の詳細な聴取を行うとともに，経時的に両者が変動する場合には本疾患を念頭におかねばならない。動脈硬化の基礎疾患としてFCHLは忘れてはならない疾患といえよう。

歴史的経緯と疾患概念

　FCHLは，1973年にGoldsteinら，Nikkilaら，Roseらの3グループにより報告された脂質代謝異常を伴う遺伝性疾患である[1-3]。当初は各々のグループから報告されたが，その後これらの概念がほぼ同じ病態を指すことが明らかとなり，統一された名称で同一の遺伝性疾患として捉えらるに至った。本疾患の重要な点は，①その頻度が高い(0.5-2.0%)と推定されること，②高脂血症の程度は軽度-中等度に留まるものの，若年性の冠動脈硬化症の原因の約10-30%を占めると考えられることである。

病因

　FCHLの病因についてはいまだ解明が不十分である。当初はアポリポ蛋白B含有リポ蛋白の合成ならびに分解に関わる分子を候補遺伝子とした研究が進められ，アポリポ蛋白A-I/C-III/A-IV遺伝子群，リポ蛋白リパーゼ遺伝子，肝性リパーゼ遺伝子，転写因子であるペルオキシソーム増殖因子活性化受容体遺伝子などに関して，その遺伝子多型と疾患発症との連鎖が検討された。しかし異なる集団での再現性に乏しいこと，過栄養などの後天的要因に複数の遺伝素因が関係して発症するとも予想されること，などの問題点が指摘され，いまだに決定的な原因遺伝子は見いだされていない。他方これら混沌とした成績からは，FCHLを単一遺伝子疾患と考えるよりは，"major gene"と"modifier gene"，さらにこれらに環境因子が関わって発症するとする考えもいまだに広く受け入れられているのが現状である。1つの突破口としては，近年ゲノムワイドの連鎖解析から見いだされた新規候補遺伝子である*USF1*(upstream transcription factor 1)[4]について，別の集団でも再現性が認められた[5]，あるいは別の遺伝子座が年齢依存的に関わっていた[6]，など新たな知見が報告されており，今後の展開が期待される。

　FCHLの臨床像は，肥満やインスリン抵抗性に基づく病態と類似する点が多く，門脈への遊離脂肪酸の流入増加を介して，肝でのトリグリセライドおよびアポリポ蛋白Bの合成亢進が惹起されているとの仮説もこのような事象を背景としている。

臨床像

　FCHL患者を継続的に観察すると，高脂血症の表現型が経時的に変化する場合が少なくない。すなわち，コレステロールとトリグリセライドの両者が高値(IIb型)を呈する時期を中心として，コレステロールのみが高値(IIa型)となったり，トリグリセライドのみが高値(IV型)となったり変動しうる。一方，家系調査においても，第1度近親者にIIb型を中心として，IIa型やIV型の表現型を示す高脂血症患者が認められる。

表1 家族性複合型高脂血症の診断基準（動脈硬化性疾患予防ガイドライン2007年版）（文献7より引用）

① Ⅱb型を基準とするが，Ⅱa型，Ⅳ型の表現型もとり得る
② アポ蛋白B/LDLコレステロール>1.0またはsmall dense LDL（LDL粒子径<25.5 nm）の存在を証明する
③ 家族性高コレステロール血症や糖尿病など二次性高脂血症を除く
④ 第1度近親者にⅡb，Ⅱa，Ⅳ型のいずれかの表現型の高脂血症が存在し，本人を含め少なくとも1名にⅡb型またはⅡa型が存在する

①-④のすべてを満たせば確診とするが，①-③のみでも日常診療における簡易診断基準として差し支えない。

高脂血症の表現型のいかんに関わらず，FCHLに共通する病態はアポリポ蛋白Bの高値である。これに加えて，アポリポ蛋白B/LDLコレステロール比>1.0や，small dense LDLの増加，低HDLコレステロール血症なども特徴であると報告されているが，疾患の診断基準として広く受け入れられる検査項目として確立されたものはない。

FCHLの身体所見に特徴的なものはなく，家族性高コレステロール血症（FH）のような黄色腫によるアキレス腱などの肥厚は認められず，眼瞼黄色腫がまれに認められる程度である。

しかしFCHLにおける早発性冠動脈硬化症の重要性は，FHに匹敵すると認識すべきである。むしろ疾患頻度が高いことを考慮すれば，その臨床的意義はFHより高いともいえよう。55歳未満の早発性冠動脈硬化症の男性のうち，10-15%に本症の可能性があるとの臨床研究成績が複数報告されており，コレステロールおよびトリグリセライドが，値としては軽度-中等度上昇に留まっていても，動脈硬化の原因疾患としてどれだけ強調しても，しすぎることはないであろう。

診断

日本動脈硬化学会が作成した動脈硬化性疾患予防ガイドライン2007に記載されているFCHLの診断基準を**表1**に示した[7]。強調したいのは，一般臨床においては，ガイドラインに記載されたアポリポ蛋白BやLDL粒子径などの専門的検査よりも，家族の情報を丹念につかむことが重要かつ有用なことである。また先に述べたように，脂質値がⅡb型を中心として経時的にⅡa型やⅣ型の表現型に変化していくことが明らかにできれば，それだけでFCHLと診断することも可能であり，シンプルな臨床観察が基本であろう。

治療

FCHLの病因が明らかでない現在，対症的な治療，すなわち増加したリポ蛋白の低下を目指す治療が主体となることは止むを得ないであろう。**表2**に前述の動脈硬化学会が作成したガイドラインにおける脂質管理目標値を示した[7]。

まずは適正体重の達成（肥満の是正）と摂取総カロリーの制限を行い，これによっても不十分な場合に，摂取総脂肪の制限，さらには摂取コレステロールや飽和脂肪酸量の制限を目指す。これら食事療法を中心とする非薬物療法でも管理目標値が達成されない場合に薬物療法が考慮される。

LDLコレステロールの低下を目指す場合は，コレステロール生合成の律速酵素であるヒドロキシメチルグルタリルCoA（HMG-CoA）還元酵素を拮抗的に阻害するスタチンを投与する。詳細は別稿に譲るが，ストロングスタチンと呼ばれるものでは，常用量投与により30%程度のLDLコレステロール低下が期待される。

スタチン以外の薬剤としては，小腸上皮に存在する膜トランスポーターであるニーマン・ピックC1 Like1蛋白を介したコレステロール吸収を阻害するエゼチミブにLDLコレステロール低下作用が期待できる。陰イオン交換樹脂は，腸管内で胆汁酸を吸着しその腸肝循環を阻害することで，肝におけるコレステロールからの胆汁酸合成を促進し，結果として血中LDLコレステロール低下をもたらす。しかし，同時にトリグリセライド合成亢進を惹起しやすく，元来トリグリセライド高値を呈しやすいFCHLの治療として好ましい薬剤ではない。

表2 リスク別脂質管理目標値（文献7より引用）

治療方針の原則	カテゴリー	LDLコレステロール以外の主要危険因子*	脂質管理目標値(mg/dL) LDLコレステロール	HDLコレステロール	TG
一次予防 まず生活習慣の改善を行った後，薬物治療の適応を考慮する	Ⅰ（低リスク群）	0	<160	≧40	<150
	Ⅱ（中リスク群）	1-2	<140		
	Ⅲ（高リスク群）	3以上	<120		
二次予防 生活習慣の改善とともに薬物治療を考慮する	冠動脈疾患の既往		<100		

脂質管理と同時に他の危険因子（喫煙，高血圧や糖尿病の治療など）を是正する必要がある。
*LDLコレステロール値以外の主要危険因子：加齢（男性≧45歳，女性≧55歳），高血圧，糖尿病（耐糖能異常を含む），喫煙，冠動脈疾患の家族歴，低HDLコレステロール血症（<40 mg/dL）
・糖尿病，脳梗塞，閉塞性動脈硬化症の合併はカテゴリーⅢとする。
・家族性高コレステロール血症については別項を参照のこと。
HDL：高比重リポ蛋白，LDL：低比重リポ蛋白，TG：トリグリセライド

トリグリセライドの低下を目指す場合は，フィブラート系薬剤が選択される。高トリグリセライド血症の多くは低HDLコレステロール血症を伴うことから推測されるように，フィブラートのトリグリセライド低下作用はHDLコレステロール上昇作用を伴うことが多く，FCHLの脂質プロフィールにとっては好ましい効果といえよう。投与の詳細は別稿に譲る。

ここでは，FCHLに対する薬物療法の実際において，重要かつ実践的なポイントを3つ指摘したい。

①先に述べたように，FCHLでは無投薬でも血清脂質が容易に変動することから，その治療効果の判定に注意が必要である。特にコレステロールとトリグリセライドの両者が高値を示すⅡb型を中心として，一方のみが高値となるⅡaおよびⅣ型へと自然経過で移行する症例では要注意であろう。たとえば，Ⅱb型からⅡa型へ表現型が変化するタイミングでスタチンを投与開始しても，総コレステロール，さらにはLDLコレステロールの低下は明らかでないこともまれでなく，逆に少し上昇する場面も十分想定される。1ヵ月程度の間隔で複数回測定し，薬剤投与によりコレステロールとトリグリセライドの変動レベルがどれだけ低下したかを総合的に判断することが必要であろう。その際，カロリー制限や過体重の是正など非薬物療法の安定継続が欠かせないことはいうまでもない。

②冠動脈硬化症を合併するFCHLでは強力なLDLコレステロール低下が推奨されており，常用量のスタチンでは効果不十分な場合が少なくない。その場合の選択肢としてスタチンを増量する場合，「6%ルール」という現象を覚えておくと便利である。たとえば，アトルバスタチン10 mg投与でLDLコレステロールが30%低下した場合，倍量の20 mg投与ではさらに＋6%（計36%）の，その倍量の40 mgではさらに＋6%（計42%）の低下が期待されるというものである。

③単剤の薬物治療で効果不十分である場合は，作用機序の異なる薬剤との併用が考慮される。先に述べた陰イオン交換樹脂とスタチンの併用は，トリグリセライド値の上昇を引き起こしやすくFCHLの治療としては薦められない。一方，コレステロール吸収に関わるトランスポーター阻害薬であるエゼチミブとスタチンの併用は期待される組合わせである。またフィブラート系薬剤に対するエゼチミブの追加投与[8]も今後注目される併用療法であろう。

症例

ここでわれわれが経験した急性心筋梗塞を発症したFCHLの1例を提示する。

症例は48歳男性，会社員。40代前半より肥満傾向と高

表3 症例の臨床経過

	昨年春	本年春	入院時	投与開始時	投与1ヵ月後	投与3ヵ月後
総コレステロール値(mg/dL)	268	308	250	255	164	176
トリグリセライド(mg/dL)	288	228	388	165	142	120
HDLコレステロール(mg/dL)	28	32	29	35	42	48
AST(IU/L)			40	30	28	26
ALT(IU/L)			38	28	23	22
クレアチンホスフォキナーゼ(IU/L)				75	92	84
クレアチニン(mg/dL)			0.8	0.7	0.7	0.7
体重(kg)			79	75	74	73
尿蛋白	(−)	(−)	(−)	(−)	(−)	(−)

脂質低下療法としてロスバスタチンを5 mg/日投与した。
AST：アスパラギン酸アミノトランスフェラーゼ　　ALT：アラニンアミノトランスフェラーゼ

脂血症を指摘されるも放置。家族歴では，母親に高脂血症，54歳の兄に高脂血症と狭心症がある。表3に示すとおり，昨年の健診ではbody mass index(BMI) 26.5 kg/m^2，総コレステロール268 mg/dL，トリグリセライド288 mg/dL，HDLコレステロール28 mg/dLであったが，本年春はBMI 28.5 kg/m^{2}と肥満の悪化とともに，総コレステロール308 mg/dL，トリグリセライド228 mg/dL，HDLコレステロール32 mg/dLと増悪を認めていた。1週間前より坂道を歩くたびに胸部圧迫感を自覚し安静にて改善していた。19時頃，デスクで仕事中に激しい前胸部痛を認め，改善しないため発症約30分後に救急外来受診となった。アルコールは機会飲酒。タバコは20本/日を35年。

来院時，身長168 cm，体重79 kg，BMI 27.9 kg/m^2。血圧126/90 mmHg，脈拍84/分。眼瞼黄色腫(−)，角膜輪(−)。結膜，貧血，黄疸なし。頸動脈血管雑音なし。心雑音なし，III音およびIV音を聴取。両下肺野背側にラ音をわずかに聴取。腹部に異常所見なし。下腿浮腫なし。四肢動脈拍動触知良好。アキレス腱をはじめとする腱黄色腫は認めず。白血球数12 000/μL，ヘモグロビン量15.8 g/dL，血小板数26.5×10^4/μL，クレアチニン0.8 mg/dL，尿酸8.9 mg/dL，アスパラギン酸アミノトランスフェラーゼ(AST) 40 IU/L，アラニンアミノトランスフェラーゼ(ALT) 38 IU/L，γグルタミルトランスフェラーゼ(γGTP) 52 IU/L，クレアチニン・ホスフォキナーゼ(CPK) 150 IU/L，CPK-MB 20 IU/L，トロポニンT迅速テスト陽性，総コレステロール250 mg/dL，トリグリセライド388 mg/dL，HDLコレステロール29 mg/dL，グルコース188 mg/dL，HbA$_{1c}$ 6.2％，心電図はV1-5，I，aVL誘導におけるST上昇，心室性期外収縮の散発を認め，超音波検査にて左室前壁中隔-側壁-心尖部の壁運動は消失していた。胸部X線写真では心胸郭比53％，肺うっ血を軽度認めた。緊急冠動脈造影では左冠動脈前下行枝近位部(#6)に完全閉塞を認めカテーテル治療を行い，CPKのピーク値は1240 IU/L。特に合併症なく経過は順調であった。

本例では，家族歴を有する高脂血症と早発性冠動脈硬化症の家族歴を認める。家族性高コレステロール血症に特徴的なアキレス腱などの黄色腫が認められないこと，総コレステロールおよびトリグリセライドともに高値でありまた両者が体重増加とともに大きく変動していること(総コレステロールとトリグリセライドが逆方向に変化することが多い)からFCHLと診断される。他の冠危険因子については，喫煙，肥満を認め，耐糖能障害の存在も示唆される。よって二次予防のためには，禁煙指導とともに，適正体重(BMI 22.0)の達成を目標に摂取カロリーの制限を中心とした食事指導を行った。その結果4 kgの減量に成功したものの，総コレステロール255 mg/dL，トリグリセライド165 mg/dL，HDLコレステロール35 mg/dLと依然高値であり，ロスバスタチン5 mg/日を投与開始した。その結果，総コレステロールおよびトリグリセライドの低下，さらにはHDLコレステロールの上昇と，冠動脈硬化症に好ましい脂質プロフィールの改善を認めている。1ヵ月後と3ヵ月後では総コレステロールは上昇したがトリグリセライドは低下しており，FCHLであることを考えると脂質プロフィールは大きな変化がな

い，つまり投薬効果は維持されていると考えるべきである．LDLコレステロールを計算すると94 mg/dLおよび104 mg/dLであり，冠動脈硬化症二次予防の治療目標値であるLDLコレステロール100 mg/dLに近い．しかし，さらなる低下がさらなる臨床効果（動脈硬化予防の観点から）をもたらすとの最近の研究[9,10]を考慮すると，増量も検討する必要がある．

おわりに

FCHLについて具体例を交えて概説した．冠動脈硬化症の基礎疾患としての本症の認識はいまだ十分ではない．病因が解明され，それに基づく診断法の確立が疾患克服に向けて大いに期待される．

引用文献

1) Goldstein JL, Schrott HG, Hazzard WR, Bierman EL, Motulsky AG. J Clin Invest 1973;52:1544-68.
2) Kane JP, Havel RJ. Disorders of the biogenesis and secretion of lipoproteins containing the B apolipoproteins. In: Scriver CR, et al, editors. The Metabolic and Molecular Bases of Inherited Disease: 7th ed. New York: McGraw-Hill; 1995. p.1981-2030.
3) Rose HG, Kranz P, Weinstock M, Juliano J, Haft JI. Am J Med 1973;54:148-60.
4) Pajukanta P, Lilja HE, Sinsheimer JS, Cantor RM, Lusis AJ, Gentile M, et al. Nat Genet 2004;36:371-6.
5) Zeggini E, Damcott CM, Hanson RL, Karim MA, Rayner NW, Groves CJ, et al; International Type 2 Diabetes 1q Consortium. Diabetes 2006;55:2541-8.
6) Reiner AP, Carlson CS, Jenny NS, Durda JP, Siscovick DS, Nickerson DA, et al. Arterioscler Thromb Vasc Biol 2007;27:2736-42.
7) 日本動脈硬化学会．動脈硬化性疾患予防ガイドライン2007．日本動脈硬化学会; 2007．
8) McKenney JM, Farnier M, Lo KW, Bays HE, Perevozkaya I, Carlson G, et al. J Am Coll Cardiol 2006;47:1584-7.
9) Cannon CP, Braunwald E, McCabe CH, Rader DJ, Rouleau JL, Belder R, et al; Pravastatin or Atorvastatin Evaluation and Infection Therapy-Thrombolysis in Myocardial Infarction 22 Investigators. N Engl J Med 2004;350:1495-504.
10) LaRosa JC, Grundy SM, Waters DD, Shear C, Barter P, Fruchart JC, et al; Treating to New Targets (TNT) Investigators. N Engl J Med 2005;352:1425-35.

続発性低コレステロール血症

寺本　民生

はじめに

　コレステロールの研究は，実は低コレステロール血症の診断的理由から行われていた。その後徐々に，まずはアメリカで高コレステロール血症と動脈硬化の問題が提起され，ヨーロッパでも問題となり，50年遅れて日本でも高コレステロール血症が問題となってきたのである。したがって，臨床的にはまず低コレステロール血症を鑑別診断する必要があることは，臨床家として当然のことである。

　ここでは比較的まれな原発性低脂血症ではなく，臨床的によく遭遇する二次性低コレステロール血症について触れてみたい。

肝疾患

　最も臨床的に頻度の高い低コレステロール血症が肝疾患に伴う低コレステロール血症である。

　肝臓はトリグリセライド，コレステリルエステルなどの非極性脂質を中殻として，アポリポ蛋白B100の存在下に超低比重リポ蛋白(VLDL)として脂質を分泌する。したがって，これらの合成が低下するような肝疾患ではVLDL，LDLの低下を引き起こし，血清脂質としてはトリグリセライドやコレステロールの低下を引き起こす。また，トリグリセライドに関してはVLDLの異化代謝を司るリパーゼで肝性トリグリセライドリパーゼが肝臓から分泌されることから，逆に肝実質障害においては低下せず上昇することすらあることを念頭に置く必要があろう。

　一方，HDLの低下はVLDLやLDLの低下をみるより，より頻繁に観察される。このことは肝がHDLの主要アポリポ蛋白であるアポリポ蛋白A-Iの合成の場であるばかりか，HDLの代謝に重要な役割を果たしているレシチン・コレステロールアシルトランスフェラーゼの合成・分泌の場であるためと考えられる[1]。

甲状腺疾患

　甲状腺機能亢進症の際に，低コレステロール血症がみられることはよく知られた事実であり，診断基準の1つにもなりうる臨床検査値である。甲状腺機能亢進症においてLDLの異化が亢進していることは以前より知られていたが，Nessらは，LDLの異化の主要部位であるLDL受容体に対する甲状腺ホルモンの影響を観察し，その数が増加することを示した[2]。したがって，甲状腺機能亢進症ではその疾患の重症度に応じて血清コレステロールもしくはLDLコレステロールが変動するので，治療の目安に用いることも可能である。また，比較的早い反応であるので臨床的な追跡にも活用できるものと考えられる。

血液疾患

　臨床的には血液疾患で低コレステロール血症をみることはまれではないが，そのこと自体は疾患の治療に関係しないため，あまり問題にされていないのが現状のようである。しかし，しばしば疾患の診断に役立つ場合や，また予後決定因子となる場合もあり，決して見過ごすわけにはいかないパラメーターである。

　きわめて著明な低コレステロール血症を示すものに溶血性貧血がある。溶血性貧血ではきわめて迅速にコレステロールが低下することから，診断的価値がある。残念

帝京大学医学部内科

ながら，その機序に関しては十分な検討がなされておらず，不明である．先天性球状赤血球症でも低コレステロール血症が観察され，脾臓摘出により改善することが報告されているが，これも溶血が改善されたためである可能性がある[3]．

ホジキン病やリンパ腫でも低コレステロール血症がみられるが，これはリンパ腫細胞などの増殖性の細胞のLDL受容体が増加しているためであろうと考えられている．急性骨髄性白血病においてもしばしば低コレステロール血症が認められ，その原因として白血病細胞のLDL受容体の活性が高いことが報告されており[4,5]，増殖性細胞のLDL受容体が活性化するためLDLコレステロールが低下する可能性は大いに考えられる．

吸収障害

古より吸収障害による低コレステロール血症は知られているが，その詳細については十分な検討がなされていない．Vuoristoらは膵機能低下症例において血清脂質リポ蛋白像を検討し，かつ膵酵素補充による影響を観察している[6]．膵酵素補充療法を受ける前の血清脂質ではコレステロールの低下が著明であり，LDLコレステロール，HDLコレステロールともに低値を示すが，補充療法によりLDLコレステロール，HDLコレステロールともに上昇し，特にHDLコレステロールの上昇が顕著である．

悪性腫瘍

悪性腫瘍で低コレステロール血症をみても特に問題となることはなく，むしろ傍腫瘍性症候群としての高コレステロール血症のほうが注目されている．そのため最近のデータはなく，古く1970年代の報告について紹介する．Nydeggerらは，122例の胆癌患者と186例の正常コントロールについて比較検討している[7]．トリグリセライドには差がないが，コレステロールは患者で低値を示し，特に電気泳動上αリポ蛋白の低下が顕著であるという．すなわちHDLコレステロールの低下を示唆する．この傾向ならびに程度は癌の進展や治療はまったく関係なく，癌を有しているか否かの差であるとしている．

蛋白異常症

骨髄腫のような蛋白異常症においては，その免疫グロブリンの異常による高コレステロール血症，もしくは低コレステロール血症が認められる．この際，低コレステロール血症となるメカニズムとしては2通り考えられる[8-10]．第一には寒冷凝集反応であり，採血後37℃以下で血清分離することにより沈殿を引き起こし，免疫グロブリンと同時にリポ蛋白の複合体として血球とともに除去されることがある．したがって蛋白異常症の疑われる骨髄腫，マクログロブリン血症，リンパ球性白血病やリンパ腫において低コレステロール血症が認められた場合，37℃での血清分離による分析が必要となろう．第二の可能性として，血中で複合体を形成したリポ蛋白が組織に沈着し，そのために低コレステロール血症を呈することがある．その沈着部位による，小腸において蛋白漏出性胃腸症，皮膚や歯ぎんにおける黄色腫などが出現すると報告されている．

薬剤による低コレステロール血症

近年，癌の治療や抗ウイルス薬としてリンフォカインを用いることが多くなった．特にインターロイキン(IL)-2とリンフォカイン活性キラー細胞(LAK)療法であるとか，インターフェロンによる治療などが頻用されている．これらのリンフォカインは脂質の修飾作用があることが知られている．抗癌療法として知られているIL-2とLAK療法は著明な低コレステロール血症を引き起こす．LDLコレステロールの低下もあるが，HDLコレステロールの低下は最も著明である[11]．一方，VLDLの増加，トリグリセライドの増加が伴う．このような脂質に対する影響はきわめて一過性であり，治療中止により速やかに改善する．メカニズムであるがMalmendierらによればHDLコレステロールの低下はこのような治療の開始により著明な食欲不振をきたし，カイロミクロンの生成ができないためである可能性を論じている[11]．また，LDLコレス

テロールの低下はLDLの異化速度の亢進によるものと考えられているが，分子レベルでの解明はされていない。

インターフェロンは抗ウイルス療法として盛んに使用されているが，副作用としての高トリグリセライド血症が最近よく報告されている[12,13]。これは，インターフェロンによるおそらく腫瘍壊死因子(TNF)を介したリポ蛋白リパーゼ(LPL)抑制効果によると考えられている[14]。一方，インターフェロンにより総コレステロールの一過性の低下とHDLコレステロールの低下が知られている[15]。われわれの検討ではHDLコレステロールはHDL$_2$の低下によるものであり，HDL$_3$の低下は観察されなかった[16]。この原因としてLPLによる可能性も否定できないが，ヒト肝臓癌細胞由来細胞であるHep G2細胞を用いたわれわれの検討ではインターフェロンによるアポリポ蛋白A-Iの合成低下が主因であろうと考えている。

このようなリンフォカインの脂質に対する影響は，慢性もしくは急性炎症時の総コレステロール，特にHDLコレステロールの低下を説明しうるものと期待されている。たとえば，心筋梗塞後一過性にHDLコレステロールの低下，総コレステロールの低下がみられることはよく知られたことであるが，この原因もこのリンフォカインによるものである可能性が考えられている。また，後天性免疫不全症候群(AIDS)でも病状に応じて血清コレステロール，HDLコレステロール，LDLコレステロールの低下が観察されるが，これもこれらリンフォカインを介するものである可能性が考えられる[17]。

このほかに最近，顆粒球マクロファージコロニー刺激因子やマクロファージコロニー刺激因子などが臨床の場でも盛んに使用されつつある。これらのサイトカインでも総コレステロールの低下が観察され，特にLDLの低下が認められるため高コレステロール血症の治療に応用しようとする方向もある[18,19]。

その他

わが国ではあまり問題とならないが，原虫の感染によるものが報告されている[20]。カラアザールによるものが特徴的で総コレステロールの低下，特にHDLコレステロールの著明な(ときにほとんど検出されないほど)低下を示す。一方，トリグリセライドは上昇し，一見リンフォカインによる脂質異常とよく似ている。したがって，その原因としてTNFなどのリンフォカインの関与を考えているが，証明はない。また，HDLコレステロールの著明な低下に関してはHDLが原虫の表面に吸着されるためと考えられている。いずれにせよHDLの異化亢進が主因と考えられている。これと同様にマラリアでも著明な低総コレステロール血症とくに低HDLコレステロール血症を引き起こすことが知られている。このマラリアにおける低HDLコレステロール血症はしばしば診断にも用いられるので念頭におく必要があろう。近年わが国でもマラリアを経験することが少なくなりつつある現状を考慮すると，鑑別診断の一部として念頭においておくべき臨床検査値である。

低コレステロール血症の意義

このように，低コレステロール血症はさまざまな理由により引き起こされる。したがって，低コレステロール血症をみた場合は，その背景に何があるかを検討することは臨床家としては当然の義務である。特に，悪性腫瘍や肝臓疾患などきわめて頻繁にみられる低コレステロール血症は，見逃してはならない。コレステロールが低下する理由は低栄養が大きな位置を占めており，栄養指標としてのコレステロールという概念を忘れてはならない。また，悪性腫瘍によるサイトカインやLDL受容体の活性化というメカニズムも知られており，このような点からの早期の悪性腫瘍の発見は，早期治療にもつながり，低コレステロール血症を診断する意義はきわめて高い。

おわりに

コレステロールは生体にとってきわめて重要な要素である。そして，コレステロールの制御はきわめて巧妙に行われていることも事実である。この制御が破綻すると動脈硬化の誘引になり，生体の異常，すなわち何らかの疾患があるとコレステロールの低下をもたらすことも事実である。臨床家としては，血清コレステロールをいかに

判断し，いかに早期診断にもち込むかが最も重要なことである。

血清コレステロールの検査がきわめて日常的な検査になったいま，正しい知識と正しい判断が求められる。

引用文献

1) Glomset JA. J Lipid Res 1968;9:155-67.
2) Ness GC, Pendleton LC, Li YC, Chiang JY. Biochem Biophys Res Commun 1990;172:1150-6.
3) Rifkind BM, Gale M. Lancet 1967;2:640-2.
4) Budd D, Ginsberg H. Cancer 1986;58:1361-5.
5) Ho YK, Smith RG, Brown MS, Goldstein JL. Blood 1978;52:1099-114.
6) Vuoristo M, Väänäen H, Miettinen TA. Gastroenterology 1992;102:647-55.
7) Nydegger UE, Butler RE. Cancer Res 1972;32:1756-60.
8) Linscott WD, Kane JP. Clin Exp Immunol 1975;21:510-9.
9) Noseda G, Riesen W, Schlumpf E, Morell A. Eur J Clin Invest 1972;2:342-7.
10) Seitanidis BA, Shulman G, Hobbs JR. Clin Chim Acta 1970;29:93-5.
11) Malmendier CL, Lontie JF, Sculier JP, Dubois DY. Atherosclerosis 1988;73:173-80.
12) 木岡清英，宋健二，西田慎二，大庭宏子，増市秀雄，渡辺憲治，他．日本消化器病学会雑誌1995;92:90-4.
13) Berruti A, Gorzegno G, Vitetta G, Tampellini M, Dogliotti L. Tumori 1992;78:353-5.
14) Kurzrock R, Rohde MF, Quesada JR, Gianturco SH, Bradley WA, Sherwin SA, et al. J Exp Med 1986;164:1093-101.
15) Rosenzweig IB, Wiebe DA, Borden EC, Storer B, Shrago ES. Atherosclerosis 1987;67:261-7.
16) 若島将伸．帝京医学雑誌．1995;18:521-530.
17) Shor-Posner G, Basit A, Lu Y, Cabrejos C, Chang J, Fletcher M, et al. Am J Med 1993;94:515-9.
18) Nimer SD, Champlin RE, Golde DW. JAMA 1988;260:3297-300.
19) Shimano H, Yamada N, Ishibashi S, Harada K, Matsumoto A, Mori N, et al. J Biol Chem 1990;265:12869-75.
20) Bekaert ED, Kallel R, Bouma ME, Lontie JF, Mebazaa A, Malmendier CL, et al. Clin Chim Acta 1989;184:181-91.

原発性低コレステロール血症

大須賀淳一

原発性低コレステロール血症とは

　高脂血症はその成因により，血清脂質やリポ蛋白の代謝系に内在する異常から発症している原発性高脂血症と，他の外因や疾患に続発して起きている二次性高脂血症に分類されている。これと同様に，低コレステロール血症の原因が内在する異常（遺伝子の異常）によるものを原発性低コレステロール血症と呼んでいる。また，コレステロールはカイロミクロン，超低比重リポ蛋白（VLDL），中間比重リポ蛋白（IDL），LDLといったアポリポ蛋白B含有リポ蛋白とHDLの両者に含まれているが，本稿ではアポリポ蛋白B含有リポ蛋白の異常に起因する低コレステロール血症について概説する。

アポリポ蛋白B含有リポ蛋白の合成

　in vitroやin vivoの実験成果より，VLDLやカイロミクロンの構築機構は2段階のモデルで説明されている（詳細はGordonらの総説[1]を参照）。第1段階は，アポリポ蛋白Bの移行と折り畳み，脂質の付加による新生アポリポ蛋白Bの安定化である。第2段階は，トリグリセライドに富んだ中性脂質の付加による成熟型のアポリポ蛋白B粒子の形成である。

　アポリポ蛋白Bが翻訳され小胞体内腔への移行が開始すると，N末端の部分が球状のαヘリックス状に折り畳まれ，引き続いて両親媒性のβシートの折り畳みが開始する。この部分は性状から脂質が付加されないと異常な折り畳みを生じたり，凝集するなど不安定になり異化されることになる[2]。この場合，アポリポ蛋白Bに熱ショック蛋白70が結合してユビキチン-蛋白分解系への移行が起こり，アポリポ蛋白Bは異化するとされている[3]。アポリポ蛋白Bへの脂質の付加は，ミクロゾームトリグリセライド転送蛋白（MTP）の存在が必須である。MTPは1985年にWetterauらによりウシの肝臓ミクロソーム分画よりトリグリセライドなどの中性脂質を転送する活性を示す蛋白として精製された[4]。この蛋白は分子量約15万の可溶性蛋白で，58 kDaの蛋白ジスルフィドイソメラーゼと97 kDaの大型サブユニットとのヘテロ2量体を構成している。

　MTP阻害薬の効果はアポリポ蛋白Bへの脂質の付加を阻害した結果と類似しているため，MTPはアポリポ蛋白Bへ脂質を付加し適正な折り畳みを助け，新生アポリポ蛋白B粒子の形成に寄与していると考えられている。この際，MTPはアポリポ蛋白BのN末端（1-781アミノ酸）と直接的に結合することも示されている[5]。一方，MTP阻害薬は，細胞内の脂質の欠乏と同様に，アポリポ蛋白Bのユビキチン化により異化を促進するものと考えられる。

　MTPは前述の第1段階に関与していることは間違いないが，第2段階での関与はどうだろうか。第2段階でのトリグリセライドに富んだ中性脂質の付加による成熟型のアポリポ蛋白B粒子の形成は，1976年Alexanderらにより提唱された[6]。彼らは，ラット肝臓を用いてアポリポ蛋白B粒子のある粗面小胞体とトリグリセライドを含む油滴（アポリポ蛋白Bは存在しない）のある滑面小胞体が融合することを示した。この事実から，新生アポリポ蛋白Bに大量のトリグリセライドが一気に付加されて成熟型のアポリポ蛋白B粒子が生成されることが想定された（アポリポ蛋白B48粒子の場合）。この過程におけるMTPの意義については賛否両論あり，結論には至っていない。MTPを肝臓特異的に欠損させたマウスでは，小胞体やゴルジ体に球状の脂質を含有する粒子はほとんどみられず，かわりに細胞質に著明な油滴が蓄積されていた[7]。した

東京大学医学部附属病院糖尿病・代謝内科

図1 肝臓におけるアポリポ蛋白B含有リポ蛋白の構築とMTPの関係(文献1より引用)

第1段階は，アポリポ蛋白B48もB100も共通している．すなわち，アポリポ蛋白Bの翻訳と移行が粗面小胞体で起こり，分子シャペロンの補助により折り畳みが開始する．MTPはアポリポ蛋白BのN末端の両親媒性の部分に小胞体膜から脂質を転送し，アポリポ蛋白Bの正常な折り畳みを継続させ，新生アポリポ蛋白Bが生成される．第2段階は，アポリポ蛋白B48とB100とで異なると考えられている．アポリポ蛋白B48の場合，新生アポリポ蛋白B48のある粗面小胞体とトリグリセライドに富んだ油滴のある滑面小胞体が融合し，新生アポリポ蛋白B48に一気に大量の脂質が付加され成熟したVLDLが生成されると考えられている．この際，MTPは滑面小胞体の油滴の生成に関与していると想定されている．新生アポリポ蛋白B48は成熟せずに分泌されるものもある．一方，アポリポ蛋白B100の場合，粗面小胞体と滑面小胞体の融合による脂質付加は起こらないと考えられており，持続的な脂質の付加により粒子径が増大し，成熟したアポリポ蛋白B100のVLDLになると考えられている．

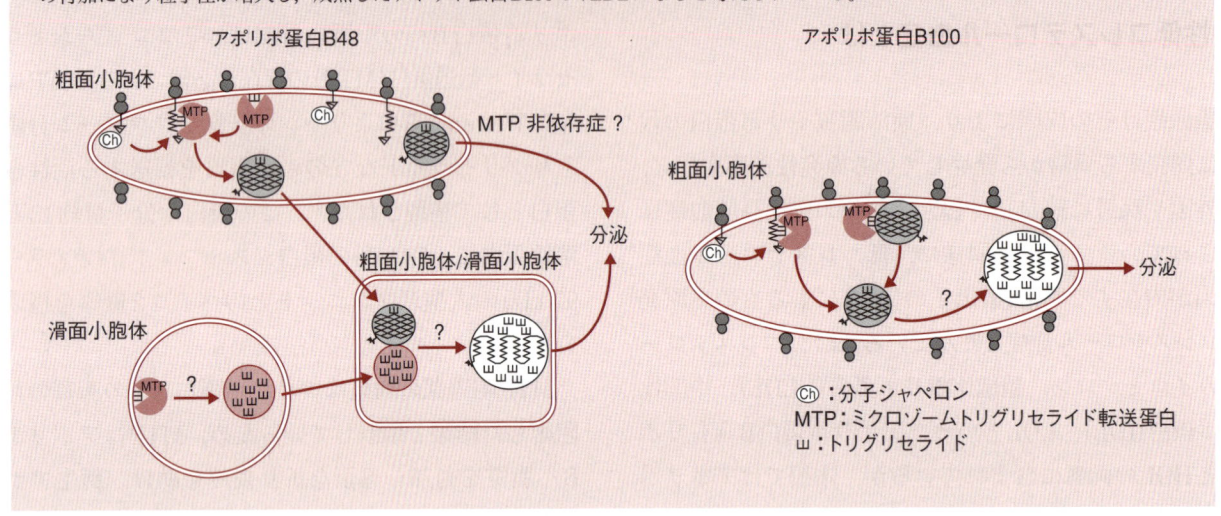

Ch：分子シャペロン
MTP：ミクロゾームトリグリセライド転送蛋白
⋈：トリグリセライド

がって，MTPは小胞体内腔にトリグリセライドを運搬する役割を担っている可能性も考えられている．

以上を模式的に図1に示す．アポリポ蛋白Bの構築の機構は，ラットの肝細胞または肝細胞株により研究されてきた．ラットなどげっ歯類では，肝臓でアポリポ蛋白BのmRNA編集が起こり，アポリポ蛋白B48とアポリポ蛋白B100が生成される(ヒト肝臓ではアポリポ蛋白B100のみ)．したがって，図1にはアポリポ蛋白B48とアポリポ蛋白B100のVLDL生成を分けて示している．

アポリポ蛋白B含有リポ蛋白の合成・分泌障害

カイロミクロンやVLDLといったアポリポ蛋白B含有リポ蛋白の合成に，MTPとアポリポ蛋白Bは必須であることは前述より明らかであろう．MTPあるいはアポリポ蛋白Bの異常で低コレステロール血症をきたす疾患として，無ベータリポ蛋白血症(ABL)と家族性低ベータリポ蛋白血症(FHBL)などがある．

1 無ベータリポ蛋白血症(ABL)

網膜色素変性症に有棘赤血球を伴った症例がBassenとKornzweigによって1950年に報告された[8]．その後，ベータリポ蛋白(カイロミクロン，VLDL，IDL，LDL)の欠損に起因する低コレステロール血症を伴うことがわかり，無ベータリポ蛋白血症(ABL)と命名された．常染色体劣性のまれな疾患で，脂肪吸収障害による下痢・脂肪便，有棘赤血球，脂溶性ビタミン吸収障害による脊髄小脳変性症や網膜色素変性症などを呈する．血中のトリグリセライド値は10 mg/dL以下，総コレステロール値は30-40 mg/dL，血中アポリポ蛋白Bは測定感度以下のことが多い．20歳までに重度の運動失調を呈するとの記載もあるが，軽症例の報告もある．1992年，WetterauらはABLの小腸粘膜でMTP活性が欠損していることを見いだした[9]．その翌年にはヒトMTP大型サブユニット遺伝子がクローニングされ，ABLにおいて同遺伝子の変異が同定された[10]．これまで，20以上のMTP大型サブユニットの変異が同定されているが，わが国においても変異が同定されている[11,12]．ヒトMTP大型サブユニット遺伝子は，4番染色体q22-24に存在し，18個のエクソンよりなる約60kbの

表1 無ベータリポ蛋白血症と家族性低ベータリポ蛋白血症の特徴

	無ベータリポ蛋白血症	家族性低ベータリポ蛋白血症
原因遺伝子	MTP	アポリポ蛋白B
遺伝形式	常染色体劣性	常染色体共優性
総コレステロール値	20-45 mg/dL	40-180 mg/dL
トリグリセライド	<10 mg/dL	15 mg/dL-正常
HDLコレステロール	半減	正常
下痢・脂肪吸収障害	軽度-重度	軽度-重度
有棘赤血球	あり	あり
神経症状	なし-重度	なし-重度

MTP：ミクロゾームトリグリセライド転送蛋白

遺伝子である。MTP大型サブユニットは肝臓と小腸に主として発現し，腎臓，卵巣，精巣さらには心筋にも発現するが，その意義は明らかではない。治療としてはビタミンEとビタミンAの大量補充療法が行われる。

2　家族性低ベータリポ蛋白血症（FHBL）

常染色体共優性遺伝で，ヘテロ接合体も軽い低コレステロール血症を呈する点がABLと異なり，ホモ接合体にも軽症例がある（表1）。重症のホモ接合体の臨床症状はABLと区別がつかない。アポリポ蛋白Bの遺伝子異常に起因し，ほとんどはC末端が欠けた短縮アポリポ蛋白Bであり，一部にアポリポ蛋白Bの合成低下の症例も存在する[13]。短縮アポリポ蛋白Bで構成されるリポ蛋白はLDL受容体結合領域を欠損するにもかかわらず，アポリポ蛋白Bに代わってアポリポ蛋白Eが受容体結合を規定するために血中の代謝は速くなる。短縮が進む程に，VLDLには分布しなくなり，HDLに分布したり，最も短い短縮アポリポ蛋白Bはリポ蛋白を形成しなくなる。重症例ではビタミンEとビタミンAの大量補充療法が行われる。

3　その他

カイロミクロンの分泌障害として，アンダーソン病（カイロミクロン停滞病）がある。この疾患は，1961年にアンダーソンらにより報告された常染色体劣性遺伝の疾患である。ABLやFHBLと同様に低コレステロール血症を呈し，脂肪吸収障害による下痢，成長障害および血中脂溶性ビタミンの低値を主徴とする。また神経筋疾患（マリネスコ・シェーグレン症候群）を伴う型も報告されている。

血中にはカイロミクロンが認められないものの，小腸粘膜には脂肪滴が貯留しており，アポリポ蛋白B48の発現が認められることなどから，カイロミクロンの合成・分泌の障害が病態の原因と考えられてきた。アポリポ蛋白B，アポリポ蛋白A-IV，MTP，脂肪酸結合蛋白1，脂肪酸結合蛋白Z，アポリポ蛋白B mRNA編集には異常は認められず，他の遺伝子の関与が想定されてきたが，近年ポジショナルクローニングにより，5番染色体長腕（5q31.1）にある*SARA2*が原因遺伝子であることが明らかにされた[14]。この遺伝子はsmall GTPasesであるSar1ファミリーの蛋白をコードし，coat protein（COPⅡ）によりコードされた小胞体の細胞内輸送に関与しており，カイロミクロンの分泌過程に必須と考えられている。

アポリポ蛋白B含有リポ蛋白の異化亢進

常染色体優性遺伝形式をとり，LDL受容体，アポリポ蛋白Bのどちらにも異常のない家族性高コレステロール血症が発見され，家族性高コレステロール血症3と名づけられた。遺伝子座は，1番染色体短腕（1p32）とされていたが，2003年にフランスの家系より原因遺伝子がポジショナルクローニングされた。NARC-1（neural apoptosis-regulated convertase 1）をコードする*PCSK9*（proprotein convertase subtilisin/kexin type 9）遺伝子の点変異が報告された[15]。NARC-1はプロテイネースKのファミリーであり，自己消化による分子内プロセッシングを行う蛋白で，肝臓における発現量が多くコレステロール代謝と関

係していると想定されていた。2005年初頭にPCSK9の2つのナンセンス変異と低LDLコレステロール血症との関連が報告[16]されて以来，PCSK9の機能について明らかになってきている。すなわち，PCSK9にはLDL受容体の異化を促進するという役割が明らかになった。PCSK9の不活化するプロセッシングが起こりにくくなる点変異は機能獲得型の変異で，PCSK9によりLDL受容体の異化が促進して細胞表面のLDL受容体の発現量が減少して高LDLコレステロール血症となる。一方，PCSK9の活性が消失するような機能喪失型の変異では，LDL受容体の発現が増強して低LDLコレステロール血症となる[17]。

おわりに

ヒドロキシメチルグルタリルCoA（HMG-CoA）還元酵素阻害薬（スタチン系薬剤）やフィブラート系薬剤が脂質低下薬として威力を発揮し，大規模臨床調査でも虚血性心疾患の発症や再発を予防することが示されている。この点で，これらの薬剤の価値は確立したものといえる。しかし，副作用に対する懸念もあり，薬物相互作用や基礎疾患などにより投与の制限を受ける場合もある。したがって，異なった作用機序を有する薬剤の開発は臨床的な意義は高いと考えられる。本稿で解説した低コレステロール血症に関係する遺伝子は，そうした新しい創薬のシーズとして期待されている。

引用文献

1) Gordon DA, Jamil H. Biochim Biophys Acta 2000;1486:72-83.
2) Yao Z, Tran K, McLeod RS. J Lipid Res 1997;38:1937-53.
3) Fisher EA, Zhou M, Mitchell DM, Wu X, Omura S, Wang H, et al. J Biol Chem 1997;272:20427-34.
4) Wetterau JR, Zilversmit DB. Chem Phys Lipids 1985;38:205-22.
5) Hussain MM, Bakillah A, Jamil H. Biochemistry 1997;36:13060-7.
6) Alexander CA, Hamilton RL, Havel RJ. J Cell Biol 1976;69:241-63.
7) Raabe M, Véiant MM, Sullivan MA, Zlot CH, Björkegren J, Nielsen LB, et al. J Clin Invest 1999;103:1287-98.
8) Bassen FA, Kornzweig AL. Blood 1950;5:381-87.
9) Wetterau JR, Aggerbeck LP, Bouma ME, Eisenberg C, Munck A, Hermier M, et al. Science 1992;258:999-1001.
10) Sharp D, Blinderman L, Combs KA, Kienzle B, Ricci B, Wager-Smith K, et al. Nature 1993;365:65-9.
11) Yang XP, Inazu A, Yagi K, Kajinami K, Koizumi J, Mabuchi H. Arterioscler Thromb Vasc Biol 1999;19:1950-5.
12) Ohashi K, Ishibashi S, Osuga J, Tozawa R, Harada K, Yahagi N, et al. J Lipid Res 2000;41:1199-204.
13) Tarugi P, Averna M, Di Leo E, Cefalù AB, Noto D, Magnolo L, et al. Atherosclerosis 2007;195:e19-27.
14) Jones B, Jones EL, Bonney SA, Patel HN, Mensenkamp AR, Eichenbaum-Voline S, et al. Nat Genet 2003;34:29-31.
15) Abifadel M, Varret M, Rabès JP, Allard D, Ouguerram K, Devillers M, et al. Nat Genet 2003;34:154-6.
16) Cohen J, Pertsemlidis A, Kotowski IK, Graham R, Garcia CK, Hobbs HH. Nat Genet 2005;37:161-5.
17) Lambert G. Curr Opin Lipidol 2007;18:304-9.

原発性低HDLコレステロール血症（ABCA1異常症：タンジェール病）

佐々木 淳

はじめに

　血中のHDL濃度が低いほど冠動脈疾患に罹患する危険性が高いことが確かめられている。HDLは抗動脈硬化作用の機序として、末梢組織からコレステロールを肝臓に転送する、いわゆるコレステロール逆転送において中心的な役割を果たしている[1]（図1）。細胞からコレステロールを引き抜く機序に関しては、遺伝性HDL欠損症で、常染色体性劣性遺伝形式を示すタンジェール病の原因遺伝子としてATP結合カセット輸送体A1（*ABCA1*）が同定され、明らかになってきた[2]。*ABCA1*遺伝子変異のホモ接合体はタンジェール病の原因となるが、ヘテロ接合体は家族性低アルファリポ蛋白血症の原因となっている。またタンジェール病の典型的な症状を示さない家族性HDL欠損症のなかに、*ABCA1*変異ホモ接合体が含まれている。ABCA1異常症はいずれの病態も冠動脈疾患発症頻度が高い。

病因

　1999年に、タンジェール病の原因が*ABCA1*遺伝子の変異であることが明らかになった[2]。*ABCA1*変異では、細胞からのコレステロール搬出が障害されHDL欠損症・低下症の原因となる[3]。

　ABC蛋白はよく保存されたATP結合領域（ヌクレオチド結合ドメイン）を1分子内に2個もち、図2に示すような二次構造をもつ膜蛋白の総称で、ATPによって制御されている。ABC蛋白はトランスポーター、チャネル、受容体といった多様な機能に分化し、細菌から哺乳類に至る広い生物種に分布し、重要な生理機能を果たしている。ヒトでは40以上のABC蛋白遺伝子が同定されており、それぞれの遺伝子異常が疾患と関連している。ABCA1は細胞内から細胞外へのコレステロール輸送に関与し、末梢細胞のコレステロール恒常性とHDL形成に中心的な役割を果たしている。

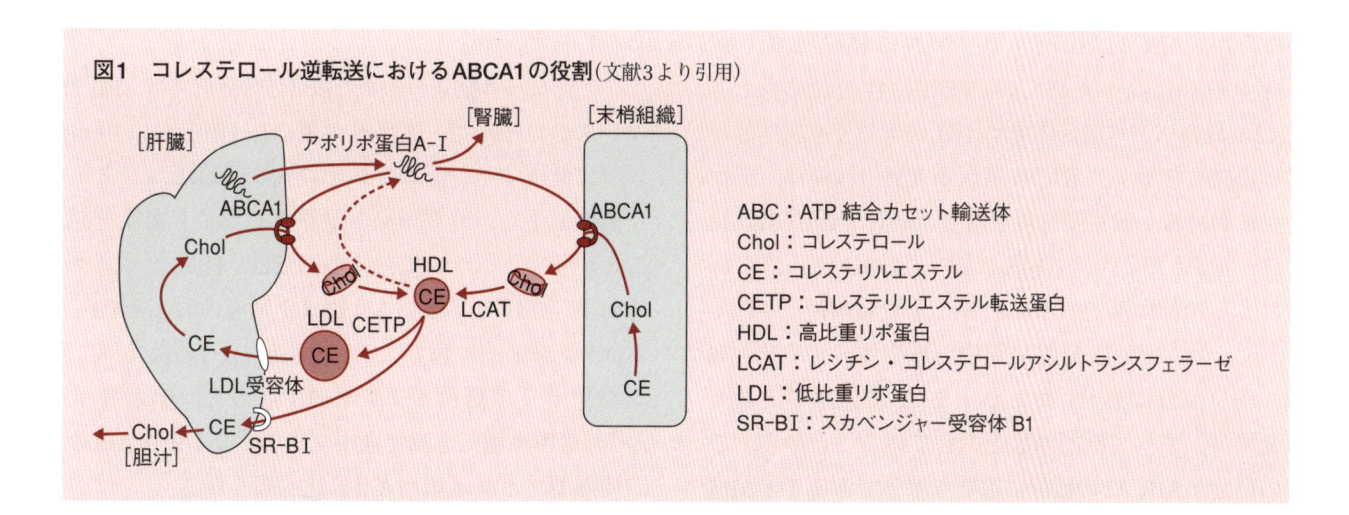

図1　コレステロール逆転送におけるABCA1の役割（文献3より引用）

ABC：ATP結合カセット輸送体
Chol：コレステロール
CE：コレステリルエステル
CETP：コレステリルエステル転送蛋白
HDL：高比重リポ蛋白
LCAT：レシチン・コレステロールアシルトランスフェラーゼ
LDL：低比重リポ蛋白
SR-BI：スカベンジャー受容体B1

国際医療福祉大学大学院医療福祉経営専攻創薬育薬医療分野／昭和大学医学部内科学講座循環器内科学部門

図2 ABCA1の構造(文献3より引用)

NBD：ヌクレオチド結合ドメイン　Walker A～C：(署名モチーフ)

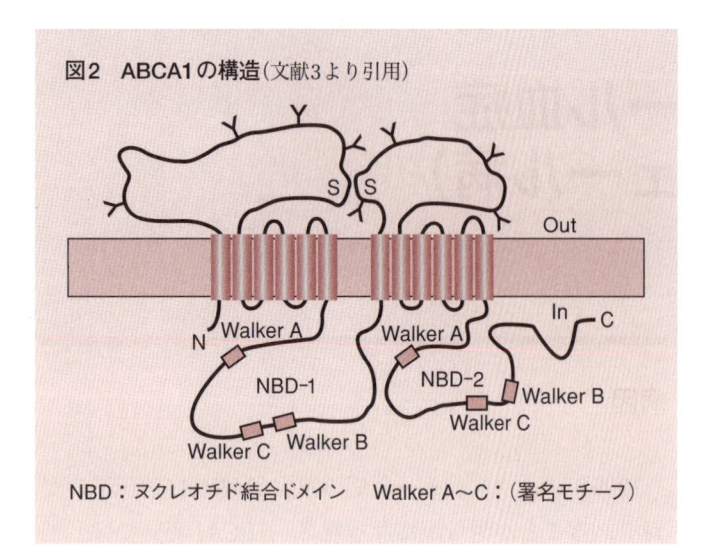

　タンジェール病ではABCA1遺伝子変異により，細胞内のコレステロールが細胞外に排出されずコレステリルエステルが細胞内に蓄積する．その結果HDL粒子が形成されず，アポリポ蛋白A-Iは血漿中から早く異化され，血漿HDLとアポリポ蛋白A-Iが減少する(図1)．ABCA1遺伝子ノックアウトマウスでもHDL欠損を引き起こすことが示されている．ABCA1の遺伝子発現は肝臓X受容体(LXR)によっても調節されている．LXRはレチノイドX受容体(RXR)とヘテロ接合体を作り作用する[3]．

　ABCA1変異のホモ接合体あるいは複合ヘテロ接合体はタンジェール病の原因となるが，典型的なタンジェール病の表現型を示さない家族性HDL欠損症のなかにもABCA1異常が存在する．筆者らが経験した重症の冠動脈疾患を伴うHDL欠損症例はタンジェール病の症状は認めなかったが，ABCA1遺伝子エクソン27に4塩基欠失しストップコドンになった異常のホモ接合体を認めた[4]．ABCA1変異のヘテロ接合体ではHDLが低値で家族性低αリポ蛋白血症を示す．ABCA1遺伝子変異の頻度は，デンマークにおける一般集団を対象にした検討で低HDLコレステロール値(下位1％)中10％に認められている[5]．これまでおよそ70種類以上のABCA1遺伝子変異が報告されており[6]，その大部分はABCA1蛋白の細胞外ドメインと細胞内ループ部分に集中しており，また，C末端のミスセンス変異は，すべて機能障害を示していることから，これらの部分がABCA1の機能に重要な部分であることが推定される．

病態

　タンジェール病患者は特徴的なオレンジ色の扁桃腫大のために発見されることが多い[7]．

　扁桃腺は分葉，腫大し，明らかなオレンジ色，または黄色がかった灰色の表面をもつ．多くのタンジェール病患者が再発性扁桃炎や扁桃摘出の病歴がある．また，脾腫がしばしば認められ，軽度の血小板低下症と網状赤血球の増加を伴う．リンパ節腫大は明らかでない場合が多いが，生検して分析すると，正常の大きさのリンパ節でもコレステリルエステルの含有量は，正常の100倍に及ぶとされている．肝腫大は約1/3に認められるが，一過性のこともあり，肝細胞の脂肪浸潤はなく，ときに泡沫細胞の集団をみる程度で，肝機能障害も通常認めない．その他のコレステリルエステルが蓄積する組織としては，腸管粘膜，皮膚や角膜などがあげられる．

　ホモ接合体患者の約50％には末梢神経障害の所見があり，種々のパターンの障害が報告されている．ごく軽度から重症なものまでさまざまであり，知覚障害，運動障害，または混合障害が，一過性にあるいは持続性に出現する．深部知覚や腱反射の低下は比較的まれで，脳神経を含む末梢神経の障害が再発性非対称性に出現する．ゆっくりと進行する下肢に強い対称性の末梢神経障害や脊髄空洞症様の末梢神経障害として出現することもある．神経生検では，コレステリルエステルの蓄積による細胞内空砲の異常増加が神経細胞や神経周囲の線維芽細胞に認められる[7]．

　タンジェール病患者のホモ接合体の症例では，血清HDLコレステロール値，アポリポ蛋白A-I値ともに10 mg/dL以下に低下する．総コレステロール，LDLコレステロール値も低下し，軽度の高トリグリセライド血症を認めることが多い．ヘテロ接合体の例では，HDLコレステロールおよびアポリポ蛋白A-I値は正常者のおよそ50％である．タンジェール病ではアポリポ蛋白A-Iの合成が高まり，プロアポリポ蛋白A-Iが増加するので，アポリポ蛋白A-Iの等電点電気泳動で血中プロアポリポ蛋白A-Iの比率が成熟型アポリポ蛋白A-Iに比べ高くなる[7]．

　タンジェール病は冠動脈疾患を高頻度に伴う[8]．またタンジェール病家系内でABCA1変異をもっている者はも

たない者に比べ冠動脈疾患の発症年齢が若いことが示されている[9]。ABCA1変異ヘテロ接合体による家族性低αリポ蛋白血症では冠動脈疾患を高率に伴う[10]。また，ABCA1変異のヘテロ接合体では頸動脈内膜肥厚の進展が報告されている[8,10]。最近，ABCA1遺伝子には1塩基多型(SNP)が多数報告されており，冠動脈疾患との関連も示されている[11]。

診断と治療

タンジェール病はHDLコレステロール異常低値があり，オレンジ色の扁桃腫大およびほかに肝・脾腫，角膜混濁，直腸粘膜の黄褐色斑や末梢神経障害が確認され，組織像でコレステリルエステルの沈着による空胞を確認する。アポリポ蛋白A-Iの等電点電気泳動でプロアポリポ蛋白A-Iの増加を認める。最終的にはABCA1の遺伝子解析が必要である。タンジェール病の典型的症状を示さない原因不明の原発性HDL欠損症はABCA1異常を疑い遺伝子解析を行う。家族性にHDLコレステロール値が低く，特に家族性に冠動脈疾患を認める例では，ABCA1変異によるABCA1変異ヘテロ接合体による家族性低αリポ蛋白血症を疑い遺伝子解析を行う。鑑別疾患としては，アポリポ蛋白A-I欠損症，レシチン・コレステロールアシルトランスフェラーゼ欠損症があげられる。

タンジェール病の特異的な治療法は確立されていない。治療としてはLDLやトリグリセライドの上昇の抑制が主であり，脂肪制限食が指導される。動脈硬化病変の可能性が疑われる場合にはスタチンなどの投与も考慮する。しかし，予後に対する効果は不明である。

引用文献

1) Breslow JL. Familial disorders of high density lipoprotein metabolism. In: Scriver CR, et al, editors. The Metabolic Basis of Inherited Disease: 6th ed. New York: McGraw-Hill; 1989. p.1251-66.
2) Brooks-Wilson A, Marcil M, Clee SM, Zhang LH, Roomp K, van Dam M, et al. Nat Genet 1999;22:336-45.
3) Oram JF, Heinecke JW. Physiol Rev 2005;85:1343-72.
4) Huang W, Moriyama K, Koga T, Hua H, Ageta M, Kawabata S, et al. Biochim Biophys Acta 2001;1537:71-8.
5) Frikke-Schmidt R, Nordestgaard BG, Jensen GB, Tybjaerg-Hansen A. J Clin Invest 2004;114:1343-53.
6) Wang J, Burnett JR, Near S, Young K, Zinman B, Hanley AJ, et al. Arterioscler Thromb Vasc Biol 2000;20:1983-9.
7) Assmann G, et al. Familial high density lipoprotein deficiency: Tangier disease. In: Scriver CR, et al, editors. The Metabolic Basis of Inherited Disease: 6th ed. New York: McGraw-Hill; 1989. p.1267-82.
8) van Dam MJ, de Groot E, Clee SM, Hovingh GK, Roelants R, Brooks-Wilson A, et al. Lancet 2002;359:37-42.
9) Serfaty-Lacrosniere C, Civeira F, Lanzberg A, Isaia P, Berg J, Janus ED, et al. Atherosclerosis 1994;107:85-98.
10) Hovingh GK, de Groot E, van der Steeg W, Boekholdt SM, Hutten BA, Kuivenhoven JA, et al. Curr Opin Lipidol 2005;16:139-45.
11) Kyriakou T, Pontefract DE, Viturro E, Hodgkinson CP, Laxton RC, Bogari N, et al. Hum Mol Genet 2007;16:1412-22.

原発性低 HDL コレステロール血症
(アポリポ蛋白 A-I 異常症/LCAT 異常症)

佐々木　淳

はじめに

　HDLコレステロールおよびHDLの主要なアポリポ蛋白であるアポリポ蛋白A-Iは冠動脈疾患の負の危険因子であり、末梢組織より余剰のコレステロールを引き抜き、肝へ運ぶ、いわゆるコレステロール逆転送経路系において中心的役割を果たしている[1]。末梢組織から遊離コレステロールを細胞外に放出する機序としてATP結合カセット輸送体A1(ABCA1)が重要な役割を果たしている。細胞内から放出されたリン脂質とコレステロールはアポリポ蛋白A-Iとの相互作用で未熟HDLとなり、さらにレシチン・コレステロールアシルトランスフェラーゼ(LCAT)の作用でコレステロールがエステル化され成熟HDLが作られる。

　原発性低HDLコレステロール血症の原因となる主な遺伝子異常にはATP結合カセット輸送体A1(ABCA1)異常、アポリポ蛋白A-I異常、LCAT異常がある。本稿ではアポリポ蛋白A-I異常症とLCAT異常症について述べる。

アポリポ蛋白A-I異常症

　アポリポ蛋白A-I異常症は、アポリポ蛋白A-I遺伝子異常により低HDLコレステロール血症をきたす疾患であり、アポリポ蛋白C-Ⅲ、A-Ⅳ遺伝子欠損症、アポリポ蛋白A-I単独欠損症、アポリポ蛋白A-I遺伝子変異に分類される。冠動脈疾患をはじめとする多彩な病態をきたす。

1　アポリポ蛋白A-Iの構造と機能

　アポリポ蛋白A-IはHDLの主要なアポ蛋白であり、その機能としてはLCATの活性化、末梢組織からコレステロールの引抜きに主要な役割を果たしている。

　ヒトのアポリポ蛋白A-I遺伝子は11番染色体長腕上に存在し、この近傍にはアポリポ蛋白C-Ⅲとアポリポ蛋白A-Ⅳの遺伝子がある。また、アポリポ蛋白A-I遺伝子は4つのエクソンより構成されており、それが転写翻訳されてプレプロアポリポ蛋白A-Iとなり、さらに18アミノ酸残基が切断されてプロアポリポ蛋白A-Iとして分泌され、さらに6アミノ酸残基が切断され243残基の成熟アポリポ蛋白A-Iとなる。エクソン4の大部分は、アミノ酸が22個または11個よりなるαヘリックスの繰り返し構造縦列反復を呈しており、このような両親媒性構造がLCAT活性化や細胞からのコレステロール引抜きの際のリガンドとして働く部分と推定されている。

2　アポリポ蛋白A-I/C-Ⅲ/A-Ⅳ欠損症およびアポリポ蛋白A-I/C-Ⅲ欠損症

　Schaeferらの報告したアポリポ蛋白A-I/C-Ⅲ/A-Ⅳ欠損症の発端者の45歳の女性は、角膜輪、角膜混濁を認め、冠動脈疾患で死亡した。HDLコレステロールは1 mg/dLでアポリポ蛋白A-I、アポリポ蛋白C-Ⅲ、アポリポ蛋白A-Ⅳは検出できなかった。この症例は遺伝子解析の結果、アポリポ蛋白A-I/C-Ⅲ/A-Ⅳ遺伝子全長30 kbの欠失したホモ接合体であった[2]。

　Norumらの報告したアポリポ蛋白A-I/C-Ⅲ欠損症の発端者で33歳と31歳の姉妹は、ともに冠動脈疾患、角膜混濁があり、眼瞼、頸部、躯幹に扁平黄色腫を認めた。遺伝子解析ではアポリポ蛋白A-Iのエクソン4からアポリポ蛋白C-Ⅲのイントロン1の中間までの6.0 kbの逆転とアポリポ蛋白A-I側9 bp、アポリポ蛋白C-Ⅲ側21 bpの欠失が生じたと考えられている[3]。

国際医療福祉大学大学院医療福祉経営専攻創薬育薬医療分野 / 昭和大学医学部内科学講座循環器内科学部門

3 アポリポ蛋白A-I単独欠損症

アポリポ蛋白A-I単独欠損症は，突然変異によるナンセンス変異（塩基配列の変異によりストップコドンが生じる），フレームシフト（塩基の挿入や欠失による読み枠移動）によるストップコドンの出現が原因である。多くの症例は1塩基の変化によるが，数十塩基が欠失，挿入している変異も見いだされている。

遺伝子の異常部位によって，臨床像および脂質代謝異常も多彩である。変異の部位により変異アポリポ蛋白A-Iが血中にまったく存在しないものと，微量ながら血中に存在するものがある。3例の冠動脈疾患合併症例が報告されているが，アポリポ蛋白A-Iがまったく合成されない種類のアポリポ蛋白A-I欠損症で冠動脈疾患を合併することが多い。また黄色腫，角膜混濁などが高頻度にみられている。まれに骨髄小脳変性症および網膜下の脂質蓄積を伴う症例もある。

筆者らが報告したアポリポ蛋白A-I Saseboの発端者は50歳の女性で，9歳時より皮膚黄色腫を指摘されていた。初診時，両側肘，膝およびアキレス腱に著明な黄色腫と角膜混濁を認めたが，冠動脈疾患を示唆する所見は認められていない。HDLコレステロール値は3.6 mg/dL，アポリポ蛋白A-I値は0.8 mg/dLと著明に減少していたが，血中に微量ながら短縮型のアポリポ蛋白A-I（短縮型アポリポ蛋白A-I）を認めた[4]。遺伝子解析の結果，アポリポ蛋白A-I遺伝子に23塩基の挿入が認められ，このためにフレームシフトを生じ，コドン208でストップコドンとなり未完成のアポリポ蛋白A-Iを生じていた。アポリポ蛋白A-I Saseboには，正常のアポリポ蛋白A-Iには認められないシステイン残基を2個有し，アポリポ蛋白E，アポリポ蛋白A-IIとヘテロ2量体，ホモ2量体を形成していた。アポリポ蛋白A-I Shinbashiは角膜混濁，黄色腫，冠動脈疾患を認め，アポリポ蛋白A-I遺伝子に2塩基欠失の結果，ストップコドンを認めた[5]。

4 アポリポ蛋白A-I変異体

現在までに世界で多くの変異体が報告されており[6]，筆者らは西日本地区において，健常者，低HDLコレステロール血症患者，高脂血症患者などを対象に約30 000検体を等電点電気泳動法で検索し，10種12家系のアポリポ蛋白A-I変異体を見いだしている（表1）。HDLコレステロール，アポリポ蛋白A-I値の低下を認める変異はアポリポ蛋白A-IのC末端部分の変異で多く認められた。アミロイドーシスを起こす変異も報告されており，アポリポ蛋白A-IのN末端でアルギニンへの変異が多く認められた。アミロイドにアポリポ蛋白A-IのN末端断片が沈着していることも確かめられている。機序としてはアルギニン残基が増えること，あるいは荷電が増えることが関与している可能性が考えられた。動脈硬化の関連では，冠動脈疾患の合併はまれであるが，症例数が少ないこと，発端者の年齢が若いことから明らかではなかった。最近，多数例のコレステリルエステル転送蛋白（CETP），LCAT，ABCA1およびアポリポ蛋白A-I変異体と健常者の頸動脈の内膜-中模壁厚で検討した結果によると，アポリポ蛋白A-I変異体が最も頸動脈肥厚の進展が認められていることから，アポリポ蛋白A-I変異体は動脈硬化の危険因子と考えられる[7]。一方，アポリポ蛋白A-I Milano（Arg173→Cys）は低HDL血症にもかかわらず動脈硬化の進展は認められず，長寿が認められている。アポリポ蛋白A-I Milanoを基にした動脈硬化進展治療薬を現在開発中である。アポリポ蛋白A-I Milanoの抗動脈硬化作用の機序としては，アポリポ蛋白A-I Milanoと脂質の結合が強固となりコレステロールの引抜きに重要なC末端部が安定化すること，ジスルフィド結合による2量体形成により，末梢組織からのコレステロールの引抜きの能力が増すことが考えられている[8]。これらの変異体の解析により，アポリポ蛋白A-IのLCAT活性化，末梢組織からのコレステロール引抜き，HDL低値にはアポリポ蛋白A-Iの中心部分であるコドン140-180とC末端のαヘリックス構造が重要であることが考えられる。

5 診断

HDLコレステロール，アポリポ蛋白A-I値が欠損か異常低値の場合はアポリポ蛋白A-I欠損症を疑う。アポリポ蛋白A-I変異体は大部分がヘテロ接合体であり，約30%に軽度から中等度のアポリポ蛋白A-I，HDLコレステロール低値が認められる。家族調査でアポリポ蛋白A-I，HDLコレステロール低値が認められればその可能性が高い。アポリポ蛋白A-Iの等電点電気泳動で異常バンドの存在を確認する。最終的にはアポリポ蛋白A-Iの遺伝子解析を行う。鑑別診断が必要な病態として，LCAT欠損症，

表1 アポリポ蛋白A-I変異体

アミノ酸変異		機能障害，臨床像
アポリポ蛋白A-I Munster3C	Pro³→Arg	プロアポリポ蛋白A-Iから成熟アポリポ蛋白A-Iへの転換障害
アポリポ蛋白A-I	Pro³→His	プロアポリポ蛋白A-Iから成熟アポリポ蛋白A-Iへの転換障害
アポリポ蛋白A-I Munster3B	Pro⁴→Arg	
アポリポ蛋白A-I Baltimore	Arg¹⁰→Leu	
アポリポ蛋白A-I Yame	Asp¹³→Tyr*	
アポリポ蛋白A-I Iowa	Gly²⁶→Arg	家族性アミロイドニューロパチー，低HDLコレステロール血症
アポリポ蛋白A-I	Ala³⁷→Thr*	
アポリポ蛋白A-I	Trp⁵⁰→Arg	全身性アミロイドーシス
アポリポ蛋白A-I Kaho	Asp⁵¹→Val*	
アポリポ蛋白A-I	Leu⁶⁰→Arg	全身性アミロイドーシス
アポリポ蛋白A-I	Asp⁸⁹→Glu	
アポリポ蛋白A-I Hita	Ala⁹⁵→Asp*	
アポリポ蛋白A-I Karatsu	Tyr¹⁰⁰→His*	
アポリポ蛋白A-I Munster3A	Asp¹⁰³→Asn	
アポリポ蛋白A-I Helsinki	Lys¹⁰⁷→0*	低HDLコレステロール血症，リポ蛋白A-I/A-II低下
アポリポ蛋白A-I Marburg	Lys¹⁰⁷→Met	
アポリポ蛋白A-I Tsushima	Trp¹⁰⁸→Arg*	
アポリポ蛋白A-I Fukuoka	Glu¹¹⁰→Lys*	
アポリポ蛋白A-I	Glu¹³⁶→Lys	
アポリポ蛋白A-I	Glu¹³⁹→Gly	
アポリポ蛋白A-I Giessen	Pro¹⁴³→Arg（ホモ）	LCAT活性化能低下
アポリポ蛋白A-I	Glu¹⁴⁷→Val	
アポリポ蛋白A-I Paris	Arg¹⁵¹→Cys	低HDLコレステロール血症，部分LCAT欠損
アポリポ蛋白A-I Oita	Val¹⁵⁶→Glu*（ホモ）	著明な低HDLコレステロール血症，部分LCAT欠損，角膜混濁
アポリポ蛋白A-I	Ala¹⁵⁸→Glu	
アポリポ蛋白A-I Fin	Leu¹⁵⁹→Arg	著明な低HDLコレステロール血症，異化亢進
アポリポ蛋白A-I Zavalla	Leu¹⁵⁹→Pro	低HDLコレステロール血症，冠動脈疾患
アポリポ蛋白A-I Oslo	Arg¹⁶⁰→Leu	低HDLコレステロール血症，リポ蛋白A-I/A-II低下，異化亢進
アポリポ蛋白A-I Kurume	His¹⁶²→Gln*	
アポリポ蛋白A-I	Pro¹⁶⁵→Arg	低HDLコレステロール血症，LCAT活性化能低下，コレステロール引抜き能低下
アポリポ蛋白A-I	Glu¹⁶⁹→Gln	
アポリポ蛋白A-I Milano	Arg¹⁷³→Cys	低HDLコレステロール血症，高トリグリセライド血症，ヘテロ2量体形成，ホモ2量体形成，LCAT活性化能低下，部分LCAT欠損，異化亢進
アポリポ蛋白A-I	Arg¹⁷⁷→His	
アポリポ蛋白A-I Munster4	Glu¹⁹⁸→Lys	
アポリポ蛋白A-I Munster3D	Asp²¹³→Gly	
アポリポ蛋白A-I Nichinan	Glu²³⁵→0*	低HDLコレステロール血症，コレステロール引抜き能低下，異化亢進

*日本で報告されている変異

ABCA1異常症，家族性HDL欠損症，家族性低アルファリポ蛋白血症があるLCAT異常症のLCAT欠損症ではコレステリルエステル化率の測定，LCAT活性が0％になる。魚眼病ではLCAT活性はなくなるが，コレステリルエステル化率は正常である。ABCA1異常症のタンジェール病に特徴的なオレンジ色の扁桃腫大，肝・脾腫，末梢神経障害を認める場合もあるが，特徴的な症状を示さない場合もある。家族性HDL欠損症，家族性低アルファリポ蛋白血症の成因診断には遺伝子解析が必要になる。

LCAT異常症

家族性LCAT欠損症は，LCAT遺伝子異常であり常染色体性劣性遺伝を示す。血清コレステリルエステル比の著明な低下を伴う古典的な家族性LCAT欠損症と，コレス

テリルエステル比の低下を伴わない魚眼病とに分けられる。大部分は古典的LCAT欠損症である。

1 LCATの構造と機能

*LCAT*遺伝子異常が本症の原因でこれまで多くの遺伝子変異が報告されている。

*LCAT*遺伝子は16番染色体の長腕に存在する。LCATは分子量63 000の糖蛋白であり肝臓で合成され血漿中に分泌される。LCATはホスホリパーゼ反応とコレステロールのエステル化反応を触媒する。コレステリルエステル化活性にはHDL粒子上でのコレステリルエステル化活性をα-LCAT活性，LDL粒子上での活性をβ-LCAT活性に区別されている。家族性LCAT欠損症では，α-LCAT活性，β-LCAT活性ともに低下しているが，魚眼病ではα-LCAT活性が低下している。

2 家族性LCAT欠損症

家族性LCAT欠損症はNorumらによりノルウェー人家系で初めて報告された[9]。本症はLCAT活性が完全に欠損し，角膜混濁とHDLコレステロール5 mg/dL以下，血中コレステリルエステル比は10％以下となる。血漿レシチンの増加を伴い，総コレステロールは低下することが多い。血漿中のコレステリルエステルの大部分はHDL粒子上でLCATにより生成される。HDLはLCAT反応により中心部のコレステリルエステルが増加し，紡錘状の原始HDLから球状の成熟HDLへと変化するが，LCAT欠損症では成熟化が障害され，HDL粒子は円盤状になりHDLコレステロールが著明に減少する。LDLの構造，サイズにも異常がみられ，これらの異常リポ蛋白質の沈着により腎障害や角膜混濁をきたすものと考えられる。赤血球膜のリゾレシチンの減少により膜変形性に異常をきたし，標的赤血球などの異常赤血球が出現し，溶血性機序による貧血傾向がみられる。一方，本症のヘテロ接合体では軽度のHDLコレステロール低下などの若干のリポ蛋白質の変化を示すものの，角膜混濁などの臨床的症候はない。またLCAT活性が軽度残存する症例も報告されており，部分LCAT欠損症と呼ばれている。筆者らの同定した角膜混濁，HDLコレステロール欠損を認めたGly344→Ser変異では蛋白合成は正常であったが，ゴルジ体での糖鎖修飾が障害されていた[10]。

動脈硬化性疾患の合併頻度はこれまで多くないことが報告されていたが，LCAT欠損症患者では正常コントロールに比べ高精度C反応性蛋白値が2倍であること，デンマークにおけるLCAT異常症68例の検討で，頸動脈内膜-中膜壁厚の進展がコントロールに比べ有意に早いこと，冠動脈疾患の合併が正常コントロールと比べLCAT異常症ヘテロ接合体，ホモ接合体で有意に増加することを報告している[7]。

3 魚眼病

魚眼病はCarlsonらによりスウェーデン人家系で発見された[11]。魚眼病はHDL上でのコレステロールのエステル化障害のためHDLコレステロールは著明に低下するが，血漿全体でのコレステリルエステルの生成速度，比率はともにほぼ正常である。すなわち，魚眼病ではα-LCAT活性は低下していたがβ-LCAT活性が正常に保たれているため，LDL上でコレステリルエステル化されるため，HDLコレステロール値は低下するものの，血漿のコレステリルエステルは著減しないと考えられている。

魚眼病では若年性の高度角膜混濁，HDLコレステロールの著しい低値以外には特に臨床所見を呈しないのが特色である。

4 LCAT異常症の診断・治療

若年性の角膜混濁，HDLコレステロールの著しい低値，さらにコレステリルエステル比の低下の三主徴を伴えば家族性LCAT欠損症の診断ができる。蛋白尿，溶血性貧血は認めない症例も多い。コレステリルエステル比の低下がみられないか，軽度であれば魚眼病の可能性が高くなる。最終的にはLCAT活性の測定およびLCAT遺伝子解析が必要となる。

LCAT活性を高める有効な治療方法はない。したがって，本症ではむしろ動脈硬化危険因子の改善と腎疾患の予防が必要である。

引用文献

1) Breslow, JL. Familial disorders of high density lipoprotein metabolism. In: Scriver CR, et al, editors. The Metabolic Basis of Inherited Disease: 6th ed. New York: McGraw-Hill; 1989. p.1251-66.
2) Schaefer EJ, Ordovas JM, Law SW, Ghiselli G, Kashyap ML, Srivas-

tava LS, et al. J Lipid Res 1985;26:1089-101.
3) Norum RA, Lakier JB, Goldstein S, Angel A, Goldberg RB, Block WD, et al. N Engl J Med 1982;306:1513-9.
4) Moriyama K, Sasaki J, Takada Y, Matsunaga A, Fukui J, Albers JJ, et al. Arterioscler Thromb Vasc Biol 1996;16:1416-23.
5) Ikewaki K, Matsunaga A, Han H, Watanabe H, Endo A, Tohyama J, et al. Atherosclerosis 2004;172:39-45.
6) Frank PG, Marcel YL. J Lipid Res 2000;41:853-72.
7) Hovingh GK, de Groot E, van der Steeg W, Boekholdt SM, Hutten BA, Kuivenhoven JA, et al. Curr Opin Lipidol 2005;16:139-45.
8) Andersson LO. Curr Opin Lipidol 1997;8:225-8.
9) Norum KR, Gjone E. Scand J Clin Lab Invest 1967;20:231-43.
10) Moriyama K, Sasaki J, Arakawa F, Takami N, Maeda E, Matsunaga A, et al. J Lipid Res 1995;36:2329-43.
11) Carlson LA. Lancet 1979;2:1376-7.

糖尿病におけるコレステロール代謝異常

鈴木 浩明[1] 山田 信博[2]

はじめに

糖尿病は冠動脈疾患を高率に合併する。糖尿病における冠動脈疾患の発症には，高血糖だけではなく合併する脂質代謝異常，高血圧なども大きく関与している。LDLコレステロールの増加および，HDLコレステロールの低下は，糖尿病においても冠動脈疾患発症の主要な危険因子である。本稿では，糖尿病で認められるコレステロール代謝異常について，コレステロールの吸収と合成，合併するリポ蛋白異常の観点から概説する。

糖尿病患者におけるコレステロールの吸収と合成

1型糖尿病では健常人に比べてコレステロール吸収は増加しているが，コレステロール合成は低下していることが示されている[1-3]。また，健常人ではコレステロール吸収とコレステロール合成には負の相関が認められるのに対し，1型糖尿病患者ではその関係が不明瞭になる[4]。また，コレステロール合成とHbA_{1c}には負の相関が認められ，血糖コントロールの改善に伴いコレステロール合成が増加する[5]。

一方，2型糖尿病患者では1型糖尿病患者とは反対に，コレステロールの吸収は非糖尿病者や1型糖尿病患者に比べて低下し，コレステロール合成は亢進している[1]（図1）[3]。1型糖尿病とは反対に，血糖コントロールとコレステロール合成には正の相関が認められる[1]。また，2型糖尿病患者をインスリンによって治療すると，コレステロール合成が減少する。

小腸上皮細胞でのコレステロールの吸収には，コレステロールトランスポーターであるニーマン・ピックC1 Like1蛋白（NPC1L1）と，吸収したコレステロールおよび植物ステロールを腸管腔内に排出するATP結合カセット輸送体（ABC）G5とABCG8が関与している。また，小腸上皮細胞でのミクロゾームトリグリセライド転送蛋白（MTP）の発現は，小腸でのカイロミクロンの合成に関与している。ストレプトゾトシンによる糖尿病ラットでは，腸管と肝臓におけるNPC1L1とMTP，ヒドロキシメチルグルタリルCoA（HMG-CoA）還元酵素の発現が亢進し，ABCG5/G8の発現が低下していることが報告されている[6]。ストレプトゾトシンによる糖尿病ラットでは，極端なインスリン欠乏によりカイロミクロンの異化が障害されており，肝臓へ供給される食餌性コレステロールが減少する。このため，肝臓でコレステロール合成の律速酵素であるHMG-CoA還元酵素の発現が亢進している可能性がある。

図1 1型糖尿病および2型糖尿病におけるコレステロール合成と吸収（文献3より引用）

血清コレスタノール/コレステロール濃度比はコレステロール吸収のマーカー。血清ラソステロール/コレステロール濃度比はコレステロール合成のマーカー。

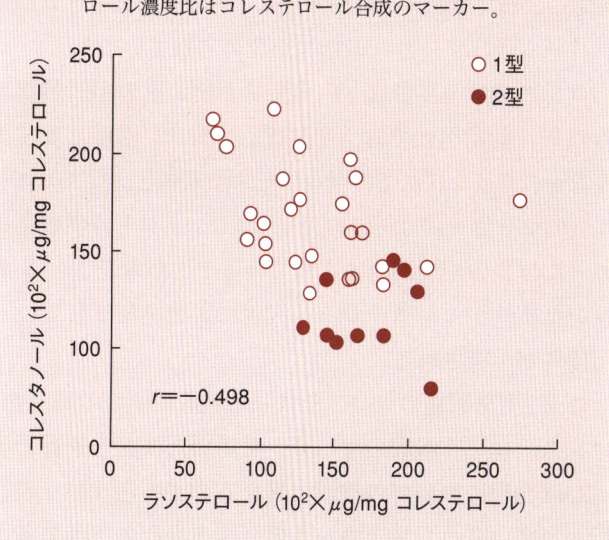

[1] 筑波大学大学院人間総合科学研究科内分泌代謝・糖尿病内科　　[2] 筑波大学

2型糖尿病患者の十二指腸におけるNPC1L1とMTP, ABCG5/G8のメッセンジャーRNA(mRNA)発現を検討した報告では, 2型糖尿病患者では非糖尿病者に比べてNPC1L1とMTPの発現は亢進し, ABCG5/G8の発現は低下していることが報告されている[7]。

なぜ, 1型糖尿病と2型糖尿病では, コレステロール合成と吸収の結果が異なるのであろうか。これには1型糖尿病と2型糖尿病の成因の違いが影響している可能性がある。1型糖尿病は, インスリン分泌の低下が糖尿病の原因であるのに対し, 2型糖尿病では, インスリン分泌の低下とインスリン抵抗性の増大の両者が, さまざまな程度で発症に関与している。2型糖尿病患者を肥満群と非肥満群に分けてコレステロールの吸収と合成を比較した報告では, 非肥満群に比べて肥満群のコレステロール合成は増加し, コレステロール吸収率は低下していた[8]。また, この報告では, 性ホルモン結合グロブリンとコレステロール吸収のパラメーターには正の相関, 血糖と血清インスリン濃度, BMIにはコレステロール合成のパラメーターと正の相関が認められた[8]。しかし, 肥満2型糖尿病患者のコレステロール代謝について, 性と年齢, BMIをマッチさせた非糖尿病肥満者をコントロールとして比較した報告では, コントロール群に比べてコレステロール合成は増加し, コレステロール吸収は低下していた[1]。また, 肥満2型糖尿病患者に超低カロリー療法を3ヵ月間行い, 前後のコレステロール合成・吸収を評価した報告では, 減量によってコレステロール合成マーカーの低下とコレステロール吸収マーカーの増加が認められている[9]。

コレステロール合成と内臓脂肪面積に正の相関が認められ[10], 健常男性では, 空腹時インスリン濃度およびグルコースクランプ法でのグルコース注入率とコレステロール合成マーカーには正の相関が, コレステロール吸収マーカーには負の相関が認められていることから[11], インスリン抵抗性がコレステロール代謝に影響を及ぼしている可能性が示唆される。

なぜ2型糖尿病のコレステロール吸収に関する結果が, コレステロール吸収のマーカーを用いた検討と腸管でのmRNA発現についての検討で異なるのであろうか。現在行われているコレステロールの合成と吸収の評価の多くが, コレステロール中間代謝産物濃度の測定や, 血清植物ステロール濃度/コレステロール濃度比の測定など, 間接的かつ相対的なことである。アイソトープを使用したコレステロール代謝測定法もあるが, 非常に煩雑である。ヒトの腸管のmRNAの発現は, 空腹時に十二指腸から内視鏡的に生検した組織で検討されているが, mRNAの発現は絶食時と摂食時で異なる可能性もある。

糖尿病に合併する脂質代謝異常

糖尿病に合併する脂質代謝異常は, 1型糖尿病と2型糖尿病では異なる。1型糖尿病では, 血糖コントロールが比較的良好であればトリグリセライドは低値, HDLコレステロールは高値であり, LDLコレステロールは正常範囲内にある。コントロール不良な1型糖尿病患者では, 超低比重リポ蛋白(VLDL)およびLDL濃度は上昇している。

2型糖尿病では, 1型糖尿病と比べて高率に高脂血症を合併する[12]。特に, 高トリグリセライド血症と低HDLコレステロール血症の合併の頻度が高い。また, LDLコレステロールの上昇を伴うIIb型高脂血症も多い。

2型糖尿病におけるVLDLの増加には, VLDLの合成の亢進と異化の低下が関与している[12]。VLDLの合成増加には, インスリン抵抗性が関与している。インスリン作用の低下は, 末梢組織でのグルコースの取込みの低下と脂肪細胞でのホルモン感受性リパーゼの活性亢進による脂肪分解の促進を引き起こし, 血中のグルコースと遊離脂肪酸の濃度が上昇する。グルコースと遊離脂肪酸の肝臓への流入の増加は, 肝細胞でのトリグリセライドの合成を亢進し, アポリポ蛋白B100の分解を抑制する。また, 高インスリン血症により肝臓でのステロール調節エレメント結合蛋白-1cの発現が亢進し, 肝細胞での脂肪酸合成に関与する酵素の発現が亢進する。この結果, VLDLの合成・分泌が亢進する。

2型糖尿病では, VLDLやカイロミクロンの異化の障害も認められる。これらのトリグリセライド含有リポ蛋白の異化の障害は, 血糖コントロールと相関し, リポ蛋白リパーゼ(LPL)活性の低下が関与している。

2型糖尿病では, しばしば食後の高トリグリセライド血症(食後高脂血症)が認められ, 心血管疾患との関連が指摘されている。食後高脂血症の原因となるカイロミクロンレムナントは, 動脈硬化を促進すると考えられており,

食後高脂血症と虚血性心疾患をはじめとする動脈硬化性疾患の発症との関連が明らかとなってきている。食後高脂血症が認められる病態では，レムナントの増加に加えて，small dense LDLの増加，HDLコレステロールの低下，凝固能の亢進といった動脈硬化に関連する諸因子の増加が認められる。食後のカイロミクロン濃度と腸管でのNPC1L1およびMTPのmRNA発現には正の相関が，ABCG5/G8のmRNA発現には負の相関が認められる[6,7]。同様に，VLDL濃度と肝臓でのNPC1L1およびMTP mRNA発現には正の相関が，ABCG5/G8のmRNA発現とは負の相関が認められる[6]。

血糖コントロールが不良な2型糖尿病ではLDLコレステロールの上昇している患者の割合が多い。これには，LDLの異化の低下とLDLの合成亢進の両者が関与している。LDL合成亢進は，VLDLの合成増加に起因する。LDLの異化の低下には，LDL受容体活性の低下，LDLの非酵素的糖化によるLDL受容体への結合低下，LDL粒子のトリグリセライド含量の増加，small dense LDLの出現が関与していると考えられている。small dense LDLはLDL受容体との親和性が低く，酸化されやすく，そして動脈壁のプロテオグリカンに沈着しやすい。small dense LDLの出現にはインスリン抵抗性が関与している。small dense LDL出現の機序として，LDLとVLDLとの間でトリグリセライドとコレステリルエステルの交換が亢進しており，LDLのトリグリセライドの比率が高くなり，肝性トリグリセライドリパーゼ(HTGL)によりトリグリセライドが水解されてLDL粒子のサイズが小型化する。LPL活性の低下とHTGL活性の上昇によるLPL/HTGL活性比の低下がsmall dense LDLの出現と関連している。

2型糖尿病患者では，HDLコレステロールの低下が高頻度に認められる。トリグリセライドの上昇を伴うことが多いが，低HDLコレステロール血症単独で認められることも多い。HDL亜分画では，HDL_3は健常人と有意な差は認められず，HDL_2が減少している。2型糖尿病における低HDLコレステロール血症の原因の1つにHDLの異化の亢進がある。一方，アポリポ蛋白A-Iの生成率は糖尿病患者と健常人の間に有意差は認められていない。2型糖尿病患者ではHDLのトリグリセライド含量が増加しているが，HDLのトリグリセライド含量とHDLの異化には正の相関が認められる。トリグリセライドに富んだ

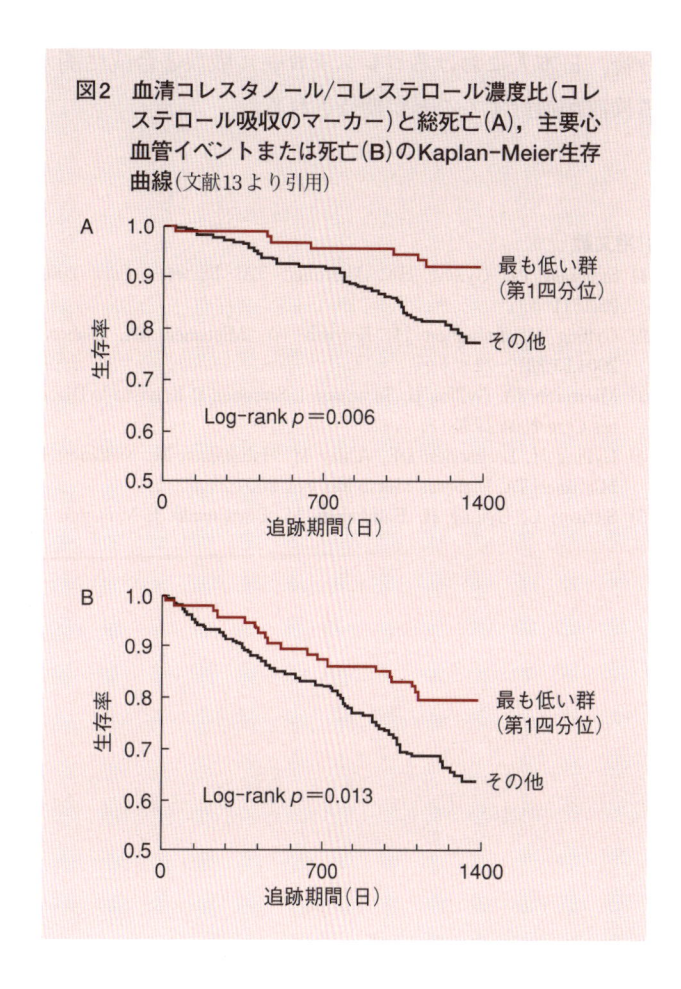

図2 血清コレスタノール/コレステロール濃度比(コレステロール吸収のマーカー)と総死亡(A)，主要心血管イベントまたは死亡(B)のKaplan-Meier生存曲線(文献13より引用)

HDLは，HTGLのよい基質となり，血中から除去されやすいと考えられている。また，VLDLやカイロミクロンが，LPLにより異化を受ける際に放出されるリン脂質やアポリポ蛋白は，HDLに利用されるが，2型糖尿病ではVLDLやカイロミクロンの異化が障害されており，これが，2型糖尿病における低HDLコレステロール血症の原因の1つと考えられている。

おわりに

糖尿病におけるコレステロール合成と吸収，糖尿病患者に認められる脂質代謝異常について概説した。糖尿病におけるコレステロール吸収と合成について研究しているグループは北欧が中心であり，それ以外の地域・人種での検討がほとんどなされていない。血糖コントロールの状況にかかわらず，コレステロール吸収が高い群で冠動脈疾患発症リスクが高いことが報告されており(図2)[13]，

今後，日本人におけるコレステロール吸収と合成に関する検討が進行することが期待される。

引用文献

1) Simonen PP, Gylling HK, Miettinen TA. Diabetes Care 2002; 25:1511-5.
2) Gylling H, Tuominen JA, Koivisto VA, Miettinen TA. Diabetes 2004;53:2217-22.
3) Miettinen TA, Gylling H, Tuominen J, Simonen P, Koivisto V. Diabetes Care 2004;27:53-8.
4) Gylling H, Laaksonen DE, Atalay M, Hallikainen M, Niskanen L, Miettinen TA. Diabetes Metab Res Rev 2007;23:372-7.
5) Sittiwet C, Gylling H, Hallikainen M, Pihlajamaki J, Moilanen L, Laaksonen DE, et al. Atherosclerosis 2007;194:465-72.
6) Lally S, Owens D, Tomkin GH. Metabolism 2007;56:430-8.
7) Lally S, Tan CY, Owens D, Tomkin GH. Diabetologia 2006;49:1008-16.
8) Simonen PP, Gylling H, Miettinen TA. Obes Res 2002;10:328-35.
9) Simonen P, Gylling H, Miettinen TA. Clin Chim Acta 2002;316:55-61.
10) Peltola P, Pihlajamaki J, Koutnikova H, Ruotsalainen E, Salmenniemi U, Vauhkonen I, et al. Obesity (Silver Spring) 2006;14:1155-63.
11) Pihlajamaki J, Gylling H, Miettinen TA, Laakso M. J Lipid Res 2004;45:507-12.
12) Taskinen MR. Diabetologia 2003;46:733-49.
13) Strandberg TE, Tilvis RS, Pitkala KH, Miettinen TA. J Am Coll Cardiol 2006;48:708-14.

慢性腎臓病におけるコレステロール代謝異常

庄司　哲雄　　西沢　良記

はじめに

慢性腎不全透析患者は心血管疾患の高リスク群で，虚血性心疾患による死亡リスクが一般住民に比較し10-30倍も高い[1]。その原因は繰り返し行われる透析治療であろうと考えられていた[2]。しかし近年，透析治療にいたる前の保存期腎不全の時期に，すでに動脈硬化が進展していることが明らかにされ，慢性腎臓病(CKD)自体が動脈硬化促進性の病態であるとの理解に変貌してきた[3]。本稿では，CKDにおける脂質異常が心血管リスクおよびCKD進展とどう関係しているかについて概説する。

CKDとは

CKDとは，①尿異常，画像診断，血液，病理で腎障害の存在が明らか(特に蛋白尿の存在が重要)，あるいは②糸球体濾過量(GFR)＜60 mL/min/1.73 m^2，いずれかまたは両方が3ヵ月以上持続するものと定義される[4]。したがって，基礎疾患のいかんによらず当てはめることができ，透析治療・腎移植の患者も含む広い概念である。また，CKDのステージ分類はGFRで明快に定義されている(表1)。

蛋白尿に伴う脂質プロフィールの変化

CKDは，蛋白尿主体の病態(ネフローゼ症候群など)とGFR低下主体の病態(慢性腎不全)の大きく2つの病態に分けて考えることができる(表2)。

蛋白尿主体のCKDでは，尿中への血清蛋白の漏出による低蛋白血症を代償するために，肝臓での蛋白合成が非特異的に亢進する。その結果，肝臓でのリポ蛋白合成が増加し超低比重リポ蛋白(VLDL)の分泌が増加する。VLDLはリポ蛋白リパーゼ(LPL)の作用で中間比重リポ

表1　CKDのステージ分類(文献40より引用)

病期ステージ	重症度の説明	進行度による分類 GFR(mL/min/1.73 m^2)
	ハイリスク群	≧90(CKDのリスクファクターを有する状態で)
1	腎障害は存在するが，GFRは正常または亢進	≧90
2	腎障害が存在し，GFR軽度低下	60-89
3	GFR中等度低下	30-59
4	GFR高度低下	15-29
5	腎不全	＜15

透析患者(血液透析，腹膜透析)の場合にはD，移植患者の場合にはTをつける。
CKD：慢性腎臓病　GFR：糸球体濾過量

大阪市立大学大学院医学研究科代謝内分泌病態内科学

表2 蛋白尿患者と腎不全患者の脂質プロフィール

	蛋白尿患者	腎不全患者
血清脂質	高コレステロール血症 （＋高トリグリセライド血症）	高トリグリセライド血症 （総コレステロール増加なし）
リポ蛋白	LDL増加（＋VLDL増加）	VLDL増加，IDL増加，LDL低下，HDL低下
機序	VLDL分泌増加	VLDL, IDLの異化障害
関連事項	肝臓での非特異的蛋白合成亢進，アポリポ蛋白CⅡの尿中喪失	アポリポ蛋白C-Ⅲ増加，LPL作用低下，HTGL低下，LCAT低下

HDL：高比重リポ蛋白　　HTGL：肝性トリグリセライドリパーゼ　　IDL：中間比重リポ蛋白　　LCAT：レシチン・コレステロールアシルトランスフェラーゼ　　LDL：低比重リポ蛋白　　LPL：リポ蛋白リパーゼ　　VLDL：超低比重リポ蛋白

蛋白(IDL)へ，さらに肝性トリグリセライドリパーゼ(HTGL)の作用でLDLへと異化代謝される。したがって，蛋白尿主体のCKDでは，リポ蛋白異化障害がなければ，高LDLコレステロール血症（Ⅱa型）を呈することになる。高度のネフローゼ状態ではLPL活性化因子であるアポリポ蛋白C-Ⅱも尿中に漏出し，異化障害のためVLDLの蓄積を伴うⅡb型，あるいはⅣ型を呈することもある。

腎機能障害に伴う脂質プロフィールの変化

一方，GFR低下主体のCKDでは異化障害が主体で，透析患者ではLPL活性の障害（LPL蛋白低下は有意でない[5]），HTGL蛋白レベルの著明低下[5]が認められる。Ikewakiらの研究によれば，VLDL産生は正常と差がないが，IDL, LDLの異化率(FCR)が著明に低下している[6]。その結果，VLDL高値，IDL高値，LDL正常-低値，HDL低値を示す[7]。血液透析では抗凝固薬としてヘパリンを繰り返し投与するので，これが組織LPLを枯渇させるのではないかと以前は考えられていた。しかし，基本的な脂質異常は保存期腎不全から認められること[8]，透析患者でもヘパリン投与後の血漿中のLPL蛋白量自体は正常と差が認められないこと[5]，腎不全保存期からLPL阻害因子であるアポリポ蛋白C-Ⅲの蓄積が顕著であることから[9]，ヘパリンによる修飾はあっても二義的なものと考えられる[10]。

LDLのサイズは，糖尿病腎症患者では腎症の進展に従い小型化するが，高度腎不全・透析患者では正常サイズに戻る[11]。トリグリセライド値の上昇でLDLサイズは小型化するが，腎不全ではHTGL低下によりLDLのリモデリングが障害されるためと考えられる。

CKDにおける動脈硬化

透析患者（CKDステージ5D）では，心血管イベントによる死亡リスクが著しく高い。一般住民に比較した相対リスクは，年齢にもよるがおよそ10-30で[1]，欧米と日本でほぼ同程度である。しかし，心筋梗塞[12]や脳血管障害[13]の新規発症をエンドポイントとした統計では，透析患者で数倍高いことは示されるが，10-30倍も高率ではない。また，心筋梗塞や脳血管障害を発症した患者が死亡するリスクを透析患者と一般住民で比較すると，透析患者はイベント発症後の死亡リスク（致死率）も数倍高い。すなわち，心血管系イベントによる死亡リスクが著しく高いのは，イベント自体の発症頻度が数倍高いことと，イベント発症後の致死率が数倍高いことが相乗的に作用しているためと考えられる[14-16]。

早期のCKDのステージから，イベント発症リスク[17]も致死率[18]も段階的に上昇する。米国の報告では，推算GFR(eGFR)＜60 mL/分/1.73 m^{2}の患者では，透析導入リスクよりも心血管系疾患での死亡リスクのほうがより高い[19]。透析導入前のCKDは末期腎不全の予備軍であるのみならず，心血管病の高リスク群としてのCKDとの認識

表3 CKDにおける脂質レベルと動脈壁変化との関連

	対象	動脈評価	脂質との関連
検討1[22]	非糖尿病透析患者 ＋ 健常対照	大動脈PWV ($n=389$)	Non-HDLコレステロールと正関連 (VLDL, IDL, LDLとも)
検討2[23]	糖尿病透析患者 ＋ 非糖尿病透析患者	大動脈PWV ($n=265$)	Non-HDLコレステロールと正関連
検討3[24]	非糖尿病腎不全(透析症例除外) ＋ 健常対照	大動脈PWV ($n=355$)	Non-HDLコレステロールと正関連
検討4[25]	糖尿病性腎症(透析症例除外) ＋ 健常対照	大動脈PWV ($n=626$)	Non-HDLコレステロールと正関連
検討5[20]	糖尿病透析 ＋ 非糖尿病透析患者 ＋ 腎症のない糖尿病 ＋ 健常対照	頸動脈IMT ($n=897$)	Non-HDLコレステロールと正関連
検討6[21]	透析前腎不全 ＋ 維持透析 ＋ 健常対照 (すべて非糖尿病)	頸動脈IMT ($n=757$)	Non-HDLコレステロールと正関連

CKD：慢性腎臓病　　HDL：高比重リポ蛋白　　IDL：中間比重リポ蛋白　　IMT：内膜-中膜壁厚　　LDL：低比重リポ蛋白
PWV：脈波伝播速度　　VLDL：超低比重リポ蛋白

が重要である。

CKDにおける動脈硬化と血清脂質レベルとの関連

　腎機能障害(特にGFR低下)があると,ヨード造影剤による腎障害増悪の懸念がある。また,ガドリニウムを用いた磁気共鳴血管撮影法も腎性全身性線維症のリスクになることが指摘され,腎不全は動脈硬化の高リスク群であるのに,血管病変の検索が実施しにくい。

　われわれは,超音波検査や脈波解析でCKD患者における動脈壁の変化を定量的に評価し,危険因子の解析を行ってきた。脂質との関係は**表3**に示すとおりで,頸動脈内膜-中膜壁厚[20,21]や大動脈脈波伝播速度(PWV)[22-25]で評価した動脈壁の変化は,non-HDLコレステロールと正の関連が認められている。non-HDL分画のうち特にIDL高値が,大動脈PWV高値と強い関連を示していた[22]。したがって,腎臓病に伴う脂質代謝異常は動脈硬化促進的に作用しているものと考えられる。

透析患者ではコレステロールが低いほど死亡率が高い

　透析患者の疫学調査では,総コレステロールが低い患者ほど総死亡[26,27],心血管死亡[26]のリスクが高いという奇妙な事実がある。しかし,心筋梗塞の新規発症リスクはLDLコレステロールやトリグリセライドが高いほど高く,HDLコレステロールが低いほど高い[28]。この一見矛盾したようなデータは,「心血管死亡率」は「心血管イベント発症率」と「発症後の致死率」の積であることを考えれば理解できる。

　日本透析医学会のデータでは,body mass index(BMI)や血清アルブミン値が低い患者では,心筋梗塞または心不全で死亡するリスクが高いが,BMIや血清アルブミンは心筋梗塞新規発症リスクと関連はない[29]。したがって,低栄養ではイベント発症後の致死率が高いことになる。未治療で低コレステロール血症を呈する場合,栄養障害が疑われる。

　透析患者におけるコレステロールと死亡リスクの関係を,栄養障害・炎症の有無で層別解析した報告がある[30]。栄養障害・炎症のない群だけでみると,総コレステロールが高いほど総死亡や心血管死亡リスクが高く,一般と

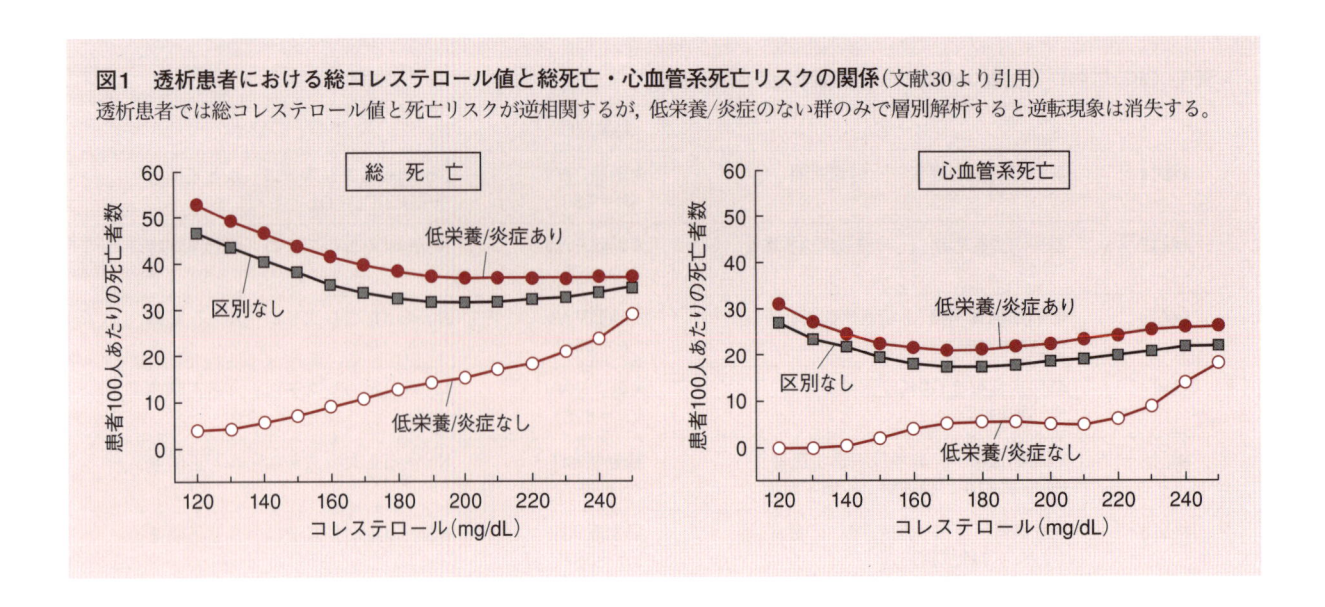

図1 透析患者における総コレステロール値と総死亡・心血管系死亡リスクの関係(文献30より引用)
透析患者では総コレステロール値と死亡リスクが逆相関するが，低栄養/炎症のない群のみで層別解析すると逆転現象は消失する。

同様のデータを示す。一方，栄養障害・炎症のある群では総コレステロールの値によらず栄養障害・炎症のない群より死亡リスクが高く，かつ総コレステロールが低い患者ほど総死亡・心血管死亡のリスクが高い(図1)。

これらのデータから，透析患者でも脂質異常は動脈壁変化や心血管イベント発症リスク悪化に関与するが，低栄養状態ではコレステロールが低下し，かつイベント発症後の致死率が高まるため，死亡をエンドポイントにとった解析では逆説的な関係が生じるものと理解できる[16]。もしこの考え方が正しければ，栄養状態に関係した他の危険因子でも同様のパラドックスが認められることが予想される。実際，透析患者ではホモシステイン高値群で心血管イベント発症率が高いが死亡率は低い。また，BMIやコレステロールと死亡率に関する「逆説的関係」は，透析患者以外にも，保存期腎不全患者，高齢者，心不全患者，悪性腫瘍患者，ヒト免疫不全ウイルス(HIV)感染者でも報告があり[10]，かなり一般化できるものと思われる。

CKDにおける脂質管理と心血管イベントリスク抑制

CKD患者を対象とした脂質低下試験は数少ない。むしろ，スタチンを用いたこれまでの臨床試験では，ある程度以上の腎障害は除外されていた。論文報告されているものでは，2型糖尿病透析患者1255例を対象としたGerman Diabetes and Dialysis Study(4D)がある[31]。4D試験はアトルバスタチン20 mgとプラセボとのランダム化比較試験で，心臓死，非致死的心筋梗塞，および脳血管障害の合計を一次エンドポイントに設定し，4年間(中央値)の追跡を行った。心イベントのみで解析すると18%の有意なリスク低下があったものの，一次エンドポイントはアトルバスタチン群で8%低下したが有意ではなかった。この結果は，「単なる解析パワー不足」，あるいは「進んだCKDではスタチンの有用性は限定的」，などの解釈が可能であり議論がある。

より早期のCKDにおけるスタチンの心血管イベント抑制効果については，アトルバスタチン[32]，シンバスタチン[33]，プラバスタチン[34]を用いた大規模試験のサブ解析がある(表4)。これらからは，少なくともCKDステージ3までであれば，一般と同程度のイベント抑制効果が期待できるものと考えられる。

フルバスタチンを用いたランダム化比較試験の個人レベルのデータをプールして，腎機能で2群に分けた層別解析が報告されている[35]。これによれば，クレアチニンクリアランス(CCr)＜50 mL/分群では，CCr≧50 mL/分群と同等，あるいはより大きな心血管イベント抑制効果が示されている。

最近発表された，CKDにおけるスタチン治療のメタ解析によると，①スタチン治療群では心血管イベントや心血管死亡リスクが有意に低いこと，②しかし総死亡リス

表4 CKDにおけるスタチンによる心血管イベント抑制効果

研究名 （用いたスタチン）	症例数と腎機能	イベント抑制効果 ハザード比（95%信頼区間）
4D試験[31] （アトルバスタチン）	$n=1255$ 維持透析の2型糖尿病 （CKDステージ5Dのみ）	一次エンドポイント 0.92（0.77-1.10）非有意 総心イベント（二次エンドポイント） 0.82（0.68-0.99）有意
HPSサブ解析[33] （シンバスタチン）	$n=1329$ S-Cr（μmol/L） 男性：130-200 女性：110-200 CKDステージ3相当	0.72（記載なし）有意
ASCOT-LLAサブ解析[32] （アトルバスタチン）	$n=6517$ 微量アルブミン尿・蛋白尿（＋） かつS-Cr＜200 μmol/L CKDステージ1-3相当	0.61（0.44-0.84）有意
PPPサブ解析[34] （プラバスタチン）	$n=4491$ CKDステージ3のみ	0.77（0.68-0.86）有意
複数研究のプール解析[35] （フルバスタチン）	$n=11483$ CCr＜50群（$n=1563$） CCr≧50群（$n=9920$）	CCr＜50群：0.59 CCr≧50群：0.70

CCr：クレアチニンクリアランス　　CKD：慢性腎臓病　　S-Cr：血清クレアチニン値
4D：German Diabetes and Dialysis Study
ASCOT-LLA：Anglo-Scandinavian Cardiac Outcomes Trial-Lipid Lowering Arm
HPS：Heart Protection Study
PPP：Prospective Pravastatin Pooling Project

ク低下は有意でないこと，③これらの結果は，CKD病期（透析前CKD，透析患者，腎移植患者）にはよらないこと，が示されている[36]。

現在進行中の，A study to evaluate the Use of Rosuvastatin in subjects On Regular haemodialysis: an Assessment of survival and cardiovascular events（AURORA試験，ロスバスタチン，透析患者2775例）[37]，Study of Heart and Renal Protection（SHARP試験，シンバスタチン＋エゼチミブ，透析患者を含むCKD約9000例）[38]の結果がまたれる。

CKDにおける脂質管理ガイドライン

米国のガイドラインでは，CKDは心血管疾患の高リスク群であるから，目標値はLDLコレステロール＜100 mg/dLとし，トリグリセライド＞200 mg/dLであればnon-HDLコレステロール＜130 mg/dLを目標にするように推奨している（表5）[39]。日本動脈硬化学会の診療ガイドラインでは，CKDを特に危険因子としてカウントしていない。日本腎臓学会CKD診療ガイド（2007）では，LDLコレステロール＜120 mg/dL（可能であれば100 mg/dL未満）と記載されている[40]。

脂質異常が腎機能に与える影響

脂質異常が将来の腎機能低下の予測因子であるとの疫学データがある[41]。スタチン治療にて，蛋白尿低下[42]，eGFR上昇[43]を示した報告も多い。メタ解析でも同様の結果が示されている[44]。LDLアフェレーシスで脂質低下しても蛋白尿低下が認められる[45]。脂質異常が粥硬化を引き起こす機序を腎硬化に当てはめた「脂質腎毒性仮説」では，メサンギウム細胞が重要視された。最近の研究は，糸球体上皮細胞（podocytes）に重点がおかれ，"Podocyte's

表5 CKD成人における脂質管理の米国のK/DOQIガイドライン（文献39より引用）

脂質異常	目標値	開始治療	治療強化	代替治療
TG≧500 mg/dL	TG<500 mg/dL	TLC	TLC ＋ フィブラート or ニコチン酸	フィブラート or ニコチン酸
LDLコレステロール 100-129 mg/dL	LDLコレステロール <100 mg/dL	TLC	TLC ＋ 低用量スタチン	胆汁酸結合レジン or ニコチン酸
LDLコレステロール ≧130 mg/dL	LDLコレステロール <100 mg/dL	TLC ＋ 低用量スタチン	TLC ＋ 最大用量スタチン	胆汁酸結合レジン or ニコチン酸
TG≧200 mg/dL かつnon-HDLコレステロール ≧130 mg/dL	non-HDLコレステロール <130 mg/dL	TLC ＋ 低用量スタチン	TLC ＋ 最大用量スタチン	フィブラート or ニコチン酸

ここで、フィブラートはゲムフィブロジルを指しており、わが国では市販されていない。わが国で使用可能なクリノフィブラート以外は腎排泄性であり、腎不全では使用禁忌である。
HDL：高比重リポ蛋白　　K/DOQI：Kidney Disease Outcomes Quality Initiative　　LDL：低比重リポ蛋白　　TG：トリグリセライド
TLC：治療的生活習慣改善

response to injury"（糸球体上皮細胞の傷害反応）というタイトルの総説もある[46]。

CKDにおける脂質治療薬の安全性

フィブラートは腎排泄性（クリノフィブラートは例外的に胆汁排泄性[47]）であり、GFRの低下した患者では横紋筋融解症のリスクが高く、禁忌である。しかし、スタチンは胆汁排泄でありCKDでもほぼ通常量使用できる。ただし、CYP3A4で代謝されるスタチンは同じ酵素で代謝される薬剤との併用で血中濃度が高くなる可能性があり、注意が必要である。シクロスポリンはすべてのスタチン濃度を高めるため[39]、シクロスポリン使用中の患者では禁忌あるいは慎重投与とされる。

浮腫のある患者ではしばしばクレアチニンキナーゼ高値を呈するため、薬剤による高値かどうか判断しにくい場合がある。CKDステージ3におけるプラバスタチン投与による有害事象の発現は、プラセボ群と差はない[34]。フルバスタチンについても腎機能低下群での有害事象はプラセボ群と差がない[35]。また、メタ解析でも、CKDにおけるスタチンの安全性はプラセボ群と差がないと結論されている[36]。

おわりに

以上、CKD患者は独特のリポ蛋白異常を呈し、かつ動脈硬化、心血管イベント、心血管死亡の高リスク群である。効果的に心血管病変を抑制し、また腎機能を保持するために脂質管理が有用と考えられる。安全性を含め、さらなるエビデンスが蓄積し、診療に活用されることを期待する。

文献

1) Foley RN, Parfrey PS, Sarnak MJ. Am J Kidney Dis 1998;32:S112-9.
2) Lindner A, Charra B, Sherrard DJ, Scribner BH. N Engl J Med 1974;290:697-701.
3) Sarnak MJ, Levey AS, Schoolwerth AC, Coresh J, Culleton B, Hamm LL, et al; American Heart Association Councils on Kidney in Cardiovascular Disease, High Blood Pressure Research, Clinical Cardiology, and Epidemiology and Prevention. Circulation 2003;108:2154-69.
4) National Kidney Foundation. Am J Kidney Dis 2002;39:S1-266.
5) Shoji T, Nishizawa Y, Nishitani H, Yamakawa M, Morii H. Kidney Int 1992;41:1653-61.
6) Ikewaki K, Schaefer JR, Frischmann ME, Okubo K, Hosoya T, Mochizuki S, et al. Arterioscler Thromb Vasc Biol 2005;25:2615-22.
7) Shoji T, Nishizawa Y, Kawagishi T, Tanaka M, Kawasaki K, Tabata T, et al. Atherosclerosis 1997;131:229-36.
8) Shoji T, Emoto M, Kawagishi T, Kimoto E, Yamada A, Tabata T, et al. Atherosclerosis 2001;156:425-33.
9) Attman PO, Knight-Gibson C, Tavella M, Samuelsson O, Alaupovic P. Nephrol Dial Transplant 1998;13:2833-41.

10) Shoji T, Nishizawa Y. Ther Apher Dial 2006;10:305-15.
11) Hirano T, Oi K, Sakai S, Kashiwazaki K, Adachi M, Yoshino G. Atherosclerosis 1998;141:77-85.
12) Iseki K, Fukiyama K. Am J Kidney Dis 2000;36:820-5.
13) Iseki K, Fukiyama K; Okawa Dialysis Study (OKIDS) Group. Nephrol Dial Transplant 2000;15:1808-13.
14) Nishizawa Y, Shoji T, Ishimura E, Inaba M, Morii H. Am J Kidney Dis 2001;38:S4-7.
15) Nishizawa Y, Shoji T, Emoto M, Koyama H, Tahara H, Fukumoto S, et al. Semin Nephrol 2004;24:423-5.
16) Shoji T, Nishizawa Y. Intern Med 2005;44:179-87.
17) Go AS, Chertow GM, Fan D, McCulloch CE, Hsu CY. N Engl J Med 2004;351:1296-305.
18) Anavekar NS, McMurray JJ, Velazquez EJ, Solomon SD, Kober L, Rouleau JL, et al. N Engl J Med 2004;351:1285-95.
19) Keith DS, Nichols GA, Gullion CM, Brown JB, Smith DH. Arch Intern Med 2004;164:659-63.
20) Shoji T, Kawagishi T, Emoto M, Maekawa K, Taniwaki H, Kanda H, et al. Atherosclerosis 2000;153:257-8.
21) Shoji T, Emoto M, Tabata T, Kimoto E, Shinohara K, Maekawa K, et al. Kidney Int 2002;61:2187-92.
22) Shoji T, Nishizawa Y, Kawagishi T, Kawasaki K, Taniwaki H, Tabata T, et al. J Am Soc Nephrol 1998;9:1277-84.
23) Shoji T, Emoto M, Shinohara K, Kakiya R, Tsujimoto Y, Kishimoto H, et al. J Am Soc Nephrol 2001;12:2117-24.
24) Shinohara K, Shoji T, Tsujimoto Y, Kimoto E, Tahara H, Koyama H, et al. Kidney Int 2004;65:936-43.
25) Kimoto E, Shoji T, Shinohara K, Hatsuda S, Mori K, Fukumoto S, et al. J Am Soc Nephrol 2006;17:2245-52.
26) Degoulet P, Legrain M, Reach I, Aime F, Devries C, Rojas P, et al. Nephron 1982;31:103-10.
27) Lowrie EG, Lew NL. Am J Kidney Dis 1990;15:458-82.
28) Japanese Society for Dialysis Therapy. An overview of regular dialysis treatment in Japan as of Dec. 31, 2004. Japanese Society for Dialysis Therapy; 2005.
29) Japanese Society for Dialysis Therapy. An overview of regular dialysis treatment in Japan as of Dec. 31, 2001. Japanese Society for Dialysis Therapy; 2002.
30) Liu Y, Coresh J, Eustace JA, Longenecker JC, Jaar B, Fink NE, et al. JAMA 2004;291:451-9.
31) Wanner C, Krane V, Marz W, Olschewski M, Mann JF, Ruf G, et al; German Diabetes and Dialysis Study Investigators. N Engl J Med 2005;353:238-48.
32) Sever PS, Dahlöf B, Poulter NR, Wedel H, Beevers G, Caulfield M, et al; ASCOT investigators. Lancet 2003;361:1149-58.
33) Heart Protection Study Collaborative Group. Lancet 2002;360:7-22.
34) Tonelli M, Isles C, Curhan GC, Tonkin A, Pfeffer MA, Shepherd J, et al. Circulation 2004;110:1557-63.
35) Holdaas H, Wanner C, Abletshauser C, Gimpelewicz C, Isaacsohn J. Int J Cardiol 2007;117:64-74.
36) Strippoli GF, Navaneethan SD, Johnson DW, Perkovic V, Pellegrini F, Nicolucci A, et al. BMJ 2008;336:645-51.
37) Fellstrom B, Holdaas H, Jardine AG, Rose H, Schmieder R, Wilpshaar W, et al; AURORA Study Group. Kidney Blood Press Res 2007;30:314-22.
38) Baigent C, Landry M. Kidney Int Suppl 2003;(84):S207-10.
39) Kidney Disease Outcomes Quality Initiative (K/DOQI) Group. Am J Kidney Dis 2003;41: I -IV, S1-91.
40) 日本腎臓学会. CKD 診療ガイド. 東京医学社; 2007.
41) Schaeffner ES, Kurth T, Curhan GC, Glynn RJ, Rexrode KM, Baigent C, et al. J Am Soc Nephrol 2003;14:2084-91.
42) Shoji T, Nishizawa Y, Toyokawa A, Kawagishi T, Okuno Y, Morii H. Nephron 1991;59:664-5.
43) Shepherd J, Kastelein JJ, Bittner V, Deedwania P, Breazna A, Dobson S, et al; Treating to New Targets Investigators. Clin J Am Soc Nephrol 2007;2:1131-9.
44) Sandhu S, Wiebe N, Fried LF, Tonelli M. J Am Soc Nephrol 2006;17:2006-16.
45) Nakamura T, Kawagoe Y, Ogawa H, Ueda Y, Hara M, Shimada N, et al. Am J Kidney Dis 2005;45:48-53.
46) Shankland SJ. Kidney Int 2006;69:2131-47.
47) Nishizawa Y, Shoji T, Nishitani H, Yamakawa M, Konishi T, Kawasaki K, et al. Kidney Int 1993;44:1352-9.

コレステロールと黄色腫

●はじめに

黄色腫は，古くは皮膚科で扱われていた疾患で，後に高コレステロール血症との関連が見いだされた[1]。黄色腫は，特に遺伝的背景を有する重症の脂質異常症に合併し，家族性高コレステロール血症(FH)の重要な臨床所見であるが，まれな遺伝性疾患にも認められ鑑別を必要とする。ここでは，黄色腫の種類，鑑別診断および治療について概説する。

●黄色腫の種類

黄色腫とは，脂質を含有する泡沫細胞が皮膚および粘膜に集簇した状態で，肉眼的に黄色調を呈する病変と定義される。一般に，黄色腫は脂質異常症に伴うが，脂質代謝異常を認めない症例も存在する。病理所見としては，真皮の特に血管周囲に脂肪滴を含有した泡沫細胞が集簇した組織像を呈する[2]。黄色腫は，物理的刺激を受けやすい部位である眼瞼，肘，膝，手背，足背，手掌，臀部に好発する。黄色腫の好発部位を図1に示す。

1 結節性黄色腫

肘や膝の伸側や手足の関節部に好発する直径5mmから数cm大の盛り上がりのある黄色調の硬い腫瘤である(図2)。

2 腱黄色腫

腱黄色腫は，結節性黄色腫が腱に生じたものであり，手背伸筋腱，アキレス腱，膝蓋筋腱，足背伸筋腱などに好発し，腱が腫瘤状，棍棒状に肥厚する。肥厚が進行すると外見からも凹凸がはっきりとわかるようになり，さらに進行すると石灰化を認める。

アキレス腱黄色腫は，視診および触診にて診断ができることが多い。アキレス腱反射を行うように，アキレス腱を進展させて触診を行う方法と，起立させて背部から触診を行う方法がある。アキレス腱黄色腫は，左右差がほとんどないのが特徴である。一側のみ肥厚している場合は，アキレス腱断裂後を疑うべきである。アキレス腱黄色腫は，FHの診断的根拠となるもので，FHの診察の際には見落としてはならない。アキレス腱の自発痛，圧痛，歩行時の疼痛を訴えることもある。

アキレス腱の肥厚を定量する手段としては，X線軟

図1 黄色腫の好発部位

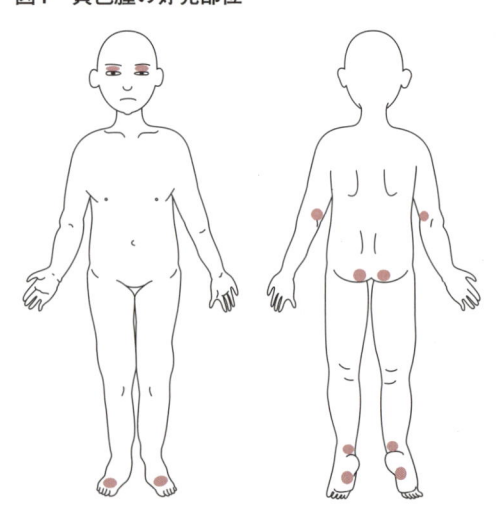

図2 結節性黄色腫の写真
[巻頭カラー写真参照]

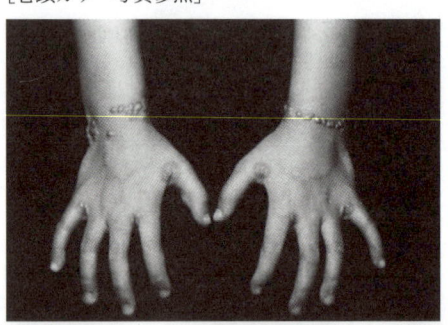

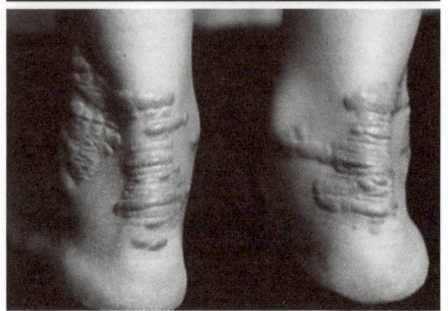

図3 X線軟線撮影によるアキレス腱肥厚の測定法

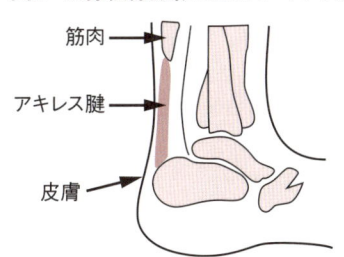

A：正常例
アキレス腱は皮膚より1 mmほど内側に平行な帯状に観察される。
正常（平均±SD）は6.3±1.2 mm，
正常上限（平均±2SD）は8.7 mmである。

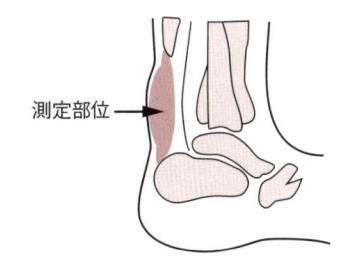

B：アキレス腱肥厚例
紡錘状に肥厚することが多い。
最も太い部位を測定する。
9.0 mm以上を異常とする。

線撮影が有用である。足関節を直角にして側面像を撮影し，軟部組織撮影条件で撮影する（図3）。アキレス腱厚は健常人で6.3±1.2 mmであり，9.0 mm以上でアキレス腱黄色腫ありと診断される。

3 扁平黄色腫

ほとんど盛り上がらない皮膚の黄色調の変化である。高リポ蛋白血症を伴うものと伴わないものがある。

4 眼瞼黄色腫

扁平隆起性で上眼瞼の内眼角部に生じる。高コレステロール血症に伴うことが多いが，約半数例では高リポ蛋白血症を伴わない。

5 発疹性黄色腫

直径5 mm以下の小型の黄色調の丘疹が全身に多発する。著明な高トリグリセライド血症を示す，I型およびV型の高脂血症に伴うことがある。

6 手掌線条黄色腫

III型高脂血症を呈する患者においては，手の掌紋に沿って線状の黄色腫がみられることがある。

7 角膜輪

角膜辺縁にみられる輪状の混濁で，脂肪の沈着により形成される。高脂血症には関係なく高齢者に認める。50歳未満の比較的若年者に出現するものを若年環と呼び，FHを疑わせる。

● **鑑別疾患**

黄色腫を認めた場合，まず家族性高コレステロール血症を疑うが，その他の稀な疾患のこともあり，鑑別すべき疾患を示す。

1 家族性高コレステロール血症

LDL受容体遺伝子変異により，LDL受容体活性の低下から血中LDLが上昇する常染色体優性遺伝型式をとる原発性高脂血症である。ホモ接合体においては，血中総コレステロール値が500–1000 mg/dLとなり，幼少期より皮膚黄色腫，冠動脈狭窄や大動脈弁狭窄，弁上狭窄などの動脈硬化性疾患を認める。ヘテロ接合体では，総コレステロール値が230–500 mg/dLを示し，若年性冠動脈疾患，腱黄色腫を認める。確定診断にはアキレス腱肥厚の有無は重要な参考所見であり，X線軟線撮影でアキレス腱厚を計測し，最大径9 mm以上の肥厚を認める場合や，石灰化を認める場合はFHを強く疑う。

2 Autosomal Recessive Hypercholesterolemia (ARH)

ARHは，著明な高LDLコレステロール血症，皮膚および腱黄色腫，若年性動脈硬化症など，FHホモ接

図4 患者の黄色腫
FHホモ接合体に比較して大きいのが特徴。
[巻頭カラー写真参照]

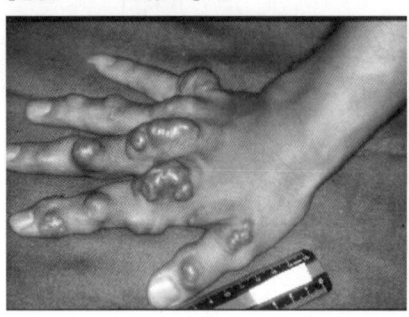

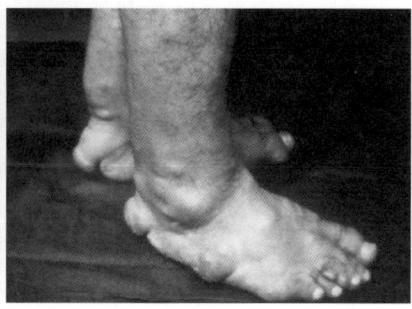

合体と同様の症状を示す，常染色体劣性遺伝型式をとる遺伝性疾患である[3,4]。FHホモ接合体と異なり，両親は正脂血症であり，家系内に高脂血症や心疾患患者を認めないこと，黄色腫がFHホモ接合体に比べて大きいこと(図4)，皮膚線維芽細胞におけるLDL受容体機能が正常であることが特徴である。LDL受容体のアダプター蛋白であるARHの遺伝子変異によるものであり，LDL受容体の細胞内取込みが阻害され，結果的にFHホモ接合体と同様の病態を呈する。ARH遺伝子のノックアウトマウスの解析により，ARH患者と同様の病態を認めた[5]。

3 シトステロール血症

コレステロールに構造が類似した植物ステロールであるシトステロール，カンペステロール，スチグマステロールが血中に増加し，著しい黄色腫を呈する疾患であることから，FHとの鑑別診断が重要である。1973年にBhattacharyyaとConnorにより報告された，きわめてまれな常染色体劣性遺伝型式をとる遺伝病である[6]。コレステロールおよび植物性ステロールの腸管からの吸収が亢進していること，これらのステロールの胆汁への排泄が低下していることが知られていた[7]。近年，シトステロール血症家系の連鎖解析により，ATP結合カセット輸送体(ABC)の*ABCG5*および*ABCG8*遺伝子の異常によるものであることが報告された[8,9]。臨床症状は，黄色腫が特徴的であるが，結節性黄色腫とは限らず，発疹性黄色腫，硬膜内髄外腫瘍などの報告もある[10,11]。貧血，赤血球の形態異常，血小板異常，脾腫，関節炎などがあり，若年性動脈硬化疾患を呈するものは予後不良である。ニーマン・ピックC1 Like 1蛋白を阻害して腸管からのコレステロール吸収を阻害するエゼチミブが，シトステロール血症の植物ステロールの吸収を抑制し，病態を改善することが知られている[12]。

4 アポリポ蛋白B異常症

家族性高コレステロール血症が，LDL受容体遺伝子異常による細胞内LDL取込み低下により高LDLコレステロール血症を呈するのに対し，アポリポ蛋白B異常症では，LDL受容体のリガンドとして働くアポリポ蛋白B100の異常によって高LDLコレステロール血症が生じる。アポリポ蛋白B100のLDL受容体結合能が欠損する遺伝子変異は，家族性欠陥アポリポ蛋白B血症と呼ばれる。1989年Soriaらがアポリポ蛋白B100の3500番目のアミノ酸のArg→Glnへの置換が高LDLコレステロール血症をきたすことを報告した[13]。臨床像は，家族性高コレステロール血症に類似し，アキレス腱黄色腫，若年性動脈硬化症を認める。

5 アポリポ蛋白E異常症(Ⅲ型高リポ蛋白血症)

アポリポ蛋白Eは超低比重リポ蛋白(VLDL)，レムナント，HDLに分布するアポリポ蛋白成分で，肝臓で合成されLDL受容体やレムナント受容体などのリ

ガンドとしてリポ蛋白代謝に重要な役割を果たしている[14]。このアポリポ蛋白E異常による高リポ蛋白血症は，コレステロールの含有量が著しく増加した中間比重リポ蛋白が蓄積するため，血清コレステロールと中性脂肪の両者の増加として認められる。本疾患では思春期以降にⅢ型の高脂血症として出現する。臨床症状は，著明な動脈硬化症と特徴的な黄色腫であり，冠動脈疾患のみならず，末梢(下肢)の血管障害を合併する症例も多い。黄色腫の特徴は，掌，手指の線条に沿って出現する手掌線条黄色腫を認めることである。

6 高カイロミクロン血症

家族性LPL欠損症，アポリポ蛋白C-Ⅱ欠損症，原発性Ⅴ型高脂血症があり，高カイロミクロン血症に加え，VLDLの増加も認める。臨床症状として黄色腫を認めることがあり，FHにみられるような結節性黄色腫とは異なり，体幹，顔面，四肢などの非関節部位の皮膚に出現し，皮疹様，丘疹状に散在性に認められる。カイロミクロンの消失に伴い，容易に消失する。

7 脳腱黄色腫

脳や腱などの組織に黄色腫が出現し，知能低下，小脳失調，動脈硬化症などの症状を呈する，常染色体劣性遺伝型式をとる遺伝性疾患である。1937年に最初の症例報告がなされ，1968年に患者の脳組織においてコレスタノール含有量が増加していることが報告され，脳腱黄色腫症と呼ばれるようになった[15]。本疾患は，ミトコンドリアの27-水酸化酵素の欠損により，コレステロールからのコール酸やケノデオキシコール酸への合成障害によって引き起こされ，コレスタノールや胆汁アルコールが過剰に合成されることになり，中枢神経を含む全身にコレステロールとコレスタノールの蓄積が起こる[16]。症状の進行度合いは，個々の患者により異なる。腱黄色腫は，20-30代で進行することが多いが，肉眼的にはFHの黄色腫と区別するのは困難であるため，鑑別には，組織中のコレスタノールの定量が必要である。

● まとめ

コレステロールと黄色腫について黄色腫の種類，鑑別疾患について概説した。黄色腫を認めた場合，その性状を観察し，家族歴を聴取するとともに，血清脂質測定などのスクリーニングを行い，必要であればさらに特殊なステロールの定量などを行って，迅速に鑑別診断を行うことが重要である。また，動脈硬化などの合併症の精査も併せて行い，適切な治療方針を立てることがきわめて重要である。

引用文献

1) 山川章太郎, 柏原正己. 東北医学誌 1922;6:322.
2) Goldstein JL HH, Brown MS. Familial hypercholesterolemia. 8 ed. New York: McGraw-Hill; 2001.
3) Harada-Shiba M, Tajima S, Yokoyama S, Miyake Y, Kojima S, Tsushima M, et al. Arterioscler Thromb 1992;12:1071-8.
4) Harada-Shiba M, Takagi A, Miyamoto Y, Tsushima M, Ikeda Y, Yokoyama S, et al. J Clin Endocrinol Metab 2003;88:2541-7.
5) Harada-Shiba M, Takagi A, Marutsuka K, Moriguchi S, Yagyu H, Ishibashi S, et al. Circ Res 2004;95:945-52.
6) Bhattacharyya AK, Connor WE. J Clin Invest 1974;53:1033-43.
7) Salen G, Shefer S, Nguyen L, Ness GC, Tint GS, Shore V. J Lipid Res 1992;33:945-55.
8) Berge KE, Tian H, Graf GA, Yu L, Grishin NV, Schultz J, et al. Science 2000;290:1771-5.
9) Wang J, Huff E, Janecka L, Hegele RA. Hum Mutat 2001;18:359.
10) Hidaka H, Sugiura H, Nakamura T, Kojima H, Fujita M, Sugie N, et al. Endocr J 1997;44:59-64.
11) Hatanaka I, Yasuda H, Hidaka H, Harada N, Kobayashi M, Okabe H, et al. Ann Neurol 1990;28:390-3.
12) Salen G, von Bergmann K, Lutjohann D, Kwiterovich P, Kane J, Patel SB, et al; Multicenter Sitosterolemia Study Group. Circulation 2004;109:966-71.
13) Soria LF, Ludwig EH, Clarke HR, Vega GL, Grundy SM, McCarthy BJ. Proc Natl Acad Sci U S A 1989;86:587-91.
14) Mahley RW. Science 1988;240:622-30.
15) Menkes JH, Schimschock JR, Swanson PD. Arch Neurol 1968;19:47-53.
16) Cali JJ, Hsieh CL, Francke U, Russell DW. J Biol Chem 1991;266:7779-83.

南雲　彩子
(国立循環器病センター動脈硬化・代謝内科)

斯波真理子
(国立循環器病センター研究所バイオサイエンス部)

5章

脂質異常に対する薬剤治療とそのエビデンス

総論 ―薬物治療のエビデンスと今後の新薬展望―

武城　英明

コレステロール低下の確実性

　脂質異常を是正する薬物治療のエビデンスとして求められる主な疾患対象は，動脈硬化性疾患である．すなわち，冠動脈疾患，脳血管障害が対象となる．これまでに血中脂質を修飾するさまざまな薬剤が開発され，それを用いた介入試験によって動脈硬化の進展抑制の成績が客観的に評価されてきた．

　脂質異常のなかでもコレステロールを低下させるという試みは長い間進められてきた．古くから知られる代表的な介入試験として，1984年にレジンを用いた心疾患への一次予防効果についての試験があげられる．この試験から得られた成績は，コレステロールを10%低下させると冠動脈疾患死を抑制しうることを示した．同試験は薬剤による脂質介入のエビデンスとして評価され，幅広く受け入れられている．

トリグリセライド治療の多様性

　レジンとともに以前から脂質異常の改善薬として用いられていた薬剤にフィブラート系薬剤がある．本薬剤を用いた介入試験は1970年代からいくつか報告されてきた．しかしながら，それぞれの試験から得られた成績にはいくつかの違いがみられた．血清トリグリセライド値による動脈硬化促進についての疫学成績には不十分さがあることに加えて，本薬剤による脂質修飾作用が複雑であることがこれらの成績を解釈することを難しくした．フィブラート系薬剤の薬理作用としてトリグリセライド低下，HDLコレステロール上昇作用，比較的弱いLDLコレステロール低下作用がある．どの作用が実際に動脈硬化を抑制するのかを判断するには，試験の対象プロファイルの特性を考慮することが重要である．

　本薬剤はその後さらに開発が積み重ねられ，より作用の強力なベザフィブラート，ゲムフィブロジル，フェノフィブラートが出現した．ペルオキシソーム増殖因子活性化受容体(PPAR)α作用を介した機序が解明されていくとともに，臨床エビデンスが積み重ねられた．糖尿病患者を対象とした大規模臨床試験では，フィブラート系薬剤が動脈硬化を抑制する直接作用以上に，糖尿病合併症の進展を改善する本薬剤の明確な成績が見いだされた．このように，目標とするエビデンスを大規模な臨床試験により厳密に評価することは，ときに新たなエビデンスを創出することとなる．本薬剤の薬理学的特徴である脂質プロファイルの総合的な改善作用と動脈硬化の関連について，今後新たな考え方を提示する可能性がある．

　フィブラート系薬剤と同じようにトリグリセライド低下作用と軽度なコレステロール低下作用を併せもつ薬剤としてイコサペンタエン酸(EPA)があげられる．わが国で実施された大規模臨床試験から，EPAがスタチン系薬剤の作用に加えて，動脈硬化の抑制を強化することが示された．今後の実地の動脈硬化診療における，トリグリセライドを低下させる薬剤の使い方を示唆する成績である．

スタチン系薬剤の開発とエビデンスの発展

　さまざまな脂質低下薬を用いた臨床試験が積み重ねられた背景とともに，LDLコレステロール低下療法とイベント抑制を明らかに評価しうる薬剤として期待されたのがスタチン系薬剤である．LDLコレステロール低下作用を特異的に有する薬剤の開発により，エビデンスを明快

千葉大学大学院医学研究院臨床遺伝子応用医学

に生み出すことが可能になった。

スタチン系薬剤は，細胞内におけるコレステロールの内因性合成経路に存在する律速段階酵素であるヒドロキシメチルグルタリルCoA（HMG-CoA）還元酵素を競合阻害する。このことにより細胞内のコレステロール含量を低下させる結果，細胞のネガティブフィードバック機構を介して細胞表面上のLDL受容体の数を増やす薬理効果を有し，強力なLDLコレステロール低下作用を示すことが特徴である。1990年代より続々と報告された介入試験は，総コレステロールを20%低下させることにより冠動脈疾患死を20-30%低下させることを示した。一次予防，二次予防ともに，冠動脈疾患，さらには脳血管障害のイベント抑制を証明した。冠動脈疾患高リスク群を対象にすると，全死亡の抑制が可能になる。このように動脈硬化進展に対する確実な抑制効果は，女性や高齢者，糖尿病患者などの服用対象，LDLコレステロール低下の程度，医療経済的考え方などをそれぞれ詳細に議論するほどのエビデンスを作り出した。わが国で大規模臨床試験の成績を得ることが実現し，とりわけ，女性を対象とした高脂血症治療におけるスタチンの位置づけが明確に示された。

現在，さらに強力なスタチンの開発と検査方法の発展に基づいて，超音波内視鏡とストロングスタチンを用いたプラークの退縮に関わるエビデンスが積み重ねられようとしている。このように，強力な脂質低下薬の出現により，いっそう広いエビデンスが得られるようになった。この過程で重要なこととして，薬剤の安全性が論議され，そのデータを得ることができたことがあげられる。さらに特筆すべきことは，脂質低下療法の意義のみならず，動脈硬化の発症機序に関わる新たな考え方を加えてきたという事実である。

作用の異なった薬剤による新たな治療

作用機序の異なる薬剤は日常臨床の選択肢を広げている。高脂血症診療における薬物療法の基盤を，絶え間ない新薬の開発が支えてきた。脂質代謝の生理学的意義の解明につながった新たな薬剤として，腸管吸収のステロールトランスポーター阻害薬があげられる。本薬剤は腸管でのコレステロール吸収の分子機序を明らかにした。このような意味で，HDLコレステロールを上昇させるコレステリルエステル転送蛋白（CETP）阻害薬の開発は動脈硬化におけるCETPの役割，またHDLコレステロールへの薬物介入という新たな効果を明確にすると期待されている。

新薬の開発への期待とともに，従来より用いられながら今後さらに薬剤効果の意義を検討する必要のある薬剤がある。1つはプロブコールであり，もう1つはニコチン酸製剤である。プロブコールは，LDLコレステロールをスタチン系薬剤と相加的に下げる機序を有する薬剤である。従来より家族性高コレステロール血症の多剤併用療法に広く用いられてきた薬剤である。黄色腫退縮効果は特記すべき作用であり，現在ではその目的で使用されている場合も多い。HDLコレステロール低下作用を有するため欧米では用いられていないことから，わが国で早急に評価すべき薬剤と思われる。ニコチン酸製剤は，プロブコールとは反対に外国に比べてわが国で普及していない薬剤である。その顔面紅潮作用から使用が限られているが，リポ蛋白(a)低下作用などの独自の作用があり，今後わが国において使用方法を考えていく必要が出てくるかもしれない。

このような脂質低下薬が開発され，エビデンスの積み重ねに着実に結びついた。そのことが，冠動脈疾患予防におけるLDLコレステロール低下療法治療の意義を確立することに貢献し，さらに脳血管障害におけるエビデンスも積み重ねられている。今後，異なった作用機序によるLDLコレステロール低下療法をどのように用い，どのような臨床的意義を有するのか詳細に検討することが，動脈硬化症の考え方をさらに発展させる可能性がある。

HMG-CoA還元酵素阻害薬（スタチン類）

杢野　浩司　　代田　浩之

はじめに

　高コレステロール血症治療薬のスタチンを用いた数多くの大規模臨床試験は1990年頃から開始された。報告された結果から，スタチンの有効性は現在確立されたものとなっている。特に，動脈硬化形成に強く関わるリポ蛋白コレステロールである血中LDLコレステロールを低下させる作用は，従来の高脂血症治療薬に比べて明らかに優れた確実性と有効性を示している。その結果，冠動脈疾患の初発（一次）または再発（二次）の予防効果が示され，さらには総死亡の改善効果も認められている。また最近では，脳血管障害である脳梗塞に対するスタチンの予防効果も報告されている。

　また，LDLコレステロール低下作用に加えて，スタチンによるコレステロール中間代謝産物の変化を介した多面的な直接作用（pleiotropic effect）も認められており，動脈硬化性疾患だけでなく心不全や大動脈弁硬化や大動脈瘤，さらに骨粗鬆症，悪性疾患，関節リウマチなどの多岐にわたる疾患への抑制的な作用が検討されている。

　本稿では，スタチンの作用機序と副作用，大規模臨床試験における冠動脈疾患や脳血管障害に対する予防効果について概略を紹介する。

スタチンの作用機序と副作用

　生体内において，コレステロールはアセチルCoAから多くの段階を経て生合成される。その律速段階は，ヒドロキシメチルグルタリルCoA（HMG-CoA）からメバロン酸へのHMG-CoA還元酵素による還元反応である。この還元酵素の基質であるHMG-CoAとの構造的類似により，HMG-CoA還元酵素を拮抗的に阻害して細胞内のコレステロール合成を抑制するのがHMG-CoA還元酵素阻害薬であるスタチンである。この細胞内のコレステロール合成の抑制によりコレステロールプールが減少するため，HMG-CoA還元酵素と細胞表面のLDL受容体が増加する。すなわち，スタチンはコレステロール合成・異化の主要臓器である肝臓に作用して血中LDLコレステロールを低下させるが，その機序はコレステロール合成の抑制よりも，肝臓のLDL受容体の発現を亢進させて血中のLDLを選択的に取り込むためと考えられている。スタチンは1973年に世界で初めて，わが国の遠藤章博士らにより研究，開発されはじめた。（詳細は『6章 スタチンの開発（P.251）』を参照）

　現在わが国では表1に示す6種類のスタチンが市販され，使用可能となっている[1]。新しい世代のスタチンではLDLコレステロールの低下作用はきわめて強力で，投与用量にもよるが低下率は50％に達し，スーパースタチンあるいはストロングスタチンと呼ばれている。また脂溶性スタチンほど細胞膜の透過性が高く，肝臓や他のさまざまな細胞に直接作用可能となるため，細胞への多面的作用には有利であるとの考えがある一方で，逆に多臓器での副作用発現につながる可能性ともなる。さらに，脂溶性スタチンの多くは肝臓でチトクロムP450（CYP）の代謝を受けて水溶性に変換されるが，同じCYPで代謝される薬物を併用している場合は相互作用によりスタチンの血中濃度が増加するため，副作用の発現が増す可能性も考えられるため注意を要する。表1に示すように，プラバスタチン，シンバスタチン，アトルバスタチンはCYP3A4を介して，またフルバスタチン，ピタバスタチン，ロスバスタチンはCYP2C9を介して代謝されるが，水溶性のプラバスタチンとロスバスタチンでは他の薬物との相互作用はほとんど問題にはならない。

順天堂大学医学部循環器内科

表1 各種スタチンの薬物動態的特徴(文献1より引用)

	プラバスタチン	シンバスタチン	フルバスタチン	アトルバスタチン	ピタバスタチン	ロスバスタチン
分子量	446.5	418.5	433.5	1209	881	1001
由来	半合成(微生物由来)	半合成(微生物由来)	合成	合成	合成	合成
吸収率(%)	37	65-85	98	30	80	50
肝排泄(%)	66	78-87	68	>70	NA	90
生物学的利用率(%)	17	<5	10-35	12	>60	20
蛋白結合率(%)	43-54	>95	>98	>98	96	88
T_{max}	0.9-1.6	1.3-1.4	0.5-1.5	2.0-4.0	0.5-0.8	3
$T_{1/2}$	0.8-3.0	1.9-3.0	0.5-2.3	11-30	11	20
腎排泄(%)	60	13	6	2	<2	10
IC_{50}値(nmol/L)	55.1	18.1	17.9	15.2	6.8	12
脂質低下代謝物	Yes 主として不活性	Yes	Yes 主として不活性	Yes 活性	No	No
欧米での用量(mg)	5-40	5-80	20-80	10-80	1-4	5-80
主要代謝経路	CYP3A4 ごくわずか	CYP3A4	CYP2C9	CYP3A4	CYP2C9 ごくわずか	CYP2C9 ごくわずか

　基本的にスタチンは副作用が少なく，服用の忍容性は高く，動脈硬化形成予防のための長期服用に大変適していると考えられるが，注意すべき副作用としては，主に肝機能障害と筋障害があげられる。多くの大規模臨床試験における副作用発現率をメタ解析した結果が2006年に報告されており，ほとんどは海外での試験であるが参考になると思われる[2]。それによると，スタチンの主な作用臓器である肝臓での毒性の頻度は，肝トランスアミラーゼの上昇率で比較すると，対照群よりもスタチン投与群で明らかに高率である。しかしその頻度は1.5%前後と低く，スタチンの減量もしくは中止により可逆的に改善する場合が多く，重症の肝不全に進行する例はまれであった。一方，筋肉に対する副作用は，筋肉痛や筋原性酵素のクレアチンキナーゼ上昇について検討されているが，その作用機序は不明である。筋肉痛は主観的な影響が強く，報告されている頻度にも1-5%と幅があったが，最近では本メタ解析も含めて対照群との間に有意差はなく，スタチンによる発生頻度の増加はまれであると報告されている。また正常上限の10倍以上のクレアチンキナーゼ上昇と定義した場合には，スタチン使用による有意な増加は認められず，その頻度も1%以下と低い。致死的横紋筋融解症の報告は100万処方あたり0.15件で，スタチン単独投与での発症はまれではあるが，発症すれば重篤で致命的になるため，今後の機序解明がまたれる。フィブラートとの併用例において，過去に副作用の発現により市場から撤退したセリバスタチンの存在を忘れることなく，併用薬との相互作用や腎機能低下例では十分に注意し，長期間にわたる経過観察を行うことが不可欠である。

スタチンによる冠動脈疾患予防の臨床エビデンス

　スタチンを用いた最初の大規模臨床試験として，一次予防のWest of Scotland Coronary Prevention Study(WOSCOPS)と二次予防のScandinavian Simvastatin Survival Study(4S)が1990年前半ほぼ同時期に報告され，その有効な結果が世界的に注目を集めた。その後は数多くの臨床試験が報告されているが，ほとんどの試験でスタチンの確実で安全なLDLコレステロール低下作用と心血管疾患イベントの予防，抑制効果が示されている(表2)[3]。

冠動脈疾患の一次予防：高LDLコレステロールから複合危険因子の高リスク例に対して

　冠動脈疾患の既往がない例を対象に冠動脈イベントの初発を防ぐ目的で実施された一次予防の大規模臨床試験は，WOSCOPSをはじめとしてこれまでに7試験が報告さ

表2 スタチンを用いた冠動脈イベントに対する大規模臨床試験（文献3より引用）

試験名	報告年	使用薬剤	総対象数	治療前LDL-C	治療後LDL-C	LDL-C低下率(%)	相対危険度低下率(%)	対照群イベント発生率(%)	NNT
WOSCOPS	1995	プラバスタチン	6595	192	142	26	31	7.5	43
4S	1994	シンバスタチン	4444	189	123	35	34	28.3	10
CARE	1996	プラバスタチン	4159	139	97	32	24	13.2	32
LIPID	1998	プラバスタチン	9014	150	113	25	24	15.9	26
AFCAPS/TexCAPS	1998	ロバスタチン	6505	150	113	25	37	5.5	49
ALLHAT-LLT	2002	プラバスタチン	10 357	145	105	28	NS	10.4	—
ASCOT-LLA	2003	アトルバスタチン	10 305	131	90	33	36	3	93
CARDS	2004	アトルバスタチン	2800	118	71	40	37	9	30
HPS	2002	シンバスタチン	20 536	131	92	29	24	25.2	17
PROSPER	2002	プラバスタチン	5804	147	97	34	19	16.2	32
MIRACL	2001	アトルバスタチン	3086	124	72	42	16	17.4	36
A to Z	2004	シンバスタチン 80 mg/20 mg	4497	113	66/81	46/21	11(NS)	16.7	54
PROVE IT	2004	アトルバスタチン80 mg プラバスタチン40 mg	4162	106	62/95	41/10	16	26.3	24
IDEAL	2005	アトルバスタチン80 mg シンバスタチン20 mg	8888	122	81/104	34/15	11	10.4	87
TNT	2005	アトルバスタチン 80 mg/10 mg	10 001	152	77/101	49/34	22	10.9	42
KLIS	2001	プラバスタチン	3853	169	132	22	27	—	—
PATE	2001	プラバスタチン	665	165	124	25	33	12.5	24
MEGA	2005	プラバスタチン	7832	156	128	18	33	2.5	121

LDL-C：LDLコレステロール
NNT：必要患者数。1つのイベント発生を予防するために治療必要な患者数。表中の相対危険度低下率と対照群イベント発生率から算出した。

れており，そのメタ解析も行われている（図1）[4]。男性患者約6600例（平均LDLコレステロール値192 mg/dL）を対象としたWOSCOPS試験や，女性や高齢者を多く含む対象（平均LDLコレステロール値150 mg/dL）において実施されたAir Force/Texas Coronary Atherosclerosis Prevention Study（AFCAPS/TexCAPS）では，スタチンによるリスク低下作用が認められている。

その後の試験では他の冠危険因子を複合して有する高リスク例が対象となっている。Anglo-Scandinavian Cardiac Outcomes Trial（ASCOT）と Antihypertensive and Lipid-Lowering Treatment to Prevent Heart Attack Trial（ALLHAT）は，高血圧に他のリスクの合併する例に対し，降圧薬とスタチンを組み合わせて行われた臨床試験である。両試験とも対象は1万人で，LDLコレステロールは平均130-145 mg/dLの軽度高値，ASCOT-Lipid Lowering Arm（LLA）では冠動脈疾患の既往はなく高血圧以外に3つ以上の危険因子を有する例に対して，ALLHAT-Lipid Lowering Trial（LLT）は冠動脈疾患や脳卒中の既往も含めて1つ以上の危険因子を有する例に対して検討された。さらに複合の危険因子を有した高リスク患者2万例を対象に行われたのがHeart Protection Study（HPS）である。LDL

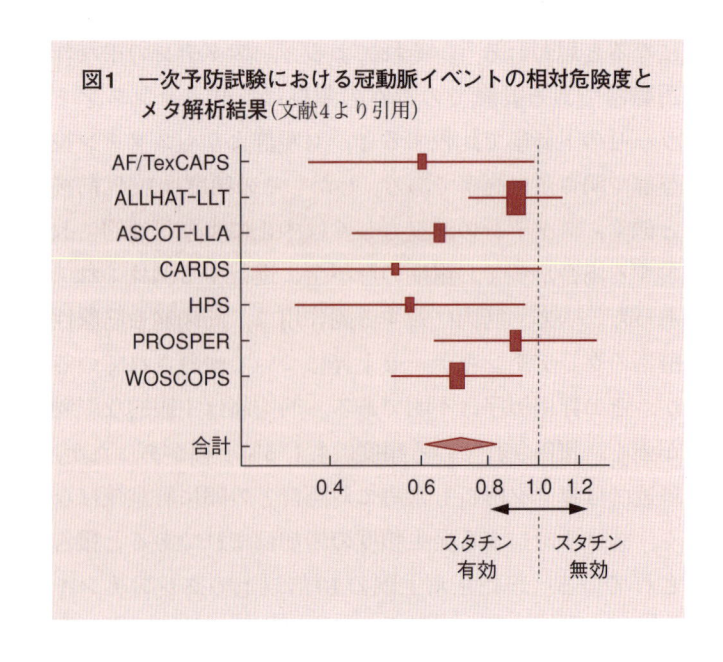

図1 一次予防試験における冠動脈イベントの相対危険度とメタ解析結果（文献4より引用）

コレステロールは平均130 mg/dLであるものの、冠動脈疾患の既往が65％、その他の動脈硬化症、高血圧、糖尿病など2つ以上の危険因子を7000例が有していた。また、心筋梗塞の既往と同等のリスクである糖尿病(2型)患者を対象にしたCollaborative Atorvastatin Diabetes Study (CARDS)ではLDLコレステロールが平均118 mg/dLであり、Prospective Study of Pravastatin in the Elderly at Risk (PROSPER)は70歳以上の高齢者が対象でLDLコレステロールは平均147 mg/dLであった。

これら7試験の総対象は42 848例で、90％は冠動脈疾患の既往がなく、平均試験期間は4.3年であった。このメタ解析の結果、図1に示すように冠動脈イベントの相対危険度は29％有意に低下した。また脳血管障害は各試験での有意な低下は認められなかったが、メタ解析では14％の有意な低下を認めた。冠動脈疾患死と総死亡に対してはスタチン治療による有意な低下は認められなかった。この理由として、高リスク例を含むとしても一次予防の対象者の死亡リスクは低く、5年前後の追跡期間では有意差を示すのには十分ではなかった可能性が考えられている。

冠動脈疾患の二次予防：
幅広いLDLコレステロール値に対して

スタチンを用いた最初の二次予防試験の4Sでは、LDLコレステロールが平均189 mg/dLと高値である4444例の心筋梗塞既往者が対象となった。Cholesterol and Recurrent Events (CARE)とLong Term Intervention with Prevention in Ischemic Disease (LIPID)では、LDLコレステロールが平均140-150 mg/dLである冠動脈疾患既往者が対象となった(表2)。その結果、3試験とも冠動脈イベントの相対危険度を有意に低下させ、また4S試験とLIPID試験では冠動脈疾患死や総死亡の有意な低下も認められた。特に総死亡については、従来の脂質低下療法による試験で非心血管疾患による死亡を増加させ、総死亡が不変または増加する場合もあり危惧されていたため、スタチンによるLDLコレステロール低下療法の総死亡改善効果が明らかにされた意義は大きい。これらの対象が安定期の冠動脈疾患例であるのに対して、急性心筋梗塞や不安定狭心症など、急性冠症候群(ACS)の発症早期からのスタチン治療の効果を検討した試験が2000年以後報告されている。その1つのMyocardial Ischemia Reduction with Aggressive Cholesterol Lowering (MIRACL)では、ACS発症4日以内に治療開始し、16週間という短期間で入院を要する心筋虚血発作の有意な発症抑制を認めている。

一方、ACSの発症機序については、冠動脈造影検査や血管内超音波検査などを用いた臨床試験や動物モデルでの実験による基礎的研究の結果などから、重症狭窄病変よりも不安定なプラーク病変の破裂により生じる可能性が示されていた。またスタチンの効果が治療後比較的早期から認められることも、スタチンにより不安定プラークが安定化されて冠動脈イベントが予防されるためで、動脈硬化形成の抑制効果とは異なる機序が考えられた。こうしたスタチンのプラーク安定化作用には、LDLコレステロール低下作用に加えて血管壁構成細胞に直接的に作用する多面的作用の関与も考えられる。スタチン多面的作用については、抗炎症作用や抗酸化作用なども示されている。

2005年に、Cholesterol Treatment Trialists' (CTT) Collaboratorsによる14のスタチン試験のメタ解析結果が報告されている(図2)[5]。総対象数90 056例で、一次予防と二次予防が半分ずつである。さまざまな冠動脈イベントの抑制と冠動脈疾患死の抑制に加えて、総死亡も12％低下していた。特に冠動脈イベントの抑制率はLDLコレステロール低下量と直線的な正相関を示している。また脳血管障害では脳梗塞と全脳卒中が有意に抑制されたが、脳出血には差がなくLDLコレステロールの低下による脳出血の増加は認められていない。

スタチンによる脳卒中の予防は重要な課題であり、スタチン(高用量)による初めての脳卒中二次予防試験であるStroke Prevention by aggressive Reduction in Cholesterol Level (SPARCL)が2006年に報告された[6]。対象は平均LDLコレステロール値130 mg/dLで冠動脈疾患は有さず、脳卒中既往のある4700例で、プラセボ群と比べ5年間で脳卒中と冠動脈イベントは有意に低下したが、脳出血が有意に増加しており、注意を要する結果となった。

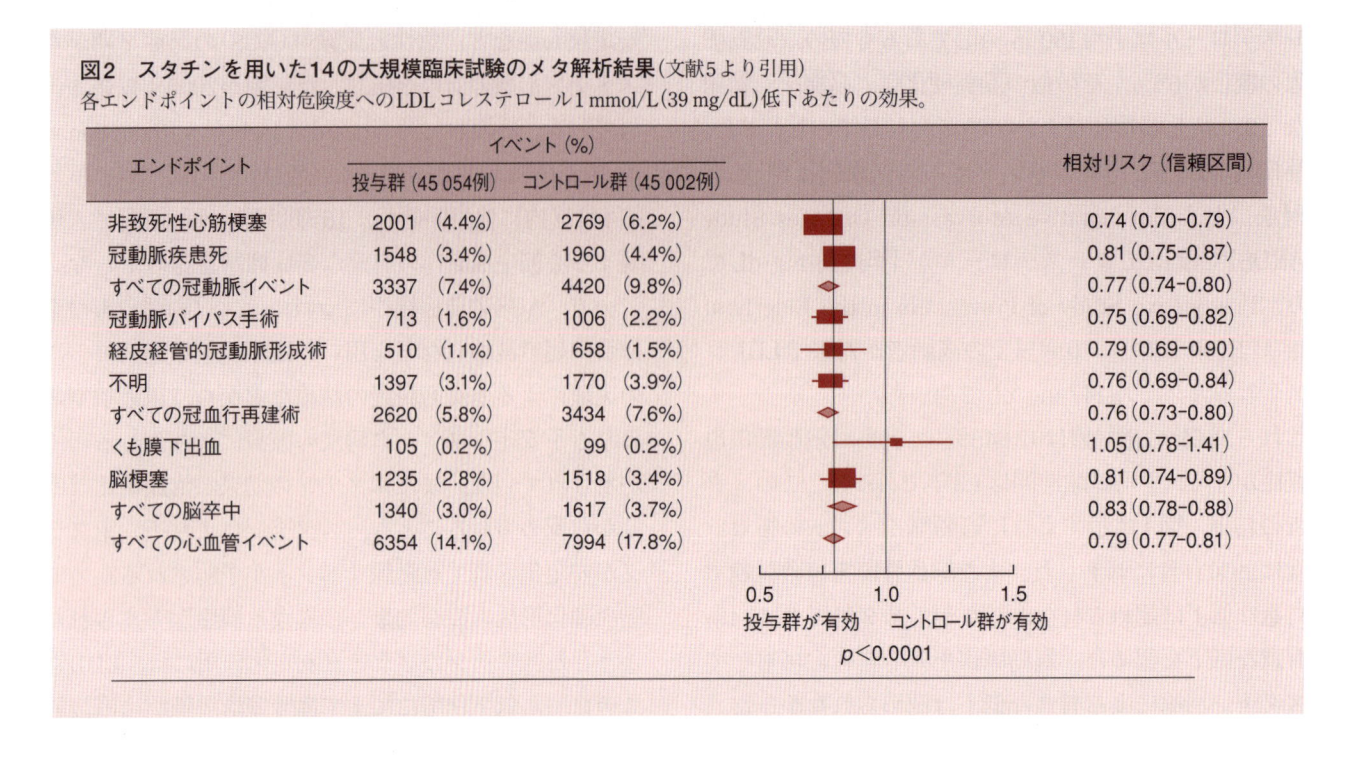

図2 スタチンを用いた14の大規模臨床試験のメタ解析結果(文献5より引用)
各エンドポイントの相対危険度へのLDLコレステロール1 mmol/L(39 mg/dL)低下あたりの効果。

エンドポイント	投与群 (45 054例)	コントロール群 (45 002例)	相対リスク (信頼区間)
非致死性心筋梗塞	2001 (4.4%)	2769 (6.2%)	0.74 (0.70-0.79)
冠動脈疾患死	1548 (3.4%)	1960 (4.4%)	0.81 (0.75-0.87)
すべての冠動脈イベント	3337 (7.4%)	4420 (9.8%)	0.77 (0.74-0.80)
冠動脈バイパス手術	713 (1.6%)	1006 (2.2%)	0.75 (0.69-0.82)
経皮経管的冠動脈形成術	510 (1.1%)	658 (1.5%)	0.79 (0.69-0.90)
不明	1397 (3.1%)	1770 (3.9%)	0.76 (0.69-0.84)
すべての冠血行再建術	2620 (5.8%)	3434 (7.6%)	0.76 (0.73-0.80)
くも膜下出血	105 (0.2%)	99 (0.2%)	1.05 (0.78-1.41)
脳梗塞	1235 (2.8%)	1518 (3.4%)	0.81 (0.74-0.89)
すべての脳卒中	1340 (3.0%)	1617 (3.7%)	0.83 (0.78-0.88)
すべての心血管イベント	6354 (14.1%)	7994 (17.8%)	0.79 (0.77-0.81)

$p<0.0001$

高用量スタチン治療による二次予防：LDLコレステロールの治療目標値

　スタチンにより，用量依存的に強力なLDLコレステロール低下が可能となり，多くの臨床試験の結果から，治療開始と治療目標のLDLコレステロール値が議論されている。一次予防では他のリスクが1つでもあれば140 mg/dL以上の症例で，糖尿病などの高リスク患者では120 mg/dLからでも治療効果が期待される。一方，冠動脈疾患の既往を有する高リスクの二次予防では，どのLDLコレステロール値からでもスタチン治療の有効性を示す試験(HPS)もある。ガイドラインでの治療目標値として100 mg/dLが示されているが，米国コレステロール教育プログラム成人治療パネルⅢ(NCEP-ATPⅢ)では非常に高リスクな症例に対して100 mg/dL未満であっても治療を開始し，70 mg/dLまでの低下を目標としている[7]。さらに最近は，より積極的なLDLコレステロールの低下効果の検討のため，標準量に対して高用量のスタチンを用いた比較試験が行われている。

　Treating to New Target(TNT)とIncremental Decrease in End Point Through Aggressive Lipid Lowering(IDEAL)は約1万例の冠動脈疾患患者を対象に5年間の試験を実施した。その結果，120-150 mg/dLのLDLコレステロールが平均100 mg/dLまで低下した標準量治療に比べて，80 mg/dLまで低下した高用量治療では冠動脈イベントが有意に低下したが，総死亡の有意差は認められなかった。特にTNT試験の高用量治療では非心血管系疾患死が増加しており，注意を要する。一方，Pravastatin or Atorvastatin Evaluation and Infection Therapy-Thrombosis in Myocardial infarction 22(PROVE IT-TIMI 22)とAggrastat to Zocor(A to Z)では約4000例のACS患者を対象に，2年間で約110 mg/dLのLDLコレステロールが平均80-90 mg/dLまで低下した標準量治療に比べて，高用量治療では64 mg/dLまで低下した。PROVE IT-TIMI 22試験では総死亡を含む冠動脈イベントが相対危険度で16%有意に低下したが，A to Z試験では心血管疾患死を含む冠動脈イベントが11%低下するも有意ではなかった。また両試験では総死亡の差を認めなかったが，メタ解析で心血管疾患死と総死亡はともに23%の有意な相対危険度の低下を認めている。これらの試験では標準量治療が対照であり，また開始前からのスタチン服用者が含まれていたこと，開始初期のスタチン治療が十分でなかったことなど，試験デザインによって有意な効果を得られなかった可能性が考えられる。この4試験のメタ解析で，冠動脈疾患死を含む心血管イベントは16%有意に低下し，非心血管系疾患

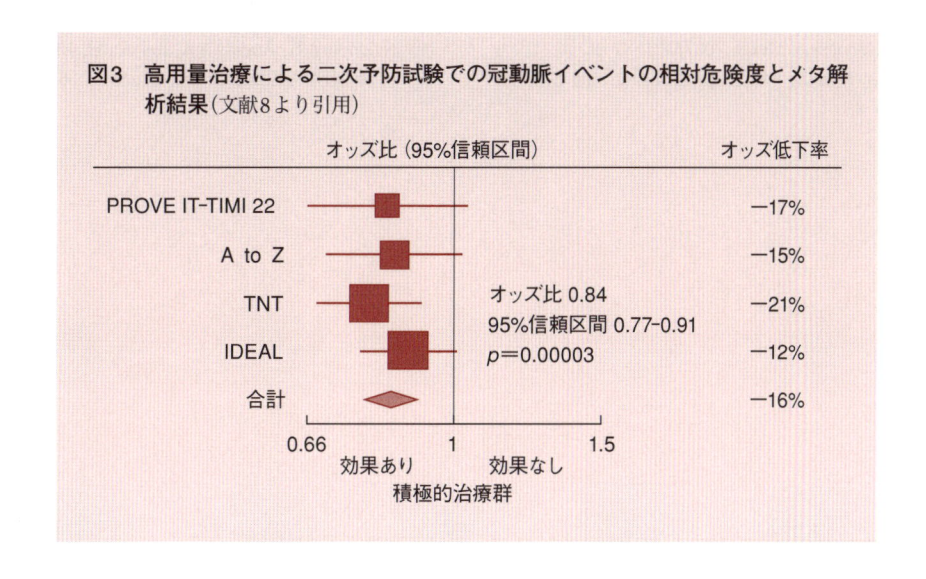

図3 高用量治療による二次予防試験での冠動脈イベントの相対危険度とメタ解析結果(文献8より引用)

死と総死亡には有意差を認めなかった(図3)[8]。この結果，標準量治療に比較し高用量治療で，LDLコレステロールを70 mg/dLまで低下させ冠動脈イベントを抑制するというスタチンのさらなる効果が示された。しかし副作用では高用量治療による重症例の増加はなかったものの，肝障害やクレアチンキナーゼ上昇の発現率は明らかに増加しており，効果とのバランスを十分に考慮すべきと思われる。

日本におけるスタチンの臨床試験

海外に比べて日本での大規模臨床試験はまだ少ないが，2001年に報告されたKyushu Lipid Intervention Study (KLIS)はLDLコレステロールが平均170 mg/dLの男性3853例を対象にした一次予防試験，またPravastatin Anti-atherosclerosis Trial in the Elderly(PATE)はLDLコレステロールが平均165 mg/dLで平均年齢72歳の高齢者665例を対象に異なるスタチン用量を比較した試験であった。両試験では冠動脈イベントおよび脳梗塞の発症抑制効果が認められた。2005年に報告されたManagement of Elevated Cholesterol in the Primary Prevention Group of Adult Japanese(MEGA)は，平均LDLコレステロール値156 mg/dLの7832例を対象に実施された日本で初めての無作為化比較の一次予防試験であり，冠動脈イベントの33％低下と総死亡の28％低下が認められた[9]。今後の日本人の治療ガイドラインにとって非常に重要な結果になると思われる。

おわりに

スタチン治療による安全で確実なLDLコレステロールの低下は，一次・二次予防における冠動脈イベントの発症や冠動脈疾患死を抑制し，さらに高リスク例においては総死亡をも改善する効果が認められている。また，脳卒中の抑制効果や高用量による積極的治療の効果も報告されているが，長期間服用すべき薬であり，副作用とのバランスを十分に考慮して効果的に使用していく必要があると思われる。

引用文献

1) 山村卓, 石神眞人, HMG-CoA 還元酵素阻害剤(スタチン). In: 日本臨床2007年増刊号 脂質代謝異常: 高脂血症・低脂血症. 日本臨床社; 2007.
2) Kashani A, Phillips CO, Foody JM, Wang Y, Mangalmurti S, Ko DT, et al. Circulation 2006;114:2788-97.
3) 杢野浩司. スタチン系製剤. In: 代田浩之. 冠動脈疾患の予防戦略. 中山書店; 2006.
4) Thavendiranathan P, Bagai A, Brookhart MA, Choudhry NK. Arch Intern Med 2006;166:2307-13.
5) Baigent C, Keech A, Kearney PM, Blackwell L, Buck G, Pollicino C, et al; Cholesterol Treatment Trialists'(CTT)Collaborators. Lancet 2005;366:1267-78.
6) Amarenco P, Bogousslavsky J, Callahan A, Goldstein LB, Hennerici M, Rudolph AE, et al; Stroke Prevention by Aggressive Reduction in Cholesterol Levels(SPARCL)Investigators. N Engl J Med 2006; 355:549-59.

7) Garg A, Simha V. J Clin Endocrinol Metab 2007;92:1581-9.
8) Cannon CP, Steinberg BA, Murphy SA, Mega JL, Braunwald E. J Am Coll Cardiol 2006;48:438-45.
9) Nakamura H, Arakawa K, Itakura H, Kitabatake A, Goto Y, Toyota T, et al; MEGA Study Group. Lancet 2006;368:1155-63.

陰イオン交換樹脂

山川　正

はじめに

　陰イオン交換樹脂(胆汁酸吸着レジン)は，ヒドロキシメチルグルタリルCoA(HMG-CoA)還元酵素阻害薬(スタチン)開発以前においては，コレステロール低下作用が最も強力であり，作用機序が明確で，また重篤な副作用がないため世界中で広く使われていた。また，大規模臨床試験によって冠動脈疾患の発症抑制効果が証明された初めての薬剤でもある[1,2]。しかし，従来の陰イオン交換樹脂は1回あたりの用量が多いため服用しにくく，便秘や腹部膨満感などの副作用のため，スタチン発売以降はこれに取って代わられている。

　これに対し，わが国で開発されたコレスチミドは従来のコレスチラミンよりも活性が強く，服用量が少なく，また剤型の工夫によりコンプライアンスが大幅に改善されている。また最新の報告では，抗肥満作用，糖代謝改善作用などを有することが明らかとなり，メタボリックシンドロームに対しての有効性が期待され，再び陰イオン交換樹脂が見直される可能性がある。

胆汁酸の作用

　胆汁は胆汁酸とコレステロール，ホスファチジルコリン，そしてビリルビンから構成され，肝細胞から細胆管中に排出される。胆汁酸はコレステロールから合成されるが，それがコレステロールの異化の最初のステップである。胆汁酸は親水性のステロール核の側鎖にカルボキシル基を有する。この構造により，食事由来の脂質を溶解して小腸からの吸収を促進する。胆汁酸は通常は胆嚢内に蓄えられており，食事により十二指腸，空腸に排出される。その後，胆汁酸の95％は回腸を通過するまでに再吸収され門脈を介して肝臓に輸送され，肝細胞に取り込まれて胆汁酸は再び細胆管中に排出される。これが，腸肝循環である。1日に4-12回腸肝循環されるといわれており，ごく少量の胆汁酸のみが*de novo*合成されている。

　また，脂肪の吸収やコレステロール維持に関する役割のほかに，胆汁酸にはシグナル分子としての機能があることが最近明らかとなってきた。その主要な役割は①マイトジェン活性化プロテインキナーゼ(MAPキナーゼ)の活性化，②G蛋白共役受容体であるTGR5のリガンド，そして③核内ホルモン受容体であるファルネソイドX受容体α(FXRα)の活性化，の3つであることが報告されている[3-5]。

　胆汁酸はFXRαの内因性リガンドであり，この経路は肝での胆汁酸の再利用や胆汁酸合成に重要な役割を果たしている。

血清脂質に対する作用メカニズム

　陰イオン交換樹脂は小腸での胆汁酸に対する強力な吸着作用を有している。陰イオン交換樹脂は，腸における陰イオンに荷電した物質の代表である胆汁酸と結合してその吸収を抑える。この陰イオン交換樹脂は巨大分子であり，それ自体は吸収されないので胆汁酸を吸着したまま糞便中に排泄される。こうして，腸肝循環が阻害されると，肝内の胆汁酸濃度が低下し，コレステロールを利用した胆汁酸の合成が促進されるため，肝におけるコレステロール濃度は低下する。

　肝内のコレステロール濃度の低下によりステロール調節エレメント結合蛋白(SREBP)-2が活性化され，LDL受容体の転写を促進する。そして肝臓でのLDL受容体の数

横浜市立大学附属市民総合医療センター内分泌・糖尿病内科

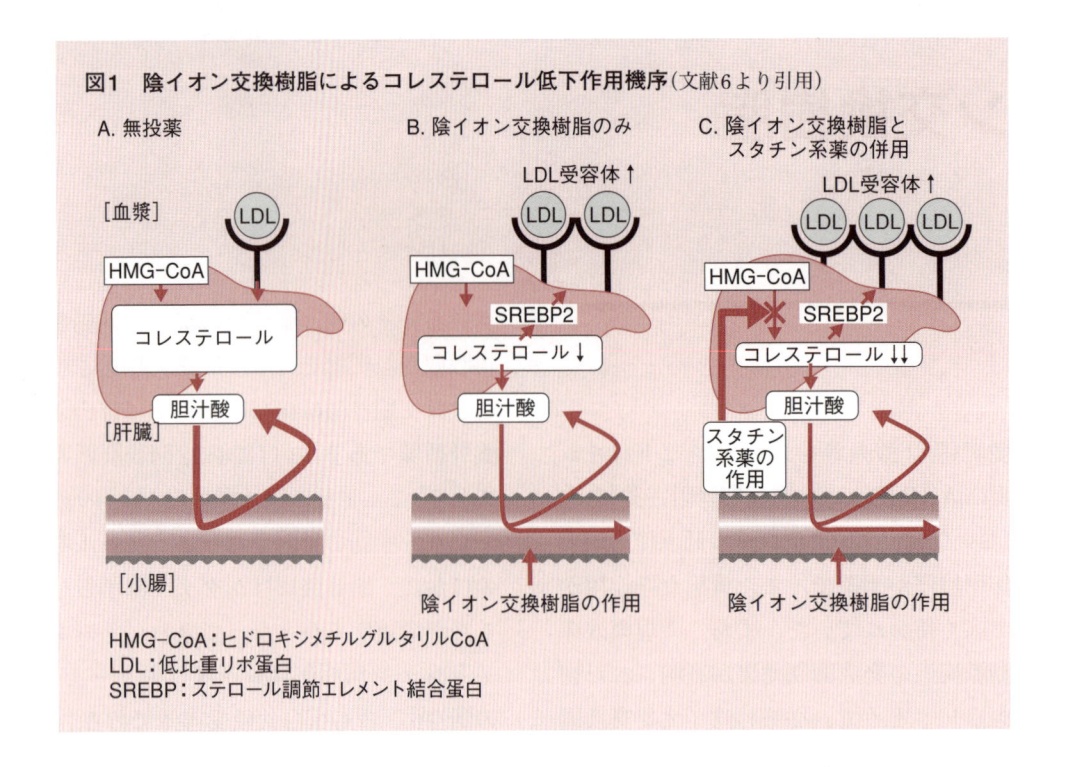

図1 陰イオン交換樹脂によるコレステロール低下作用機序（文献6より引用）

HMG-CoA：ヒドロキシメチルグルタリルCoA
LDL：低比重リポ蛋白
SREBP：ステロール調節エレメント結合蛋白

の増加により，血中からLDLコレステロールが多く取り込まれるようになる。このような機序によって，血中LDLコレステロール濃度を低下させると考えられている（図1)[6]。

HDLコレステロールに対する作用はスカベンジャー受容体B1(SR-BI)や核内受容体であるFXRとオキシステロール肝臓X受容体(LXR)を介した経路が明らかとなってきた。HDLコレステロールの逆転送によって肝臓に戻ったコレステロールは主に胆汁酸の合成に利用され，小腸に排泄されるが，ほとんどの胆汁酸は腸肝循環により再び肝臓に戻ることになる。陰イオン交換樹脂は胆汁酸の再吸収を阻害することにより，SR-BIによるHDLコレステロールの逆転送を促進し，またアポリポ蛋白A-Iの合成を促進する。また，FXRやLXRの活性化を介してSR-BI，アポリポ蛋白A-I，レシチン・コレステロールアシルトランスフェラーゼ(LCAT)，コレステリルエステル転送蛋白(CETP)，コレステロール7α水酸化酵素(CYP7A1)，LDL受容体などの発現を増強する[7]。

陰イオン交換樹脂の臨床成績

1 コレステロール低下作用

陰イオン交換樹脂にはコレスチラミン，コレスチミド（コレバイン®），コレスチポール（本邦未発売），コレセベラム（本邦未発売）の4種類がある。

a. コレスチラミン

コレスチラミンは1日8-12 gの投与で約15％の血清総コレステロールの低下作用を示す。コレスチラミンは服用量が多く，服薬コンプライアンスならびに便秘，腹部膨満感などの副作用の観点から臨床使用に制約があり，より活性の高い陰イオン交換樹脂の開発が望まれていた。

b. コレスチミド

コレスチミドはわが国で開発された薬剤で，コレステロール負荷ウサギに投与すると，総コレステロール低下作用がコレスチラミンの約5倍の活性を有することが確認された[8]。また，コレスチミドは臨床試験において，1日3gの投与で21％のLDLコレステロール低下作用，8.9％のHDLコレステロール増加作用を示した[9]。一方，副作用の発現頻度はコレスチラミンと比較して低く，特に腹部膨満感などの副作用の軽減が認められた。

図2 Lipid Research Clinics Coronary Primary Prevention trialにおけるコレスチラミンの冠イベント抑制効果(文献2より引用)

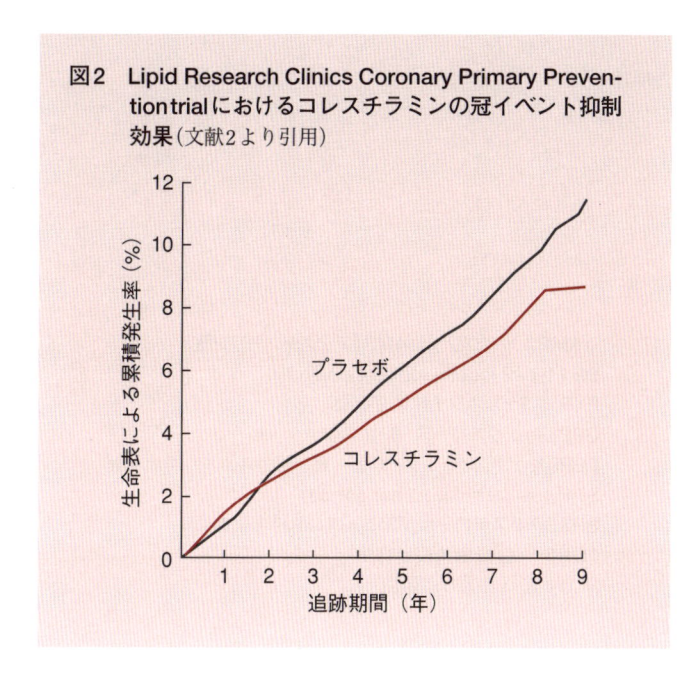

2 大規模臨床試験

コレステロール低下療法により冠動脈疾患の一次予防が可能であることを証明したのがLipid Research Clinics Coronary Primary Prevention Trial(LRC-CPPT)である。血清総コレステロールが265 mg/dL以上の男性3806人を無作為にプラセボ群とコレスチラミン群に分け、7.4年間の観察が行われた。コレスチラミン投与によりプラセボ群に比して、冠動脈疾患が19%減少、冠動脈疾患死が24%減少した(図2)[2]。二次予防試験ではSt Thomas' Atherosclerosis Regression Study(STARS)があり、狭心症または心筋梗塞の既往のある患者にコレスチラミンを投与すると冠動脈の内腔面積が有意に増加し、陰イオン交換樹脂に動脈硬化退縮効果があることが示唆された[10]。

3 併用療法

高LDLコレステロール血症の第1選択薬はスタチンであるが、スタチンを使用しても目標値に到達しない場合に陰イオン交換樹脂を併用することは、作用機序などの面から大きな意義がある。

a. スタチンと陰イオン交換樹脂

わが国では馬渕らが、スタチンとレジン併用の有効性を示した[11,12]。陰イオン交換樹脂単独では肝臓でのコレステロール合成が亢進するためその効果が減弱するが、スタチンによりコレステロール合成を抑えることで、より効果的にLDLコレステロールを低下することができる(図1-C)。

b. 陰イオン交換樹脂とフィブラート

トリグリセライド高値例にはフィブラート系薬剤が第一選択薬とされているが、同時にコレステロールが高いIIb型の高脂血症ではLDLコレステロールとトリグリセライドの両方を下げる必要があるため、スタチンが追加されることがある。しかし、スタチンとフィブラートの併用では横紋筋融解症の危険率が高まるため、慎重に行う必要がある。一方、陰イオン交換樹脂にはフィブラートとの併用による横紋筋融解症などの重篤な副作用の報告はない。したがって、LDLコレステロールとトリグリセライドの両方を下げるために両者を併用することは非常に効果的である[13]。

c. 陰イオン交換樹脂とエゼチミブ

エゼチミブはニーマン・ピック C1 Like 1 蛋白(NPC1L1)に選択的に結合し、小腸からのコレステロール吸収を阻害する。陰イオン交換樹脂とはまったく異なる作用機序であり、併用療法により相加的な効果が期待される。コレスチミドとエゼチミブの併用のデータはないが、2型糖尿病にコレスベラムとエゼチミブを併用した報告があり、LDLコレステロールは-42.2%、non-HDLコレステロールは-37.1%と強力に低下し、50%の症例で、LDLコレステロール100 mg/dL未満を達成した[14]。スタチンが使用できない症例では有効な治療法になりうる。

新しい作用

陰イオン交換樹脂はさまざまな核内受容体に対する作用を有することが明らかとなってきた。胆汁酸は核内受容体であるFXRのリガンドとなることが報告され、その後の精力的な研究も急速な進展を遂げている。

渡辺らは、肥満マウスに一次胆汁酸であるコール酸を投与すると、褐色脂肪細胞においてG蛋白共役受容体TGR5を介して細胞内の甲状腺ホルモン活性化酵素D2の発現を増強し、T_4からT_3への変換を促進し、エネルギー消費を亢進することにより体重増加を抑制し、さらには糖脂質代謝を改善することを報告した[15]。小林らは、コレスチミドにより高脂肪負荷肥満マウスの体重増加の抑

図3 陰イオン交換樹脂による糖・脂質代謝調節(文献15-19より作成)

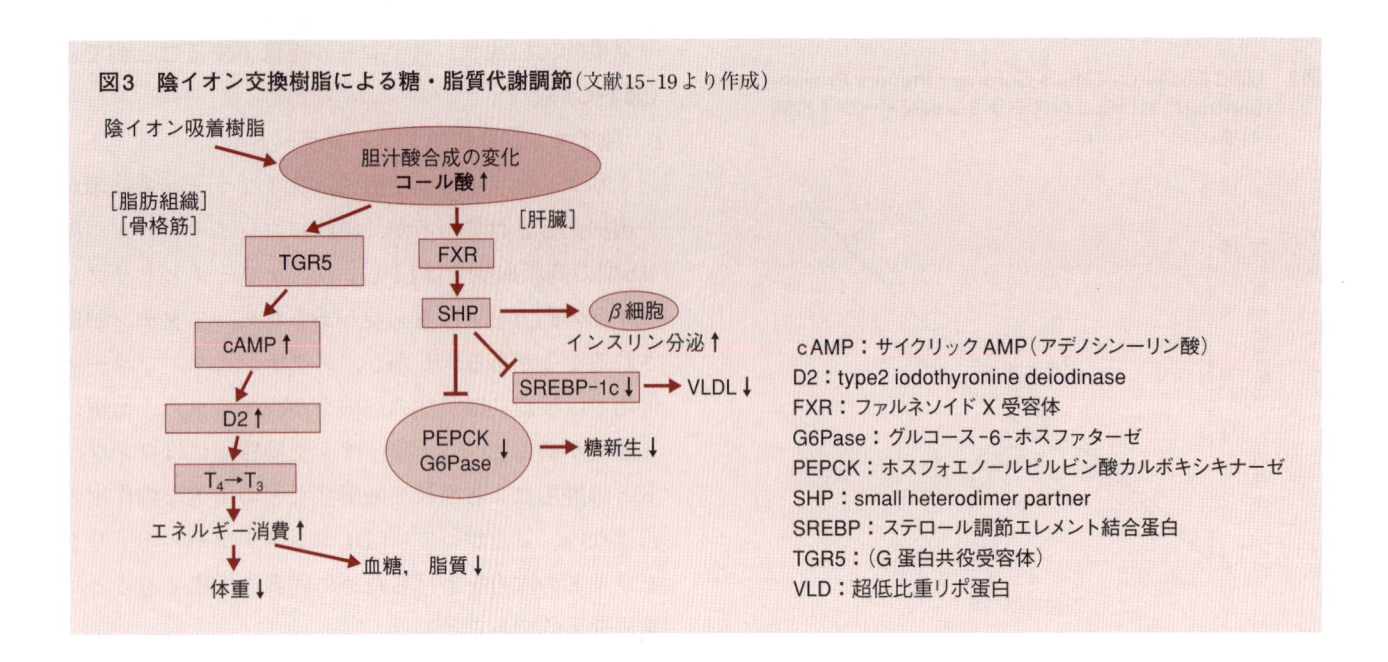

cAMP：サイクリック AMP（アデノシン一リン酸）
D2：type2 iodothyronine deiodinase
FXR：ファルネソイド X 受容体
G6Pase：グルコース-6-ホスファターゼ
PEPCK：ホスフォエノールピルビン酸カルボキシキナーゼ
SHP：small heterodimer partner
SREBP：ステロール調節エレメント結合蛋白
TGR5：（G 蛋白共役受容体）
VLD：超低比重リポ蛋白

制，血糖・総コレステロール・トリグリセライドの低下が認められることを報告した。血糖，脂質の低下は，コレスチミド投与により血中コール酸濃度が上昇し，コール酸増加によるsmall heterodimer partner(SHP)の活性化が関与している。SHPは肝臓の糖新生の律速酵素であるホスフォエノールピルビン酸カルボキシキナーゼ(PEPCK)，グルコース-6-ホスファターゼ(G6Pase)の発現や，脂肪酸，中性脂肪合成に関与するSREBP-1cの発現を低下させる可能性が示唆されている[16]。ほかにも胆汁酸ならびに陰イオン交換樹脂により，FXR-SHP経路を介して，LXRによるSREBP-1cの活性化を抑制することにより超低比重リポ蛋白(VLDL)を低下させる，あるいはFXRの活性化により血糖を低下させるなどの多数の報告がなされている[17-20]。しかし，機序については必ずしも一致しておらず，今後のさらなる研究が期待されている(図3)。

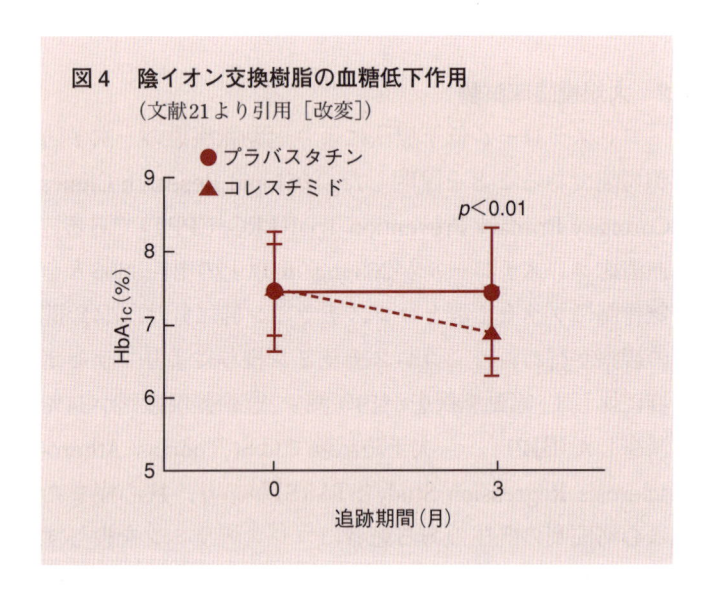

血糖降下作用

そこで，われわれは臨床においてもコレスチミドに血糖低下作用があるかどうかを検討した。その結果，コレスチミド3g投与3ヵ月後に空腹時血糖は167 mg/dLから135 mg/dLへ低下し，HbA$_{1c}$は7.7%から6.8%に低下し，コレスチミドに血糖低下作用があることが明らかとなった(図4)[21]。

また，米国において，コレセベラムは他の経口血糖降

図4 陰イオン交換樹脂の血糖低下作用
(文献21より引用［改変］)

下薬との併用により2型糖尿病患者のHbA$_{1c}$をプラセボと比較して0.5%低下させ，同時にLDLコレステロールも11.7%低下させた[22]。こうしたデータにより，米国食品医薬局(FDA)で血糖低下作用に対する適応の追加がなされた。日本でもコレスチミドの2型糖尿病患者の血糖コントロールに対する臨床試験が進行中であり，その結果次第では，新たな経口血糖降下薬の出現となるかもしれない。

安全性と副作用

陰イオン交換樹脂は吸収されないので重篤な副作用はないが，最も注意すべき副作用は消化器症状で，便秘や腹部膨満感が高頻度に認められる。コレスチラミンは特に頻度が高く，30％の患者が便秘を訴えている。ただし，コレスチミドはコレスチラミンに比べると頻度は低いとされている。ときに肝機能障害が認められ，アスパラギン酸アミノトランスフェラーゼ(AST)，アラニンアミノトランスフェラーゼ(ALT)，アルカリホスファターゼ(ALP)が一過性に上昇することがあるが，軽度であり投与を継続しても改善することが多い。脂溶性ビタミンや葉酸の吸収を阻害するので，長期間使用する場合には定期的に測定して，不足がある場合には補充する必要がある。

薬剤相互作用としては，ジギタリス，ワルファリン，甲状腺ホルモン，利尿薬などの吸収も阻害するので，これらの薬剤を併用する場合には用量の調整が必要な場合がある。また，スタチンやエゼチミブなど他の高脂血症薬の吸収を阻害する可能性が指摘されており，その場合には服薬時間をずらす必要がある。コレスチミドはコレスチラミンに比べて，他剤の吸収の阻害が少ないことが明らかとなっているので使用しやすい。

おわりに

ストロングスタチン発売以降，陰イオン交換樹脂を併用しなくてもスタチン単独療法による目標値の達成が可能になり，陰イオン交換樹脂の使用頻度は減少している。しかし，症例には十分な適応があると思われる。副作用によってスタチンが使用できない例，また，小児や妊娠の可能性のある女性においては第1選択となりうる薬剤である。腎機能障害がありスタチンが使用しにくい場合，そして，陰イオン交換樹脂のもつ新しい作用である血糖降下作用や体重減少効果などを考えると，糖尿病発症の高リスク群であるメタボリックシンドロームや肥満を伴う2型糖尿病患者への臨床応用が今後検討されていくものと思われる。

引用文献

1) JAMA 1984;251:365-74.
2) JAMA 1984;251:351-64.
3) Qiao L, Han SI, Fang Y, Park JS, Gupta S, Gilfor D, et al. Mol Cell Biol 2003;23:3052-66.
4) Kawamata Y, Fujii R, Hosoya M, Harada M, Yoshida H, Miwa M, et al. J Biol Chem 2003;278:9435-40.
5) Makishima M, Okamoto AY, Repa JJ, Tu H, Learned RM, Luk A, et al. Science 1999;284:1362-5.
6) Brown MS, Goldstein JL. Science 1986;232:34-47.
7) Davidson MH, Dittakavi V, Bandari A, Davidson DJ, Maki KC, Subbaiah PV. J Appl Res 2006;6:4-13.
8) 三津家正之，橋本宗弘，滝沢寿男，島田浩志，鈴木裕子，梅津浩平，他．薬理と治療 1996;24 Suppl. 4:S585-94.
9) MCI-196 研究会．臨床医薬 1996;12:1641-92.
10) Watts GF, Lewis B, Brunt JN, Lewis ES, Coltart DJ, Smith LD, et al. Lancet 1992;339:563-9.
11) 馬渕宏，小泉順二，梶波康二，他．臨床医薬 1996;12:1435-62.
12) Mabuchi H, Sakai T, Sakai Y, Yoshimura A, Watanabe A, Wakasugi T, et al. N Engl J Med 1983;308:609-13.
13) 内田康文，岸川勇人，内田敏文，光石和夫，爲末敏，能塚博史，他．Prog Med 2001;21:2429-33.
14) Rivers SM, Kane MP, Busch RS, Bakst G, Hamilton RA. Endocr Pract 2007;13:11-6.
15) Watanabe M, Houten SM, Mataki C, Christoffolete MA, Kim BW, Sato H, et al. Nature 2006;439:484-9.
16) Kobayashi M, Ikegami H, Fujisawa T, Nojima K, Kawabata Y, Noso S, et al. Diabetes 2007;56:239-47.
17) Zhang Y, Lee FY, Barrera G, Lee H, Vales C, Gonzalez FJ, et al. Proc Natl Acad Sci U S A 2006;103:1006-11.
18) Cao G, Liang Y, Broderick CL, Oldham BA, Beyer TP, Schmidt RJ, et al. J Biol Chem 2003;278:1131-6.
19) Laffitte BA, Chao LC, Li J, Walczak R, Hummasti S, Joseph SB, et al. Proc Natl Acad Sci U S A 2003;100:5419-24.
20) Watanabe M, Houten SM, Wang L, Moschetta A, Mangelsdorf DJ, Heyman RA, et al. J Clin Invest 2004;113:1408-18.
21) Yamakawa T, Takano T, Utsunomiya H, Kadonosono K, Okamura A. Endocr J 2007;54:53-8.
22) Zieve FJ, Kalin MF, Schwartz SL, Jones MR, Bailey WL. Clin Ther 2007;29:74-83.

小腸コレステロールトランスポーター阻害薬

河村　治清　横手幸太郎

はじめに

　エゼチミブは本邦では2007年承認された，比較的新しい薬剤であり，小腸コレステロールトランスポーターを阻害することで，コレステロール吸収を特異的に抑制するという，既存の脂質異常症治療薬とはまったく異なる作用メカニズムをもつ。1989年にスタチンが登場して以来，18年ぶりの新しい作用機序をもった薬剤であり，高脂血症治療，動脈硬化性疾患発症の抑制に寄与することが期待される。本稿ではこの小腸コレステロールトランスポーター阻害薬の作用メカニズム，臨床成績などについて記述する。

NPC1L1：エゼチミブ標的蛋白

　食事性，胆汁性コレステロールは小腸上部でミセル化を受けた後，小腸粘膜へと取り込まれる。小腸粘膜に取り込まれた遊離型コレステロールはエンドソーム系を介し，小胞体に輸送される。小胞体において，遊離型コレステロールはコレステリルエステルへと変換され，さらに中性脂肪とともに，カイロミクロンへと合成され，リンパ管へ送り出される。
　近年，コレステロールの小腸上皮細胞への取込みに関わるトランスポーターとしてニーマン・ピックC1 Like 1蛋白(NPC1L1)が同定され，放射性同位元素で標識されたエゼチミブの結合実験により，エゼチミブはNPC1L1に直接結合して，遊離型コレステロールの小腸粘膜への取込みを阻害することが示されている[1]（図1）。また，NPC1L1は細胞膜からエンドソーム系へのコレステロールの移行にも関与していることが示唆されており，エゼチミブはこの過程も阻害するものと考えられる[2]。
　NPC1L1はもともと，コレステロールが蓄積するリソソーム蓄積病の1つであるニーマン・ピック病C型の原因遺伝子の1つであり，細胞内での脂質輸送に関わるニーマン・ピックC1(NPC1)のホモログとして同定されたが，後に消化管でのコレステロール吸収に関わることが明らかとなった。
　NPC1L1は分子量約145 kDaの膜表面蛋白で，コレステロール吸収の場である十二指腸や空腸の上皮細胞の刷子縁膜側に高発現している。13の膜貫通部位をもち，N末端側にNPC1と共通のNPCドメイン，膜貫通部位に，ステロール感受性ドメイン(SSD)，その近傍にYQRLモチーフが存在する[3]。SSDはステロールの基質認識に重要な役割を果たしており，細胞膜内のコレステロール濃度を感知するものと考えられる。YQRLモチーフは細胞膜-ゴルジ体間の蛋白輸送に関わると考えられる。NPCドメインの機能は不明である。
　NPC1L1遺伝子のプロモーター領域にはステロール調節エレメント結合蛋白(SREBP)と結合するステロール調節エレメント(SRE)が含まれており，コレステロール濃度によりSREBPの活性変化を介して，転写レベルで発現の調節を受けるものと考えられる。
　また，NPC1L1は細胞表面と細胞内小胞を行き来しており，これが細胞のコレステロール濃度によりコントロールを受けることが培養細胞において示されている。標識したNPC1L1を発現させたラットの肝癌由来細胞において，NPC1L1は高コレステロール状態ではリサイクルエンドソームに局在する。一方，低コレステロール状態では細胞表面に存在し，細胞のコレステロール取込みが増加すると報告されている[4]。
　NPC1L1のノックアウトマウスは一見正常で，NPC1ノックアウトマウスと類似の表現型は示さない。しかし，

千葉大学大学院医学研究院細胞治療学

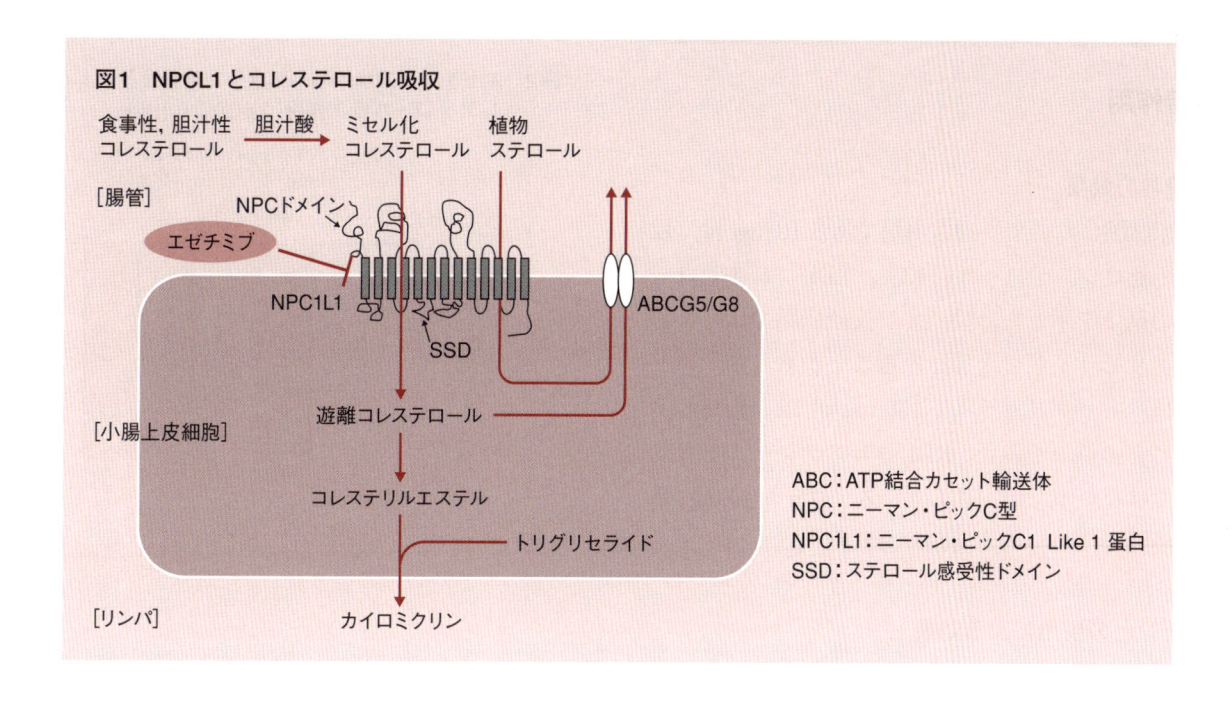

図1 NPCL1とコレステロール吸収

コレステロール吸収試験を行うと，野生型，ヘテロでは45-50％の吸収率であるのに対して，ホモでは15％程度とコレステロール吸収が約70％低下していた[5,6]。また，野生型マウスにエゼチミブを投与すると，ノックアウトマウスと同程度までコレステロール吸収率が低下するが，ノックアウトマウスでは吸収低下はみられなかったことから，エゼチミブがNPC1L1を介してコレステロール吸収阻害作用を示していることが明らかとなった[5]。

NPC1L1は，ヒトでは肝細胞の胆管側膜にも高発現している。肝細胞にNPC1L1を発現させたトランスジェニックマウスでは，コレステロール濃度が胆汁中で5-10％に減少，血中で30-60％増加し，さらに，エゼチミブの投与により胆汁中，血中コレステロール濃度とも野生型と同程度に戻ることから，NPC1L1は肝細胞において，胆汁からのコレステロール再吸収にも関与すると考えられる[7]。

コレステロールのほか，NPC1L1は植物ステロールの吸収トランスポーターでもあることが示されている。NPC1L1ノックアウトマウスで，植物ステロールの吸収が抑制され，また，エゼチミブを使った検討でも，コレステロールと同様の結果が得られている。植物ステロールはほとんど吸収されないが，腸上皮細胞から，小腸内腔へ植物ステロールを排出するATP結合カセット輸送体（ABCG5，ABCG8）が遺伝的に欠損する場合，異常に蓄積してシトステロール血症を生じ，若年から動脈硬化疾患を合併する。エゼチミブがこの症例において，植物ステロール濃度の低下に有効であることが示されている[6,8]。

薬物動態

エゼチミブは摂取後，腸管あるいは肝臓でグルクロン酸抱合を受け，胆汁中に排泄，腸内細菌で脱抱合を受けて再び吸収される。エゼチミブ抱合体は非抱合体よりもNPC1L1に対する親和性が2-10倍高く，腸肝循環をしながら，長時間コレステロール抑制作用を発揮する。体内分布の大半は小腸粘膜細胞であり，11.3％が尿中へ，77.7％が糞中へ排泄される。

他の薬剤や栄養素を吸着することはなく，チトクロムP450によって代謝されないので，脂溶性薬剤との相互作用を考慮しなくてよい。

副作用は消化器症状が最も多いが，プラセボと有意差が認められておらず，重篤なものはないと思われる。しかし，スタチンとの併用時は，肝機能異常，横紋筋融解症の増加が報告されており，注意が必要である。

脂質改善作用

1 単独投与の効果

国内臨床試験において，通常用量である10 mg/日，12週の投与で総コレステロールは13%，LDLコレステロールは18%の低下を示した。陰イオン交換樹脂ではときおり，トリグリセライドの上昇をみることがあるが，エゼチミブでは，トリグリセライド150 mg/dL以上の高値例において17%の低下をみた。HDLコレステロール上昇効果は著明ではなかったが，HDLコレステロール40 mg/dL以下の低値例では17%の上昇がみられた[9]。

2 スタチンとの併用による効果

エゼチミブは単独でもコレステロール低下作用があるが，他のコレステロール薬との併用時に非常に有用であると考えられる。ヒドロキシメチルグルタリル CoA（HMG-CoA）還元酵素阻害薬スタチンは，コレステロールの生合成を抑制するが，長期投与するとコレステロール吸収が50%程度増加するという報告がある。そのため，スタチンはその種類にかかわらず，用量を2倍に増量しても血中コレステロールの低下は約6%に留まるとされる。一方，エゼチミブは小腸でのコレステロール吸収阻害により肝臓のコレステロール含量を低下させるが，代償的にコレステロールの生合成が亢進すると考えられる。そこで，スタチンとエゼチミブを併用することにより，それぞれの代償機構を抑制し，血中コレステロールが相補的に低下するものと期待される。

高コレステロール血症患者628例を対象にした海外での検討において，アトルバスタチン10 mgの単独投与によるLDLコレステロール低下率は37%であり，これを倍量の20 mgに増量しても，LDLコレステロールは42%の低下に留まった。これに対し，アトルバスタチン10 mgにエゼチミブ10 mgを追加するとLDLコレステロールは53%に低下し，有意な低下効果が認められた。副作用はスタチン単独投与群と同程度であった（図2）[10]。この相加効果はプラバスタチン，シンバスタチン，ロスバスタチンなど，他のスタチンでも同様に認められている。また，エゼチミブと各種スタチンの併用により，スタチン単独投与時に比べてトリグリセライド低下，HDLコレステロール増加に関しても，それぞれ7-10%，1-3%の相加効果が示されている[11,12]。

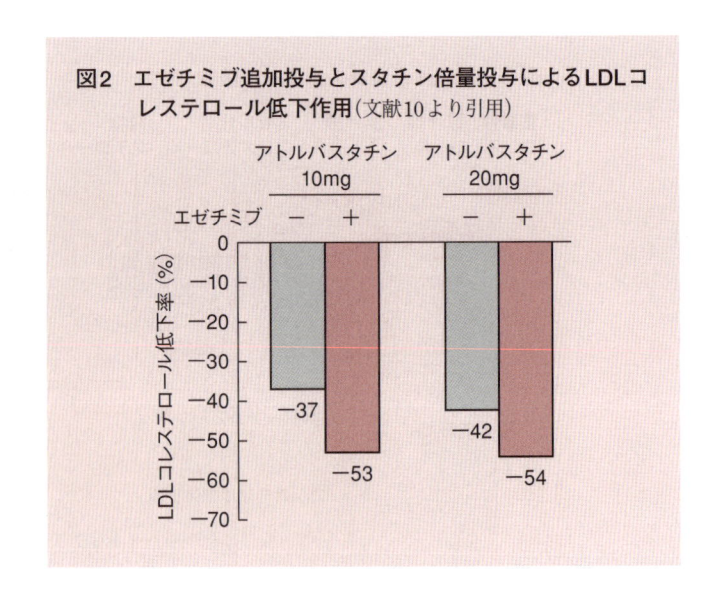

図2 エゼチミブ追加投与とスタチン倍量投与によるLDLコレステロール低下作用（文献10より引用）

3 フィブラートとの併用による効果

また，エゼチミブはフィブラートとの併用でも協調的に作用することが報告されている。海外において，複合型高脂血症587例に対し，フェノフィブラート160 mg単独投与ではLDLコレステロール低下は8.6%であったのに対し，エゼチミブ10 mg併用時には22%の低下を認めた。トリグリセライドもフェノフィブラート単独では41.8%の低下であったのに対し，併用群では46%の低下を認めた。副作用はフェノフィブラート単独投与群と同程度であった[13]。

動脈硬化抑制効果

スタチンによる臨床試験の結果を中心に，LDLコレステロールは心疾患の危険因子であり，LDLコレステロールを減らすと心筋梗塞のリスクが低下するということが支持されている。上述のように，エゼチミブは効果的に脂質プロフィールを改善する。冠動脈疾患の既往をもつ高コレステロール血症の症例において，エゼチミブとロスバスタチンの併用により動脈硬化との関連が示唆される高感度C反応性蛋白（CRP）がスタチン単独投与時よりも低下したとの報告もある[10,12]。また，アポリポ蛋白E

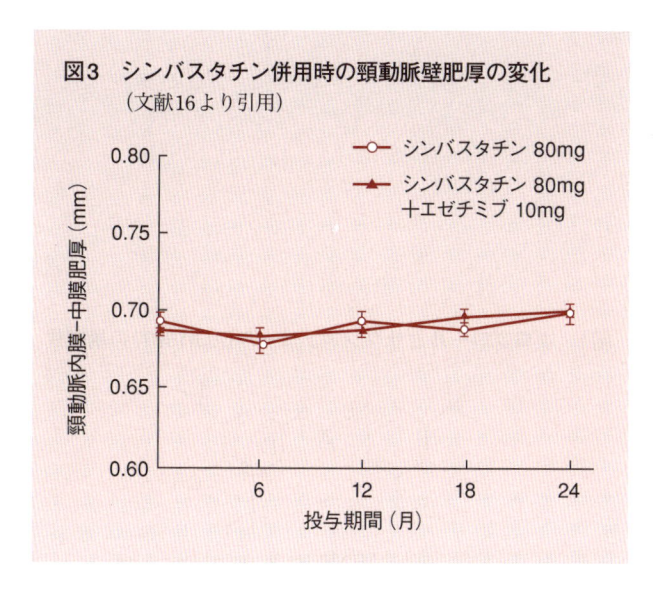

図3 シンバスタチン併用時の頸動脈壁肥厚の変化
（文献16より引用）

ノックアウトマウスへのエゼチミブの投与，アポリポ蛋白E/NPC1L1ダブルノックアウトマウスを用いた動物実験においては，動脈硬化を抑制することが示されている[14,15]。しかし，エゼチミブは比較的新しい薬剤であるため，実際に臨床において，スタチンのように，心血管イベント抑制，長期予後の改善に有効であるというエビデンスはまだ確立していない。

2008年3月に発表されたEzetimibe and Simvastatin in Hypercholesterolemia Enhances Atherosclerosis Regression(ENHANCE)試験は，エゼチミブのアテローム病変抑制効果を評価した初めての臨床試験である。この試験は，ヘテロ家族性高脂血症の患者720例を対象にした2年間のランダム化二重盲検試験であり，シンバスタチン80 mgのみ，もしくはシンバスタチン80 mgとエゼチミブ10 mgの合剤を2年間投与して，超音波検査にて頸動脈の内膜-中膜壁厚を測定し，プラーク抑制効果を比較したものである。結果は，シンバスタチン/エゼチミブ群では，LDLコレステロール，高感度CRPは低下したものの，頸動脈壁厚の抑制はみられなかった（図3）[16]。

ENHANCE試験の結果は，期待を裏切るものであったが，現在，12 500例の患者を対象に冠動脈疾患発症を一次エンドポイントとするImproved Reduction of Outcomes：Vytorin Efficacy International trial（IMPROVE-IT）などの大規模臨床試験が進行中であり，結果が発表されるのがまたれる。

おわりに

エゼチミブは心血管イベント抑制効果が依然明らかでないため，第1選択薬とはなりにくい。しかし，コレステロール代謝において，吸収と合成がフィードバックしあうと考えられることから，合成阻害薬と吸収阻害薬の併用療法は，今後の臨床試験の結果により，治療形態を変える可能性がある。

また科学的にも，これまで不明であったコレステロール吸収のメカニズムが明らかになったことは，脂質代謝学の進展にとって大きな意義があり，さらなる展開が期待される。

謝辞：御高閲賜りました千葉大学長 齋藤康先生に感謝申し上げます。

引用文献

1) Garcia-Calvo M, Lisnock J, Bull HG, Hawes BE, Burnett DA, Braun MP, et al. Proc Natl Acad Sci U S A 2005;102:8132-7.
2) Field FJ, Watt K, Mathur SN. J Lipid Res 2007;48:1735-45.
3) Davies JP, Levy B, Ioannou YA. Genomics 2000;65:137-45.
4) Yu L, Bharadwaj S, Brown JM, Ma Y, Du W, Davis MA, et al. J Biol Chem 2006;281:6616-24.
5) Altmann SW, Davis HR, Zhu LJ, Yao X, Hoos LM, Tetzloff G, et al. Science 2004;303:1201-4.
6) Davis HR, Zhu LJ, Hoos LM, Tetzloff G, Maguire M, Liu J, et al. J Biol Chem 2004;279:33586-92.
7) Temel RE, Tang W, Ma Y, Rudel LL, Willingham MC, Ioannou YA, et al. J Clin Invest 2007;117:1968-78.
8) Salen G, von Bergmann K, Lütjohann D, Kwiterovich P, Kane J, Patel SB, et al; Multicenter Sitosterolemia Study Group. Circulation 2004;109:966-71.
9) 寺本民生, 島本和明, 齋藤康, 山田信博, 及川眞一, 山下静也, 他. 臨床医薬 2007;23:469-92.
10) Ballantyne CM, Houri J, Notarbartolo A, Melani L, Lipka LJ, Suresh R, et al; Ezetimibe Study Group. Circulation 2003;107:2409-15.
11) Gagné C, Bays HE, Weiss SR, Mata P, Quinto K, Melino M, et al; Ezetimibe Study Group. Am J Cardiol 2002;90:1084-91.
12) Ballantyne CM, Weiss R, Moccetti T, Vogt A, Eber B, Sosef F, et al; EXPLORER Study Investigators. Am J Cardiol 2007;99:673-80.
13) McKenney JM, Farnier M, Lo KW, Bays HE, Perevozkaya I, Carlson G, et al. J Am Coll Cardiol 2006;47:1584-7.
14) Davis HR, Compton DS, Hoos L, Tetzloff G. Arterioscler Thromb Vasc Biol 2001;21:2032-8.
15) Davis HR, Hoos LM, Tetzloff G, Maguire M, Zhu LJ, Graziano MP, et al. Arterioscler Thromb Vasc Biol 2007;27:841-9.
16) Kastelein JJ, Akdim F, Stroes ES, Zwinderman AH, Bots ML, Stalenhoef AF, et al; ENHANCE Investigators. N Engl J Med 2008;358:1431-43.

プロブコール

山下　静也

要旨

　プロブコールは広く高脂血症患者において使用されているユニークな薬剤で，その特徴は著明な脂質低下作用，強力な抗酸化作用と抗動脈硬化作用を有する点である。特に，従来非常に治療抵抗性であった家族性高コレステロール血症(FH)のホモ接合体に対しても，血清脂質の低下とともに結節性黄色腫やアキレス腱黄色腫を著明に退縮させることが報告されており，動脈硬化や経皮的冠動脈形成術(PCI)後の再狭窄の防御にも有効である。プロブコールはHDLコレステロールを減少させることが特徴であるが，それは動脈硬化の進展とは関連せず，コレステリルエステル転送蛋白(CETP)やスカベンジャー受容体B1(SR-BI)などのコレステロール逆転送系を活性化させる結果とも考えられている。

はじめに

　プロブコール(図1)は食品の酸化防止剤として使用されているブチル化ヒドロキシトルエンが2つ結合した構造を有し，その特徴は著明な脂質低下作用，強力な抗酸化作用と抗動脈硬化作用を有する点である。特に，従来非常に治療抵抗性であったFHのホモ接合体に対しても，本剤は血清脂質の低下とともに結節性黄色腫やアキレス腱黄色腫を著明に退縮させることがYamamotoらによって初めて報告された[1]。プロブコールは抗酸化作用を中心とした薬理作用，脂質異常症に対する臨床効果，動脈硬化症の防御・退縮作用などを有することが明らかになっているが，HDLコレステロールの減少も特徴的である。本稿ではプロブコール投与時にいかなる機序でHDL

図1　プロブロールとサクシノブコール(AGI1067)の構造式

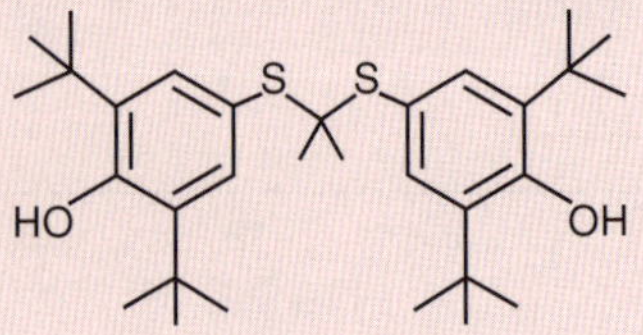

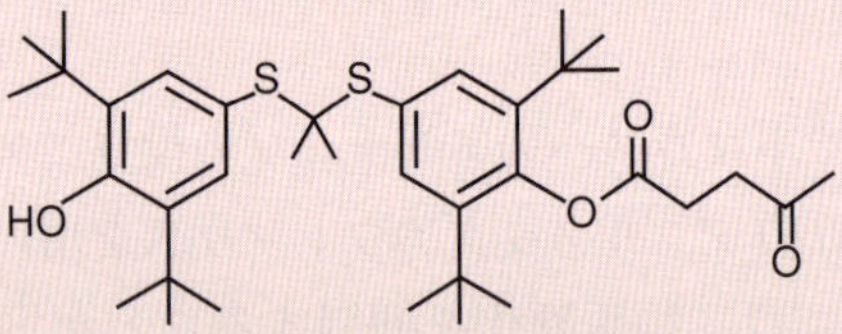

コレステロールが低下するのか，またその臨床的意義は何かについて最近の知見を紹介する。さらに，プロブコールのアナログであるサクシノブコール(図1)が海外で開発中であるが，その大規模試験の結果が最近発表されたので，併せて報告する。

プロブコールの薬理作用

1 血清脂質低下作用

　プロブコールの血清脂質低下作用はマウス，ラット，サル，ウサギなどの動物で確認されている[2]。臨床的にもプロブコールによる各種高脂血症患者の治療効果に関して多くの報告がなされた。一般にプロブコール500 mg/日投与にて高脂血症患者の血清総コレステロール，LDLコレステロールは10-20%低下し，HDLコレステロールは約20-30%低下する。FHヘテロ接合体の総コレステロール値に対するわれわれの成績では，LDLコレステロール低下効果は強いが，中性脂肪，超低比重リポ蛋

大阪大学大学院医学系研究科循環器内科学

白(VLDL)コレステロールの低下は通常認められない[3]。プロブコールはリポ蛋白とともに運搬されることが知られている。LDLコレステロール低下はLDL受容体を欠損するFHホモ接合体患者[4-7]やWatanabe-heritable hyperlipidemic(WHHL)ウサギ[8]でも認められるので，その機序としてLDL受容体以外の経路によるLDL異化速度の増加が推察される[9]。また，LDLの異化速度の亢進と比例して，胆汁酸の分泌の亢進も認められている[10]。マウスではコレステロールの胆汁への異化をプロブコールが促進する[11]。体内動態については，一般にプロブコールは血清コレステロール低下作用を得るのに1ヵ月程度を要し，脂溶性が強いため脂肪組織に移行し，体内からの排泄は遅く，効果消失までに1ヵ月以上を要する。

2 抗酸化作用

プロブコールが強力な抗酸化作用をもつことは種々の*in vitro*の実験から明らかになっている[12-14]。一方，プロブコールの低用量(250 mg/日)を健常人に投与した報告では，プロブコールが血清リポ蛋白のプロフィールには影響せずに，LDLの酸化を抑制した[15]。KitaらはLDL受容体を欠損するWHHLウサギにプロブコールを6ヵ月間投与し，血清コレステロール値には著明な低下を認めないものの，胸部大動脈において脂肪線条などの動脈硬化巣の進展が有意に抑制され，その機序が酸化LDLの産生抑制にあることを報告した[8]。その後の動物実験ではコレステロール負荷ウサギやWHHLウサギではプロブコールによる動脈硬化抑制がみられるのに，LDL受容体ノックアウトマウスやアポリポ蛋白Eノックアウトマウスでは，むしろプロブコールによって動脈硬化が進行したという成績もあり，種による違いがきわめて大きい。このようなプロブコールの抗酸化作用はαトコフェロールやユビキノン10とは異なっていることも報告されている[16]。すなわち，ヒトにおける最大投与量に相当するプロブコールをWHHLウサギに投与することによって動脈硬化は抑制されたのに対し，αトコフェロールやユビキノン10では動脈硬化が抑制されなかったことから，プロブコールと他の抗酸化薬との差異が注目される。

3 黄色腫の退縮作用

プロブコール投与時にアキレス腱黄色腫や皮膚・眼瞼

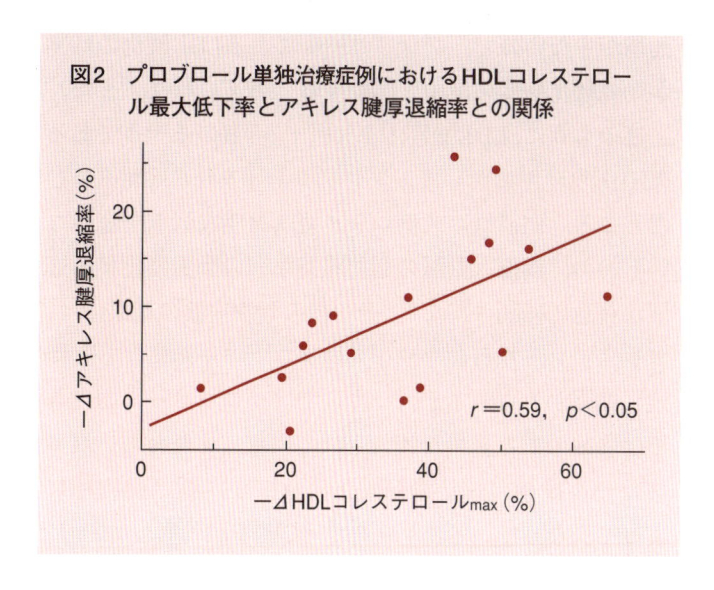

図2 プロブコール単独治療症例におけるHDLコレステロール最大低下率とアキレス腱厚退縮率との関係

$r=0.59, p<0.05$

黄色腫はしばしば縮小ないし消退する。プロブコールはLDL受容体を欠損するFHホモ接合体に対しても血清コレステロールを低下させるが，その低下が十分でなくても皮膚・腱黄色腫が退縮する[1]。筆者らはプロブコール投与後のアキレス腱厚の退縮を乾式X線撮影法を用いて検討した[3]。アキレス腱黄色腫の退縮はプロブコール治療早期(1年以内)に最大に達し，その後はさらなる退縮は起こりにくい。FHヘテロ接合体をプロブコール，プラバスタチン，コレスチラミンの3剤併用により治療すると，アキレス腱黄色腫の退縮率は(LDLコレステロール低下率)×(治療期間)と相関し，LDLコレステロールの低下を長期間続けることが脂質蓄積の退縮を起こす条件であると推定される[17]。プロブコール単独投与FH群では，アキレス腱黄色腫退縮率は治療中のHDLコレステロールの最大低下率と有意に相関し(図2)，プロブコール投与によるHDLコレステロールの低下は脂質蓄積退縮の点から，むしろ好ましい変化と考えられる。

4 動脈硬化進展の抑制作用

プロブコールが実際に動脈硬化巣の進展防御に有効であることはウサギだけでなく，サルでも示された[18]。ブタオザルを高脂肪・高コレステロール食で飼育し，同時に11ヵ月プロブコールを投与し，動脈硬化巣の出現を病理組織学的に検討した。投与群では胸部大動脈の内膜肥厚は43％減少したが，腹部大動脈や腸骨動脈では有意変化は認めなかった。LDLの易酸化性はプロブコールにより抑制されており，その抑制程度が強いほど内膜の病変

面積が少ないので，プロブコールによるLDL酸化の抑制が動脈硬化病変の減少と関連すると考えられた。また，上述のように，LDL受容体を欠損するFHのモデルであるWHHLウサギにおいて，プロブコールを6ヵ月間投与したところ，血清コレステロール値は著明な低下を認めないものの，胸部大動脈の脂肪線条などの動脈硬化巣の進展が有意に抑制された[5]。その後の動物実験の結果では，コレステロール負荷ウサギではプロブコールによる動脈硬化抑制がみられるが，マウスではプロブコールの投与では異論のある結果が報告されている。すなわち，プロブコール投与の粥状動脈硬化に及ぼす影響は動物種によって異なっている。マウスではCETPが欠損しており，プロブコールはマウスでは粥状動脈硬化を促進するというデータが多いが[19-21]，SR-BI/アポリポ蛋白Eダブルノックアウトマウスではプロブコールは動脈硬化を抑制したという報告もある[22]。CETP活性の高いウサギではプロブコールは粥状動脈硬化を抑制することから[8,23]，プロブコールの抗動脈硬化作用はCETPを介する可能性が考えられる。

一方，高コレステロール血症を有するヒトにおいて，プロブコールを2年間投与し，頸動脈の内膜-中膜壁厚（IMT）を評価した報告[24]では，プロブコール投与によってIMTが抑制されていた。

流血中の単球が内膜に集積する際に，血管内皮細胞由来単球走化性蛋白質-1(MCP-1)が関与する。酸化LDLは内皮細胞，血管平滑筋細胞のMCP-1 mRNAの発現を増加させることが知られているが，プロブコールにより単球の内皮細胞への接着・内皮下層への侵入が減少しており，プロブコールがMCP-1産生を抑制する可能性が指摘されている[25]。また，プロブコールは接着分子である血管細胞接着分子-1(VCAM-1)[26]や，炎症性サイトカイン・増殖因子のマクロファージコロニー刺激因子(M-CSF)[26]，インターロイキン(IL)-1β[27]，血小板由来増殖因子[25]などの発現を抑制し，高コレステロール負荷ウサギの肝臓でのパラオキソナーゼ1の発現を増加させる[28]。

5　内皮依存性血管弛緩反応に及ぼす影響

プロブコールのLDL酸化抑制作用が血管内皮機能を改善させるのかどうかについて，Andersonらは器質的病変を伴わない高コレステロール血症患者にプロブコールを投与し，冠動脈内皮依存性弛緩反応を検討した[29]。対象の高コレステロール血症患者49例を，食事療法，LDL低下療法（ロバスタチン＋コレスチラミン），LDL低下療法＋抗酸化療法（ロバスタチン＋プロブコール）の3グループに分類し，それぞれ治療1年後の冠血管拡張能を比較したところ，LDL低下療法＋抗酸化療法群では食事療法群に比べて有意な内皮依存性拡張能の改善が認められた。プロブコール投与群ではLDL被酸化能(lag time)は他群に比べて著しく延長していたが，LDL被酸化能と内皮依存性血管拡張能には正相関が認められ，LDLが酸化されにくいほど内皮依存性血管拡張能が改善することが明らかになった。

6　頸動脈のバルーン擦過後や冠動脈におけるPCI(PTCA)後の再狭窄に及ぼす効果

ウサギやラットにおける頸動脈のバルーン擦過による内膜肥厚モデルでは，平滑筋細胞の増殖抑制，新生内膜へのマクロファージの蓄積が抑制され，内膜肥厚面積やIMTの減少効果も認めている[30]。バルーン擦過による内膜肥厚のラットモデルでは，プロブコールの1回の局所投与でも擦過後の新生内膜形成が抑制される[31]。バルーン擦過による内膜肥厚のウサギモデルでは，ウシ胎児血清で刺激される培養血管平滑筋細胞の増殖がプロブコール投与によって有意に抑制されていた[32]。また，バルーン擦過による内膜肥厚のラットモデルでも中膜の平滑筋細胞の増殖がプロブコール投与によって著しく抑制され，平滑筋細胞の遊走もプロブコール投与群では64％抑制が認められた[33]。その機序をバルーン擦過による内膜肥厚ウサギモデルで検討した研究では，プロブコールによる細胞外シグナル制御キナーゼ1/2シグナル経路の抑制制御が示されている[34]。

一方，ヒトにおいて冠動脈のPCI後の再狭窄に対して，プロブコール投与が抑制効果をもつといういくつかの報告がある[35]。最近の報告では，プロブコールの低用量（250 mg/日）の投与でもPCI後の再狭窄が抑制されている[36]。

7　抗糖尿病作用

糖尿病における合併症の発症・進展に酸化ストレスが重要であることが最近明らかになってきた[37]。2型糖尿病

患者におけるプロブコールの投与はリポ蛋白の酸化変性を抑制し[38]，糖尿病性腎症の進行を遅延させる[39]。また，プロブコールの長期投与は，LDLコレステロールの低下とは独立して，冠動脈疾患患者における血管内皮機能を改善させることも示されている[40]。糖尿病患者における大血管障害の発症をプロブコールが抑制させることが可能なのかどうかについては今後の検討が必要であろう。

8 慢性腎機能障害の抑制作用

最近，プロブコールが種々の慢性腎機能障害を抑制することが明らかになった。ラットのピューロマイシンアミノヌクレオチド起因の腎障害モデルにおいて，1％プロブコールの投与は蛋白尿，低蛋白血症，重症の高脂血症を改善した[41]。また，ステロイド抵抗性のネフローゼを示すマウスモデルでは，プロブコール投与が糸球体の障害を抑制した[42]。緩徐進行性の多発性嚢胞性腎疾患のマウスモデルで，プロブコール投与が腎機能悪化を抑制し，腎障害の形態学的変化も改善させた[43]。一方，糖尿病ラットの糸球体では酸化ストレスの増大に伴ったヘムオキシゲナーゼ1の過剰発現が認められるが，ビタミンEあるいはプロブコールの投与により，ヘムオキシゲナーゼ1の発現が著しく抑制された[44]。この結果から，プロブコールは酸化ストレス増大を合併する糖尿病の病態や合併症を改善させる可能性が考えられ，大規模試験を行ってこの効果を確認する必要があると考えられる。

9 心筋虚血時の酸化ストレスの抑制作用

WHHLウサギにおいて，プロブコールの長期投与は心筋の傷害の重症化を抑制し，ミエロペルオキシダーゼ活性を減少させる[45]。また，ペーシング誘導性心不全のイヌのモデルではプロブコール投与によって酸化ストレス・炎症が抑制され，左室機能異常とリモデリングが改善する[46]。また，プロブコールを長期間ラットに投与し，心筋梗塞を誘発させたラットモデルでは，プロブコール投与が左室機能とリモデリングを改善させた[47]。以上のデータから，心筋においても酸化ストレス，炎症がプロブコールによって抑制され，心機能を改善させるものと推定される。

10 肝機能に及ぼす効果

非アルコール性脂肪肝炎（NASH）の患者に対して，プロブコール投与がアスパラギン酸アミノトランスフェラーゼ（AST），アラニンアミノトランスフェラーゼ（ALT）を改善させることが報告されている[48]。また，プロブコールの1年間の投与で，NASHの肝臓の組織学的な変化も改善する[49]。同様に，パンテチンとプロブコールの併用投与がNASH患者のAST，ALT，トランスフォーミング増殖因子β（TGF-β）レベルを低下させ，肝組織の炎症や線維化を抑制した[50]。

11 他剤との併用時の相乗効果

ホスフォジエステラーゼ（PDE）阻害薬のシロスタゾールとプロブコールとの併用は，PCI後の再狭窄を相乗的に抑制する[51]。また，ラット脳の虚血モデルでは，シロスタゾールとプロブコールとの併用がそれぞれの単独療法よりも梗塞サイズを減少させた[52]。また，LDL受容体欠損マウスにおいても，シロスタゾールとプロブコールとの併用はそれぞれの単独療法よりも大動脈の動脈硬化性病変を抑制させたことから[53]，ヒトにおいても両薬を併用する意義は大きいと考えられる。

HDL/アポリポ蛋白A-Ⅰを介した動脈硬化防御機構

プロブコールのHDL代謝に及ぼす効果とその機序について議論する前に，HDLやその主たる構成アポリポ蛋白であるアポリポ蛋白A-Ⅰを介した動脈硬化防御機構（図3）について述べる。HDLはアポリポ蛋白A-Ⅰ，A-Ⅱを主要アポリポ蛋白とし，比重によって軽く大きいHDL_2と，重く小さいHDL_3に分けられる。HDLはどのような機序で動脈硬化を抑制するのであろうか。末梢細胞の細胞膜の外葉に存在する遊離コレステロールは，①HDLから遊離したアポリポ蛋白A-Ⅰまたは原始HDL（preβ-HDL），αHDLがそれらの受容体に結合することによる特異的なコレステロール引抜きと，②受動拡散によるHDLの表面への取込み，の2つの機序により細胞外へ引き抜かれる[54]。前者でコレステロール引抜きに関与する細胞表面のHDL/アポリポ蛋白A-Ⅰ結合蛋白の候補として，ATP

図3 コレステロール逆転送系

ABC：ATP結合カセット輸送体
apo：アポリポ蛋白
CE：コレステリルエステル
CETP：コレステリルエステル転送蛋白
FC：遊離コレステロール
HDL：高比重リポ蛋白
HTGL：肝性トリグリセライドリパーゼ
IDL：中間比重リポ蛋白
LCAT：レシチン・コレステロールアシルトランスフェラーゼ
LDL：低比重リポ蛋白
LPL：リポ蛋白リパーゼ
SR-BI：スカベンジャー受容体B1
TG：トリグリセライド
VLDL：超低比重リポ蛋白

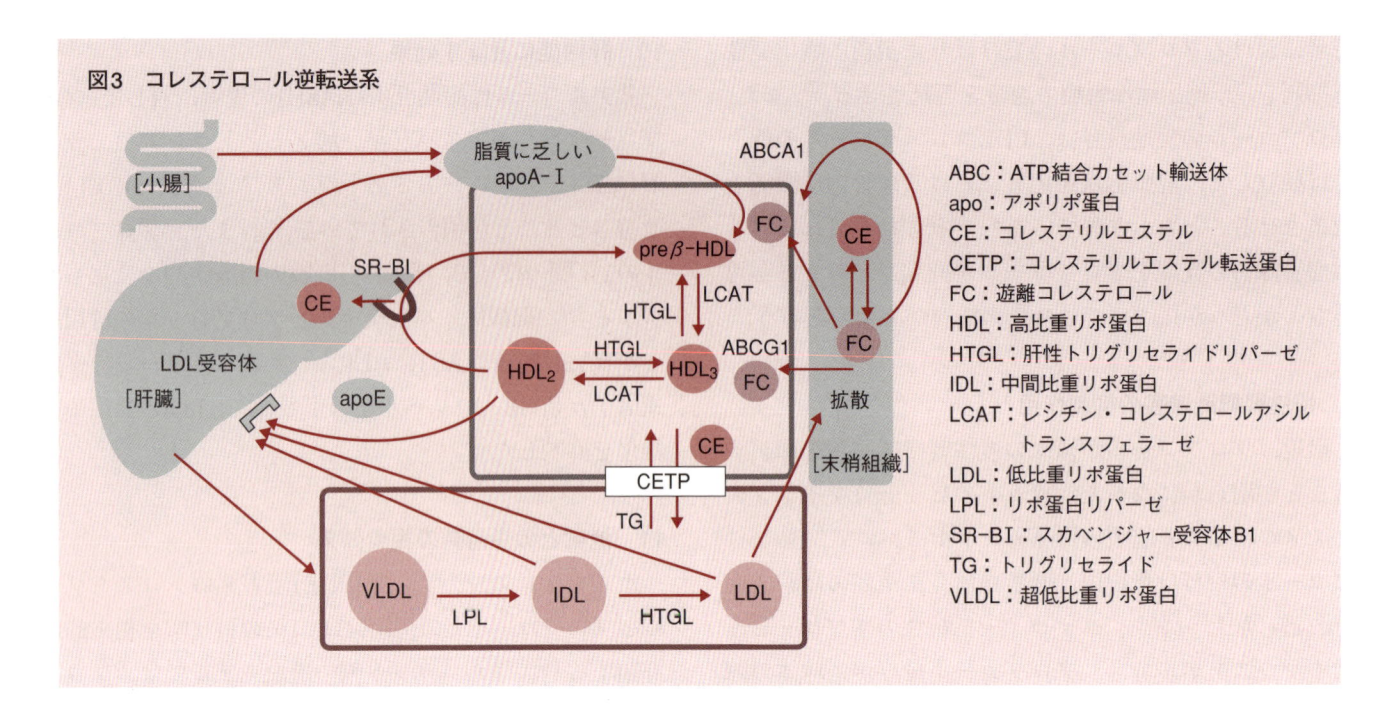

結合カセット輸送体（ABC）A1，HDL結合蛋白，SR-BI，ABCG1やわれわれが見いだしたグルコシルホスファチジルイノシトールアンカー型HDL/アポリポ蛋白A-I結合蛋白などがあげられる。ただし，最近ではSR-BIの関与は否定的とされている。ABCA1はタンジェール病の原因遺伝子として発見されたもので，主に脂質に乏しいアポリポ蛋白A-Iがコレステロールやリン脂質を細胞から引き抜く際に重要である。これに対して，ABCG1は球状のHDL粒子によるコレステロール引抜きに関与すると考えられている一方，受動拡散によるHDLの表面への取込みは非特異的な物理化学的経路であり，特別な因子は不要で，細胞膜とリポ蛋白の間のコレステロール勾配が大きく影響する。

線維芽細胞などの末梢細胞の培養液にアポリポ蛋白A-IやHDLを添加すると，ホスフォリパーゼCやホスフォリパーゼDの活性化が起こり，ジアシルグリセロールの生成を介してプロテインキナーゼCが活性化され，コレステロールの細胞外搬出が促進される。また，Rhoファミリーに属する低分子量G蛋白Cdc42も細胞内のコレステロールの輸送と細胞外搬出に重要であることをわれわれは見いだした[55]。

血中や組織間液中でHDLから脂質に乏しいアポリポ蛋白A-Iが何らかの機序で遊離し，組織間腔に入ると，細胞膜からリン脂質を受け取り，円盤状のpreβ1-HDLとなる。このpreβ1-HDLは，細胞から遊離コレステロールを受け取り，preβ2-HDL，preβ3-HDLとなり，リンパ管を通って血中へ戻り，そこでレシチン・コレステロールアシルトランスフェラーゼ（LCAT）と結合する。遊離コレステロールはLCATによってエステル化され，コレステリルエステルとなり，コレステリルエステルはHDLの中心部に組み込まれ，コレステリルエステルに富む球状HDLが形成される。LCATの作用によりHDLは徐々に大粒子化していく。さらに，HDLの中のコレステリルエステルは血中に存在するCETPによって，VLDL，中間比重リポ蛋白（IDL），LDLなどのアポリポ蛋白B含有リポ蛋白へ転送され，コレステリルエステルを受け取ったIDL，LDLが肝臓のLDL受容体を介して取り込まれ，胆汁酸へと代謝・処理される。また，HDLが直接肝臓に取り込まれる機構やHDLのコレステリルエステルの肝臓への選択的に取り込み機構も存在すると推察される。SR-BIは肝臓やステロイドホルモン合成臓器で，HDL-コレステリルエステルの選択的取込みに関与する受容体として発見された。SR-BIはHDLを結合するが，HDL自体は内部移行されずに，コレステリルエステルのみが選択的に取り込まれる。肝臓に取り込まれたコレステロールの一部は再利用され，一部は胆汁酸として胆汁中に排泄される。

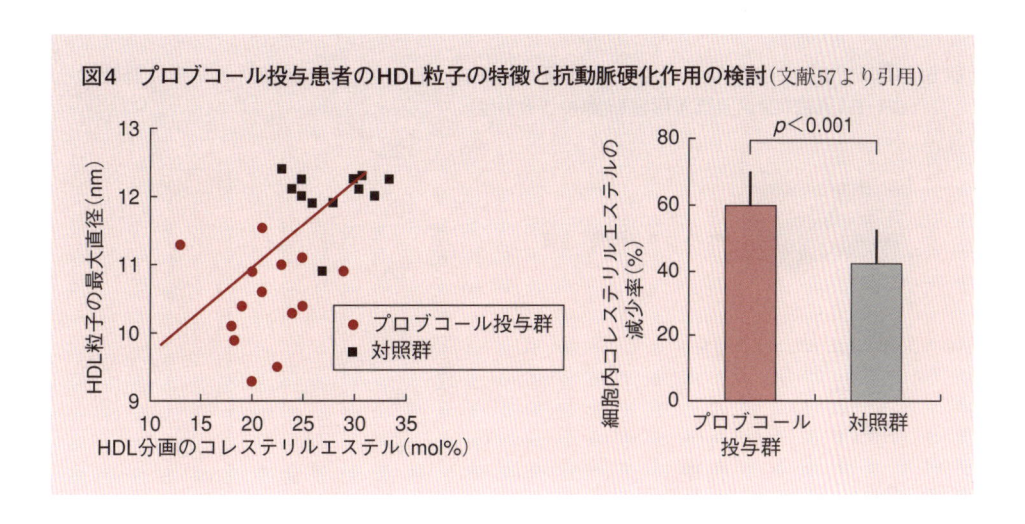

図4 プロブコール投与患者のHDL粒子の特徴と抗動脈硬化作用の検討（文献57より引用）

プロブコール投与でHDLコレステロールがなぜ低下するのか？　また，その生理的意義は？

　プロブコールの脂質蓄積防御作用としては，酸化LDLの産生を防ぐことによりマクロファージの泡沫化を阻止する機序が考えられるが，いったん泡沫化したマクロファージからHDLが脂質を抜き出す過程も，退縮機序の1つとして重要である．FHヘテロ接合体患者へのプロブコール投与時にはHDLコレステロールは低下し，HDL粒子径は縮小する[56]．われわれのFHヘテロ接合体に対するプロブコール投与成績では，HDLコレステロールの低下率とアキレス腱肥厚の減少率は正相関し，プロブコール投与によりHDLコレステロールが低下すればするほどアキレス腱肥厚は減少した[17]．したがって，われわれはプロブコール投与中に認められる低HDLコレステロール血症は動脈硬化のリスクとはならないと考えている．CETPはHDLのコレステリルエステルをアポリポ蛋白B含有リポ蛋白へと転送する機能を有する蛋白であるが，プロブコールでHDLコレステロールの低下する機序として，われわれはプロブコール投与中の患者でCETP活性が約23％増加することを示した[57]．プロブコール投与時にHDL分画のコレステリルエステルは減少し，マクロファージの泡沫化の抑制作用（抗動脈硬化作用）は非投与患者のHDLよりも強力であった（図4）．プロブコールによってコレステロール逆転送系の主役であるCETPを活性化させるという報告がいくつか存在する[57-59]．また，プロブコールはHDLのリモデリングに関与し，マクロファージからのコレステロール引抜きに重要なpreβ1-HDLの産生を増加させる[60]．

　一方，肝臓や副腎に発現するSR-BIはHDLと結合し，HDLのコレステリルエステルを選択的に取り込む際に重要な受容体である．マウスでSR-BIを肝臓で過剰発現させるとHDLコレステロールが低下し，逆にSR-BIノックアウトマウスではHDLコレステロールの著しい増加がみられる．Rinningerらによると，マウスにプロブコール含有食を投与し，血清HDLコレステロールの低下と，肝臓・副腎でのHDLコレステリルエステルの取込みの著明な増加を認めたが，肝臓・副腎でのSR-BI mRNAならびにSR-BI蛋白量は不変であった[61]．プロブコール投与および対照マウスからHDLを分離し，チャイニーズハムスター卵巣（CHO）細胞でHDLコレステリルエステルの選択的取込みをみると，プロブコール投与マウスHDL（P-HDL）と対照マウスHDL（C-HDL）からのコレステリルエステルの選択的取込みには差が認められなかった．しかし，SR-BIを過剰発現するCHO細胞では，P-HDLからのコレステリルエステルの選択的取込みはC-HDLに比し，2倍以上増加していた．これに対し，プロブコールを in vitro でHDLに取り込ませたものでは，SR-BI発現CHO細胞におけるこのようなコレステリルエステルの選択的取込みの増加は認められなかった．したがって，プロブコールあるいはプロブコール代謝産物のいずれかが細胞膜上のSR-BIとHDLとの相互作用を増強させ，コレステリルエステルの選択的取込みを増加させる可能性

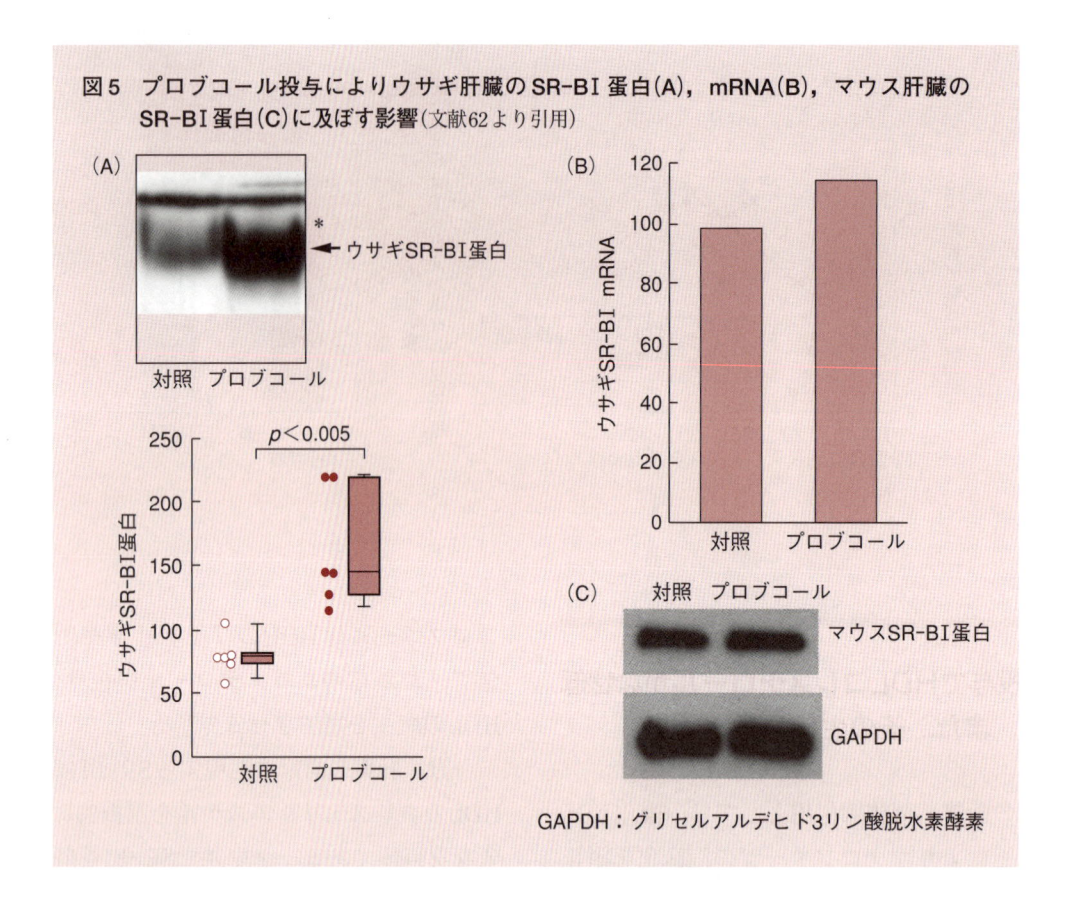

図5 プロブコール投与によりウサギ肝臓のSR-BI蛋白(A), mRNA(B), マウス肝臓のSR-BI蛋白(C)に及ぼす影響(文献62より引用)

GAPDH：グリセルアルデヒド3リン酸脱水素酵素

が示された。

一方，HepG2細胞やヒト肝細胞を用いた in vitro の実験，ウサギを用いた in vivo 実験では，プロブコールはSR-BI mRNAは変化させないが，SR-BI蛋白量を増加させ，細胞へのコレステリルエステルの取込みを増加させるという成績をわれわれは得ている[62]。そのメカニズムとしては，プロブコールがSR-BI蛋白の分解を抑制することにより，SR-BI蛋白量を増加させることが明らかになっている(図5)。一方，マウスではプロブコールはSR-BI発現には影響せず，種差があることをわれわれは報告した[62]。プロブコールが高コレステロール食負荷ウサギにおいて，肝臓のSR-BI発現を増加させるという同様の報告もある[63]。

このようなコレステロール逆転送系をプロブコールが活性化させ，動脈硬化の進展を抑制するという報告は多いが，これに対してプロブコールはアポリポ蛋白A-Iなどのαヘリックスをもつ蛋白による細胞からのコレステリルエステルを強く抑制することが報告された[64,65]。さらに，プロブコールはアポリポ蛋白A-Iによるコレステリルエステルに関わるABCA1に対して影響し，mRNAレベルは変化させないが，蛋白レベルは増加させ，これはカルパインによる分解をプロブコールが抑制した[66]。ABCA1の蛋白レベルが増加するにもかかわらず，コレステリルエステルが増加しない機序として，J774マクロファージでは，細胞内コンパートメントから細胞膜へのABCA1の転位をプロブコールが抑制し，アポリポ蛋白A-Iの細胞への結合も同様に抑制することにより，プロブコールはABCA1を介したコレステリルエステルを減少させると推定される[67]。しかし，プロブコールはLCAT欠損マウスに投与した場合，HDLの新生が抑制されるにもかかわらず，コレステロールの組織への蓄積は認められていないので[68]，プロブコールによるABCA1を介したコレステリルエステルの抑制がいかなる生理的意義を有するのかはさらに検討する余地があろう。最後に，以上の結果をもとにして，プロブコールのHDL代謝に及ぼす効果を図6にまとめたが，プロブコールはLDLコレステロールを低下，LDLを酸化させる以外にCETPの増加，肝臓のSR-BIの増加を介してHDLコレステロールを低下させる。メカニズム的に動脈硬化防御機構であるコレステロール逆転送系を活性化させており，動脈硬化進展抑

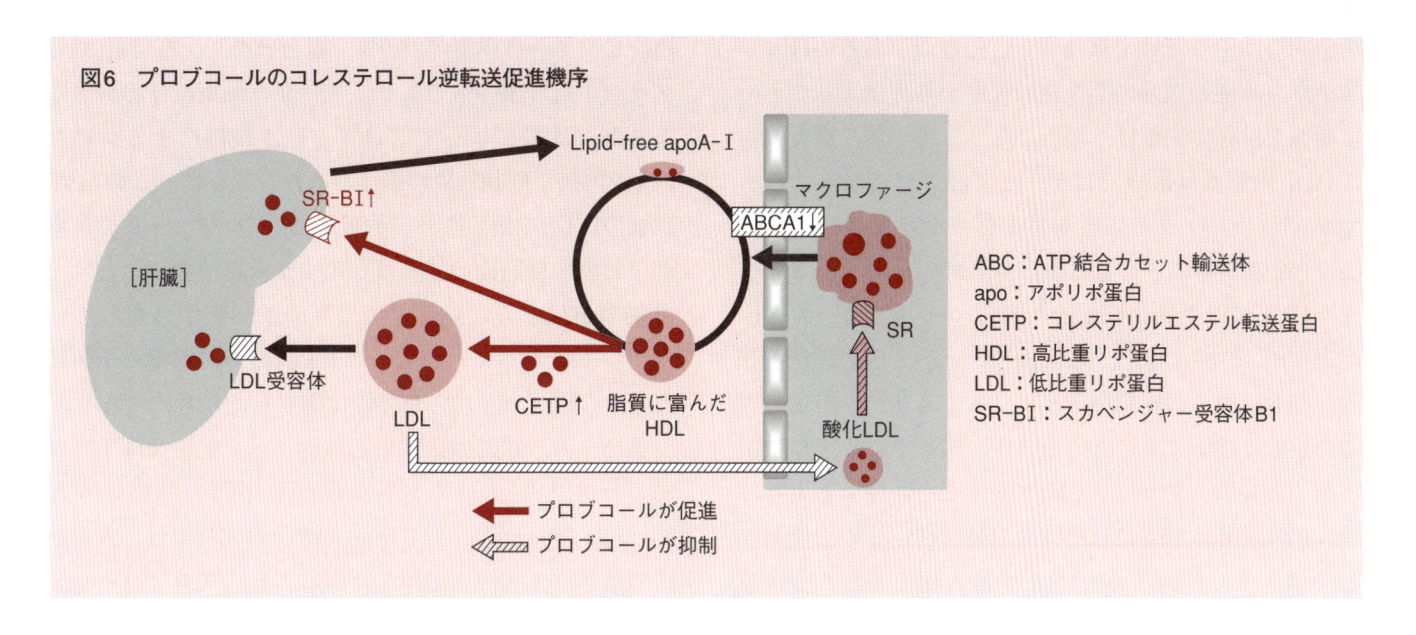

図6 プロブコールのコレステロール逆転送促進機序

ABC：ATP結合カセット輸送体
apo：アポリポ蛋白
CETP：コレステリルエステル転送蛋白
HDL：高比重リポ蛋白
LDL：低比重リポ蛋白
SR-BI：スカベンジャー受容体B1

制のストラテジーとして，プロブコールはHDLコレステロールを下げてもむしろコレステロール逆転送系の活性化を意味すると考えられ，好ましい効果と考えられる。

HDLコレステロールを増加させ，LDLコレステロールを減少させることを目指して，CETP阻害薬が海外を中心に開発中であった。しかし，CETP欠損症患者のリポ蛋白像は，肝臓のHDL受容体であるSR-BIのノックアウトマウスに類似し，HDLコレステロールの著しい増加とHDL粒子の拡大が認められ，本マウスとアポリポ蛋白Eノックアウトマウスあるいはアポリポ蛋白E受容体ノックアウトマウスを掛け合わせると，SR-BIの欠損により動脈硬化が進展する。逆に，SR-BI過剰発現マウスではHDLコレステロールは減少するが，動脈硬化は抑制される。CETP欠損症で動脈硬化を合併する症例をわれわれは多数経験している。また，CETP欠損症が集積する秋田県大曲地域の疫学調査から，CETP欠損による高HDL血症は長寿症候群ではなく，冠動脈疾患のリスクになることもわれわれは明らかにした[69]。CETPが動脈硬化惹起的かアテローム産生抑制的かはリポ蛋白代謝の状況によって異なり，ヒトでの生理的な条件下ではむしろアテローム産生抑制的に働く可能性があるとわれわれは考えていた[70]。CETP阻害薬によりHDLコレステロールは著しく増加し，LDLコレステロールは減少する。アトルバスタチン単独，アトルバスタチン＋CETP阻害薬(トルセトラピブ)の2群比較で大規模試験，Investigation of Lipid Level Management to Understand its Impact in Atherosclerotic Event(ILLUMINATE)が行われていたが，アトルバスタチン単独群で51例の死亡に比し，アトルバスタチン＋CETP阻害薬群では82例もの死亡があり，2年目の途中で試験中止となった[71]。この結果の原因について，アルドステロン増加による4 mmHg程度の血圧の上昇[72]だけでは短期間での死亡率の上昇は説明困難である。さらに，最近発表されたInvestigator and Committees of the Investigation of Lipid Level Management Using Coronary Ultrasound to Assess Reduction of Atherosclerosis by CETP Inhibition and HDL Elevation(ILLUSTRATE)[73]やRating Atherosclerotic Disease Change by Imaging with a New CETP Inhibitor I (RADIANCE)1試験[74]およびRADIANCE2試験[75]でもCETP阻害薬のアトルバスタチンへの追加投与は，アトルバスタチン単独に比べてHDLコレステロールは60％増加し，LDLコレステロールは20％減少したにもかかわらず，頸動脈IMTや冠動脈血管内超音波検査法(IVUS)で評価した冠動脈プラーク容積は改善しなかった。したがって，これらの結果がCETP阻害という薬剤のクラス効果なのか，薬物自体の毒性によるものかは今後詳細な解析が必要であろうが，CETP阻害によるみかけ上のHDLコレステロール増加は無意味である可能性が高く，HDLコレステロールのレベルだけで動脈硬化との関連を論じる時代は終わったと考えてよかろう[76]。

われわれが報告したCETP欠損症の動脈硬化が抑制できない点とCETP欠損症のHDLの組成，粒子サイズ，コレステロール搬出機能の異常などから，われわれはHDL

を量的な面からだけではなく，質的な面，あるいはコレステロール逆転送系の活性化の程度から評価することの重要性を世界に先駆けて報告した[77]。その後，機能障害性HDLの意義は最近ではやっと認識されるようになってきている。マウスの全身性炎症モデルでは，ヒトのCETPを過剰発現させると生存率が増加した[78]。このようなHDLの動脈硬化抑制的な側面（コレステロール搬出促進作用，抗酸化作用，抗炎症作用など）と動脈硬化惹起的な側面は最近の総説のトピックスであり[79]，HDLの機能を正確に評価することの重要性が増している。CETP阻害薬の開発の失敗から，CETP阻害薬を開発するよりはCETP活性化薬を開発したほうが動脈硬化症の治療薬としてはベターという考え[80]がやっと出てきたことをみると隔世の感があるが，今後HDLの質やコレステロール逆転送系の活性の簡便な評価方法の確立が重要と考えられる。

ヒトにおけるプロブコール投与の臨床的意義

ヒトにおけるプロブコール長期投与の心血管イベント発生に及ぼす影響については，必ずしも十分なデータはないが，Miettinenらはプロブコールが虚血性心疾患の一次予防に有効であることを示した[81]。プロブコールの投与による大腿動脈の内径の変化をみたProbucol Quantitative Reguression Swedish Trial（PQRST）のデータでは相反する結果が出たが，一方，PCI後の再狭窄防止にプロブコールが有効であるとの最近の前向き試験の成績も多い。PCI施行の4週間前からプロブコールを投与し始め，PCI後も24週間継続投与し，冠動脈再狭窄の程度を非投与群と比較したYokoiらのProbucol Angioplasty Restenosis Trial（PART）では，対照群で58%の再狭窄を認めたのに対し，プロブコール1000 mg/日投与群では23%と有意に抑制されていた[82-83]。

一方，TardifらのMulti Vitamins and Probucol（MVP）[84]では，317例を①プラセボ群，②プロブコール群（1000 mg/日），③複合ビタミン（ベータカロテン60 000 IU＋ビタミンC 1000 mg＋ビタミンE 1400 IU/日）群，④プロブコール＋複合ビタミン併用群に分けた。PCI 24週間後の再狭窄率は，プロブコール群で20.7%，プロブコール＋複合ビタミン併用群で28.9%，複合ビタミン群で40.3%，プラセボ群で38.9%であり，プロブコール投与の有無による群間比較によってプロブコール投与による有意なPCI後再狭窄抑制効果が確認された。さらに，このMVP試験のIVUSを用いたサブ解析では，プロブコール投与患者において横断面の狭窄度が67.6%未満であることは，再狭窄が起こらないことの最良の予知因子となっていた[85]。したがって，少なくともPCI後の再狭窄の予防におけるプロブコールの有効性は確立したと考えられる。

また一方，頸動脈IMTと心血管イベントに及ぼすプロブコールとプラバスタチン投与2年間の効果をみたFukuoka Atherosclerosis Trial（FAST）の成績では，食事療法ではIMTが23.2%肥厚したのに対し，プロブコール投与群，プラバスタチン投与群ともにIMTは13.9%の減少と有意な差が示された[86]。さらには，プロブコール投与群で心血管イベントの発症が有意に少なかった。少なくとも，現時点ではヒトにおいてプロブコールの長期投与が冠動脈硬化，冠動脈イベント発生などに及ぼす効果は報告が十分でなく，また，プロブコールによるHDLコレステロール低下の程度が冠動脈イベントに及ぼす影響についても不明であるが，CETP遺伝子多型に起因する高HDLコレステロール血症を有するアスリートで冠動脈狭窄を認めたが，プロブコール投与によってCETPレベルが増加し，HDLコレステロールが低下したが心電図異常や胸部症状が改善した症例が報告されている[87]。

さらに，プロブコール類似の化合物であるサクシノブコール（AGI-1067）（図1）を用いたCanadian Antioxidant Restenosis Trial（CART）-1では，PCI後の再狭窄の内腔面積がサクシノブコール（70-280 mg/日）の投与量の増加とともに大きくなり，プロブコールではさらに大きくなっていたが（表1），プロブコール投与でQTc間隔の延長の割合が大きかった[88]。同様に，サクシノブコールを用いたCART-2では，IVUSを用いて冠動脈プラーク容積の変化が評価されたが，サクシノブコール投与群（1年間投与）で冠動脈プラーク容積が4.0 mm³減少したが，プラセボとの間には有意差がなかった[89]。この研究でサクシノブコールはLDLコレステロールを低下させず，HDLコレステロールは14%低下，ミエロペルオキシダーゼは6%減少したが，高感度C反応性蛋白は減少していない。最近発表されたサクシノブコールを用いた大規模試験である

表1 経皮的冠動脈形成術後の血管内超音波法による体積変数に対するサクシノブコール（AGI-1067）とプロブコールの作用（文献88より引用）

	プラセボ	プロブコール500mg 1日2回	AGI-1067 280mg 1日1回
追跡期間：6ヵ月			
内腔体積	64.0	80.0**	77.4**
ステント体積	98.7	114.9*	104.9
HDLコレステロール		−35.1%	−18.7%

*$p<0.05$, **$p<0.01$（プラセボとの比較）

表2 ARISE試験における36ヵ月時点の一次および二次エンドポイントと他の評価項目

	ハザード比	
一次エンドポイント（心血管死，心停止，心筋梗塞，脳卒中，不安定狭心症，冠血行再建術）	1.00（95%信用区間：0.89-1.13）	p：有意差なし
二次エンドポイント（心血管死，心停止，心筋梗塞，脳卒中）	0.81（95%信用区間：0.69-0.98）	$p=0.029$
糖尿病新規発症	−64%	
糖尿病患者におけるHbA$_{1c}$	−7.2%（12ヵ月時点）	
HDLコレステロール	−8.9%	

Aggressive Reduction of Inflammation Stop Events（ARISE）（表2）では，サクシノブコールの投与によって一次エンドポイント（心血管死，心停止，心筋梗塞，脳卒中，不安定狭心症，冠動脈血行再建術）に有意な減少効果はなかったが，二次エンドポイント（心血管死，心停止，心筋梗塞，脳卒中）には有意な減少効果が認められた[90]。さらに，糖尿病の新規発症がサクシノブコール群では64%も抑制され，HbA$_{1c}$も7.2%低下したことは注目されるが，やはりLDLコレステロールは有意に増加し，HDLコレステロールは低下し，血圧が上昇していた。以上のように，プロブコール誘導体のサクシノブコールに関してはQTを延長させにくいというメリットはあるが，プロブコールと異なりLDLコレステロールを低下させないことから，プロブコール以上に心血管イベント抑制効果があるのかどうかについては，今後検証の必要があろう。また，われわれのFHヘテロ接合体やホモ接合体におけるプロブコールの長期使用経験から，少なくともFHにおいてはプロブコール投与がHDLコレステロールを低下させてもアキレス腱肥厚や黄色種を退縮させることから，冠動脈イベントも抑制する可能性が強く示唆される。実際，FHヘテロ接合体の410例において，プロブコール投与群とプロブコール非投与群とを長期間にわたって後向きに調査した成績では，特に二次予防群においてプロブコール投与群で心血管イベントの発生が顕著に，また有意に抑制されていることが明らかになっており[91]，今後プロブコール治療による冠動脈狭窄の進展抑制，または心血管イベント抑制効果に関する前向きの大規模試験において，プロブコールの効果を証明することが期待される。

引用文献

1) Yamamoto A, Matsuzawa Y, Kishino B, Hayashi R, Hirobe K, Kikkawa T. Atherosclerosis 1983;48:157-66.
2) Buckley MM, Goa KL, Price AH, Brogden RN. Drugs 1989;37:761-800.
3) 山下静也, 他. 動脈硬化 1991;19:591-8.
4) Yamamoto A, Matsuzawa Y, Yokoyama S, Funahashi T, Yamamura T, Kishino B. Am J Cardiol 1986;57:29H-35H.
5) Baker SG, Joffe BI, Mendelsohn D, Seftel HC. S Afr Med J 1982;62:7-11.
6) Durrington PN, Miller JP. Atherosclerosis 1985;55:187-94.

7) Sanjurjo P, Martul P, Sasieta M, Lafuente P, Ariza F, Cabeza I. Acta Paediatr Scand 1988;77:132-5.
8) Kita T, Nagano Y, Yokode M, Ishii K, Kume N, Ooshima A, et al. Proc Natl Acad Sci U S A 1987;84:5928-31.
9) Naruszewicz M, Carew TE, Pittman RC, Witztum JL, Steinberg D. J Lipid Res 1984;25:1206-13.
10) Nestel PJ, Billington T. Atherosclerosis 1981;38:203-9.
11) Tawara K, Tomikawa M, Abiko Y. Jpn J Pharmacol 1986;40:123-33.
12) Steinberg D, Parthasarathy S, Carew TE, Khoo JC, Witztum JL. N Engl J Med 1989;320:915-24.
13) Carew TE, Schwenke DC, Steinberg D. Proc Natl Acad Sci U S A 1987;84:7725-9.
14) Kita T, Yokode M, Ishii K, Kume N, Nagano Y, Arai H, et al. Clin Exp Pharmacol Physiol Suppl 1992;20:37-42.
15) Cristol LS, Jialal I, Grundy SM. Atherosclerosis 1992;97:11-20.
16) Brasen JH, Koenig K, Bach H, Kontush A, Heinle H, Witting PK, et al. Atherosclerosis 2002;163:249-59.
17) 中村正, 松沢佑次, 他. The Lipid 1992;3:147-153.
18) Sasahara M, Raines EW, Chait A, Carew TE, Steinberg D, Wahl PW, et al. J Clin Invest 1994;94:155-64.
19) Zhang SH, Reddick RL, Avdievich E, Surles LK, Jones RG, Reynolds JB, et al. J Clin Invest 1997;99:2858-66.
20) Moghadasian MH, McManus BM, Godin DV, Rodrigues B, Frohlich JJ. Circulation 1999;99:1733-9.
21) Moghadasian MH. Atherosclerosis 2006;188:28-34.
22) Braun A, Zhang S, Miettinen HE, Ebrahim S, Holm TM, Vasile E, et al. Proc Natl Acad Sci U S A 2003;100:7283-8.
23) Daugherty A, Zweifel BS, Schonfeld G. Br J Pharmacol 1989;98:612-8.
24) Baldassarre D, Franceschini G, Peruzzotti G, Brusoni B, Sirtori CR. J Cardiovasc Pharmacol 1997;30:784-9.
25) Chang MY, Sasahara M, Chait A, Raines EW, Ross R. Arterioscler Thromb Vasc Biol 1995;15:1631-40.
26) Fruebis J, Gonzalez V, Silvestre M, Palinski W. Arterioscler Thromb Vasc Biol 1997;17:1289-302.
27) Ku G, Doherty NS, Wolos JA, Jackson RL. Am J Cardiol 1988;62:77B-81B.
28) Hong SC, Zhao SP, Wu ZH. J Cardiovasc Pharmacol 2006;47:77-81.
29) Anderson TJ, Meredith IT, Yeung AC, Frei B, Selwyn AP, Ganz P. N Engl J Med 1995;332:488-93.
30) Ferns GA, Forster L, Stewart-Lee A, Konneh M, Nourooz-Zadeh J, Anggard EE. Proc Natl Acad Sci U S A 1992;89:11312-6.
31) Ishizaka N, Kurokawa K, Taguchi J, Miki K, Ohno M. Atherosclerosis 1995;118:53-6.
32) Tanaka K, Hayashi K, Shingu T, Kuga Y, Nomura K, Kajiyama G. Cardiovasc Drugs Ther 1998;12:19-28.
33) Jackson CL, Pettersson KS. Atherosclerosis 2001;154:407-14.
34) Yang YB, Yang YX, Su B, Tang YL, Zhu BY, Hu ZW, et al. Eur J Pharmacol 2007;570:125-34.
35) Setsuda M, Inden M, Hiraoka N, Okamoto S, Tanaka H, Okinaka T, et al. Clin Ther 1993;15:374-82.
36) Kaminnyi AI, Lankin VZ, Samko AN, Sozykin AL, Provatorov SI, Konovalova GG, et al. Bull Exp Biol Med 2005;139:183-5.
37) Kuyvenhoven JP, Meinders AE. Eur J Intern Med 1999;10:9-19.
38) Harada N, Kashiwagi A, Nishio Y, Kikkawa R. Diabetes Res Clin Pract 1999;43:111-20.
39) Endo K, Miyashita Y, Sasaki H, Ohira M, Saiki A, Koide N, et al. Diabetes Res Clin Pract 2006;71:156-63.
40) Tagawa T, Urabe Y, Kimura Y, Suzuki S, Ono H, Takeda K. Hypertens Res 2004;27:311-8.
41) Hirano T, Morohoshi T. Nephron 1992;60:443-7.
42) Binder CJ, Weiher H, Exner M, Kerjaschki D. Am J Pathol 1999;154:1067-75.
43) Nagao S, Yamaguchi T, Kasahara M, Kusaka M, Matsuda J, Ogiso N, et al. Am J Kidney Dis 2000;35:221-6.
44) Koya D, Hayashi K, Kitada M, Kashiwagi A, Kikkawa R, Haneda M. J Am Soc Nephrol 2003;14:S250-3.
45) Hoshida S, Yamashita N, Igarashi J, Aoki K, Kuzuya T, Hori M. Arterioscler Thromb Vasc Biol 1997;17:2801-7.
46) Nakamura R, Egashira K, Machida Y, Hayashidani S, Takeya M, Utsumi H, et al. Circulation 2002;106:362-7.
47) Sia YT, Lapointe N, Parker TG, Tsoporis JN, Deschepper CF, Calderone A, et al. Circulation 2002;105:2549-55.
48) Merat S, Malekzadeh R, Sohrabi MR, Sotoudeh M, Rakhshani N, Sohrabpour AA, et al. J Hepatol 2003;38:414-8.
49) Merat S, Aduli M, Kazemi R, Sotoudeh M, Sedighi N, Sohrabi M, et al. Dig Dis Sci 2008;53:2246-50.
50) Tokushige K, Hashimoto E, Yatsuji S, Taniai M, Shiratori K. Hepatol Res 2007;37:872-7.
51) Sekiya M, Funada J, Watanabe K, Miyagawa M, Akutsu H. Am J Cardiol 1998;82:144-7.
52) Park SY, Lee JH, Kim CD, Rhim BY, Hong KW, Lee WS. Brain Res 2007;1157:112-20.
53) Yoshikawa T, Mitani K, Kotosai K, Nozako M, Miyakoda G, Yabuuchi Y. Horm Metab Res 2008;40:473-8.
54) von Eckardstein A, Nofer JR, Assmann G. Arterioscler Thromb Vasc Biol 2001;21:13-27.
55) Hirano K, Matsuura F, Tsukamoto K, Zhang Z, Matsuyama A, Takaishi K, et al. FEBS Lett 2000;484:275-9.
56) Matsuzawa Y, Yamashita S, Funahashi T, Yamamoto A, Tarui S. Am J Cardiol 1988;62:66B-72B.
57) Ishigami M, Yamashita S, Sakai N, Hirano K, Arai T, Maruyama T, et al. Eur J Clin Invest 1997;27:285-92.
58) McPherson R, Hogue M, Milne RW, Tall AR, Marcel YL. Arterioscler Thromb 1991;11:476-81.
59) Chiesa G, Michelagnoli S, Cassinotti M, Gianfranceschi G, Werba JP, Pazzucconi F, et al. Metabolism 1993;42:229-35.
60) Miida T, Seino U, Miyazaki O, Hanyu O, Hirayama S, Saito T, et al. Atherosclerosis 2008;200:329-35.
61) Rinninger F, Wang N, Ramakrishnan R, Jiang XC, Tall AR. Arterioscler Thromb Vasc Biol 1999;19:1325-32.
62) Hirano K, Ikegami C, Tsujii K, Zhang Z, Matsuura F, Nakagawa-Toyama Y, et al. Arterioscler Thromb Vasc Biol 2005;25:2422-7.
63) Hong SC, Zhao SP, Wu ZH. Int J Cardiol 2007;115:29-35.
64) Tsujita M, Yokoyama S. Biochemistry 1996;35:13011-20.
65) Favari E, Zanotti I, Zimetti F, Ronda N, Bernini F, Rothblat GH. Arterioscler Thromb Vasc Biol 2004;24:2345-50.
66) Wu CA, Tsujita M, Hayashi M, Yokoyama S. J Biol Chem 2004;279:30168-74.
67) Favari E, Zanotti I, Zimetti F, Ronda N, Bernini F, Rothblat GH. Arterioscler Thromb Vasc Biol 2004;24:2345-50.
68) Tomimoto S, Tsujita M, Okazaki M, Usui S, Tada T, Fukutomi T, et al. Arterioscler Thromb Vasc Biol 2001;21:394-400.
69) Hirano K, Yamashita S, Nakajima N, Arai T, Maruyama T, Yoshida Y, et al. Arterioscler Thromb Vasc Biol 1997;17:1053-9.
70) Yamashita S, Maruyama T, Hirano K, Sakai N, Nakajima N, Matsu-

zawa Y. Atherosclerosis 2000;152:271-85.
71) Tall AR, Yvan-Charvet L, Wang N. Arterioscler Thromb Vasc Biol 2007;27:257-60.
72) Barter PJ, Caulfield M, Eriksson M, Grundy SM, Kastelein JJ, Komajda M, et al; ILLUMINATE Investigators. N Engl J Med 2007; 357:2109-22.
73) Nissen SE, Tardif JC, Nicholls SJ, Revkin JH, Shear CL, Duggan WT, et al; ILLUSTRATE Investigators. N Engl J Med 2007;356: 1304-16.
74) Kastelein JJ, van Leuven SI, Burgess L, Evans GW, Kuivenhoven JA, Barter PJ, et al; RADIANCE 1 Investigators. N Engl J Med 2007; 356:1620-30.
75) Bots ML, Visseren FL, Evans GW, Riley WA, Revkin JH, Tegeler CH, et al; RADIANCE 2 Investigators. Lancet 2007;370:153-60.
76) Hirano K, Yamashita S, Matsuzawa Y. Curr Opin Lipidol 2000;11: 589-96.
77) Matsuzawa Y, Yamashita S, Kameda K, Kubo M, Tarui S, Hara I. Atherosclerosis 1984;53:207-12.
78) Cazita PM, Barbeiro DF, Moretti AI, Quintão EC, Soriano FG. Shock. 2008;30:590-5.
79) Navab M, Anantharamaiah GM, Reddy ST, Van Lenten BJ, Ansell BJ, Fogelman AM. Nat Clin Pract Endocrinol Metab 2006;2:504-11.
80) Sirtori CR, Mombelli G. Cardiovasc Ther 2008;26:135-46.
81) Miettinen TA, Huttunen JK, Naukkarinen V, Strandberg T, Vanhanen H. Am J Cardiol 1986;57:49H-54H.
82) Yokoi H, Daida H, Kuwabara Y, Nishikawa H, Takatsu F, Tomihara H, et al. J Am Coll Cardiol 1997;30:855-62.
83) Daida H, Kuwabara Y, Yokoi H, Nishikawa H, Takatsu F, Nakata Y, et al. Am J Cardiol 2000;86:550-2, A9.
84) Tardif JC, Cöté G, Lespérance J, Bourassa M, Lambert J, Doucet S, et al. N Engl J Med 1997;337:365-72.
85) Tardif JC, Côté G, Lespérance J, Gosselin G, Joyal M, de Guise P, et al. Can J Cardiol 2001;17:49-55.
86) Sawayama Y, Shimizu C, Maeda N, Tatsukawa M, Kinukawa N, Koyanagi S, et al. J Am Coll Cardiol 2002;39:610-6.
87) Sirtori CR, Calabresi L, Baldassarre D, Franceschini G, Cefalù AB, Averna M. Atherosclerosis 2006;186:225-7.
88) Tardif JC, Grégoire J, Schwartz L, Title L, Laramée L, Reeves F, et al; Canadian Antioxidant Restenosis Trial(CART-1)Investigators. Circulation 2003;107:552-8.
89) Tardif JC, Grégoire J, L'Allier PL, Ibrahim R, Anderson TJ, Reeves F, et al; CART-2 Investigators. Atherosclerosis 2008;197:480-6.
90) Tardif JC, McMurray JJ, Klug E, Small R, Schumi J, Choi J, et al; Aggressive Reduction of Inflammation Stops Events(ARISE)Trial Investigators. Lancet 2008;371:17618.
91) Yamashita S, Bujo H, Arai H, Harada-Shiba M, Matsui S, Fukushima M, et al; Investigators of the Probucol Observational Study Illuminating Therapeutic Impact on Vascular Events(POSITIVE). J Atheroscler Thromb 2008;15:292-303.

イコサペンタエン酸（EPA）

横山 光宏　西尾 亮

はじめに

　魚類に多く含まれるn-3多価不飽和脂肪酸が心血管疾患の発症を抑制することが明らかとなったのは，1970年代にDyerbergらが行ったグリーンランドエスキモーを対象とした調査に始まる[1]。魚を多く摂取するグリーンランドエスキモーはデンマーク人に比べて冠動脈疾患の罹患率がきわめて低く，その原因としてn-3多価不飽和脂肪酸の関与が考えられた。その後も多くの疫学データによって，魚油が心血管疾患の発症予防に有効であることが明らかにされてきた。疫学調査として代表的なものに健常者を追跡調査したPhysician's HealthStudy[2]，Nurses' Health Study（NHS）[3]があるが，それぞれ血中n-3多価不飽和脂肪酸高値群では低値群に比べて突然死の頻度が有意に低く，n-3多価不飽和脂肪酸摂取量の多い人では心血管イベントのリスクが低かった。また，魚油およびn-3多価不飽和脂肪酸摂取の心血管イベントに対する影響について，心筋梗塞患者を対象に検討された2つの代表的な二次予防臨床介入試験がある。Diet and Reinfarction Trialは，2033例の心筋梗塞の男性患者を対象に行われ，少なくとも週2回脂肪の多い魚を摂取するとあらゆる原因による死亡が2年間で29％減少した[4]。Gruppo Italiano per lo Studio della Sopravvivenza nell'Infarto Miocardico-Prevenzione（GISSI-Prevenzione）では，11 324例の心筋梗塞患者を対象に毎日1gのn-3多価不飽和脂肪酸を3.5年間摂取することによって全死亡率を20％，心血管死亡を30％，突然死を45％減少させた[5]。心血管イベントに対する二次予防において魚油およびn-3多価不飽和脂肪酸が有効であることが明らかにされ，一次予防についても疫学調査から有効であると考えられていたが，一次予防についての臨床介入試験は行われていなかった。最近になって，後述する大規模臨床介入試験，Japan EPA Lipid Intervention Study（JELIS）が行われ，高リスク患者における一次予防に有効であることが示された[6]。

　多価不飽和脂肪酸には主に2系統が存在する。最初の二重結合炭素が脂肪酸のメチル末端から数えて3つ目にあるn-3系統と6つ目にあるn-6系統である。これらは動物の体内で合成されず，食物から摂取する必要がある。

　n-6多価不飽和脂肪酸は大豆油，菜種油，ひまわり油，紅花油などに多く含まれ，リノール酸から最終的にアラキドン酸に代謝され，ロイコトリエン，プロスタグランジン，トロンボキサンといった生理活性物質が生成される。現代の食生活において欠乏することはまれであり，むしろ過剰摂取が懸念される。

　n-3多価不飽和脂肪酸は魚油，紫蘇油，亜麻仁油などに多く含まれ，α-リノレン酸からイコサペンタエン酸（EPA），そしてドコサヘキサエン酸（DHA）へと代謝される。n-3多価不飽和脂肪酸もロイコトリエンなどに変換されるが，その生理活性はアラキドン酸から産生されるものに比較して弱い。したがって，n-3多価不飽和脂肪酸の意義は脂質低下作用以上に，n-6多価不飽和脂肪酸と競合して免疫や凝血反応，炎症などにおける過剰反応を抑えることが大きいと考えられている。

　わが国では純度の高いEPAのエチルエステル化製剤のイコサペント酸エチルエステルカプセルの製造に成功し，1990年に閉塞性動脈硬化症に伴う自覚症状の改善，さらに1994年に脂質異常症に対して保険承認されている。2005年秋に米国心臓協会学術集会でJELIS試験の臨床成績が発表され，ますますn-3多価不飽和脂肪酸の心血管系イベントに対する抑制作用が注目されている。

兵庫県立淡路病院

n-3多価不飽和脂肪酸の心血管イベントの予防効果

n-3多価不飽和脂肪酸が心血管イベントの発症予防に有効であることは、疫学調査と臨床試験で明らかであるが、その機序としては以下のようなものが考えられている。

1 抗血栓作用と血管内皮細胞保護作用

n-6多価不飽和脂肪酸のアラキドン酸からは、動脈壁では血小板凝集抑制作用と血管拡張作用をもつプロスタサイクリン(PGI_2)が産生される一方で、血小板では血小板凝集作用と血管収縮作用をもつトロンボキサンA_2(TXA_2)が産生される。このTXA_2が血栓形成や動脈硬化の進展に関与すると考えられる。これに対してn-3多価不飽和脂肪酸のEPAからは、PGI_2と同様の血小板凝集抑制作用を有するPGI_3が産生される一方で、血小板では血小板凝集作用をほとんどもたないTXA_3が産生される。したがって、n-3多価不飽和脂肪酸を十分摂取することによってTXA_2の作用に競合し、血栓性疾患や動脈硬化の予防につながると考えられる。

さらに、EPAは血管内皮細胞での一酸化窒素(NO)の産生を増加させ、NO依存的に血管拡張作用、血小板凝集抑制作用、接着因子発現抑制作用など内皮細胞機能を維持するように働くと考えられている。

また、EPAは単球／マクロファージによる組織因子の活性化を抑制し、血栓形成を阻害することが示されている。組織プラスミノーゲン・アクチベーターの増加とフィブリン産生の減少など、凝固因子への直接作用も報告され、血栓形成抑制作用の一部に関連している可能性もある。

2 抗炎症作用

n-6多価不飽和脂肪酸のアラキドン酸は5-リポキシゲナーゼの基質となり、ロイコトリエンB_4が産生される。ロイコトリエンB_4は好中球と単球に対して強力な遊走作用を有し、さらに主に単球の遊走因子である単球走化性蛋白質(MCP-1)の発現誘導を亢進させる。n-3多価不飽和脂肪酸のEPAも5-リポキシゲナーゼの基質となるが、生理活性の非常に低いロイコトリエンB_5となり、競合的にロイコトリエンB_4の産生を抑制し、抗炎症作用を示す。一方、DHAはロイコトリエン代謝に対する作用を有さない。

また、ヒト単核球ではインターロイキン-1と腫瘍壊死因子αといった炎症性サイトカインが産生されるが、EPAはその遺伝子転写調節因子である核内因子κB(NFκB)の不活性化因子IκBのリン酸化を抑制し、その結果、NFκBの活性化作用の抑制を介して、活性サイトカインの産生を抑制するとの報告や、好中球からの活性酸素種の産生を抑制するとの報告もあり、EPAの抗炎症作用の一部を担っているものと考えられる。さらに最近では、EPAを基質として5-リポキシゲナーゼ類似酵素によって強力な抗炎症作用を有するレゾルビンE-1が産生されることが報告され、注目されている。レゾルビンE-1は白血球の細胞表面の接着因子の発現を抑制すること、白血球のローリングを阻害すること、アデノシン二リン酸とトロンボキサンによる血小板の凝集を阻害することが報告されており、これらの作用によって血管内の炎症や血栓症を抑制していると考えられている[7]。

3 EPAの脂質低下作用

魚油の主成分であるEPAやDHAは脂肪酸の合成を抑制し、高トリグリセライド血症を改善する。1日4gと比較的多量のEPAやDHAを摂取することによって、空腹時のトリグリセライドが20-40%減少することが報告されている[8]。また、HDLコレステロールを軽度増加させ、LDLリポ蛋白粒子のサイズを増大させることも知られている[9,10]。ただ、魚油の心血管イベントの発症抑制効果はEPAやDHAを1日1g程度摂取することでも認められており、脂質代謝への影響のみでは説明しきれない[5,6]。

最近になって脂質低下の作用機序としてEPAの肝臓でのステロール調節エレメント結合蛋白(SREBP)-1c抑制作用によるトリグリセライド合成低下、超低比重リポ蛋白の代謝亢進、脂肪酸合成の低下、リポ蛋白リパーゼの活性亢進の作用などであることが明らかにされている。SREBP-1cは一連の脂肪合成酵素群の発現を調節する転写因子で、EPAはSREBP-1cの活性化と、この転写因子の遺伝子発現を抑制することが示されている。EPAが核内転写因子であるペルオキシソーム増殖因子活性化受容体(PPAR)のリガンドとなることも報告され、PPARα活

性化により肝臓でのβ酸化を亢進して，新規脂肪酸合成を抑制すると考えられている．さらに，EPAは脂肪細胞においてPPARγを発現誘導することが報告されており，糖代謝を改善する可能性もある．

4 心室性不整脈に対する感受性の低下

EPAなどのn-3多価不飽和脂肪酸は，心筋細胞に直接作用して抗不整脈作用を示すことが動物や細胞を用いた基礎実験にて明らかにされている．作用機序としては，L型Caチャネルの安定化によるCa過負荷の阻止作用，電位依存性Naチャネルの阻害作用，心拍数減少作用などが想定され，結果として頻脈性不整脈抑制作用が期待できる．実際，以下のような報告がされ，抗不整脈作用が示されている．

魚油あるいはn-3多価不飽和脂肪酸のサプリメントの投与が，心筋梗塞患者の心血管死亡を減少させるかどうかが検討された．心筋梗塞発症3ヵ月以内の11 324例をn-3多価不飽和脂肪酸(1g/日)投与群，ビタミンE投与群，n-3多価不飽和脂肪酸とビタミンE両方の投与群，無投与群の4群に分類し，3.5年にわたって比較検討した．その結果，n-3多価不飽和脂肪酸の投与群では死亡，非致死性心筋梗塞，脳卒中の相対リスクが10%減少した[5]．この心血管死の抑制効果は投与後早期に認められ，突然死は著明に低下し投与の4ヵ月後で有意であった．心臓死，冠動脈死も同様に低下したが，効果発現が少し遅く，投与の6-8ヵ月後に有意であった．この結果から，n-3多価不飽和脂肪酸による心筋梗塞早期の死亡抑制，突然死の抑制は動脈硬化や抗血栓効果によるものではなく，抗不整脈作用によるものと考えられた[11]．

また，植え込み型除細動器(ICD)を装着した402例を無作為に魚油群(EPA+DHA 2.6g/日)とオリーブ油群の2群に割り付け，それぞれ12ヵ月投与し，心室頻拍または心室細動によるICDの作動，あるいはすべての原因による死亡をエンドポイントとした．魚油群ではオリーブ油群に比べエンドポイント発生までの日数が延長し，また，魚油を11ヵ月以上服用した場合には，心室頻拍ないし心室細動によるICD作動が38%減少することが示された[12]．

5 粥腫安定化作用

LDL受容体遺伝子の異常により高コレステロール血症を呈し，離乳直後から大動脈や冠動脈などに動脈硬化病変を自然発症するWatanabe-heritable hyperlipidemicウサギに，魚油を6週間経口投与して動脈硬化巣の組織構成を調べると，魚油を投与していない群に比べ，内膜の肥厚が減少し，マクロファージ量の減少と線維成分の増加が認められた[13]．ヒトでも，頸動脈内膜剥離術の待機患者を対象に，n-3多価不飽和脂肪酸のEPAとDHAの合成カプセル(魚油)を投与する群と，n-6多価不飽和脂肪酸であるひまわり油(おもにリノール酸)を投与する群と，何も投与しない対照群に分けて，平均42日間後に頸動脈内膜剥離術の治療時に採取した組織標本の粥腫形態評価をした．魚油投与群では，粥腫脂質中にEPAとDHA分画が増加して，マクロファージが減少，線維性被膜が厚くなり粥腫安定化の表現型を示したが，ひまわり油群では対照群と差を認めなかったと報告されている[14]．EPAの粥腫安定化作用の機序は血管内皮細胞保護作用，抗炎症作用，抗血栓作用などの多面発現効果によるものと考えられる．

動脈硬化性疾患予防ガイドライン2007年版とEPA

1 JELIS試験

1996年から2004年にかけて，日本人を対象に高純度EPA製剤を用いた大規模前向き臨床介入試験，JELISが行われた[6]．血清総コレステロール値が250 mg/dL以上の高脂血症患者18 645例を対象に，PROBE法(前向き，無作為，オープン，エンドポイントブラインド)で行われた．対象を2群に分け，両群にプラバスタチン10 mg/日あるいはシンバスタチン5 mg/日を投与し，EPA群には高純度EPA製剤(1800 mg/日)を上乗せして投与した．

1年ごとに血清脂質と血漿脂肪酸を測定し，5年間観察した．一次エンドポイントである主要冠動脈イベントの発症率はEPA群で2.8%，対照群で3.5%と，EPA群で対照群に比べて19%減少し，統計学的な有意差($p=0.011$)を認めた．一次エンドポイントを個別にみると，不安定狭心症の発症率はEPA群で24%と有意($p=0.014$)に減少し

た．また，非致死性冠動脈イベントの発症率が，EPA群で19%と有意（$p=0.015$）に減少した．

両群の総コレステロールについてはいずれも19%減少，LDLコレステロールについてはいずれも25%減少した．HDLコレステロールについてはEPA群で5%，対照群で3%増加したが有意差はなかった．トリグリセライドについてはEPA群で9%，対照群で4%減少し，有意差を認めた．

また，冠動脈疾患既往の有無により，EPA投与が主要冠動脈イベントの一次予防，二次予防それぞれに有効であるかどうかをサブグループに分けて解析した．冠動脈疾患既往を有さない患者（一次予防サブグループ）では主要冠動脈イベントの発症率がEPA群で対照群に比べて18%減少したが，統計的有意差を認めなかった．冠動脈疾患既往患者（二次予防サブグループ）では主要冠動脈イベントの発症率がEPA群で対照群に比べて19%と有意に減少した[15]．

現在多数のサブグループ解析が進んでいるが，EPAの心血管事故の予防に特に有効なものとして，冠動脈疾患と脳卒中（脳血栓症）患者の二次予防と高リスク（低HDL/高トリグリセライド血症，糖尿病）患者の一次予防であることが明らかになっている[16-18]．

2　EPA製剤の使用法

JELIS試験の結果をふまえて，動脈硬化性疾患予防ガイドライン2007年版では「高リスクの脂質異常症においては，イコサペント酸エチル（EPA）の投与を考慮することは妥当である（推奨レベルI，エビデンスレベルA）」とされている．

EPAの適応は閉塞性動脈硬化症に伴う潰瘍，疼痛および冷感の改善と脂質異常症（高トリグリセライド血症）とされている．用法としてはEPAエチルエステルとして，通常成人1回600 mgを1日3回毎食直後に経口投与する．ただし，高トリグリセライド血症の程度により1回900 mg，1日3回まで増量できる．食直後に服用するのは本剤が空腹時に吸収が悪くなるためである．副作用としては過敏症（発疹，瘙痒感），消化器症状（悪心，嘔吐，腹部不快感，食欲不振，下痢），肝機能障害，出血傾向（皮下出血，血尿，歯肉出血，鼻出血）があり，このような症状が出現したときは投与を中止する．

引用文献

1) Dyerberg J, Bang HO. Lancet 1979;2:433-5.
2) Morris MC, Manson JE, Rosner B, Buring JE, Willett WC, Hennekens CH. Am J Epidemiol 1995;142:166-75.
3) Hu FB, Bronner L, Willett WC, Stampfer MJ, Rexrode KM, Albert CM, et al. JAMA 2002;287:1815-21.
4) Burr ML, Fehily AM, Gilbert JF, Rogers S, Holliday RM, Sweetnam PM, et al. Lancet 1989;2:757-61.
5) Gruppo Italiano per lo Studio della Sopravvienza nell'Infarto miocardico. Lancet 1999;354:447-55.
6) Yokoyama M, Origasa H, Matsuzaki M, Matsuzawa Y, Saito Y, Ishikawa Y, et al; Japan EPA lipid intervention study (JELIS) Investigators. Lancet 2007;369:1090-8.
7) Dona M, Fredman G, Schwab JM, Chiang N, Arita M, Goodarzi A, et al. Blood 2008;112:848-55.
8) Bays H. Am J Cardiol 2006;98:71i-76i.
9) Montori VM, Farmer A, Wollan PC, Dinneen SF. Diabetes Care 2000;23:1407-15.
10) Griffin MD, Sanders TA, Davies IG, Morgan LM, Millward DJ, Lewis F, et al. Am J Clin Nutr 2006;84:1290-8.
11) Marchioli R, Barzi F, Bomba E, Chieffo C, Di Gregorio D, Di Mascio R, et al; GISSI-Prevenzione Investigators. Circulation 2002;105:1897-903.
12) Leaf A, Albert CM, Josephson M, Steinhaus D, Kluger J, Kang JX, et al; Fatty Acid Antiarrhythmia Trial Investigators. Circulation 2005;112:2762-8.
13) Mortensen A, Hansen BF, Hansen JF, Frandsen H, Bartnikowska E, Andersen PS, et al. Br J Nutr 1998;80:565-73.
14) Thies F, Garry JM, Yaqoob P, Rerkasem K, Williams J, Shearman CP, et al. Lancet 2003;361:477-85.
15) Matsuzaki M, et al.: Incremental effect of eicosapentaenoic acid on cardiovascular events in statin treated patients with coronary artery disease: A randomized controlled trial. (submitted)
16) Saito Y, Yokoyama M, Origasa H, Matsuzaki M, Matsuzawa Y, Ishikawa Y, et al; JELIS Investigators, Japan. Atherosclerosis 2008;200:135-40.
17) Oikawa S, et al.: Incidence of coronary events and the suppressive effect of EPA in hypercholesterolemic patients with impared glucose metabolism: Sub-analysis of JELIS. (submitted)
18) Tanaka K, Ishikawa Y, Yokoyama M, Origasa H, Matsuzaki M, Saito Y, et al; JELIS Investigators, Japan. Stroke 2008;39:2052-8.

フィブラート

多田 紀夫

はじめに

　これまでの多くの臨床試験はLDLコレステロールを低下させること，そしてHDLコレステロールを増加させることが冠動脈疾患発症を抑制するために有用であることを示している[1]。こうしたなか，LDLコレステロールを低下させる目的のためスタチンを用いることの効用については十分な検証が得られてきたが，HDLコレステロールを増加させる方策としてスタチンを用いることについては，まだ一定の評価はなされていない[2,3]。強力なLDLコレステロール低下作用をもつ一部のスタチンはHDLコレステロール低下作用を併せもつことも知られている。加えるに，冠動脈疾患(CAD)発症予防におけるスタチンの有効性を証明したランダム化比較試験(RCT)の成績を事後解析すると，スタチンを用いたいずれの試験においてもHDLコレステロール増加とCAD発症抑制との間に一定の相関性はみられていない。

　これに対してフィブラート系薬物(以降フィブラート薬と略)は強力な血清トリグリセライド低下作用とHDLコレステロール増加作用を有し，リポ蛋白粒子サイズを大きくすることでスタチン投与では得難いsmall dense LDL低下作用をもち，高レムナント血症，食後高脂血症にも有用性を発揮する。そして，フィブラート薬を用いたRCTではHDLコレステロール増加とCAD発症抑制との間に正の相関性を認めている。

フィブラート薬の種類と薬理作用

　フィブラート薬は高脂血症治療薬として最も古い歴史をもつ薬物であり，わが国ではクロフィブラート，クロフィブラートアルミニウム，クリノフィブラートに加え，第2世代フィブラート薬といわれるベザフィブラート，フェノフィブラートが保険収載されている[4]。このほか，わが国では保険収載されていないが，欧米ではジェムフィブロジルがフィブラート薬として用いられている。

　フィブラート薬の薬理作用(図1)は，同薬が核内受容体スーパーファミリーの1つであるペルオキシソーム増殖因子活性化受容体(PPAR)αのリガンドとなり，PPARαを活性化することで発現される[1]。PPARαはレチノイドX受容体(RXR)とともにヘテロ2量体(PPAR/RXR)を形成し，リガンド依存的に標的遺伝子のプロモーター領域の特異的部位(PPAR応答配列：PPREs)に結合し，標的遺伝子の転写を調節する働きをもつ。PPARαはとりわけ，肝，心，腎，筋肉，褐色脂肪細胞，血管細胞に発現している。

　PPARαの活性化に伴い脂肪酸はβ酸化経路へ迂回し，結果として肝でのトリグリセライド生成は減少するためVLDL分泌の低下が起こる。最近では，PPARαの活性化は脂肪細胞の分化に関与する脂肪細胞分化関連蛋白(ADRP)を増加しVLDL生成を抑制するとの報告がある[5,6]。また，PPARα活性化はリポ蛋白リパーゼ(LPL)生成を増加させるとともに，LPL活性増強作用をもつアポリポ蛋白A-V生成を促進させ[7]，LPL活性抑制作用をもつアポリポ蛋白C-III生成を減少させるためVLDL異化が亢進する。さらに，PPARα活性化はHDLの主要アポリポ蛋白であるアポリポ蛋白A-I，アポリポ蛋白A-IIの生成を増加する。そのほか，フィブラート薬には肝でのコレステロール合成抑制，PPARγを介するインスリン感受性亢進，さらに胆汁へのコレステロール排泄促進作用もあるとされる。フィブラート薬のなかでもフェノフィブラートは特異的にPPARαを活性化するが，ベザフィブラートはPPARαに加え，PPARγの活性化作用も持つと

東京慈恵会医科大学大学院医学研究科代謝・栄養内科学

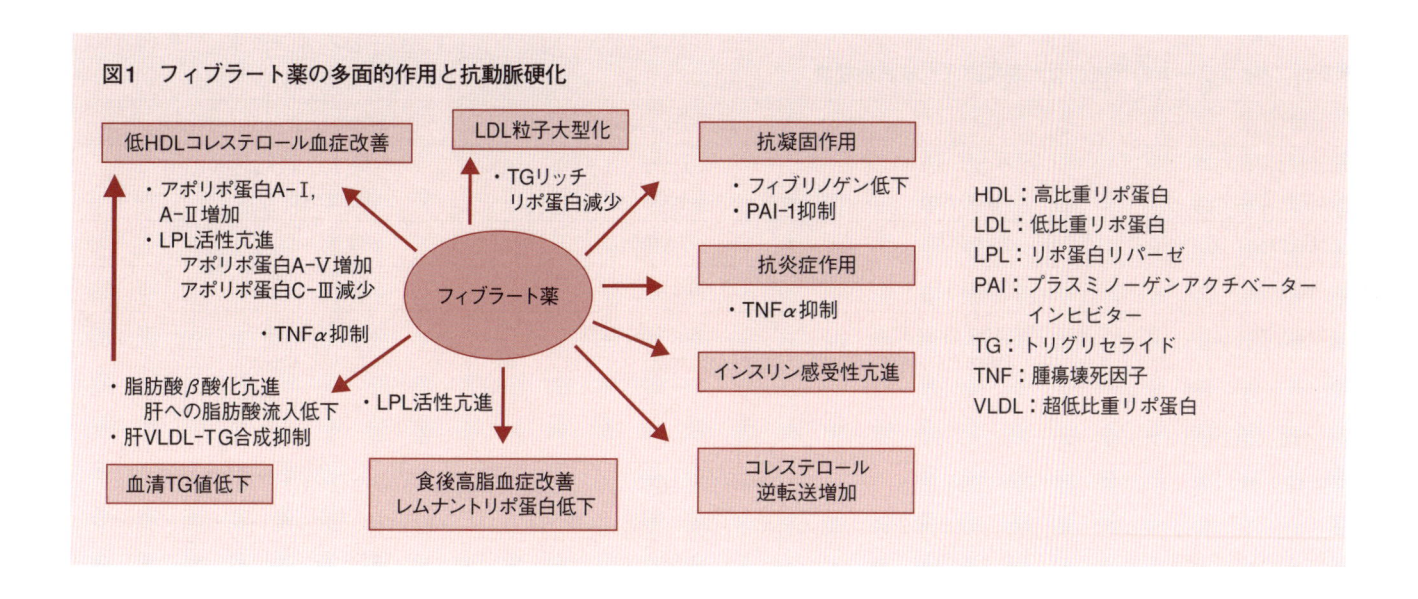

図1 フィブラート薬の多面的作用と抗動脈硬化

- 低HDLコレステロール血症改善
  - アポリポ蛋白A-I, A-II増加
  - LPL活性亢進
    アポリポ蛋白A-V増加
    アポリポ蛋白C-III減少
- LDL粒子大型化
  - TGリッチリポ蛋白減少
- 抗凝固作用
  - フィブリノゲン低下
  - PAI-1抑制
- 抗炎症作用
  - TNFα抑制
- インスリン感受性亢進
- コレステロール逆転送増加
- 血清TG値低下
  - 脂肪酸β酸化亢進
    肝への脂肪酸流入低下
  - 肝VLDL-TG合成抑制
  - TNFα抑制
- 食後高脂血症改善 レムナントリポ蛋白低下
  - LPL活性亢進

HDL：高比重リポ蛋白
LDL：低比重リポ蛋白
LPL：リポ蛋白リパーゼ
PAI：プラスミノーゲンアクチベーターインヒビター
TG：トリグリセライド
TNF：腫瘍壊死因子
VLDL：超低比重リポ蛋白

いわれる。一方，フェノフィブラートはPPARαの活性化を介して血清中のアンジオポエチン様因子(Angptl)4濃度を増加する働きがあることが報告されている[8]。Angptl4はマクロファージ，脂肪組織，心筋細胞などでLPL阻害作用を発揮する[1,9]。おそらく，この作用により組織においてのLPL活性が細かに制御されているものと考えられる。

また，フィブラート薬は血清フィブリノゲンやプラスミノーゲンアクチベーターインヒビター(PAI)-1を減少させ，抗血栓作用を介して抗動脈硬化作用を発揮する作用をもつ。このほか，*in vitro* においてPPARαを介してNFκBや活性化蛋白1などの炎症シグナル伝達系を抑制してインターロイキン-6などの炎症調整物質の誘導を低下させること，アポトーシスを誘導すること，腫瘍壊死因子αにより誘導される接着分子の発現を抑制すること，Cu，Znスーパーオキシドジスムターゼの誘導や一酸化窒素(NO)合成酵素の増加を介してNO産生を増加させて抗酸化作用を発揮すること，尿酸オキシダーゼを介して血中尿酸値を減少することなどの多面的効果が報告されている。一方，フィブラート薬投与にて血清ホモシステインは増加する。

フィブラート薬の臨床

これまでの53件に及ぶRCTをメタアナリシスした結果から，フィブラート薬投与にて血清コレステロールは11％，血清トリグリセライドは36％，LDLコレステロールは8％低下し，HDLコレステロールは10％増加することが示されている[10]。

HDLコレステロール増加の機序として，フィブラート薬によりトリグリセライドリッチリポ蛋白が異化される過程でリポ蛋白の表面が剥がれ，円盤状のHDLの原基(新生HDL)が多く生産されること[11]，さらに元来コレステリルエステル転送蛋白(CETP)の働きによりトリグリセライドリッチリポ蛋白へ転送されるべきHDL中のコレステリルエステルが，フィブラート薬の作用で受け皿であるトリグリセライドリッチリポ蛋白そのものが減少することにより，HDL中に留まるためであると想定される。同様に，トリグリセライドリッチリポ蛋白の減少はsmall dense LDLの生成低下にも関与し，LDLは粒子サイズを大きくし，かつ酸化変性を受けにくくなる。その他，細胞内のコレステロールをHDLに受け渡す膜コレステロールトランスポーターであるATP結合カセット輸送体(ABC)A1はHDLの成熟に関与してHDLコレステロール代謝に重要な役割を示すが[11]，このABCA1はPPARαを介し，肝臓X受容体により誘導される[12]。また，HDLへのコレステロールの出し入れに関与する受容体であるスカベンジャー受容体B1(SR-BI)の発現も直接的にPPARαの作用に依存し，誘導される。このようにPPARαの活性化はABCA1やSR-BIの誘導を介する系にてもHDLコレステロールの増加に関与する[13]。最近ではフィ

表1 フィブラートの代表的な大規模臨床比較試験成績

試験名	CDP	WHO study	HHS
薬剤名 (投与量/日)	クロフィブラート (1800 mg)	クロフィブラート (1600 mg)	ジェムフィブロジル (1200 mg)
試験のタイプ	二次予防	一次予防	一次予防
追跡期間	6.2年	5.3年	5年
対象例数	1103/2789例 (実薬/プラセボ)	5331/5296例 (実薬/プラセボ)	2051/2030例 (実薬/プラセボ)
コレステロール低下率(%) (血清TC/LDLコレステロール)	−6.6/—	−9/—	−10/−11
主要冠イベント低下率(%) (RR/AR)	−7/−1.9 —	−20/ $p<0.05$	−34/−1.4 $p<0.02$
冠動脈疾患死(RR)	0.96：ns	1.08：ns	0.72
脳卒中発症(RR)	0.79：—	1.14：ns	—
全死亡(RR)	1.01：ns	1.25：$p<0.01$	1.06：ns
発表年	1975, 1986	1978, 1984	1987
特徴	クロフィブラートの冠動脈疾患二次予防における有用性は認められなかった。	冠イベントは実薬群で有意に低下したが、あらゆる原因による死亡は実薬群のほうが多かった。	ジェムフィブロジルの冠動脈疾患一次予防における有用性が証明された。

—：データなし　AR：絶対リスク　LDL：低比重リポ蛋白　ns：有意差なし　RR：相対リスク　TC：総コレステロール　全死亡：あらゆる原因による死亡
BIP：Bezafibrate Infarction Prevention
CDP：Coronary Drug Project
FIELD：Fenofibrate Intervention and Event Lowering in Diabetes Study
HHS：Helsinki Heart Study
VA-HIT：Veterans Affairs High-Density Lipoprotein Cholesterol Intervention Trial
WHO：世界保健機関

ブラート薬がCETP活性を減少し、HDLコレステロールを増加するという報告もみられる[14]。

フィブラート薬を用いた大規模臨床試験

フィブラート薬を用いた大規模臨床試験の成績を表1に示す。フィブラート薬によるCADの一次予防を検討したRCTである世界保健機関(WHO)クロフィブラート試験では、CAD発症リスクの低下と非致死性心筋梗塞(MI)発症リスクの低下が示されたが、CAD死は実薬群でむしろ増加し、全死亡率も実薬群で有意に増加した。ジェムフィブロジルを用いたHelsinki Heart Study(HHS)[15]でも主要冠動脈イベント発生リスクは有意に低下したが、実薬群とプラセボ群との間に全死亡リスクの有意差は認められなかった。ベザフィブラートを用いたBezafibrate Infarction Prevention(BIP)では、投与前トリグリセライド値が200mg/dL以上の症例に限ってのサブ解析にてCAD再発リスクが39.5%低下したが($p=0.02$)、全症例の検討では再発抑制率は9.4%にとどまり、プラセボ群に対する有意性はみられなかった[16]。また、末梢動脈疾患に罹病した1600例を対象としたRCTであるLower Extremity Arterial Disease Event Reduction(LEADER)では実薬群での心血管病の発症低下はみられず、むしろ脳卒中と全死亡は多く発生し、ベザフィブラートの有用性は非致死性MI発症の低下と歩行距離の延長のみにとどまった[17]。

一方、低HDLコレステロール血症を呈するCAD既往者を対象とし、ジェムフィブロジルを投与したVeterans Affairs High-Density Lipoprotein Cholesterol Intervention Trial(VA-HIT)では31%のトリグリセライド低下と6%の

表1 フィブラートの代表的な大規模臨床比較試験成績(つづき)

試験名	BIP	VA-HIT	FIELD
薬剤名 (投与量/日)	ベザフィブラート (400 mg)	ジェムフィブロジル (1200 mg)	微粉化フェノフィブラート (200 mg)
試験のタイプ	二次予防	二次予防	一次＋二次予防
追跡期間	6.3年	5.1年	5年
対象例数	1548/1542例 (実薬/プラセボ)	1264/1267例 (実薬/プラセボ)	4895/4900例 (実薬/プラセボ)
コレステロール低下率(%) (血清TC/LDLコレステロール)	−4.5/−6.5	−4/±0	−11/−12
主要冠イベント低下率(%) (RR/AR)	−9/−1.4 $p=0.26$	−22/−4.4 $p<0.05$	−11/−0.7 $p=0.16$
冠動脈疾患死(RR)	1.09：ns	0.78：$p=0.07$	1.19：$p=0.01$
脳卒中発症(RR)	0.92：ns	0.73：$p=0.04$	0.9：$p=0.36$
全死亡(RR)	1.05：ns	0.89：ns	1.11：$p=0.18$
発表年	2000	1999	2005
特徴	冠動脈疾患既往の男女(45-74歳)が対象。 トリグリセライドが200mg/dL以上の症例では実薬群で冠イベント抑制効果あり($p=0.02$)。	血清コレステロール正常で中等度までの血清トリグリセライド高値を示すHDLコレステロール低値の男性が対象。 HDLコレステロールの上昇およびトリグリセライドの低下がイベント抑制に効果を示す。	2型糖尿病患者(50-70歳)が対象。全心血管イベント発生の相対リスクは実薬群で11%低下した($p=0.035$)。

HDLコレステロール増加が得られ，実薬群でCAD死＋非致死性MIの発生リスクは22%低下し($p=0.006$)，CAD死発生リスクも22%低下し，非CAD死も6%減少した[18]。また，脳血管障害発生リスクも31%低減した。VA-HIT試験の成績により，フィブラート薬を用い増加した血清トリグリセライドあるいは低下したHDLコレステロール値を是正することはLDLコレステロールと独立してCAD再発予防ならびに脳血管障害発症予防のための治療目標となることが示された。

最近では特に糖尿病やメタボリックシンドロームにおける脂質異常症として，高トリグリセライド血症と低HDLコレステロール血症の動脈硬化性疾患発症との関連性が注目されている。これらの疾患の基礎にはインスリン抵抗性がある。インスリン抵抗性の発現により末梢脂肪細胞から遊離脂肪酸(FFA)の動員が生じ(図2)，このことは肝でのVLDL-トリグリセライドの生成を高める。LPL生成も相対的に遅延し，血液を循環するトリグリセ

ライドリッチリポ蛋白の異化が遅れる。こうしたトリグリセライドリッチリポ蛋白の増加は，CETPを介するHDLやLDLからのコレステロールの受け皿となり，HDLコレステロール低下やsmall dense LDL増加の原因となる。また，糖尿病やメタボリックシンドロームではPAI-1の増加により，血液凝固能が亢進する。こうした耐糖能異常を呈した疾患の治療にスタチンの有用性を示す成績がみられるが，スタチンを用いたRCTのなかにも臨床的改善度に有意性を提示しえないものも散見され[19]，その作用機序からスタチンに代わる薬剤としてのフィブラート薬投与の意義が示唆されている[20,21]。

2型糖尿病を対象としフィブラート薬を投与したRCT[4]のうち，Fenofibrate Intervention and Event lowering in Diabetes Study(FIELD)は2型糖尿病患者9795例を対象とし，フェノフィブラート200 mg/日投与の心血管病に対する一次ならびに二次予防効果の検証を目的としたRCTである[22]。結果として，一次エンドポイントであ

図2 インスリン抵抗性に伴うVLDL代謝異常
インスリンにより活性が制御されている脂肪組織のHSLはインスリン抵抗性の亢進下では活性化され，脂肪分解によりFFAは増加する。こうして増加したFFAは肝に到達し，肝でトリグリセライド合成のための基質となり，VLDLの生成が増加する。インスリンはまた，VLDL合成・分泌を抑制する作用をもつが，ここにもインスリン抵抗性が関与すると多くのVLDLが生成・分泌されることになる。

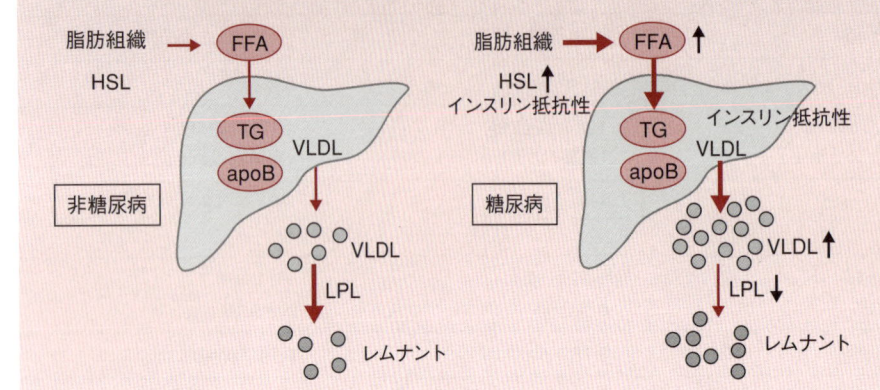

apo：アポリポ蛋白
FFA：血清遊離脂肪酸
HSL：ホルモン感受性リパーゼ
LPL：リポ蛋白リパーゼ
TG：トリグリセライド
VLDL：超低比重リポ蛋白

る致死性CAD＋非致死性MI発生の相対リスクは実薬群で11％低下したが，有意差には至らなかった（$p=0.16$）。しかし，二次エンドポイントとして設定された項目のうち，すべての心血管イベント，心血管再生術施行のリスクは有意に低下した（それぞれ，$p=0.035$, $p=0.003$）。FIELDで特記すべきは，実薬群で非致死性MIリスクが有意に24％減少した（$p=0.01$）にもかかわらず，致死性CADはむしろ実薬群で増加したことである。さらに，フェノフィブラート投与はCAD一次予防対象者の冠動脈イベントならびに全心血管イベント発症を有意（$p=0.014$）に低下したにもかかわらず，よりリスクの高いCAD二次予防対象者においては，これら低下効果の有意性を認めることができなかった。フェノフィブラート投与の有用性が予想されたより低かったことについては，フィブラートの有用性が期待できる低HDLコレステロール血症や高トリグリセライド血症患者は，対象となった2型糖尿病患者のうち38％しかいなかったことがあげられるが，試験中にフィブラート薬以外の高脂血症治療薬の服用を許すという試験デザインの不備から派生した，交絡現象による可能性もある。また，実薬群にて動脈硬化促進性に働く血清ホモシステイン濃度がプラセボ群より有意に増加（15.1 vs 11.2 mmol/L）したことの意義は大きく，突然死，膵炎，深部静脈血栓症，肺塞栓症の発症もプラセボ群より実薬群に多くみられた。一方，実薬群ではアルブミン尿の減少，レーザー治療の必要となる網膜症発症の低下，非外傷性四肢切断の必要性の減少がそれぞれ有意性をもってみられ，細小血管症に対するフェノフィブラート投与の有用性がはじめて確認された（図3）。

このようにフィブラート薬のCAD発症予防を目的とした大規模臨床成績はスタチンにみられるほど明瞭な有用性を示す結果を呈示していない。しかし，最近のフィブラート薬を用いた10件のRCTを集計し，実薬群と対照群の総数36 489例を対象としたメタアナリシスは，フィブラート薬は明らかに非致死性MI発症リスクを22％低下し（$p<0.00001$），癌の発生あるいは癌に関連した死亡を増加することがないことを証明している[23]。

フィブラート薬の副作用

フィブラート薬の副作用として横紋筋融解症，肝機能障害，胆石，黄疸，胃腸障害，ミオパチー，頭痛，めまい，発疹，白血球減少，線溶系亢進，不整脈，脱毛，性欲低下などが報告されている。なかでも横紋筋融解症は重篤な副作用であり，急性腎不全に陥り死に至る報告もある。横紋筋融解症を防ぐため高齢者や腎機能低下症例は注意すべきであり，患者の腎機能を把握したうえで投与の可否や薬剤の減量，または投与間隔の延長を決定する。また，脱力感，筋痛などの自覚症状に注意し，クレアチンキナーゼの動きを定期的に測定する必要がある。

図3 フェノフィブラートによる糖尿病性最小血管症発症予防効果
（文献10より引用）
FIELD試験の成績からは，フェノフィブラートのレーザー治療の必要となる網膜症発症の低下，アルブミン尿の減少，非外傷性四肢切断の必要性の減少など細小血管症に対する有用性が確認された。

- レーザー治療の必要となる網膜症発症: $p<0.0003$　30%
- アルブミン尿の排泄: $p=0.002$　15%改善が促進／14%悪化が抑制
- 非外傷性四肢切断の必要性: $p=0.011$　38%

（相対リスク低下度）

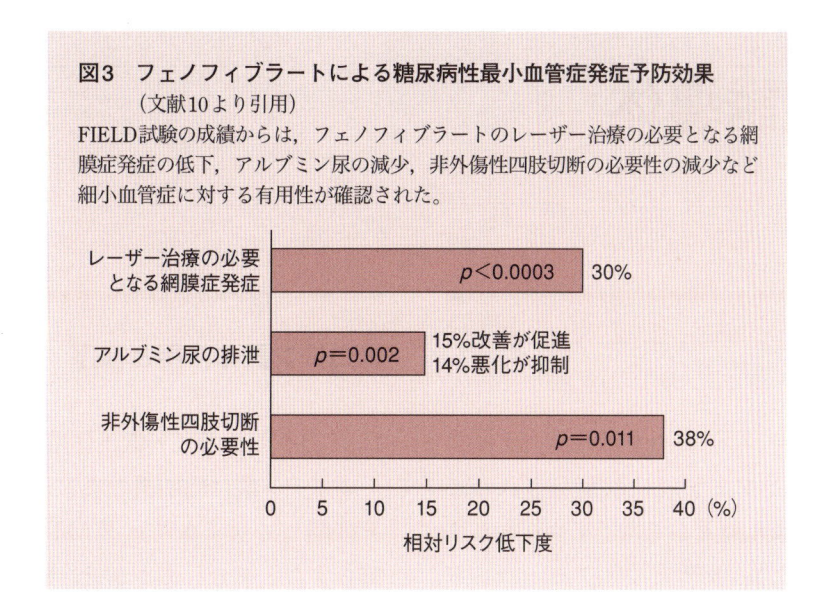

さらに重要視すべき副作用に血清ホモシステインと血清クレアチニン濃度の増加作用がある[21]。このほか，インスリンあるいは経口血糖改善薬併用中の患者での低血糖や，抗凝固薬の併用患者での出血傾向が助長される可能性に配慮すべきである。いずれのフィブラート薬も使用にあたり，薬剤添付文書の熟読を願うが，腎機能に関する臨床検査値に異常が認められる患者において，スタチン薬との併用は原則禁忌である。

おわりに

フィブラート薬はその作用点から主としてメタボリックシンドロームに合併する高脂血症に有用性を発揮し，第2世代のフィブラート薬を用いたRCTからは臨床的有用性を示唆する多くの成績が得られつつある。また，フィブラート薬の抗炎症作用や脂肪酸のβ酸化促進作用から，原発性胆汁性肝硬変症や非アルコール性脂肪肝などの肝疾患に対する有効性も期待されている[14]。

引用文献

1) Kersten S. PPAR Res 2008;2008:132960.
2) 多田紀夫. Ther Res 2002;23:1135-42.
3) 多田紀夫. CLINICIAN 2007;54:29-32.
4) 多田紀夫. 日本臨牀 2006;64:622-6.
5) Targett-Adams P, McElwee MJ, Ehrenborg E, Gustafsson MC, Palmer CN, McLauchlan J. Biochim Biophys Acta 2005;1728:95-104.
6) Magnusson B, Asp L, Boström P, Ruiz M, Stillemark-Billton P, Lindén D, et al. Arterioscler Thromb Vasc Biol 2006;26:1566-71.
7) Schultze AE, Alborn WE, Newton RK, Konrad RJ. J Lipid Res 2005;46:1591-5.
8) Mandard S, Zandbergen F, Tan NS, Escher P, Patsouris D, Koenig W, et al. J Biol Chem 2004;279:34411-20.
9) Yoshida K, Shimizugawa T, Ono M, Furukawa H. J Lipid Res 2002;43:1770-2.
10) Birjmohun RS, Hutten BA, Kastelein JJ, Stroes ES. J Am Coll Cardiol 2005;45:185-97.
11) 多田紀夫. 臨床と研究 2001;78:830-6.
12) Chinetti G, Lestavel S, Bocher V, Remaley AT, Neve B, Torra IP, et al. Nat Med 2001;7:53-8.
13) Mardones P, Pilon A, Bouly M, Duran D, Nishimoto T, Arai H, et al. J Biol Chem 2003;278:7884-90.
14) van der Hoogt CC, de Haan W, Westerterp M, Hoekstra M, Dallinga-Thie GM, Romijn JA, et al. J Lipid Res 2007;48:1763-71.
15) Frick MH, Elo O, Haapa K, Heinonen OP, Heinsalmi P, Helo P, et al. N Engl J Med 1987;317:1237-45.
16) The BIP Study Group. Circulation 2000;102:21-7.
17) Meade T, Zuhrie R, Cook C, Cooper J. BMJ 2002;325:1139-41.
18) Rubins HB, Robins SJ, Collins D, Fye CL, Anderson JW, Elam MB, et al. N Engl J Med 1999;341:410-8.
19) Zambon A, Cusi K. Diab Vasc Dis Res 2007;4 Suppl 3:S15-20.
20) Steiner G. Diab Vasc Dis Res 2007;4:368-74.
21) Barter PJ, Rye KA. Arterioscler Thromb Vasc Biol 2008;28:39-46.
22) Keech A, Simes RJ, Barter P, Best J, Scott R, Taskinen MR, et al; FIELD study investigators. Lancet 2005;366:1849-61.
23) Sara SA, Kizhakepunnur LG, Bahekar A, Arora RR. Am Heart J 2007;154:943-53.

ニコチン酸誘導体

松島　照彦

ニコチン酸について

　ニコチン酸は一般名ピリジン-3-カルボン酸。ナイアシン(ニコチン酸，ニコチンアミド)として総称されるビタミンB_3に属し，生体の酸化還元系で電子をやりとりする補酵素として解糖系，クエン酸サイクル，ミトコンドリア内呼吸鎖，脂肪酸合成，ステロイド合成など，多くの代謝過程に関与するニコチンアミドアデニンジヌクレオチド(NAD^+)，ニコチンアミドアデニンジヌクレオチドリン酸($NADP^+$)を構成する前駆体である。

　肝での超低比重リポ蛋白(VLDL)合成抑制・リポ蛋白リパーゼ(LPL)活性の亢進・コレステロール排泄促進作用があり，トリグリセライドとコレステロールの両方を低下させる。また虚血性心疾患の強力な危険因子であるリポ蛋白(a)を低下させ，HDLコレステロールについてもトリグリセライド代謝とは独立した上昇作用を有しているなど，ユニークな薬剤であり，食後高脂血症の予防，レムナントの抑制が期待できる。

　脂質異常症の内でもHDLコレステロールの低下が強く，トリグリセライド，コレステロールの増加が大きくない場合は，ニコチン酸が良い適応である。リポ蛋白(a)値が高い場合もニコチン酸が選択される。

　単独投与[1]および，スタチン，レジン，フィブラートとの併用で虚血性心疾患に対する予防効果が示されている。廉価でもあることから，欧米での第一選択薬であるが，副作用として顔面紅潮があり出現頻度が高いため，わが国ではニコチン酸の誘導体が使われている。

ニコチン酸の作用と機序

1　トリグリセライド低下作用

　ニコチン酸は脂肪組織におけるアデニル酸シクラーゼを抑制してサイクリックAMP(アデノシン一リン酸)を減らすことを介してホルモン感受性リパーゼを抑制し，脂肪酸の放出と肝臓への供給を減少させる。さらに肝でのジアシルグリセロールアシルトランスフェラーゼ活性を低下させ，トリグリセライドの合成を減少させ，VLDLの産生，分泌を低下させる。一方，末梢血管内膜のLPL活性を上昇させ，トリグリセライドの異化を促進する。

2　コレステロール低下作用

　機序として，VLDLの分泌抑制を通じたLDL産生減少が主たるものと考えられる。肝臓でのコレステロール生合成抑制，LDL受容体の活性上昇，胆汁中へのコレステロール排泄増加なども報告されている。

3　HDLコレステロール増加作用

　フィブラート系薬剤やスタチンがトリグリセライド値の低下に伴ったHDLコレステロールの上昇を示すのに対し，ニコチン酸は高トリグリセライド血症を有しない「単独低HDLコレステロール血症」に対してもHDLコレステロール増加作用を有する唯一の薬剤である。HDLコレステロール増加の機序は明らかではないが，①フィブラート系薬剤と同様にLPL活性化作用があり，トリグリセライドの異化に共役したHDLの産生増加，②ホルモン感受性リパーゼの抑制を通じた遊離脂肪酸の供給抑制によるVLDL-トリグリセライドの減少を通じたHDLコレステロールの増加，③アポリポ蛋白A-Iの代謝遅延，アポリポ蛋白A-Ⅱの合成低下，$HDL_2:HDL_3$比の増加，

筑波記念病院代謝内分泌内科

表1 ニセリトール漸増法による血清総コレステロール値の変化(文献4より引用)

	治療前(mg/dL)	治療後(mg/dL)	変化率(%)
750 mg投与群	269.5±5.9	264.3±8.2	−1.8
1500 mg投与群	267.3±6.9	244±7.5**	−8.1*
2250 mg投与群	259.7±6.3	227.3±7.7**	−11.9**
3000 mg投与群	272.2±10.3	233.3±9.4**	−13.2**

*$p<0.01$, **$p<0.001$(治療前との比較)

HDL$_3$の低下, HDL$_3$からHDL$_2$へアポリポ蛋白A-Iのネットの移動がみられ, これらを介したHDLの異化の低下があると考えられる[2]。

4 リポ蛋白(a)低下作用

動脈硬化性疾患の強力な独立した危険因子であるリポ蛋白(a)は多くの高脂血症治療薬には反応しないが, 唯一, ニコチン酸の投与により低下作用がみられる。われわれはニセリトロール2250mg/日の投与で平均17.6%, 初期値リポ蛋白(a)が20mg/dL超の群では31.8%の低下をみている[3]。作用機序は明らかになっていないが, 異化速度への影響はなく, 合成の抑制によるものと考えられる。

図1 ニセリトロールとプラバスタチンの併用投与におけるHDLコレステロールの変化(文献5より引用)

グループPはプラバスタチン10 mg/日先行投与8週間の後にニセリトロール750-1500 mg/日を追加併用投与。グループNはニセリトロール750-1500 mg/日先行投与8週間の後にプラバスタチン10 mg/日を追加併用投与。

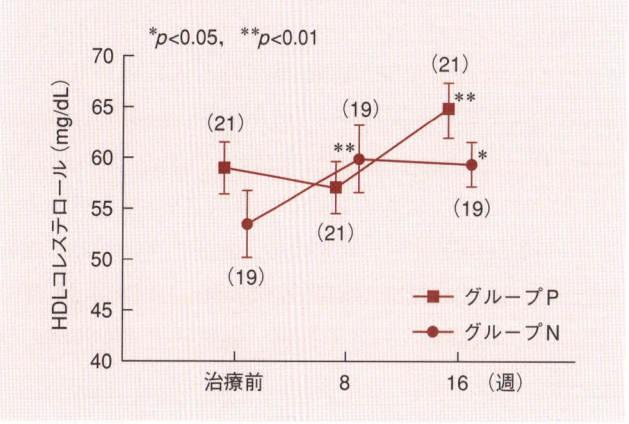

ニコチン酸の効果

1 大量投与の効果

わが国では紅潮に対する懸念から常用量が欧米に対し少ないため, 十分な効果が期待できないとされていたが, 服用量を増やすことにより(2250-3000 mg/日)大きな効果が得られている。漸増法を用いたわれわれの知見でも, ニセリトロール2250 mg投与でLDLコレステロールの21%の低下と, HDLコレステロールの14%の上昇(750 mg群6.3%, 1500 mg群16.9%, 2250 mg群18.4%, 3000 mg群13.8%)がみられている(表1)[4]。

また, プラバスタチンとの併用をみたわれわれの検討において, ニセリトロールは単独においても, またプラバスタチンへの追加投与においても14.3-14.9%のHDLコレステロール増加の効果が得られている(図1)[5]。

2 少量投与の効果

Luriaは1000 mg/日のニコチン酸少量投与において, LDLコレステロールとトリグリセライドには有意な変化がないにもかかわらず, HDLコレステロールの31%の上昇がみられたことを報告し[6], このことは単独低HDLコレステロール血症への効果も示唆しているが, ニコチン酸は用量依存的なリポ蛋白選択性の改善効果を有することを示している。

ニコチン酸のエビデンス

ニコチン酸は歴史が長く, 古くからエビデンスが得られている。いずれも二次予防試験であるが, ニコチン酸単独投与の試験ではCoronary Drug Project(CDP), 併用

図2　CDP試験におけるナイアシン群とプラセボ群の生存曲線（文献8より引用）

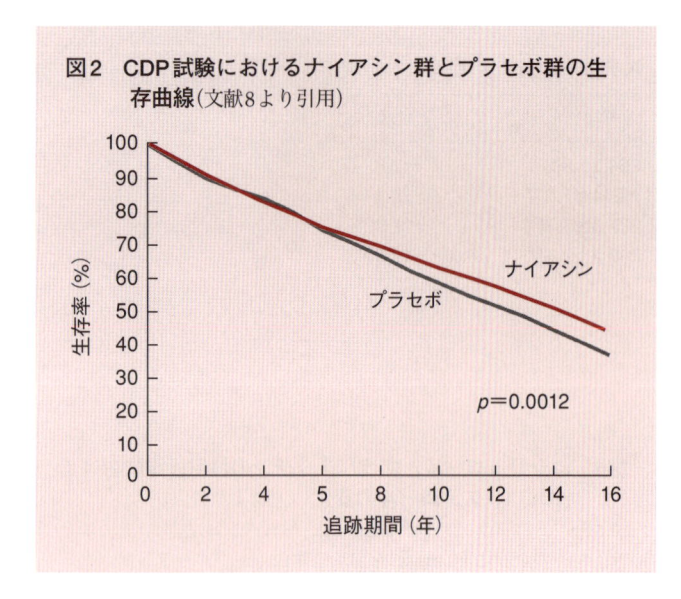

投与試験としては，レジン（コレスチポール）併用のCholesterol Lowering Atherosclerosis Study（CLAS）-Ⅱ，フィブラート（クロフィブラート）併用のStockholm Ischemic Heart Disease Secondary Prevention Study，さらに，レジン投与に加え，ニコチン酸またはスタチン（ロバスタチン）のいずれかを併用して相互の，またプラセボとの比較を行ったFamilial Atherosclerosis Treatment Study（FATS）において，冠動脈イベント抑制，動脈硬化進展抑制の効果が得られている．

1　Coronary Drug Project

CDP試験は心電図上，心筋梗塞の既往のある30歳から64歳の8341例の男性を対象とした二次予防試験である．ニコチン酸の5年間の投与により，総コレステロール値は8.2%減少し，累積死亡率は52%と，プラセボ群の58.2%に比し有意に抑制された．これは冠動脈疾患による死亡の減少によるものである[7]．総死亡率の抑制の効果は薬剤中止後8.8年間にわたり維持され，服薬中の非致死的心筋梗塞の減少の効果またはコレステロールの減少の効果の延長によると考えられる（図2）[8]．なお，ニコチン酸にはトリグリセライド低下，HDLコレステロール上昇，リポ蛋白(a)低下の作用があるが，CDP試験で得られた効果はコレステロール低下作用に基づく以上のものではなかった．

2　Cholesterol Lowering Atherosclerosis Study-Ⅱ

CLAS-Ⅱ試験は，その先行研究であるCLAS-Ⅰ，すなわち冠動脈バイパス術を行った40歳から59歳の男性186例をプラセボ群と薬剤投与群（コレスチポール30g＋ニコチン酸3-12g）に分け，2年後の冠動脈造影によって比較したCholesterol Lowering Atherosclerosis Study-Ⅰに引き続き行われた試験である．CLAS-Ⅱ試験では参加者のうち，試験継続が可能であった症例を同一の群のまま4年間介入を継続し，冠動脈造影を行い，103例が試験を完遂した．ニコチン酸＋コレスチポール併用投与群でLDLコレステロールの43%の低下がみられ，プラセボ群に比し有意に高い割合で冠動脈硬化の進展抑制（52% vs 15%），冠動脈硬化の退縮（18% vs 6%）が認められた[9]．冠動脈イベントの発症については有意な差はみられていない．

3　Stockholm Ischaemic Heart Disease Secondary Prevention Study[10]

この試験は70歳未満の心筋梗塞生存者を対象とした二次予防試験で，ニコチン酸とクロフィブラートを投与した群と，プラセボ群の2群に分け，5年間の調査が行われている．治療群はプラセボ群に比し総コレステロール値13%，トリグリセライド値19%の低下が得られた．治療群はプラセボ群に対し総死亡率において26%，虚血性心疾患において36%の有意な低下がみられた．トリグリセライドが高値で低下率の大きな群でより顕著である一方，総コレステロール値にはこの関係がみられない．

フィブラートのみの試験では総死亡率の抑制効果は得られていないので，ニコチン酸の併用療法が有用であることは確かめられたが，併用であるのでニコチン酸単独の効果としてのエビデンスにはならない．また，トリグリセライドおよびHDLコレステロールに対する作用を介しての虚血性心疾患抑制効果についてもジェムフィブロジルを用いたHelsinki Heart Study（HHS）において同様の知見が得られているので，フィブラートの効果なのか，ニコチン酸にもトリグリセライド，HDLコレステロールを介した効果があるのかは弁別できない．

4　Familial Atherosclerosis Treatment Study

FATSは1984年からワシントン大学を中心に行われた二次予防試験である．62歳以上の男性，アポリポ蛋白B

表2 FATS試験における3群の狭窄度の変化の比較(文献11より引用)

	対照群	ロバスタチン＋コレスチポール	ナイアシン＋コレスチポール
平均狭窄度の変化(%)			
近位病変($n=1034$)	2.1±3.9	−0.7±5.3(*)	−0.9±3.0(**)
全病変($n=1316$)	2.0±3.7	−0.3±5.0(*)	−1.1±3.7(**)
最小径の平均変化率(%)			
近位病変($n=1034$)	−0.05±0.14	0.012±0.16(ns)	0.035±0.13(**)
全病変($n=1316$)	−0.05±0.14	−0.002±0.14(ns)	0.04±0.12(**)

ns：有意差なし，*$p<0.02$，**$p<0.005$（対照群との比較）

が125 mg/dL以上，心血管疾患の家族歴がある症例，1回目の冠動脈造影において冠動脈硬化症（少なくとも1枝に50％以上または3枝以上に30％以上の狭窄）が認められる症例を対象とし，(A)通常治療群，(B)ロバスタチン＋コレスチポール投与群，(C)ナイアシン＋コレスチポール投与群の3群に分けて2.5年間追跡し，ベースラインと30ヵ月後に冠動脈造影が行われた。治療後の総コレステロール値はA群253 mg/dL，B群182 mg/dL，C群209 mg/dLであり，病変の進展はA群46％，B群21％，C群23％，病変の退縮はA群11％，B群32％，C群39％であった[11]。

C群，ニコチン酸（ナイアシン）と陰イオン交換樹脂（コレスチポール）との併用群は，プラセボ群に比べ有意に冠動脈イベントを低下させ，冠動脈造影で冠動脈硬化の進行を抑制した。これはB群，スタチン（ロバスタチン）と陰イオン交換樹脂の併用に比べ，総コレステロール値の低下はやや劣るものの，トリグリセライド値，HDLコレステロール値，リポ蛋白(a)値の改善が強く，冠動脈硬化の抑制も優れていた（**表2**）。ニコチン酸によるトリグリセライド，HDL，リポ蛋白(a)に対する効果が現れたものと考えることができる。

使用法，および，副作用

ニセリトロール（ペリシット）50-1500 mg/日，または，ニコモール（コレキサミン）600-1200 mg/日を分3食後投与する。コレステロールの低下作用を得るには大用量（2250 mg）を要する。

血管拡張作用に基づく顔面紅潮，ほてり，皮膚の発疹，瘙痒感などの皮膚症状が多いが，これらは副作用というより，プロスタグランジン増加を介した末梢血管拡張作用による薬理作用の一種である。日本人は皮膚症状が多く，コレステロールの低下を期待できるほどの大用量の服用に忍容できないとされていたが，これらの症状は食直後に服用するようにし，またプロスタグランジンI_2の産生を抑える目的で少量のアスピリン（100 mg/日）を服用することにより軽減される。頭痛，めまい，動悸，発汗，悪寒などの症状がみられることもある。肝機能障害，耐糖能障害，眼圧亢進，高尿酸血症もみられる。腹痛，消化管潰瘍を含む胃腸障害などの消化器症状の頻度も高く，服薬コンプライアンスを低下させるため，制酸剤などを併用するとよい。耐糖能についてはこれを低下させるという報告と改善するという報告があるが，糖尿病症例には一応注意をするべきである。

スタチン，フィブラート系薬剤による横紋筋融解症のおそれがある場合にも選択できるが，ニコチン酸製剤にも筋障害の可能性はあり，一部が腎排泄であるため，腎機能低下では血中濃度が高くなる可能性があるので注意を要する。スタチン系薬剤とニコチン酸製剤の併用も可能であるが，筋炎・横紋筋融解症に加え，肝障害の出現増加も報告されているので注意を要する。ニコチン酸とレジンの併用も有用で，エビデンスが得られている。併用時にはレジンの服用時間をずらす必要がある。ニコチン酸とプロブコールの併用，イコサペンタエン酸製剤とスタチン，プロブコールの併用は問題ないが，併用のエビデンスは乏しい。

おわりに

ニコチン酸は廉価でエビデンスもあり，欧米では脂質異常症に対する第一選択として用いられている．特にHDLコレステロール上昇については強い作用を有しており，わが国ではHDLコレステロールの低値は高LDLコレステロール血症を上回る冠危険因子と考えられることから，ニコチン酸によるHDLコレステロールの改善は冠動脈疾患の抑制に対し強く期待されるところである．

引用文献

1) Canner PL, Berge KG, Wenger NK, Stamler J, Friedman L, Prineas RJ, et al. J Am Coll Cardiol 1986;8:1245-55.
2) Shepherd J, Packard CJ, Patsch JR, Gotto AM, Taunton OD. J Clin Invest 1979;63:858-67.
3) Teramoto T, Yamada N, Shimano H, Oka Y, Itakura H, Saito Y, et al. Scand J Clin Lab Invest 1996;56:359-65.
4) 寺本民生, 松島照彦, 渡辺毅, 山田信博, 石橋俊, 島野仁, 他. 動脈硬化 1991;19:199-208.
5) Kinoshita M, Mikuni Y, Kudo M, Mori M, Horie E, Teramoto T, et al. J Int Med Res 2002;30:271-81.
6) Luria MH. Arch Intern Med 1988;148:2493-5.
7) Coronary Drug Project Group. JAMA 1975;231:360-81.
8) Canner PL, Berge KG, Wenger NK, Stamler J, Friedman L, Prineas RJ, et al. J Am Coll Cardiol 1986;8:1245-55.
9) Cashin-Hemphill L, Mack WJ, Pogoda JM, Sanmarco ME, Azen SP, Blankenhorn DH. JAMA 1990;264:3013-7.
10) Carlson LA, Rosenhamer G. Acta Med Scand 1988;223:405-18.
11) Brown G, Albers JJ, Fisher LD, Schaefer SM, Lin JT, Kaplan C, et al. N Engl J Med 1990;323:1289-98.

スタチンと HDL コレステロール

● はじめに

多くの臨床試験の結果より、スタチン投与がHDLコレステロール上昇を引き起こすことが知られている[1]。血中LDLコレステロールの減少がHDLコレステロール上昇に結びつくものと解釈されてきたが、肝臓においてはスタチンが固有の生理作用を介してHDL産生を促進する[2]。HDL産生メカニズムは長い間不明であったが、HDL濃度が極端に減少する遺伝子疾患であるタンジェール病の原因遺伝子が同定され、その分子機構の全容が解明されつつある[3-5]。細胞表面の排出ポンプであるATP結合カセット輸送体（ABC）A1がコレステロールを細胞外に排出するが、この遺伝子に変異が入ったヒトにタンジェール病が認められる。スタチンによるHDL上昇もABCA1を介したコレステロール排出上昇に起因する。

● ABCA1

タンジェール病は、米国の首都ワシントンDCの沖合に浮かぶ小さな島、タンジェール島に住む少年に初めて見いだされたことから命名された。血中HDLが検出されないことに加え、オレンジ色の扁桃腫大、角膜混濁、末梢神経障害が認められ、虚血性心疾患の頻度が高い。この遺伝子疾患の原因遺伝子としてABCA1トランスポーターが同定された。ヒトは49種類のABCトランスポーター遺伝子を有しており、それぞれのトランスポーターは1機能分子あたり2ヵ所のATP結合領域をもつことからABC（ATP-binding Cassette）蛋白質と呼ばれる。ABCA1は2261アミノ酸からなり、12回の膜貫通領域をもつことが予想される膜蛋白である。細胞質側の膜間領域に2ヵ所のATP結合領域を有し、ATP分解により得たエネルギーを利用し、基質を細胞外に排出する。

ABCA1は全身のさまざまな組織で発現しており、特に小腸、肝臓、マクロファージで発現量が多い。ABCA1の発見に引き続いて開発されたノックアウトマウスは、予想通りHDLコレステロールの減少が認められ、さらにビタミンE、K₁などの脂溶性ビタミンの血中濃度が激減していた[6]。

ABCA1によるHDL産生には、アポリポ蛋白A-Iが必須である。培養細胞にABCA1を発現させ、脂質の結合していないアポリポ蛋白A-Iを培地に加えると、アポリポ蛋白A-Iにコレステロールとリン脂質が結合したHDLが培地中に出現する。アポリポ蛋白A-Iはおよそ240アミノ酸からなる水溶性蛋白で、αヘリックス構造を介してリン脂質の疎水性部分を覆い隠すようにしてHDLを形成する。細胞外においてアポリポ蛋白A-IとABCA1は蛋白-蛋白結合を介して接近し、そこに排出されたコレステロール/リン脂質が取り込まれる機構が想定されている。一方、ABCA1を発現していない細胞にアポリポ蛋白A-Iを加えてもHDLはまったく形成されない。

● スタチンによるHDL上昇

ABCA1は核内受容体ファミリーメンバーの肝臓X受容体（LXR）により発現が制御されている[7]。LXRは肝臓、小腸、マクロファージ、脂肪組織などで発現量が多く、酸化コレステロールをリガンドとして活性化され、応答遺伝子上流プロモーター領域に存在するDR-4（direct repeat-4：5′-AGGTCAnnnnAGGTCA-3′）配列に結合し、転写を正に制御する。マクロファージなどで細胞内のコレステロールが過剰になると、その一部が酸化コレステロールに変換し、LXRのリガンドとしてLXRを活性化し、ABCA1発現を促進する。しかしいくつかの論文によると、このような応答はヒト肝臓由来の細胞Hep G2を用いたときには認められず、特にスタチンにより細胞内の総コレステロール量を減少させると、小腸細胞、マクロファージと異なり、むしろ*ABCA1*メッセンジャーRNA（mRNA）が上昇することが明らかにされている[8,9]。この結果は、スタチン投与によるHDLコレステロール上昇をよく説明している。このような背景に基づき、肝臓における臓器特異的な*ABCA1*遺伝子

図1 肝臓と小腸におけるABCA1転写産物の違い(文献2より引用)
ラット，マウス，ヒトの組織からのRNAを用い，5'RACE法によりABCA1遺伝子転写開始点の比較を行った。

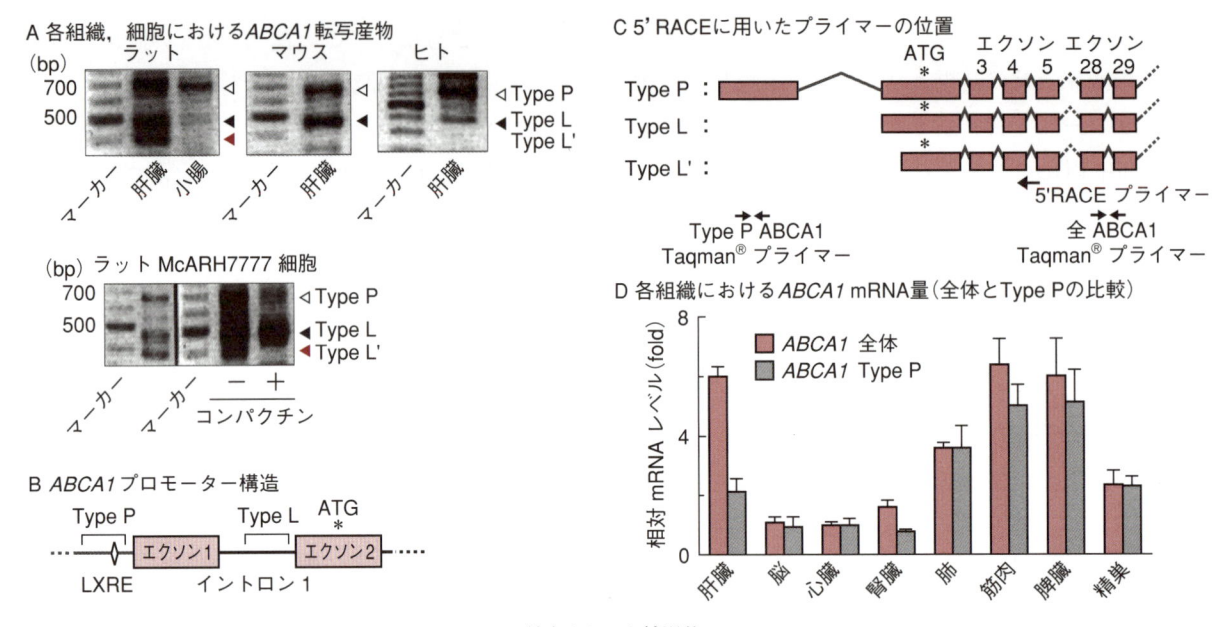

A 各組織，細胞におけるABCA1転写産物

B ABCA1プロモーター構造

C 5' RACEに用いたプライマーの位置

D 各組織におけるABCA1 mRNA量（全体とType Pの比較）

ABC：ATP結合カセット輸送体
LXRE：LXR（肝臓X受容体）応答配列
RACE：rapid amplification of cDNA ends
Type L：肝臓型
Type P：末梢型

発現制御機構が国立医薬品食品衛生研究所・最上らのグループにより解析された[2]。

ラットの小腸，肝臓からRNAを回収し，5'RACE法（rapid amplification of cDNA ends）により転写開始点を決定すると，小腸ではエクソン1を含む長いポリメラーゼ連鎖反応（PCR）産物のみが検出されるのに対し，肝臓ではそれ以外にエクソン1を含まない短い産物（Type L；肝臓型）が得られた（**図1**）。マウス，ヒトにおいても肝臓RNAからは，同様な短いType Lが検出される。ラット培養肝癌細胞をスタチン処理すると，Type Lの増加が認められる。Type Lの転写開始点はそのサイズから，エクソン2であることが考えられる。いずれの転写産物もエクソン2に開始コドンが含まれることから，同一の蛋白が翻訳されることになる。Type LとType P（末梢型）をそれぞれ認識するプライマーを用いて定量PCRをすると，肝臓と腎臓でのみType Pの割合が全体の50%程度で，他の組織ではType Pがほぼすべてで，Type Lはわずかにしか見いだされなかった。したがって，肝臓においてType L型がスタチン刺激に応じて臓器特異的に発現上昇していることが推察された。

Type Pの転写はエクソン1の上流に位置するプロモーター領域に支配されており，ここにはすでに報告のあるLXR応答配列が存在している。このプロモーター領域約1 kbを含むレポーター遺伝子を作製し，転写調節実験に用いた。一方，Type Lの転写はエクソン2上流域により支配されていることから，同様に約1 kbのプロモーター領域をクローニングし，レポーター遺伝子に挿入した。これらのレポーターを遺伝子導入した細胞をスタチン，コレステロール，LXR合成リガンドなどを含む培地で培養すると，Type Lプロモーターはスタチンにのみ応答して，活性を上昇させた（**図2**）。一方，Type Pプロモーター活性は報告通りスタチンにより減少し，LXRリガンド

図2 SREBP-2を介して行われるスタチンによるABCA1プロモーター活性化(文献2より引用)
レポーターアッセイにより，Type LプロモーターがSREBP-2により活性化されることを解析した．

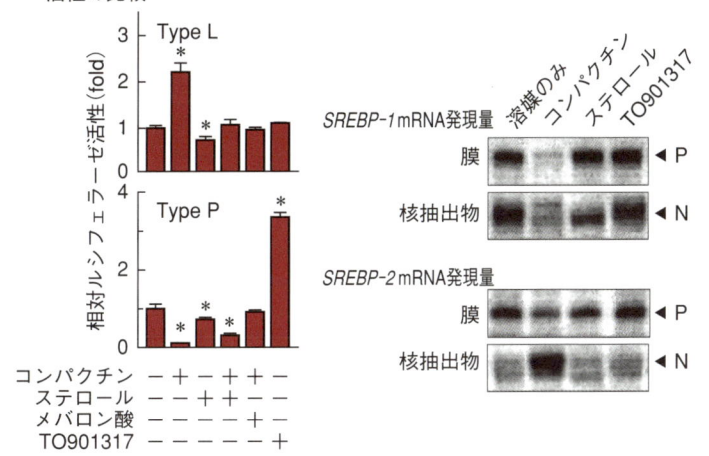

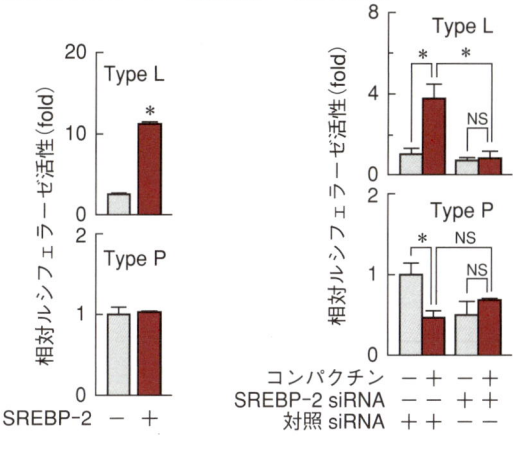

A Type L，Type Pプロモーター活性の比較
B 肝臓SREBP蛋白のプロセシング
C 活性型SREBP-2過剰発現によるプロモーター活性応答
D siRNAを用いたSREBP-2機能の解析

NS：非有意
SREBP：ステロール調節エレメント結合蛋白
Type L：肝臓型
Type P：末梢型
*$P<0.05$（溶媒［またはmock］細胞との比較）

図3 スタチン/コレスチミド投与ラットのABCA1蛋白発現と血中HDLコレステロール(文献2より引用)
ラットにプラバスタチン/コレスチミド(P/C)含有食を8日間投与し，各臓器，血液を回収した．

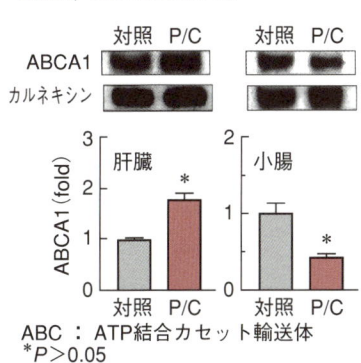

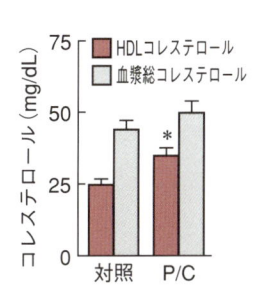

ABC：ATP結合カセット輸送体
*$P>0.05$

図4 肝臓における2種類のプロモーターを介したABCA1遺伝子発現制御とSREBP-2，LXR(文献2より引用)

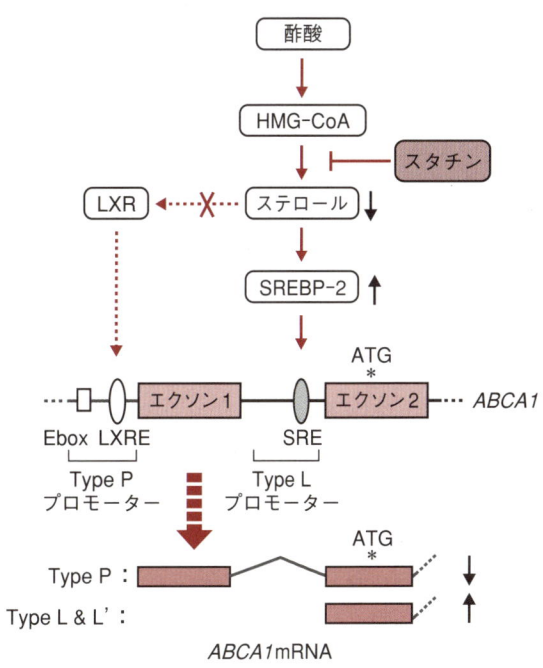

ABC：ATP結合カセット輸送体
HMG-CoA：ヒドロキシメチルグルタリルCoA
LXR：肝臓X受容体
LXRE：LXR（肝臓X受容体）応答配列
SRE：ステロール調節エレメント
SREBP：ステロール調節エレメント結合蛋白

により活性が著しく上昇した。ラット肝癌細胞をスタチン処理するとステロール調節エレメント結合蛋白(*SREBP-2*)が著しく活性化されることから，レポーター遺伝子の応答を活性型*SREBP-2*を過剰発現させた系で行うと，Type Lプロモーターのみ*SREBP-2*に顕著に応答した。さらに，細胞内の*SREBP-2*発現をsiRNAを用いて低下させると，このようなType Lのスタチンへの応答は消失した。以上の結果より，エクソン2上流のプロモーター領域には*SREBP-2*に応答してType L遺伝子発現を上昇させる配列が含まれることが強く示唆された。

実際，エクソン2上流のプロモーター領域にはSREBP応答様配列が2ヵ所見いだされた。それらに変異を挿入し機能解析を行った結果，エクソン2上流約100 bp付近に存在するSREBP応答様配列に*SREBP-2*が直接結合し，転写を正に促進することが明らかとなった。

さらにラットにスタチン/コレスチミドを投与し，肝臓，小腸におけるABCA1蛋白発現制御を解析した(図3)。肝臓においてはスタチン投与により，ABCA1蛋白の発現上昇が確認された。一方，小腸ではABCA1蛋白発現は低下した。血中HDLコレステロールはスタチン/コレスチミド投与で有意に上昇し，肝臓におけるABCA1発現上昇に起因することが*in vivo*でも検証された。

● おわりに

以上の知見を要約すると図4のようになる。コレステロール合成の律速酵素ヒドロキシメチルグルタリルCoA(HMG-CoA)還元酵素阻害薬のスタチンは，コレステロール合成を抑制することにより，LXRのリガンドである酸化コレステロール量を減少させる。その結果，肝臓以外の臓器では，エクソン1の上流に位置するLXR応答配列を介したType Pの転写が低下し，ABCA1発現は減少する。一方，肝臓ではコレステロール合成低下に伴い，転写因子*SREBP-2*が活性化され，エクソン2上流のプロモーター領域に存在するSREBP応答配列を介してType L遺伝子発現が亢進する。

肝臓はアポリポ蛋白A-Iの主要な産生臓器であり，スタチンにより肝臓でABCA1発現が亢進することが結果的にHDLコレステロール上昇をもたらすことは想像に難くない。しかし，肝臓以外の小腸，マクロファージなどではスタチンによりABCA1発現は減少することから，このような肝臓における作用がコレステロール代謝恒常性をどこまで改善しうるのかについてはさらなる分子レベルでの解析が必要と思われる。

引用文献

1) Schulzeck P, Bojanovski M, Jochim A, Canzler H, Bojanovski D. Lancet 1988;1:611-3.
2) Tamehiro N, Shigemoto-Mogami Y, Kakeya T, Okuhira K, Suzuki K, Sato R, et al. J Biol Chem 2007;282:21090-9.
3) Brooks-Wilson A, Marcil M, Clee SM, Zhang LH, Roomp K, van Dam M, et al. Nat Genet 1999;22:336-45.
4) Bodzioch M, Orsó E, Klucken J, Langmann T, Böttcher A, Diederich W, et al. Nat Genet 1999;22:347-51.
5) Rust S, Rosier M, Funke H, Real J, Amoura Z, Piette JC, et al. Nat Genet 1999;22:352-5.
6) Orsó E, Broccardo C, Kaminski WE, Böttcher A, Liebisch G, Drobnik W, et al. Nat Genet 2000;24:192-6.
7) Repa JJ, Turley SD, Lobaccaro JA, Medina J, Li L, Lustig K, et al. Science 2000;289:1524-9.
8) Sone H, Shimano H, Shu M, Nakakuki M, Takahashi A, Sakai M, et al. Biochem Biophys Res Commun 2004;316:790-4.
9) Maejima T, Yamazaki H, Aoki T, Tamaki T, Sato F, Kitahara M, et al. Biochem Biophys Res Commun 2004;324:835-9.

佐藤隆一郎
(東京大学大学院農学生命科学研究科
応用生命化学専攻食品生化学教室)

6章

コレステロール基礎研究のあゆみ
―コレステロールの発見から今後の展望まで―

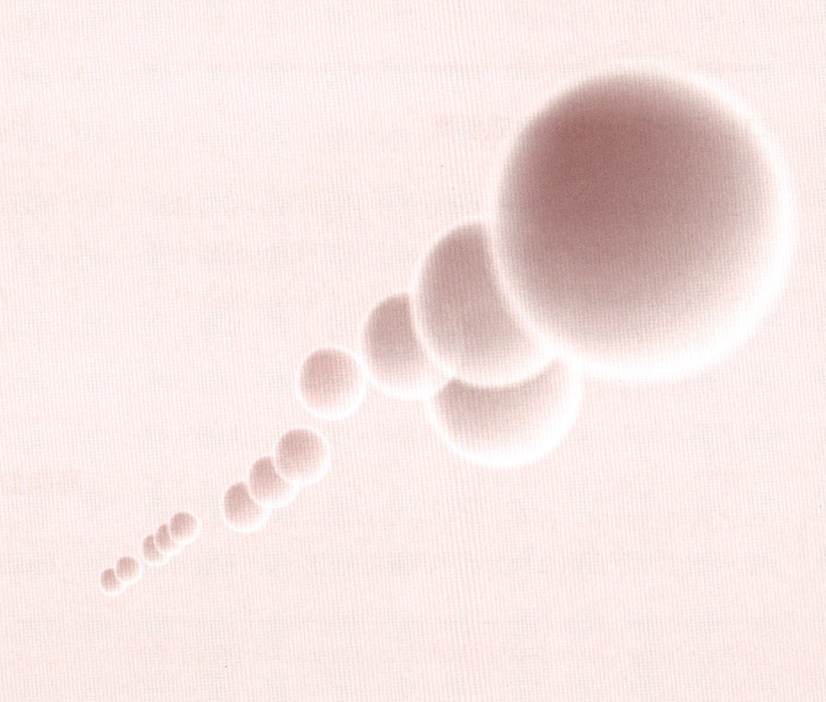

コレステロール ―基礎研究の歩みと今後の展望―

北　徹

基礎研究のはじまり

　コレステロールの基礎研究は，Anitschkowが1913年に発表した論文が世界で最初であろう。ウサギにコレステロールを与えることで，実験的に動脈硬化を誘発することに成功したわけである[1,2]。しかしながら，Anitschkowの発表から65年後に，米国のTaylorをはじめとする3つの学者グループは，彼の実験結果を再現できなかった。その後，基本的にはコレステロールが酸化されているか否かが再現成否の要因であることが明らかにされ，酸化コレステロールを与えることにより実験結果は再現された[2-4]。一方，Schutzeはコレステロールを空気にさらすと酸化コレステロールができることを発表している[5]。また，いうまでもないが，Framingham研究は，動脈硬化症を起こす諸因子を解析し，高脂血症(高コレステロール血症・高トリグリセライド血症)・高血圧・耐糖能異常・喫煙・性差・年齢などが動脈硬化発症に関わることを明らかにし，これらを「危険因子」と定義した[6]。

コレステロールの構成要素

　コレステロール，トリグリセライドはいずれも身体にとって必須の成分であり，血液によって目的の臓器まで運搬される必要があるが，ともに水に不溶なためそれらの運搬の目的でヒトはリポ蛋白を獲得するところとなった。リポ蛋白は，水に不溶なコレステロール，トリグリセライドをコアとしてそれを両極性のあるリン脂質の膜が被い，さらにその膜にアポリポ蛋白が存在し，ミセルの状態で血液中に存在している事が明らかにされている[7]。アポリポ蛋白にはアポリポ蛋白A・B・C・Eなどがあり，リポ蛋白の構造に関わるばかりでなく，代謝過程にも深く関わっていることが明らかにされてきた[8]。またその異常が疾患の誘発に繋がることが，遺伝子が単離されその機能が明らかにされることにより次々に解明されてきた[9]。リポ蛋白のなかで最初に分離されたのはHDLであり[10]，続いてLDL[11]，引き続き超低比重リポ蛋白(VLDL)，中間比重リポ蛋白(IDL)が分離された[12]。現在は超遠心分離法により，その比重によって5種類に分画され，それぞれカイロミクロン，VLDL，IDL，LDL，HDLと命名されている。カイロミクロンは食事由来のコレステロール，トリグリセライドが腸管から吸収されるとそこで作られ，リンパ管を経由して大循環に出て肝臓に運ばれるが，その取込み過程は必ずしも明らかにされたわけではない。今後の研究課題であろう。2004年に，食事由来・胆汁由来のコレステロールは，小腸上部刷子縁膜上に存在するコレステロールトランスポーター(ニーマン・ピックC1 Like1蛋白)により吸収されることがDavisらにより*Science*誌に発表され注目を集めている[13]。さらに，このトランスポーターはコレステロールと構造が類似した植物性ステロールの吸収も行うことが知られており，開発されたこの蛋白の阻害薬は食事由来・胆汁由来のコレステロールのみならず，植物性ステロールの吸収をも強力に阻害する。したがって，高コレステロール血症のみならず植物性ステロールの吸収過剰によるホモ接合体シトステロール血症にも治療効果がある。一方，VLDL・IDL・LDL・HDLはすべて内因性リポ蛋白である。

高脂血症の分類と遺伝性の解明

　Fredricksonは高脂血症を，コレステロール・中性脂肪

地方独立行政法人神戸市民病院機構神戸市立医療センター中央市民病院

表1 高脂血症のWHO分類

型	I	IIa	IIb	III	IV	V
増加するリポ蛋白	カイロミクロン	LDL	VLDL LDL	β-VLDLまたはIDL	VLDL	カイロミクロン VLDL
血清脂質	TC(−) TG↑↑↑	TC↑−↑↑↑ TG(−)	TC↑−↑↑ TG↑−↑↑	TC↑↑ TG↑↑	TC(−)または↑ TG↑↑	TC↑ TG↑↑↑

TC：総コレステロール　TG：トリグリセライド
(−)は正常，↑は上昇度を表す。

のいずれか，あるいは両方が増加しているかにより分類し，有名なFredrickson分類を作り上げた。その後，リポ蛋白の概念を加えた現在のWHO分類へと修正された(**表1**)。この分類は大きく5つのタイプに分類されており，これが浸透するといずれのタイプがどのような病態と関わるかが明らかにされ，タイプII，III，IVなどが動脈硬化と関わることが指摘されるに至った。

また，遺伝的にそれぞれのタイプが規定されることも，多くの研究成果を通して明らかにされてきた。たとえば，タイプIのなかにはVLDLの代謝に必須のリポ蛋白リパーゼの遺伝的欠損が存在することが明らかにされてきた。また，タイプIIのなかには遺伝的にLDLが上昇する疾患が存在すること，常染色体性優性遺伝であることがGoldsteinにより明らかにされ，ヘテロ接合体は500人に1人，ホモ接合体が100万人に1人存在することも突き止められた。これは家族性高コレステロール血症(FH)と命名され，多くの患者が心筋梗塞によって死亡することが示された。さらに家族性複合型高脂血症が存在すること，しかも心筋梗塞に罹患しやすい特徴をもつことも示された[14-16]。1973年当時，Goldsteinは，家族性複合型高脂血症は単独遺伝子欠損によるものと考えていたが，残念ながらGoldsteinの考え通りではなさそうで，今のところ原因遺伝子が明らかにされていない。明らかに家族集積がみられることから，何らかの，複数あるいは転写レベルで脂質代謝に関連した遺伝子群に影響を与える異常が存在するのではないかと思われるが，今後の大きな問題点である。その病態に，メタボリックシンドロームの病態との共通点がみられることから，解決のヒントがそこに隠されているかもしれない。

LDL受容体とスタチンの発見

Goldstein, Brownは，LDLはあらゆる細胞の細胞膜に存在するLDL受容体を介して取り込まれ，LDL中のコレステロールが細胞内で代謝・利用されることを突き止めた[17]。また，FHの原因がLDL受容体の遺伝的欠損に由来することも明らかにしている[18]。ヒトのLDL受容体の構造は，東北大学の山本徳男教授が世界で初めて，Goldstein, Brownの研究室で明らかにした[19]。立派な日本人の功績である。また，生体内でLDLが代謝されるが，肝臓のLDL受容体の発現量が血中LDL値を規定していることが明らかにされ[20]，馬渕らはヒトにおいてもスタチンが肝臓のLDL受容体の発現量を誘導することを明らかにし[21]，現在スタチンは高LDLコレステロール血症の治療薬として重要な位置を占めている。スタチンの発見は，三共㈱発酵研究所の遠藤章博士によりなされた[22]。スタチンを高コレステロール血症患者に投与してその効果をみるため，コレステロール低下作用，ひいては心筋梗塞などのイベント抑制の検討を目的とした大規模臨床試験がなされた結果，多くの抑制効果を示す成果が得られたことは，われわれ高脂血症患者の治療にあたっているものにとって喜ばしいところであるといえよう[23]。

裏付けが進む動脈硬化発症研究

レムナントが遺伝的に上昇するIII型高脂血症が存在するが，これはアポリポ蛋白E2/E2の遺伝子型を示すヒトに起こることが明らかにされた[24]。一方，Anitschkowの

動脈硬化発症研究成果は，リポ蛋白の発見，FHの分子レベルでの原因究明により，今ではLDLレベルで明らかにされつつある．すなわち，動脈硬化の初期病変の特徴はマクロファージ由来の泡沫細胞の集簇であるが，泡沫細胞の細胞質中に存在するのはLDL由来のコレステロールであることが生化学的に証明されていた．しかしながら，マクロファージにはLDLを取り込む仕組みが存在せず，泡沫細胞形成過程は謎であった．一連の研究から[25]，この過程においてLDLの酸化が重要であり，いったんLDLが酸化を受けると(酸化の全貌はまだ明らかにはされておらず，今後の解明すべき重要な課題である)マクロファージは細胞膜上に存在する酸化LDL受容体[26]により，酸化LDLを取り込み続け，泡沫細胞化することが明らかにされている．また，抗酸化作用を有するプロブコールは，LDL中に選択的に存在する性質があるが，FHモデル動物であるWHHL (Watanabe-heritable hyperlipidemic)ウサギ[27]に投与し続けると，動脈硬化の発症進展が抑制されることが，筆者らの研究で明らかにされた[28]．その後，酸化LDLが血管構成細胞に対して種々の作用を介して動脈硬化進展を促進することが示されている[29]．マクロファージはレムナントリポ蛋白も取り込み泡沫化するが，その取込み機構は明らかにはされていない．この仕組みは，今話題のメタボリックシンドロームの動脈硬化発症の一端を説明することにつながる．すなわち，メタボリックシンドロームは，高中性脂肪血症(高レムナント血症)を呈するのが特徴であり，しかも動脈硬化に直結するわけである．マクロファージのレムナントリポ蛋白による泡沫化の全貌の解明はその治療にもつながることから残された重要なテーマといえる．

日進月歩のコレステロール研究

このように，コレステロール，中性脂肪リッチリポ蛋白と動脈硬化発症に関係した研究は日進月歩であり，さらに分子レベルでその謎はますます深く解明されるであろう．Rossは『動脈硬化は炎症過程の一連の血管壁における反応である』と定義しているが，酸化LDL，レムナントリポ蛋白，それらに含まれる酸化脂質などがその炎症反応を引き起こすために一役買っていることはもはや疑う余地がない[30]．炎症過程にどのようにリポ蛋白などが関わるかについても，今後の研究成果がまたれるところである．

引用文献

1) Anitchkow N. Beitr Pathol Anat 1913;56:379-404.
2) Constant J. Keio J Med 2004;53:131-6.
3) Imai H, Werthessen NT, Taylor CB, Lee KT. Arch Pathol Lab Med 1976;100:565-72.
4) Taylor CB, Peng SK, Werthessen NT, Tham P, Lee KT. Am J Clin Nutr 1979;32:40-57.
5) Schulze E, Winterstein E. Hoppe seylers Z Physiol Chem 1904;43:316-9.
6) Shindler E. [homepage on the Internet]. Massachusetts: National Heart, Lung, and Blood Institute, Boston University.; [updated 2008 Sep 24]. Available from: http://www.nhlbi.nih.gov/about/framingham/index.html
7) Lehninger A, Nelson D, Cox MM. Principles of Biochemistry. second ed. Worth Publishers; 1993. p.674-87.
8) Havel RJ, Kane JP. Introduction: structure and metabolism of plasma lipoproteins. In: Scriver CR, Beaudet AL, Sly WS, Valle D, editors. The Metabolic and Molecular Bases of Inherited Disease: 7th ed. New York: McGraw-Hill; 1995. p.1841-51.
9) Kane JP, Havel RJ. Disorders of the biogenesis and secretion of lipoprotein containing the B apolipoproteins. In: Scriver CR, Beaudet AL, Sly WS, Valle D, editors. The Metabolic and Molecular Bases of Inherited Disease: 7th ed. New York: McGraw-Hill; 1995. p.1853-85.
10) Macheboef MA. Bull Soc Chem Biol 1929;22:268-75.
11) Oncley JL, Scatchard G, Brown A. J Phys Chem 1947;51:184-92.
12) Gofman JW, Lindgren FT, Elliott H. J Biol Chem 1949;179:973-9.
13) Altmann SW, Davis HR, Zhu LJ, Yao X, Hoos LM, Tetzloff G, et al. Science 2004;303:1201-4.
14) Goldstein JL, Hazzard WR, Schrott HG, Bierman EL, Motulsky AG. J Clin Invest 1973;52:1533-43.
15) Goldstein JL, Schrott HG, Hazzard WR, Bierman EL, Motulsky AG. J Clin Invest 1973;52:1544-68.
16) Hazzard WR, Goldstein JL, Schrott MG, Motulsky AG, Bierman EL. J Clin Invest 1973;52:1569-77.
17) Brown MS, Goldstein JL. Science 1986;232:34-47.
18) Goldstein JL, Hobbs HH, Brown MS. Familial hypercholesterolemia. In: Scriver CR, Beaudet AL, Sly WS, Valle D, editors. The Metabolic and Molecular Bases of Inherited Disease: 7th. ed. New York: McGraw-Hill; 1995. p.1981-2030.
19) Yamamoto T, Davis CG, Brown MS, Schneider WJ, Casey ML, Goldstein JL, et al. Cell 1984;39:27-38.
20) Goldstein JL, Kita T, Brown MS. N Engl J Med 1983;309:288-96.
21) Mabuchi H, Sakai T, Sakai Y, Yoshimura A, Watanabe A, Wakasugi T, et al. N Engl J Med 1983;308:609-13.
22) Endo A, Kuroda M, Tanzawa K. FEBS Lett 1976;72:323-6.
23) Baigent C, Keech A, Kearney PM, Blackwell L, Buck G, Pollicino C, et al; Cholesterol Treatment Trialists, (CTT)Collaborators. Lancet 2005;366:1267-78.
24) Mahley RW, Rall SC Jr. Type III hyperlipoproteinemia (Dysbetalipoproteinemia): the role of apolipoprotein E in normal and abnormal

lipoprotein metabolism. In: Scriver CR, Beaudet AL, Sly WS, Valle D, Health Professions Division editors. The Metabolic and Molecular Bases of Inherited Disease: 7th. ed. New York: McGraw-Hill 1995. p.1953-80.
25) Steinberg D, Parthasarathy S, Carew TE, Khoo JC, Witztum JL. N Engl J Med 1989;320:915-24.
26) Kume N, Kita T. Curr Atheroscler Rep 2002;4:253-7.
27) Watanabe Y. Atherosclerosis 1980;36:261-8.
28) Kita T, Nagano Y, Yokode M, Ishii K, Kume N, Ooshima A, et al. Proc Natl Acad Sci U S A 1987;84:5928-31.
29) Kume N, Kita T. Circ Res 2004;94:269-70.
30) Ross R. N Engl J Med 1999;340:115-26.

胆石から動脈硬化へ─コレステロール研究の足跡─

山本　章

コレステロールの発見と構造決定，定量法の確立

　一般的には，コレステロールは1816年，Chevreulによって胆汁中から発見されたといわれている。ある成書[1]によれば，1798年のFourcroyの著書に「20年以上も前にPoulletier de la Salleが胆石からアルコール可溶性の成分を採取した」と記されているとある。しかしFourcroyはPoulletierの論文の出典を記載せず，また彼自身，この胆汁の成分はマッコウ鯨の頭部に詰まっているワックスのようなものではないかと述べている。これに対してChevreulは彼自身の抽出したアルコール可溶性で結晶を作る物質はFourcroyのいうようなワックスとは違った特異な化合物であるとして，これにギリシャ語のchole-sterosからcholesterinと名づけた[2]。その後，この物質が水酸基を持つ2級アルコールであることがわかって，今のcholesterolという名前が定着した。コレステロール研究の歴史を表1にまとめた。

　19世紀末から20世紀初めにかけて，植物体からエルゴステロールをはじめとする植物ステロールが発見され，徐々にそれらの化学構造が明らかにされてきた。また硫酸による呈色反応が見いだされ，有名なリーバーマン・ブルヒアルト反応が確立されて定量が可能になった。コレステロールや胆汁酸，性ホルモンを含む広い系統の物質群(いわゆるステロイド)の化学構造の決定に最も大きく貢献したのはWindausで[3]，1932年にノーベル賞を受賞した。彼はコレステロールがサポニンで沈殿することをも発見して遊離型とエステル型の分別定量法の確立に貢献し，さらに粥状動脈硬化をもつ患者の大動脈壁には普通の人にないコレステロールが多量に含まれることを1909年に発表している[4]。

　20世紀の中頃，臨床医学におけるコレステロールの研究は主に消化器病の領域であり，胆汁酸とリン脂質による可溶化機構の研究が盛んに行われた[5]。胆石にビリルビン石灰を主成分として沈殿する結石と，コレステロールを主成分として浮遊する結石があり，栄養がよくなるほど後者が増えてくる。日本では両種の結石の入れ替わりは1965年頃，経済の進展に伴って血清コレステロール値が上がりだした頃に相当する。またアメリカインディアンのある種族で肥満に伴って高率に胆石ができることも有名な事実である[6]。

粥状動脈硬化研究の黎明

　1843年にVogelがヒトの粥状動脈硬化巣にコレステロールを見いだしたと報告しているが，注目を集めなかったようである。動脈硬化への関連を初めて明確に指摘したのはAnitschkowで，それは20世紀になってからのことであった。彼は，コレステロールをひまわり油に溶かして投与することによって，家兎の大動脈壁にヒトの粥状動脈硬化に似た病変ができることを発見して，1913年ドイツの病理学雑誌に発表した[7]。さらにその後，動脈壁の病巣が偏光で検出される油滴を含む，おそらく白血球系の細胞(今でいう泡沫細胞)の集まりからなることを示し，初期のfatty streakは可逆的であるが，時が経つとコレステロールの結晶ができて不可逆の複合病変となることをも報告した[8]。これらのことはSteinbergの最近の力作「An Interpretative history of the cholesterol controversy」に詳しく記載されている[9]。彼はそのなかで，Anitschkowの研究成果に目を向ける人がなかったため，コレステロールと動脈硬化の研究は30年遅れたと嘆いている。

　1930年代になって，臨床医学できわめて重要な発見が

箕面市立介護老人保健施設

表1 コレステロール・リポ蛋白研究関連事項年表

年	人物	事項
1816年	Chevreul	コレステリン(Chole-stereos)の命名
1885年	Liebermann	Liebermann-Burchard反応の発見
1913年	Anitschkow	ウサギにコレステロールを投与して動脈硬化を作製
1928年	Windaus	ステリン類の研究でノーベル化学賞
1935年	Carl Müller	家族性高コレステロール血症最初の論文の発表
1948年		アメリカNIHに心臓研究所が設立される
1949年		Framingham研究スタート
1949年	Gofman	リポ蛋白の超遠心分画法の確立
1951年	Barr	HDLの抗動脈硬化性についての報告
1952年	Zack-Henley	コレステロール簡易定量法の確立
		コレステロール定量の標準化が開始
1963年	Karl Berg	リポ蛋白(a)の発見
1964年	Konrad Bloch	コレステロールの生合成調節機構の研究でノーベル医学生理学賞
1965年	Fredrickson	高脂血症の現象型分類の確立
1968年	Keys	Seven Countries Studyの結果報告
1969年	Seanu	最初のアポリポ蛋白が分類される
1973年	Havel	Ⅰ型高リポ蛋白血症の原因がリポ蛋白リパーゼ欠損によることを報告
1973年	遠藤 章	コンパクチンの発見
1975年	GoldsteinとBrown	LDL pathwayの概念を確立
1975年	De Genne	家族性高コレステロール血症に対して血漿交換療法開始
2000年	Davies	コレステロール吸収阻害薬(エゼチミブ)の発見

あった。ノルウェーの医師Carl Müllerが今でいう家族性高コレステロール血症の家系を調査し、高コレステロール血症、黄色腫症、狭心症または心筋梗塞を3徴とする病態を遺伝性の疾患単位として確立し、臨床的にコレステロールと動脈硬化性疾患との因果関係を明らかにしたのである[10]。

コレステロールの概念を変えた血漿リポ蛋白分析

1948年、米国の国立衛生研究所(NIH)に現在の心臓・肺・血液研究所(NHLBI)の基となる心臓研究所が設立され、同国は多額の研究費を注ぎ込んで、生命を脅かす心筋梗塞の予防に動き出した。その頃、Gofmanらはコレステロールをはじめ脂質を含む蛋白質(リポ蛋白)の分離に、可溶性蛋白の性状を特定するのに使われていたSvedbergの超遠心分離の技術を応用し、密度の差を利用してリポ蛋白を分析する方法を確立した[11]。これによって彼らは、コレステロール含量の高いリポ蛋白成分であるLDLが動脈硬化に関連することを見いだした[12]。超遠心法で分離されたリポ蛋白から蛋白成分(アポリポ蛋白)を精製して構造を決定する研究も盛んに行われ、HDL、LDL、超低比重リポ蛋白に固有のアポリポ蛋白としてアポリポ蛋白A、B、Cという総括的な名称が与えられた。

その後、時間と労力のかかる超遠心法に変わって、リポ蛋白分析の日常化に役立ったのはFredricksonらによる電気泳動法であり、1967年に*New England Journal of Medicine*誌に掲載された一連の論文は一世を風靡した。また同じ頃、Bursteinらによってヘパリンなどの多価アニオンと金属イオンを使ってリポ蛋白を逐次沈殿させて分離する方法が確立され[13]、HDLの抗動脈硬化作用を明らかにするのに役立った。このBursteinによる沈殿法は後に家族性高コレステロール血症ホモ接合体などに対するアフェレーシス療法に応用された。

分析法の進歩に伴って、いわゆるアテローム生成的なリポ蛋白がLDLだけでなく、コレステロールの担体としてのアポリポ蛋白B含有リポ蛋白を広いスペクトルにわたって包括するものであることがわかってきた。特にコレステロール値が欧米のように高くない日本では、LDLよりもIDLあるいはsmall dense LDLが動脈硬化関連因子としてより重要な意義をもつことが強調された。

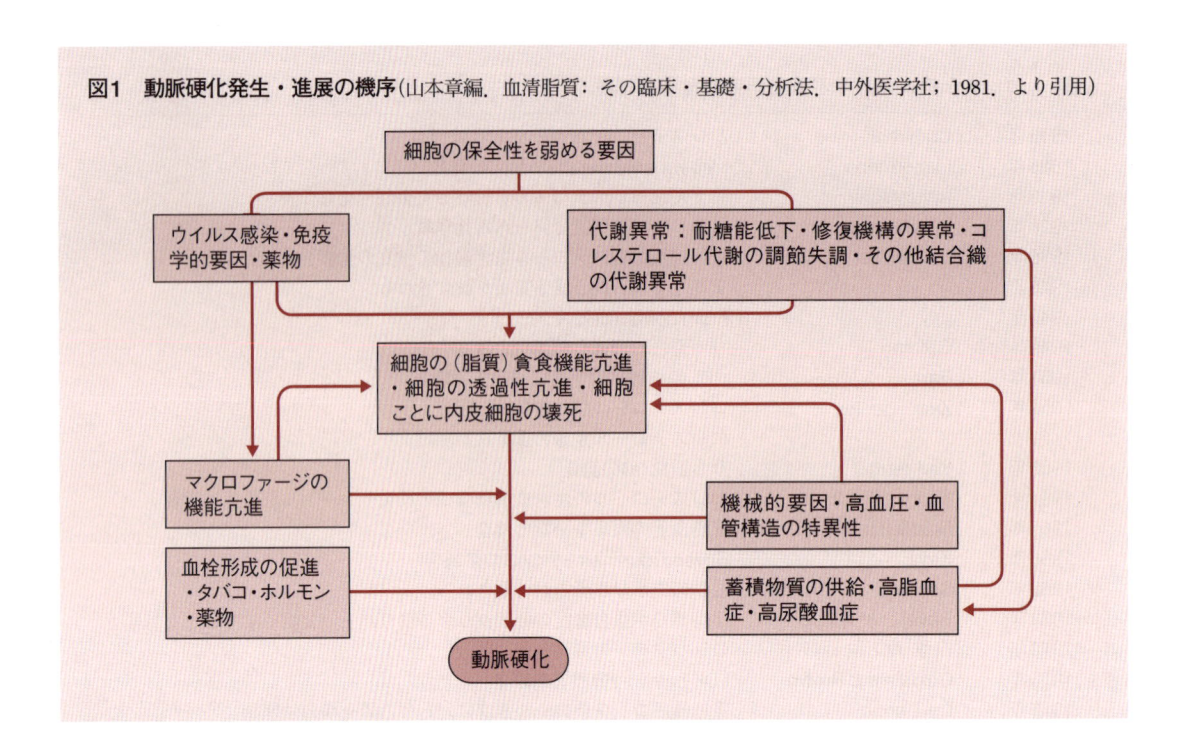

図1 動脈硬化発生・進展の機序（山本章編．血清脂質：その臨床・基礎・分析法．中外医学社；1981．より引用）

コレステロールと動脈硬化にみられる動物の種差

Anitschkow以来，粥状動脈硬化の病理学的研究では主に家兎が実験動物として用いられてきた。ウサギと違ってラットやマウスではコレステロールを負荷しても血漿中のコレステロール濃度（特にLDLコレステロールの濃度）は上がらず，動脈硬化にはなりにくい。それは①小腸からのコレステロールの吸収，②肝臓におけるコレステロール合成のフィードバック機構，③コレステロール水酸化酵素による胆汁酸への転換と胆汁中への排泄，④コレステロールそのものとしての胆汁中への排泄，の程度によって決まる。こうした動物種によるコレステロール代謝の違いを詳しく調べたのはDietschyとWilsonであった[14]。彼らは，ヒトとサルにおいて体内のコレステロールの80％までもが肝臓や腸管での合成によるもので，コレステロールの半分以上が食事に由来するマウスやラットと大きく異なることを示した。

動脈壁への脂質の蓄積は，同じ動物（たとえば鳩）でも品種によって異なることが見いだされ，動脈壁での［コレステロールのエステル化/コレステリルエステルの加水分解］の比率によることがKritchevskyによって早くから提唱されていた[15]。これは後年，マクロファージへのコレステロール蓄積におけるアシルCoAコレステロールアシルトランスフェラーゼ（ACAT）の意義の研究や，抗動脈硬化薬としてのACAT阻害薬の開発につながった。

動脈硬化の研究は炎症反応に向かい，コレステロールは肝臓に戻る

1980年前後，GoldsteinとBrownによるLDL受容体の発見によってコレステロール代謝の制御が主に肝臓で行われていることが明らかになった。彼らによるもう1つの発見は，マクロファージへのコレステロールの蓄積がLDL受容体を介さないで起こるということであり，これは間もなく，Steinbergらによるbeyond cholesterolの概念[16]の提唱と児玉らによるスカベンジャー受容体の発見[17]を契機にして解決されることになる。すなわち，動脈壁内で起こるLDLの酸化に続く一連の反応の重要性が認識され，動脈硬化の成因としての脂質仮説と障害反応仮説に接点が作られ，炎症仮説が生まれた（**図1**）。

一方，最近発見されたコレステロール吸収阻害薬エゼチミブの作用機作の解明に伴って，先にあげたDietchyとWilsonが示した動物種差の残された一因が明らかになっ

た。すなわち，ヒトでは肝細胞から分泌されたコレステロールが細胆管壁から再吸収されるのに対して，ラットやマウスではこれに関与する蛋白が発現していないという事実である[18]。また，かなり以前から，胆汁中のコレステロールがHDLに由来するという成績が報告されており[19]，Kriegerらの発見したSR-BI[20]がトリグリセライド含量の高いHDLに強い親和性をもつという事実は，この受容体が仲介役を果たしている可能性を示している。こうして，コレステロールの研究は古巣の肝臓に戻ってきた。歴史は繰り返す。

引用文献

1) Mead JF, Alfin-Slater RB, Howton DR, Popják G. Lipids—Chemistry Biochemistry and Nutrition. New York: Plenum Press; 1986.
2) Chevreul ME. Ann Chim Phys 1816;2:339-72.
3) Windaus A, Dalmer O. Chemische Berichte 1919;52:162-9.
4) Windaus A. Hoppe Seyler's Z Physiol Chem 1910;67:174-6.
5) Admirand WH, Small DM. J Clin Invest 1968;47:1043-52.
6) Vlahcevic ZR, Bell CC, Gregory DH, Buker G, Juttijudata P, Swell L. Gastroenterology 1972;62:73-83.
7) Anitschkow NN, Chalatov S. Zentralbl Allg Pathol 1913;24:1-9.
8) Anitschkow N. Experimental arteriosclerosis in animals. In: Cowdry EV, editor. Arteriosclerosis: A Survey of the Problem. New York: Macmillan; 1933. p.271-322.
9) Steinberg D. J Lipid Res 2004;45:1583-93.
10) Müller C. Arch Intern Med 1939;64:675-700.
11) Gofman JW, Lindgren FT, Elliott H. J Biol Chem 1949;179:973-9.
12) Gofman JW, Lindgren F. Science 1950;111:166-71.
13) Burstein M, Scholnick HR. Adv Lipid Res 1973;11:67-108.
14) Dietschy JM, Wilson JD. N Engl J Med 1970;282:1128-38, 1179-83, 1241-49.
15) Kritchevsky D, Kothari HV. Adv Lipid Res 1978;16:221-66.
16) Steinberg D, Parthasarathy S, Carew TE, Khoo JC, Witztum JL. N Engl J Med 1989;320:915-24.
17) Kodama T, Freeman M, Rohrer L, Zabrecky J, Matsudaira P, Krieger M. Nature 1990;343:531-5.
18) Temel RE, Tang W, Ma Y, Rudel LL, Willingham MC, Ioannou YA, et al. J Clin Invest 2007;117:1968-78.
19) Carey MC. Gut 1997;41:721-2.
20) Krieger M, Kozarsky K. Curr Opin Lipidol 1999;10:491-7.

コレステロールの吸収と血清コレステロール

林　洋

はじめに

　コレステロール吸収は，コレステロールについての研究が始まって以来，常に中心テーマの1つであった。したがって，これまでに先人たちの膨大なデータ，発表があり，また，名著ともいえる数多くのレビューも公刊されている。その一方で，つい最近の小腸コレステロールトランスポーターの発見のように，日々，新しい発見と実験が行われている分野でもある。ここでは，遠い昔の業績については各レビューを参考にしつつ，これまで綿々と受け継がれてきた研究の歴史がいかに現在に影響しているかについて述べてみたい。

100年前の発見

　ヒトの動脈硬化巣に大量のコレステロールが沈着していることは，1856年，Virchowによって見いだされた[1]。しかし，動脈硬化とコレステロールとの関係について今日考えられているモデルの原型は，今から約100年前，ロシアの若き病理学者Anitschkowによって示された[2]。1913年，彼はウサギにひまわり油に溶解したコレステロールを投与して顕著な高コレステロール血症を引き起こすとともに，ヒトで認められる動脈硬化に酷似した血管病変を作り出すことに成功した。コレステロール吸収による高コレステロール血症の発症とその結果起こる動脈硬化という図式が，すでにこの時に呈示されたわけであるが，今日からみればノーベル賞にも値すると思われるこの仕事は，さまざまな理由で，その後長い間顧みられることはなかった。一方その頃，ヒトにおいても重要な観察がなされた[3]。オランダの内科医de Langenは，公衆衛生医としてオランダ領東インド諸島のジャワ島に赴任した。そこで彼は，ジャワ島に移住しているオランダ人は冠動脈疾患の罹患率が高く，その血清コレステロール濃度が高いこと，その一方，現地の島民には冠動脈疾患はほとんどなく，また，その血清コレステロール濃度も低いことを1916年に報告した。さらに彼は，5人のインドネシア島民に卵と牛肉を3ヵ月間摂取させて血清コレステロールが27％上昇することを見いだし，また，アムステルダムに移住したインドネシアの人たちの血清コレステロール値がオランダ人と同等にまで増加することも見いだしたが，この先駆的な研究も，オランダ語の論文で発表されたこともあって，その後顧みられなかった。

疫学研究と食事介入試験

　コレステロール吸収と血清コレステロール，そして冠動脈疾患についての本格的な研究は，疫学研究と食事介入試験によって始まった。1961年，現在も継続されている有名なFramingham研究が発表され，血清コレステロール濃度と冠動脈疾患との間に強い相関があることが示された[4]。また，Keysらは，1966年にSeven Countries Studyを発表した[5]。同試験ではフィンランド，オランダ，ユーゴスラビア，イタリア，ギリシャ，アメリカ，そして日本で疫学調査を行い，血清コレステロールと冠疾患の死亡率との間に，そして飽和脂肪酸の摂取量と血清コレステロールとの間に直線的な相関関係があることを明らかにした。これらの疫学研究をもとに，大規模な食事介入試験が行われた。1966年に発表された，The Paul Leren Oslo Studyにおいては，412例の心筋梗塞後の患者を2群に分け，実験群に大豆油を摂取させたところ，5年後に実験群において血清コレステロールが296 mg/dLから232

東京有明医療大学看護学科

mg/dLに低下するとともに，コントロール群に比べて心筋梗塞の再発が有意に抑制された[6]。また1968年には，The Wadsworth Veterans Administration Hospital Studyが発表された[7]。ロサンゼルスの復員軍人病院を舞台に行われたこの試験では，院内の2つの食堂のうちの1つで，動物性脂肪の約2/3を植物油に置き換え，ほかの栄養素はまったく同じにして，800人の入院患者を無作為にどちらかの食堂に割り付け，8年間観察した。植物脂肪摂取群では，血清コレステロールは29.5 mg/dL，12.7％低下し，致死性，非致死性の冠疾患，脳卒中，切断術を必要とする閉塞性動脈硬化症は，併せて31％有意に低下した。これと同様の前向きコントロール試験が，1972年に発表されたThe Finnish Mental Hospitals Studyである[8]。2つの精神病院を舞台に，1つの病院の食事を牛乳から大豆油へ，そしてバターをマーガリンに置き換えて6年間観察し，その後スイッチして，もう1つの病院でこれを行った。対象患者は30 000人・年に及び，1つの病院では，実験食の6年間に血清コレステロールは268 mg/dLから217 mg/dLに低下し，実験食期間中の死亡率は男性ではフィンランド一般人の値の半分に，また，女性でも1つの病院で有意に低下した。これらの疫学，ならびに介入試験によって，冠動脈疾患をはじめとする動脈硬化性疾患の病因として，血清コレステロールがきわめて重要であること，また，血清コレステロール値が食事の影響を強く受けることが明らかとなった。また，これらの研究で見いだされたことは，血清コレステロール濃度には，コレステロール摂取量だけではなく，あるいはそれ以上に，摂取した脂肪中における不飽和脂肪と飽和脂肪の比が大事であるという事実であった。その結果，食品中のコレステロール量，飽和脂肪酸量，一価不飽和脂肪酸量，多価不飽和脂肪酸量から，血清コレステロールの変化量を推定する有名なKeysの式(1957年)[9]やHegstedの式(1965年)[10]が提唱されるに至った。一方，コレステロール摂取量が血清コレステロール濃度に直接的に与える影響について，1961年，Connorらが詳細な検討を行った。コレステロールを含まない食事から，1日475 mgから1425 mgの範囲でコレステロールを含む食事に変えたところ，3週間で血清コレステロールは平均191 mg/dLから260 mg/dLへと36％増加したが[11]，1日1650 mgから4800 mgのコレステロールを摂取しても，1日475 mg摂取した場合に比べて，それ以上の血清コレステロール増加作用は認められなかった[12]。Connorらは，食事から摂取したコレステロールが血清コレステロール濃度に変化を与える際には，「閾値」と「頂値」があり，コレステロール摂取量がおよそ100 mgを超えると血清コレステロール濃度は増加し始めるが，300ないし400 mgを超えると，それ以上にコレステロールを摂取しても血清コレステロール濃度がさらに増加することは，もはやないと結論した[1]。

hyper-responder，hypo-responderとegg man

食事への介入によって血清コレステロール濃度が変化することがわかり，臨床的に高コレステロール血症の食事療法として飽和脂肪とコレステロール摂取量を減らすことが盛んに行われ始めた。その結果1980年代になって，コレステロール摂取量の増減によって血清コレステロール濃度が容易に変化する人(hyper-responder)とほとんど変化のない人(hypo-responder)の存在が報告され，コレステロールの吸収効率が血清コレステロール濃度を決める重要な因子であるとされた[13-16]。同様の現象がヒト以外の霊長類で存在することは，1970年代にすでに報告されていた[17,18]。また，1991年に，egg manとよばれるきわめて珍しい症例が報告された[19]。この88歳の男性は，1日当り平均25個の鶏卵を少なくとも15年以上にわたって毎日食べ続けていたが，明らかな動脈硬化性疾患にはまったく罹患しておらず，さらに血漿脂質値は，総コレステロール200 mg/dL，LDLコレステロール142 mg/dL，HDLコレステロール45 mg/dLとまったくの正脂血症者であった。アイソトープを用いた動態研究の結果，対照者においては低コレステロール食を負荷した場合には，摂取コレステロールの54.6％が，そして高コレステロール食を負荷した場合には，46.4％が体内に吸収されたのに対して，この「患者」では，摂取コレステロールのわずか18％しか吸収されていないことがわかった。さらに末梢血単核球で測定したコレステロール合成能は低下しており，さらに胆汁酸のプールの増加と合成の亢進も認められた。すなわち，この症例においてきわめて大量のコレステロールを摂取しているにもかかわらず正脂血症

を保っている理由としては，単に腸管からのコレステロールの吸収が抑制されているだけではなく，体内におけるコレステロールの生合成が低下し，さらにコレステロールの異化を亢進させることによって，生体が適応しているためと考えられた．個々人におけるコレステロールの吸収効率の違いについて，1987年，Miettinenらは，アポリポ蛋白Eの表現型の違いによって生じていると報告し[20]，さらにアポリポ蛋白BやLDL受容体遺伝子の遺伝子多型はこれに関係していないと報告した[21]．その後，アポリポ蛋白A-IVの遺伝子多型がコレステロール吸収に関連するとも報告されたが，後に否定された[22]．

コレステロールトランスポーターの探索

血清コレステロールと関連したコレステロールの小腸における吸収機構については，コレステロールを含む脂質すべての吸収の低下を示す一連の遺伝性低脂血症が古くから研究されてきた．これらはすべてアポリポ蛋白Bの産生，もしくはその後のカイロミクロンの産生と分泌の異常が病因であった[23]．1950年に最初の症例が報告された無ベータリポ蛋白血症は，1992年Wetterauらによって，ミクロゾームトリグリセライド転送蛋白(MTP)の欠損により，カイロミクロンが形成されない疾患であることが明らかにされた[24]．無ベータリポ蛋白血症とは別な病型として1960年に報告された家族性低ベータリポ蛋白血症が，アポリポ蛋白Bの合成異常に伴う短縮アポリポ蛋白Bによって引き起こされることは，1987年に明らかにされた[25]．また，1961年に報告されたアンダーソン病は，カイロミクロン停滞病であることがその後わかったが，カイロミクロンを小胞体からゴルジ体へ輸送する蛋白に異常があることが，2003年につきとめられた[26]．一方，腸管腔から腸上皮内へのコレステロールの取込みについては，労働拡散であるとされていたが，その一方で，腸上皮の刷子縁膜に存在する蛋白によって触媒されているという主張もあったものの，その実態は長い間不明であった[27]．この状況に転機をもたらしたのは，2000年に発表された，植物性コレステロールの吸収が亢進し動脈硬化症を起こすシトステロール血症の原因が，小腸のATP結合カセット輸送体(ABC)，ABCG5とABCG8の変異

にあることを明らかにした研究であった[28]．しかし2002年には，これらの輸送体はコレステロールの吸収には直接関与しないことが報告された[29]．同じく2000年に，当初はアシルCoAコレステロールアシルトランスフェラーゼ(ACAT)阻害薬として開発されたエゼチミブが，コレステロール吸収抑制の結果，ヒトの血清コレステロールを低下することが初めて発表されたが[30]，その後エゼチミブの作用機序の探索の結果，ついに2004年に至って，小腸コレステロールトランスポーターであるニーマン・ピックC1 Like1蛋白(NPC1L1)が発見された[31]．さらに，従来のhyper-responder，hypo-responderのなかに，NPC1L1のアミノ酸変異をもつものが発見された[32]．

おわりに――腸肝連関と腸冠連関の時代――

コレステロール吸収は，これまで放射性物質で標識したステロールなどを被験者に摂取させ，その糞便と血液中の放射能を測定するという大変な労力を必要とする方法で研究されてきたが，1990年代から，血液中の植物性ステロールを含む種々のステロールを測定することによって，コレステロールの吸収効率を推定する方法が可能となった．その結果，Miettinenらは，2003年に，スタチンによって，より強く肝臓でのコレステロール合成が抑えられ，その結果，血清コレステロールが大きく低下した人ほど植物ステロールの吸収が亢進していることを報告し[33]，そして2006年には，コレステロールの吸収が低い人ほど心筋梗塞の再発が低いことを，前向き試験であるDrug and Evidence-Base Medicine in the Elderly(DEBATE)で明らかにした[34]．NPC1L1の発見とあいまって，これからは小腸と肝臓のコレステロール代謝の新たな連関を，そして小腸のコレステロール代謝と冠動脈疾患との新たな連関を研究する時代に入ったと思われる．100年前のAnitschkowの発見は，今も研究者を駆り立てているのである．

引用文献
1) Connor WE, Connor SL. Curr Atheroscler Rep 2002;4:425-32.
2) Steinberg D. J Lipid Res 2004;45:1583-93.

3) Steinberg D. J Lipid Res 2005;46:179-90.
4) Kannel WB, Dawber TR, Kagan A, Revotskie N, Stokes J. Ann Intern Med 1961;55:33-50.
5) Keys A, Aravanis C, Blackburn HW, Van Buchem FS, Buzina R, Djordjevic BD, et al. Acta Med Scand Suppl 1966;460:1-392.
6) Leren P. Acta Med Scand Suppl 1966;466:1-92.
7) Dayton S, Pearce ML, Goldman H, Harnish A, Plotkin D, Shickman M, et al. Lancet 1968;2:1060-2.
8) Miettinen M, Turpeinen O, Karvonen MJ, Elosuo R, Paavilainen E. Lancet 1972;2:835-8.
9) Keys A, Anderson JT, Grande F. Lancet 1957;273:959-66.
10) Hegsted DM, McGandy RB, Myers ML, Stare FJ. Am J Clin Nutr 1965;17:281-95.
11) Connor WE, Hodges RE, Bleiler RE. J Clin Invest 1961;40:894-901.
12) Connor WE, Hodges RE, Bleiler RE. J Lab Clin Med 1961;57:331-42.
13) Grundy SM. Annu Rev Nutr 1983;3:71-96.
14) Hegsted DM. Am J Clin Nutr 1986;44:299-305.
15) Katan MB, Beynen AC, de Vries JH, Nobels A. Am J Epidemiol 1986;123:221-34.
16) Kesäiemi YA, Miettinen TA. Eur J Clin Invest 1987;17:391-5.
17) Jones DC, Lofland HB, Clarkson TB, St Clair RW. J Food Sci 1975;40:2-7.
18) Bhattacharyya AK, Eggen DA. J Lipid Res 1981;22:16-23.
19) Kern F. N Engl J Med 1991;324:896-9.
20) Kesäiemi YA, Ehnholm C, Miettinen TA. J Clin Invest 1987;80:578-81.
21) Gylling H, Kontula K, Miettinen TA. Arterioscler Thromb Vasc Biol 1995;15:208-13.
22) Weggemans RM, Zock PL, Meyboom S, Funke H, Katan MB. J Lipid Res 2000;41:1623-8.
23) Kane JP, Havel RJ. Disorders of the biogenesis and secretion of lipoproteins containing the B apolipoproteins. In: Scriver CR, Beaudet AL, Sly WS, Valle D, editors. The metabolic & molecular bases of inherited disease. 8th. ed. New York: McGraw-Hill; 2001. p.2717-52.
24) Wetterau JR, Aggerbeck LP, Bouma ME, Eisenberg C, Munck A, Hermier M, et al. Science 1992;258:999-1001.
25) Young SG, Bertics SJ, Curtiss LK, Witztum JL. J Clin Invest 1987;79:1831-41.
26) Jones B, Jones EL, Bonney SA, Patel HN, Mensenkamp AR, Eichenbaum-Voline S, et al. Nat Genet 2003;34:29-31.
27) Thurnhofer H, Hauser H. Biochemistry 1990;29:2142-8.
28) Berge KE, Tian H, Graf GA, Yu L, Grishin NV, Schultz J, et al. Science 2000;290:1771-5.
29) Lu K, Lee MH, Yu H, Zhou Y, Sandell SA, Salen G, et al. J Lipid Res 2002;43:565-78.
30) Lipka LJ, LeBeaut AP, Veltri EP, Mellars LE, Bays HE, Moore PB, et al. J Am Coll Cardiol 2000;35 Suppl 2A:257 A.
31) Altmann SW, Davis HR, Zhu LJ, Yao X, Hoos LM, Tetzloff G, et al. Science 2004;303:1201-4.
32) Cohen JC, Pertsemlidis A, Fahmi S, Esmail S, Vega GL, Grundy SM, et al. Proc Natl Acad Sci U S A 2006;103:1810-5.
33) Miettinen TA, Gylling H, Lindbohm N, Miettinen TE, Rajaratnam RA, Relas H; Finnish Treat-to-Target Study Investigators. J Lab Clin Med 2003;141:131-7.
34) Strandberg TE, Tilvis RS, Pitkala KH, Miettinen TA. J Am Coll Cardiol 2006;48:708-14.

コレステロール逆転送系の発見

平山　哲　三井田　孝

はじめに

　血中脂質は，蛋白と結合してリポ蛋白という複合体を形成し，これは末梢組織と肝臓の間で脂質を運搬する役割を担っている。食事由来のコレステロールは肝臓へ，肝臓で合成されたコレステロールは末梢組織へ運ばれる。末梢組織に過剰に蓄積したコレステロールは，リポ蛋白により血中に引き抜かれて肝臓へ戻り，最終的に胆汁酸に変換されて胆汁の成分として体外に排出される。1960年代，Glomsetらはこのリポをコレステロール逆転送系(RCT)と呼ぶことを提唱した[1]。

　HDLは，RCTで中心的役割を果たすリポ蛋白である。HDLは，RCTの概念より20年ほど前に，MacheboeufとRebeyrotteによりウマの血清中に発見された[2]。1970年代後半には，HDLが冠動脈疾患の負の危険因子であることをMiller兄弟が最初に報告し[3]，その後も世界中の多くの研究者が同様の報告をしている[4-6]。

　LDLの代謝は，LDL受容体，スカベンジャー受容体，ステロール調節エレメント結合蛋白(SREBP)などの発見により，合成や細胞内取込み機構について早くから詳細に解明されてきた。一方，HDL代謝は，コレステロールの細胞からHDLへの引抜きや，HDLから細胞への取込み機構が長い間不明であった。1990年代前半になり，HDLが細胞から脂質を引き抜く経路には，①細胞膜と脂質に乏しいアポリポ蛋白A-I(HDLの主要蛋白)の相互作用による特異的経路と，②遊離コレステロールの単純拡散による非特異的経路の2つが存在することが発見された。1990年代後半になると，RCTに関わる分子が次々と同定され，HDL研究は飛躍的に進歩した。本稿では，RCTの基礎的および臨床的研究について，その歴史と最近の知見について概説する。

HDLの物理化学的性質(粒子サイズと組成)

　HDLは超遠心法で使用される用語で，比重が1.063から1.210のリポ蛋白である。HDLはリポ蛋白中で最も比重が重く，粒子サイズは平均7-10 nmしかない。これは細胞膜の厚さとほぼ等しく，HDLは血管内皮下の動脈硬化巣に容易に移動できる。他のリポ蛋白と同様にHDLも2層構造をとり，中心に存在する疎水性の強いコレステリルエステルとトリグリセライドを，リン脂質と少量の遊離コレステロールからなる外層が被っている。HDL総重量に占めるコレステロールは15-20%，リン脂質は25-30%，蛋白成分は約50%程度である。HDLには，アポリポ蛋白やリポ蛋白代謝に重要な酵素や転送蛋白などが結合している。これらはHDL粒子に不均一に分布し，一部はHDLのリモデリング過程で解離する。このような性質の違いにより，HDLを組成や粒子径，機能の異なるHDL亜分画に分類できる[7]。

疫学調査におけるHDLコレステロールと動脈硬化性疾患の関係

　過去の多数の大規模疫学調査から，HDLコレステロールが低いと動脈硬化性疾患が増加することは明らかである[4-6]。この関係は，海外で行われたFramingham研究[5]やMultiple Risk Factor Intervention Trial(MRFIT)[6]に限らず，わが国のJapan Lipid Intervention Trial(J-LIT)などでも同様に認められる[8-10]。高コレステロール血症患者約5万例を対象としたJ-LIT試験では，冠動脈疾患の相対危険度が，HDLコレステロール値が40 mg/dL未満の群は40 mg/dL以上の群の約1.4倍(一次予防)から1.6倍(二次予

順天堂大学医学部臨床検査医学講座

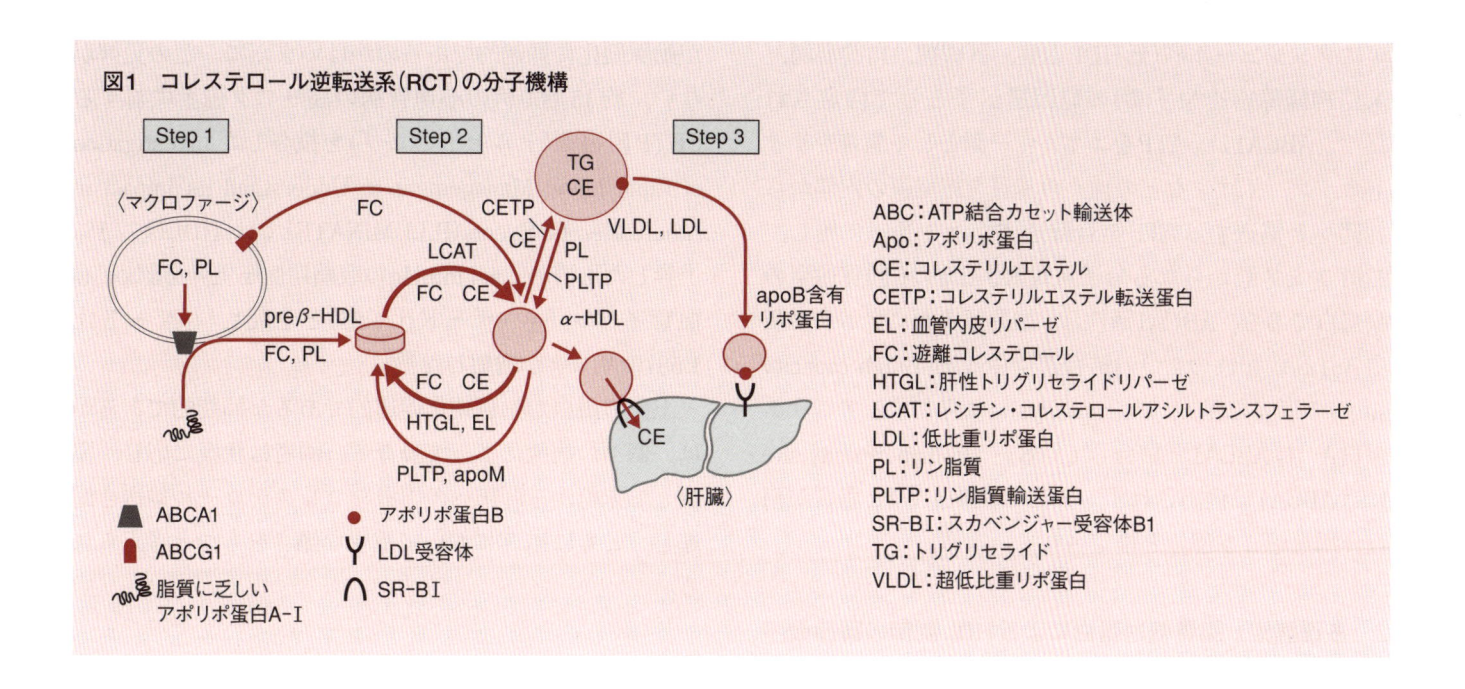

図1 コレステロール逆転送系（RCT）の分子機構

ABC：ATP結合カセット輸送体
Apo：アポリポ蛋白
CE：コレステリルエステル
CETP：コレステリルエステル転送蛋白
EL：血管内皮リパーゼ
FC：遊離コレステロール
HTGL：肝性トリグリセライドリパーゼ
LCAT：レシチン・コレステロールアシルトランスフェラーゼ
LDL：低比重リポ蛋白
PL：リン脂質
PLTP：リン脂質輸送蛋白
SR-BI：スカベンジャー受容体B1
TG：トリグリセライド
VLDL：超低比重リポ蛋白

防）であった[9,10]。LDLが1 mg/dL低下すると，冠動脈イベントは一次予防で1.7，二次予防で0.6減少するのに対し，HDLが1 mg/dL上昇すると冠動脈イベントは一次予防で3.4，二次予防で約3.0減少する[11]。約2万人の高リスク高脂血症患者を対象に，シンバスタチンの心イベント抑制効果を検討したHeart Protection Study（HPS）では，LDLの38.6 mg/dLの低下に加え，2.8 mg/dLのHDLの有意な上昇が心血管イベントの抑制に寄与した可能性がある[12]。これらの疫学調査は，HDLに抗動脈硬化作用があることを強く示唆している。

コレステロール逆転送系（RCT）の分子機構

肝臓から分泌直後のHDL粒子（原始HDL）は脂質成分に乏しいが，効率よく細胞から遊離コレステロールを引き抜く。レシチン・コレステロールアシルトランスフェラーゼ（LCAT）は，HDL表面に引き抜かれた遊離コレステロールを疎水性の強いコレステリルエステルに変換し，これが原始HDLの中心にため込まれて球状HDLに成熟する。成熟したHDLのコレステロールは肝臓に取り込まれ，血中の成熟HDLの一部から再び脂質に乏しい（lipid-poor）HDLが再生される。RCTに関わる複数の分子は，大きく分けて次の3つの段階でHDL代謝を制御する。

すなわち，（Step 1）細胞膜からの余剰コレステロールの引抜き，（Step 2）血中でのα-HDL（球状HDL）への成熟，（Step 3）成熟HDL中のコレステロールの肝臓への取込みの3段階である（図1）。

1 コレステロール引抜きの分子機構

細胞内のコレステリルエステルは中性コレステロールエステラーゼにより遊離コレステロールに変換され，細胞膜へ運ばれた後に血中へ引き抜かれる。これをコレステロール引抜き（cholesterol efflux）と呼ぶ。CastroとFieldingは，^{3}H-コレステロールでラベルした線維芽細胞と血漿を1-3分間インキュベーションし，^{3}Hが最初にpreβ1-HDLに高濃度に検出されることを報告した[13]。コレステロールの引抜きには，lipid-free A-Iまたは脂質に乏しいHDLと細胞膜の結合が必要な特異的経路と，コレステロールの濃度勾配を介した単純拡散による非特異的経路の2つがある。前者ではpreβ1-HDLが重要な役割を担い，preβ1-HDLに対するモノクローナル抗体の添加や細胞膜を蛋白分解酵素で処理すると，コレステロールの引抜きが低下する[14]。この経路によるコレステロールの引抜きは，preβ1-HDL濃度に比例し，引抜き全体の約6割を占める[14]。特異的経路では，細胞膜に存在するATP結合カセット輸送体A1（ABCA1）が重要な役割を果たす[15]。ABCA1は，1994年にcDNAがクローニングされた後，1999

年にタンジール病(低HDL血症，肝脾腫，角膜混濁，末梢神経障害を呈する)の原因遺伝子として同定された[16]。ABCA1は，ATPをエネルギー源として脂質やサイトカイン，イオンなどの種々の基質を細胞膜の内側から外側へと輸送するATP結合輸送体ファミリーに属し，2261アミノ酸からなる分子量約220 kDaの6回貫通型の膜蛋白である。ABCA1活性は，細胞膜表面にアポリポ蛋白A-I高親和性の2つの結合部位(low and high capacity sites)の形成を促し，low capacity siteに存在するアポリポ蛋白A-IはABCA1と結合している。一方，high capacity siteにはABCA1は検出されず，アポリポ蛋白A-Iと脂質が相互作用を起こす部位と推定されている[17]。

2 各種酵素・脂質転送蛋白によるHDL制御の調節機序 —LCATとCETP—

LCATは416アミノ酸からなる分子量約63kDaの糖蛋白で，多くは肝臓で産生，分泌され，主にHDL粒子上に存在する。LCATは遊離コレステロールをエステル化してコレステリルエステルに変換させ，コレステロールの引抜きに重要なpreβ1-HDLを球状HDLへ成熟させる。LCATが欠損すると，低HDL血症，角膜混濁，溶血性貧血，腎障害などを生じる。1967年にNorumとGjoneが家族性LCAT欠損症を，1979年にCarlsonが魚眼病をLCAT遺伝子異常で起きる疾患として報告した。家族性LCAT欠損症の完全欠損型では必ずしも若年性冠動脈疾患をきたさないこと[18]，LCAT-トランスジェニックウサギやLCAT-ノックアウトマウスでは動脈硬化に抑制的に働くこと，逆にLCAT-トランスジェニックマウスでは動脈硬化に促進的に働くことが報告されており[19]，個々の病態，特にコレステリルエステル転送蛋白(CETP)の有無によってその意義が異なる可能性が示唆されている。

CETPは，476アミノ酸からなる分子量約68-74 kDaの強い疎水性の糖蛋白である。CETPはコレステリルエステルとトリグリセライドの交換を促進する転送蛋白で，その作用により成熟HDLはコレステリルエステルをアポリポ蛋白B含有リポ蛋白へ渡し，逆にトリグリセライドを受け取る。肝臓，小腸，膵臓，脂肪組織，副腎，腎臓，骨格筋などで産生され，血中では主にHDL上に存在する。低HDLコレステロール血症は冠動脈疾患の負の危険因子だが，CETP欠損による高HDLコレステロール血症が動脈硬化に抑制的であるのかはいまだに一定の見解がない。約15 000例の心血管病の高リスク患者に対するCETP阻害薬(トルセトラピブ)を投与したInvestigation of Lipid Level Management to Understand its Impact in Atherosclerotic Events(ILLUMINATE)では，HDLは72.1%上昇したものの，5.4 mmHgの収縮期血圧上昇を認め，心血管イベント(ハザード比1.25)と全死亡(ハザード比1.58)のリスクが増加した[20]。

上記の蛋白が動脈硬化促進的であるか抑制的であるかは，個々の病態によって異なる。両者は状況に応じ，協調して末梢から肝臓への円滑なコレステロール輸送を促進し，ともにRCTにおいて重要な働きをもつと考えられる。

3 肝臓におけるHDLの取込みの分子機構

コレステリルエステルを受け取ったアポリポ蛋白B含有リポ蛋白は，肝細胞に発現するLDL受容体を介して肝へと取り込まれる。同様にHDLの一部は，スカベンジャー受容体ファミリークラスBに属するSR-BI(スカベンジャー受容体B1/CLA-1)に結合し，コレステリルエステルだけが選択的に肝へ取り込まれる[21]。SR-BIは，1994年にActonらによりチャイニーズハムスター卵巣細胞からの発現クローニング法を用いて同定された509アミノ酸からなる分子量80-85 kDaの2回膜貫通型の糖蛋白である。げっ歯類では，SR-BIが血中のHDL濃度を制御し[22,23]，コレステリルエステルの選択的取込みを担う。末梢からのコレステロール引抜きにも一部関与すると考えられる。また，523アミノ酸からなる分子量57 kDaの膜蛋白であるCLAMP(C-terminal linking and modulating protein)が，PDZドメインを介してSR-BIのC末端の細胞内領域と結合し，SR-BI発現レベルを上昇させ，コレステロール転送やリガンド-受容体複合体の輸送を調節する[24]。

一方，キュビリンは，ビタミンB_{12}-内因子複合体のエンドサイトーシス受容体として同定された膜蛋白で，腎や卵黄嚢にも発現している。キュビリンはLDL受容体ファミリーのメガリンと共役し，HDLやアポリポ蛋白A-Iと結合してリソソームへ運び，腎でのHDLクリアランスに関わる受容体として機能するという報告もある[25]。

HDLに関わる最近の話題

1 各種病態における血中preβ1-HDL濃度とその意義

コレステロールの引抜きを促進するpreβ1-HDLは，冠動脈疾患[26]，高脂血症[27]，透析患者[28]，2型糖尿病[29]など，動脈硬化に関連する病態で血中濃度が上昇する。2型糖尿病患者では，最大頸動脈内膜-中膜壁厚（max IMT）とプラークスコアが，血中preβ1-HDL濃度と有意な正相関を示した[29]。重回帰分析では，preβ1-HDL濃度はmax IMTまたはプラークスコアの独立した有意な説明因子であり[29]，動脈硬化症との関連が示唆された。また，37℃でpreβ1-HDLの50%がα-HDLへ変換する時間（健常人100人での平均は47.4±13.0分）を成熟速度の指標とした検討では，preβ1-HDLレベルが細胞由来のコレステロールの代謝速度を表す臨床的指標となりうる可能性を示している[30]。

2 ABCG1，ABCG4

ABCG1[31]，ABCG4[32]は膵臓，胸腺，肺，脳などに発現する約67 kDaの膜トランスポーター半量体である。コレステロール負荷時には，マクロファージや肝臓にも発現し，特にABCG1はマクロファージからのコレステロールの引抜きに関与する[31,32]。ABCA1との相違は，lipid-freeアポリポ蛋白A-Iとは結合しないことであり，引き抜いたコレステロールは，HDL_2やHDL_3などの球状の成熟HDLへと輸送され，ABCA1を介さないコレステロールの引抜きを促進する[33]。ABCG1欠損マウスでは高脂肪食負荷で肝細胞とマクロファージに脂質集積が促進し，逆にABCG1過剰発現モデルでは脂質集積が抑制される[34]。動脈硬化に予防的か否かは明確ではない。ABCG1の発現は，肝臓X受容体やペルオキシソーム増殖因子活性化受容体γにより促進する[34]。

3 リン脂質輸送蛋白

リン脂質輸送蛋白（PLTP）は，476アミノ酸からなる転送蛋白で，トリグリセライドリッチリポ蛋白からリン脂質をHDLへと転送する。CETPと同じくリポポリサッカライドファミリーに属し，ヒトではCETPと20%の相同性を有する。胎盤，脂肪組織，膵臓，肺に強く発現し，肝臓，心筋，腎臓にも発現する。PLTPはHDLの表面からアポリポ蛋白A-Iを解離させ，preβ-HDLの形成に関与する。PLTP欠損マウスでは，HDL中のリン脂質，コレステロール，アポリポ蛋白A-Iは著明に低下し[35]，ヒト血中PLTP蛋白濃度はHDLコレステロール値とよい正相関を示す[36]。PLTPの生体での意義は，preβ-HDLの形成に関与することから，抗動脈硬化作用をもつとする考えがある。一方，ヒトPLTPとCETPを過剰発現させたLDL受容体欠損マウスでは，アポリポ蛋白B含有リポ蛋白の減少にもかかわらず動脈硬化が進行した報告から[37]，動脈硬化促進的とする考えもある。

4 血管内皮リパーゼ（EL）

血管内皮リパーゼ（EL）は，1999年にJaye[38]，平田[39]らにより発見された500アミノ酸からなる新規リパーゼである。血管内皮，肝臓，肺，腎臓，甲状腺，精巣，卵巣，胎盤，マクロファージなどに発現する。リポ蛋白リパーゼ（LPL）や肝性リパーゼ（HL）と相同性があるが，トリグリセライドリパーゼ活性よりもホスフォリパーゼA1活性が強い[40]。アポリポ蛋白B含有リポ蛋白よりもHDLに作用し，HDL中のリン脂質を水解する。EL過剰発現マウスではHDLコレステロールとアポリポ蛋白A-Iが低下し，EL欠損マウスでは両者が上昇する[41]。ヒトの血中EL値は，有意にHDLコレステロール値と逆相関し，冠動脈硬化とは有意に正相関するため，動脈硬化促進的に働くとする報告もある[42]。また，早発冠動脈疾患の家族歴をもつ無症候の健常人を対象に冠危険因子を解析したStudy of Inherited Risk of Coronary Atherosclerosisの追加報告では，高感度C反応性蛋白，インターロイキン-6，可溶性TNF受容体2，可溶性細胞間接着分子-1，レプチンなどの炎症マーカーとELが正相関し，アディポネクチンとは逆相関することを報告している[43]。すなわち，肥満やメタボリックシンドロームにおいては，慢性炎症の存在によりELの活性化が惹起された結果，低HDLコレステロール血症をきたし，冠動脈疾患のリスクの一因となる可能性がある。また，ヘパラン硫酸プロテオグリカンを介するリポ蛋白の細胞への取込みに関わるブリッジング機能[44]や単球の血管内皮への接着分子としての機能[45]も報告されている。

5 アポリポ蛋白M

アポリポ蛋白Mは，1999年にトリグリセライドリッチリポ蛋白分画(d<1.006)から分子量約26 kDaの新規なリポ蛋白として，XuとDahlbäckらにより分離された[46]。多機能蛋白であるLipocalcinファミリーに属する。肝臓と腎臓に発現し，血漿中ではHDLに多く分布することからRCTにおける役割が示唆されていた。シグナルペプチドの開裂部がなく，疎水性の高いN末端をもつ188アミノ酸からなるが，この残されたシグナルペプチドがリポ蛋白との結合に必要である可能性もある[46]。肝細胞核因子-1α欠損や低分子干渉リボ核酸(siRNA)を用いたアポリポ蛋白M欠損のモデルマウスでは，α-HDLからpreβ1-HDLへの変換が障害され，マクロファージからのコレステロールの引抜きが著明に低下し，アポリポ蛋白Mは動脈硬化に抑制的に働くと考えられた[47]。また，アポリポ蛋白MはABCA1の関与なしにα-HDLからpreβ1-HDLを解離させる[47]。ヒトアポリポ蛋白Mについても，LDLの酸化抑制やマクロファージからのコレステロールの引抜きに関与することが報告されている[48]。アポリポ蛋白M-トランスジェニックマウスとLDL受容体-ノックアウトマウスを用いた実験では，アポリポ蛋白Mは動脈硬化に抑制的に働くことが示唆されている[49]。また，高血糖下のラットでは，肝臓でのアポリポ蛋白M発現が低下し，糖尿病における低HDLコレステロール血症がアポリポ蛋白Mの低下を介して惹起される可能性が報告されている[50]。

まとめ

RCTの発見から，近年その機能が明らかにされつつあるHDL代謝の調節因子について概説した。動脈硬化性病変は，血管壁への動脈硬化促進的なリポ蛋白の蓄積と，RCTによる脂質除去のバランスの破綻により形成される。動脈硬化促進的なリポ蛋白の制御は，スタチンやコレステロールの特異的吸収阻害薬により，その成績が向上した。一方，RCTの活性化も動脈硬化の予防や治療に有効であると考えられる。トルセトラピブ(CETP阻害薬)の臨床試験では動脈硬化の抑制は認めなかったが，海外では別のCETP阻害薬であるRO4607381(=JTT704)が治験中である。RCTを標的とした新規薬物療法の研究も進んでおり，HDL代謝に関わる新しい薬剤の開発が期待される。

引用文献

1) Glomset JA. J Lipid Res 1968;9:155-67.
2) Macheboeuf M, Rebeyrotte P. Bull Soc Chim Biol(Paris) 1951;33:998-1002.
3) Miller GJ, Miller NE. Lancet 1975;1:16-9.
4) Gordon DJ, Probstfield JL, Garrison RJ, Neaton JD, Castelli WP, Knoke JD, et al. Circulation 1989;79:8-15.
5) Wilson PW, Christiansen JC, Anderson KM, Kannel WB. JAMA 1989;262:41-4.
6) Iso H, Jacobs DR, Wentworth D, Neaton JD, Cohen JD. N Engl J Med 1989;320:904-10.
7) 三井田孝, 笛木百合子. 臨床化学 2006;35:214-21.
8) Kitamura A, Iso H, Naito Y, Iida M, Konishi M, Folsom AR, et al. Circulation 1994;89:2533-9.
9) Matsuzaki M, Kita T, Mabuchi H, Matsuzawa Y, Nakaya N, Oikawa S, et al; J-LIT Study Group. Japan Lipid Intervention Trial. Circ J 2002;66:1087-95.
10) Mabuchi H, Kita T, Matsuzaki M, Matsuzawa Y, Nakaya N, Oikawa S, et al; J-LIT Study Group. Japan Lipid Intervention Trial. Circ J 2002;66:1096-100.
11) 島本和明, 北徹, 馬渕宏, 他. 動脈硬化 2001;29(suppl)173.
12) Heart Protection Study Collaborative Group. Lancet 2002;360:7-22.
13) Castro GR, Fielding CJ. Biochemistry 1988;27:25-9.
14) Kawano M, Miida T, Fielding CJ, Fielding PE. Biochemistry 1993;32:5025-8.
15) Mott S, Yu L, Marcil M, Boucher B, Rondeau C, Genest J. Atherosclerosis 2000;152:457-68.
16) Brooks-Wilson A, Marcil M, Clee SM, Zhang LH, Roomp K, van Dam M, et al. Nat Genet 1999;22:336-45.
17) Vedhachalam C, Ghering AB, Davidson WS, Lund-Katz S, Rothblat GH, Phillips MC. Arterioscler Thromb Vasc Biol 2007;27:1603-9.
18) Kuivenhoven JA, Pritchard H, Hill J, Frohlich J, Assmann G, Kastelein J. J Lipid Res 1997;38:191-205.
19) Bérard AM, Föger B, Remaley A, Shamburek R, Vaisman BL, Talley G, et al. Nat Med 1997;3:744-9.
20) Barter PJ, Caulfield M, Eriksson M, Grundy SM, Kastelein JJ, Komajda M, et al; ILLUMINATE Investigators. N Engl J Med 2007;357:2109-22.
21) Acton S, Rigotti A, Landschulz KT, Xu S, Hobbs HH, Krieger M. Science 1996;271:518-20.
22) Kozarsky KF, Donahee MH, Rigotti A, Iqbal SN, Edelman ER, Krieger M. Nature 1997;387:414-7.
23) Rigotti A, Trigatti BL, Penman M, Rayburn H, Herz J, Krieger M. Proc Natl Acad Sci USA 1997;94:12610-5.
24) Ikemoto M, Arai H, Feng D, Tanaka K, Aoki J, Dohmae N, et al. Proc Natl Acad Sci USA 2000;97:6538-43.
25) Moestrup SK, Kozyraki R. Curr Opin Lipidol 2000;11:133-40.
26) Miida T, Nakamura Y, Inano K, Matsuto T, Yamaguchi T, Tsuda T, et al. Clin Chem 1996;42:1992-5.
27) Miida T, Sakai K, Ozaki K, Nakamura Y, Yamaguchi T, Tsuda T, et al.

28) Miida T, Miyazaki O, Hanyu O, Nakamura Y, Hirayama S, Narita I, et al. J Am Soc Nephrol 2003;14:732-8.
29) Hirayama S, Miida T, Miyazaki O, Aizawa Y. Diabetes Care 2007;30:1289-91.
30) Miida T, Obayashi K, Seino U, Zhu Y, Ito T, Kosuge K, et al. Clin Chim Acta 2004;350:107-14.
31) Klucken J, Büchler C, Orsó E, Kaminski WE, Porsch-Ozcürümez M, Liebisch G, et al. Proc Natl Acad Sci U S A 2000;97:817-22.
32) Wang N, Lan D, Chen W, Matsuura F, Tall AR. Proc Natl Acad Sci USA 2004;101:9774-9.
33) Vaughan AM, Oram JF. J Biol Chem 2005;280:30150-7.
34) Cavelier C, Lorenzi I, Rohrer L, von Eckardstein A. Biochim Biophys Acta 2006;1761:655-66.
35) Jiang XC, Bruce C, Mar J, Lin M, Ji Y, Francone OL, et al. J Clin Invest 1999;103:907-14.
36) Huuskonen J, Ekström M, Tahvanainen E, Vainio A, Metso J, Pussinen P, et al. Atherosclerosis 2000;151:451-61.
37) Lie J, de Crom R, van Gent T, van Haperen R, Scheek L, Sadeghi-Niaraki F, et al. J Lipid Res 2004;45:805-11.
38) Jaye M, Lynch KJ, Krawiec J, Marchadier D, Maugeais C, Doan K, et al. Nat Genet 1999;21:424-8.
39) Hirata K, Dichek HL, Cioffi JA, Choi SY, Leeper NJ, Quintana L, et al. J Biol Chem 1999;274:14170-5.
40) McCoy MG, Sun GS, Marchadier D, Maugeais C, Glick JM, Rader DJ. J Lipid Res 2002;43:921-9.
41) Ishida T, Choi S, Kundu RK, Hirata K, Rubin EM, Cooper AD, et al. J Clin Invest 2003;111:347-55.
42) Rader DJ. J Clin Invest 2006;116:3090-100.
43) Badellino KO, Wolfe ML, Reilly MP, Rader DJ. Circulation 2008;117:678-85.
44) Fuki IV, Blanchard N, Jin W, Marchadier DH, Millar JS, Glick JM, et al. J Biol Chem 2003;278:34331-8.
45) Kojma Y, Hirata K, Ishida T, Shimokawa Y, Inoue N, Kawashima S, et al. J Biol Chem 2004;279:54032-8.
46) Xu N, Dahlbäck B. J Biol Chem 1999;274:31286-90.
47) Wolfrum C, Poy MN, Stoffel M. Nat Med 2005;11:418-22.
48) Christoffersen C, Nielsen LB, Axler O, Andersson A, Johnsen AH, Dahlbäck B. J Lipid Res 2006;47:1833-43.
49) Christoffersen C, Jauhiainen M, Moser M, Porse B, Ehnholm C, Boesl M, et al. J Biol Chem 2008;283:1839-47.
50) Zhang X, Jiang B, Luo G, Nilsson-Ehle P, Xu N. Biochim Biophys Acta 2007;1771:879-82.

わが国の食事療法の歴史

佐々木　敏

はじめに

　脂質異常症(高脂血症)の食事療法の歴史は，食事性コレステロールと血清(血中)コレステロールの混同の歴史といっても過言でないかもしれない。ここでは，どのような栄養素の摂取量が血清(血中)コレステロール濃度にどのように影響を及ぼすのかについての知見を土台として，両者がなぜ混同されたのか，この混同がどのような問題を引き起こしたのか，その原因はどこにあったのかについて簡単に振り返ってみることにしたい。

Keysの式

　栄養素摂取量と血清コレステロールの関係が定量的に明らかにされたのは，1965年のKeysの論文に負うところが大きい[1]。もう1つの記念碑的な論文はほぼ同時にHegstedによって発表されたものである[2]。Keysの論文では，飽和脂肪酸，多価不飽和脂肪酸，食事性コレステロールが，それぞれ独立に血清総コレステロールに影響することが次の式によって表現され，これはKeysの式と呼ばれている。

$$\Delta \text{T-CHOL} = \Delta \text{SFA} - \Delta \text{PUFA}/2 + \Delta \sqrt{\text{d-chol}}$$

　　T-CHOL＝血清総コレステロール（mg/dL）
　　SFA＝飽和脂肪酸（摂取量）（%E*）
　　PUFA＝多価不飽和脂肪酸（摂取量）（%E*）
　　d-chol＝コレステロール（摂取量）（mg/1000kcal）

　　*%Eは総エネルギー摂取量に占める割合

　注意すべきは，飽和脂肪酸と多価不飽和脂肪酸の項は線形であるのに対し，コレステロールの項は平方根の変化量として示されていることである。つまり，飽和脂肪酸と多価不飽和脂肪酸の摂取量の変化が血清総コレステロールの変化に与える影響は，ベースとしてもともと摂取していた飽和脂肪酸や多価不飽和脂肪酸の影響を受けない。それに対して，コレステロール摂取量の変化が血清総コレステロールの変化に与える影響は，ベースとなるもともと摂取していたコレステロールの量によって異なる。コレステロール摂取量を同じだけ変化させても，ベースのコレステロール摂取量が高い場合は低い場合に比べて，コレステロール摂取量の変化が血清総コレステロールに与える影響は相対的に小さい。このようにベースとして食事から摂取しているコレステロールの多少が，血清総コレステロールの変化に無視できない影響を与える。

　この問題が，その後の食事と血清総コレステロールとの関連を示した研究や社会の反応に与えた歴史はきわめて興味深く，また多くの教訓が含まれている。

欧米人とメキシコインディアンにおける事例

　その後，食事習慣と血清総コレステロールとの関連を示した研究，特に数多くの疫学研究が発表されたが，アメリカや西ヨーロッパ諸国で行われた研究ではコレステロール摂取量だけでなく，飽和脂肪酸摂取量の影響が強く示された[3]。これは，欧米ではコレステロール摂取量が多いだけでなく，飽和脂肪酸の摂取量も非常に多かったためである。そこで，欧米，特にアメリカでは，「飽和脂肪酸とコレステロールの摂取量を減らせ」いうメッセージが社会に向けて投げられ，これは現在まで粘り強

東京大学大学院医学系研究科公共健康医学専攻社会予防疫学

図1 米国における飽和脂肪酸摂取量(総エネルギー摂取量に占める割合:%E)とコレステロール摂取量(mg/日)の推移
（文献3,4より引用）
成人は全国調査,10歳はボガルサ心臓研究(ルイジアナ州)のデータ。

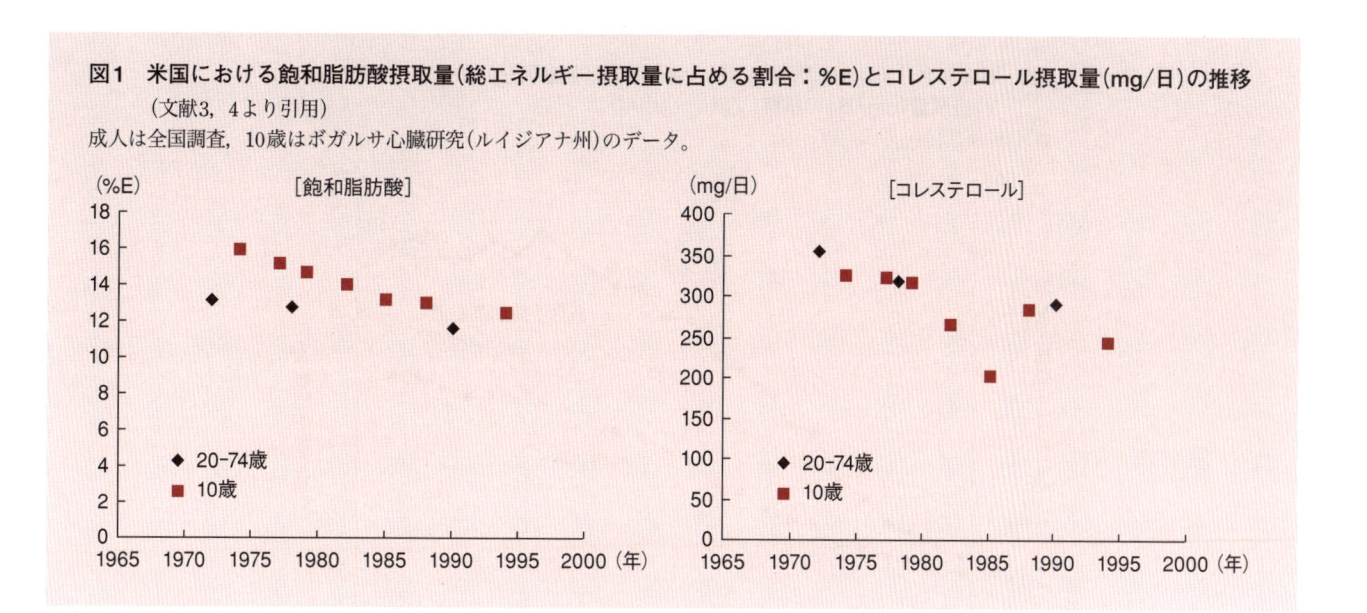

図2 メキシコ・タラフマラインディアンにおけるコレステロール摂取量と血清総コレステロール濃度の関係（文献5より引用）
飽和脂肪酸摂取量も食事性コレステロール摂取量も少ない集団では、コレステロール摂取量が血清総コレステロール濃度に強い影響を与えるという例(図中の点は1人の対象者)

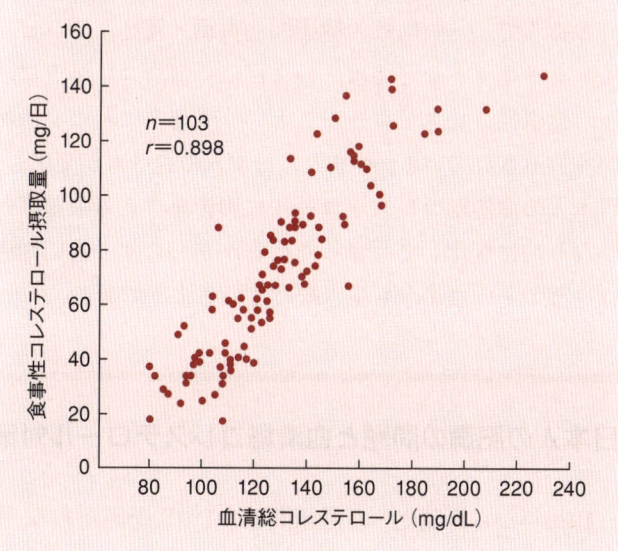

$n=103$
$r=0.898$

く続けられてきた。その甲斐あって、アメリカ人の飽和脂肪酸とコレステロールの摂取量は顕著に減少した(図1)[3,4]。

一方、欧米諸国以外で行われた研究では、飽和脂肪酸よりもコレステロール摂取量の多少による影響を強調した報告が多いようである。たとえば、図2はメキシコのタラフマラインディアンの食事と血清総コレステロールの関連を横断的に検討したもので、コレステロール摂取量と血清総コレステロール濃度の間に非常に高い相関が示されている[5]。なお、この民族では脂質摂取量がかなり低いことも当時知られていた。したがって、飽和脂肪酸や多価不飽和脂肪酸の影響は小さく、しかも、コレステロール摂取量も欧米集団に比べると少ないために、わずかなコレステロール摂取量の違いが血清総コレステロールの違いに大きな影響を与えたのだと理解される。欧米の集団とは対照的である。

日本人における食習慣の変遷と血清総コレステロールの関係

わが国における飽和脂肪酸とコレステロールの摂取量の推移をみると、1960-70年代に、コレステロールの摂取量が飽和脂肪酸に先んじて上昇した様子をみてとることができる(図3)[6]。ただし、当時は飽和脂肪酸も食事性コレステロールもその食品成分表が完備されておらず、摂取量は報告されていないため、これらは食品群摂取量からの推定値である。このことから、1960年代から70年代にかけての状況を類推すると、飽和脂肪酸摂取量は集団全体としてかなり低めだが、コレステロール摂取量は低い人からかなり高い人まで幅広く存在していたと考え

図3 日本における飽和脂肪酸(g/日)，多価不飽和脂肪酸(g/日)，コレステロール摂取量(mg/日)の推移（文献6より引用）
食品群摂取量からの推定値。

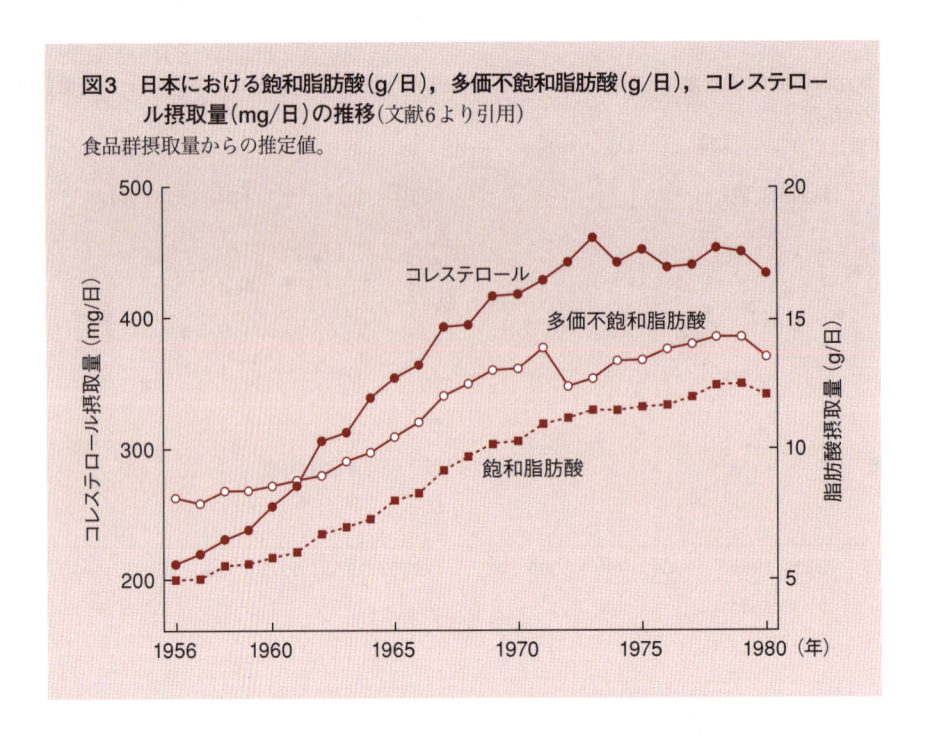

られる．すると，当時の日本人の血清総コレステロールの違いは，飽和脂肪酸や多価不飽和脂肪酸よりも，コレステロール摂取量の違いによってうまく説明できたのだろうと考えられる．おそらく，このようにして日本人の間では，血清総コレステロールが高いのはコレステロール摂取量が多いから，という考えが定着したのではないかと推測される．

もっと単純な別の解釈もある．不思議なことに，1990年を過ぎるまで，栄養士や循環器の医師などこの分野の専門家の間でさえ，Keysの式はほとんど知られていなかったようである．少なくとも筆者が確かめた範囲では，栄養士向けの臨床栄養学の教科書やこの問題を扱った総説をみてもほとんど記述がない．つまり，Keysの式のコレステロール摂取量の平方根などというレベルではなく，Keysの式そのものが知られておらず，「血清コレステロール＝食事性コレステロール」と単純に考えてしまったのではないかというのが2つ目の解釈である．ただし，真相はわからない．

そして，すでに1960年代後半には日本人のコレステロール摂取量は世界の中でも比較的高いレベルに達している．そしてその後，コレステロール摂取量増加の後を追って飽和脂肪酸の摂取量が増加した．この状況をKeysの式で解釈すれば，日本人の血清総コレステロールに影響を及ぼす栄養素が，コレステロール中心から飽和脂肪酸中心へと1960年代から70年代にかけて変化していったことがわかる．

ところで，一般向けの健康関連書籍，雑誌，テレビ，インターネットなどでは，いまだに「血清コレステロール＝食事性コレステロール」という考え方に基づく情報が多数流されている．つまり，日本人の食べ方が変化し，日本人の血清総コレステロールに影響を与える栄養素がかなり前に変化してしまったにもかかわらず，古い知識は一部でそのまま今も生き続けているようである．

日本人の肥満の問題と血清総コレステロール対策

1980年から深刻化した健康問題の1つに肥満がある．体重や肥満度も血清総コレステロールに無視できない影響を与える[7]．この影響は栄養素の種類には関係せず，過体重が血清総コレステロールに及ぼす影響である．

ところで，高脂血症（脂質異常症，特に高LDLコレステロール血症）の食事療法のなかに，「油っこい物を控える」「揚げ物を控える」という文章をしばしば目にする．これは，この肥満を介する問題への対策であって，脂肪酸を介する問題への対策ではない．なぜなら，代表的な揚げ

油である調合油(なたね油と大豆油の1：1混合油)は多価不飽和脂肪酸が豊富で飽和脂肪酸は少なく，さらに植物由来食品だからコレステロールはゼロである。Keysの式に照らせば，調合油摂取量を増やすと血清総コレステロールはごくわずかではあるものの「下がる」ことが期待される。けっして上がったりはしない。一方，油(脂質)は1gあたり9kcalの熱量を産生し，炭水化物や蛋白質の1gあたり4kcalに比べて2倍以上のエネルギーを有する。したがって，同じ量を食べれば，炭水化物や蛋白質よりも油(脂質)のほうが肥満につながりやすい。したがって，肥満者で油摂取が多い患者の場合は，油摂取を控えることで肥満度が減じれば，血清総コレステロールの減少(改善)が期待できる。一方，肥満していない高脂血症患者は摂取エネルギー量には問題がないわけだから，油摂取を控える必要はなく(やせさせる理由がないからである)，油摂取を控えることによる血清総コレステロールの改善は期待できない。否，期待してはならない。

つまり，肥満か否かで血清総コレステロール改善への食事療法は異なる。しかしながら，臨床栄養の教科書や総説など，栄養士向けの専門書のなかで，この問題を理論的に整理し，現場でうまく活用できるように解説したものはまれである。そして，いまだに，患者の病態と脂肪酸などの習慣的な摂取量を十分に把握することなく，「高脂血症＝油物を控えましょう」といった指導がしばしば行われているようである。

まとめ(高脂血症の食事療法の歴史に学ぶもの)

高脂血症の食事療法の歴史は，栄養専門家の不勉強の歴史の典型のように思われる。脂肪酸摂取量やコレステロール摂取量と血清総コレステロールの関連，体重や肥満度との関連，今回は紹介しなかったが，栄養素摂取量と血清LDLコレステロールやHDLコレステロール，中性脂肪との関連に関するヒト研究の報告は膨大に存在する[8]。それが，なぜか日本であまり紹介されず，なぜか正しく解釈されず，なぜか正しく活用されてこなかった。そして，高脂血症(脂質異常症)の予防を心がける人に対しても，治療に努力される患者に対しても，いまだに十分に正しい情報が与えられず，現在に至っているのである。

引用文献

1) Keys A, Anderson JT, Grande F. Metabolism 1965;14:776-87.
2) Hegsted DM, McGandy RB, Myers ML, Stare FJ. Am J Clin Nutr 1965;17:281-95.
3) Ernst ND, Sempos CT, Briefel RR, Clark MB. Am J Clin Nutr 1997;66:965S-972S.
4) Nicklas TA, Elkasabany A, Srinivasan SR, Berenson G. Am J Epidemiol 2001;153:969-77.
5) Connor WE, Cerqueira MT, Connor RW, Wallace RB, Malinow MR, Casdorph HR. Am J Clin Nutr 1978;31:1131-42.
6) Ueshima H, Tatara K, Asakura S. Am J Epidemiol 1987;125:62-72.
7) Dattilo AM, KrisEtherton PM. Am J Clin Nutr 1992;56:320-8.
8) Mensink RP, Katan MB. Arterioscler Thromb 1992;12:911-9.

運動療法の歴史

田中　宏暁　　綾部　誠也

はじめに

　運動療法の科学的根拠を示す研究は，1950年代に運動不足が冠動脈疾患の危険因子であることを示唆したMorrisらの疫学研究に端を発している[1]。運動量のきわめて異なる2階建てのロンドンバスの車掌と運転手，ついで郵便配達員（当時は自転車で配達）と郵便局内勤者の比較で，いずれも前者が冠動脈疾患の死亡率が低いことを示した研究である。1956年にはKrausらがhypokinetic diseaseという用語を用い，身体不活動が心疾患を代表とする退行性疾患に密接に関係していると論じている[2]。身体不活動が健康を阻害するとの仮説を立証する研究が進み，1968年にWHOで「optimum physical performance capacity in adult」に関するコンセンサスミーティングが開催された[3]。ここでは，運動不足（hypokinesia）が筋骨格系と心肺機能の低下を招くことが明らかになり，虚血性疾患の発症リスクの可能性があるとしながら，特に後者について過去の研究の限界を示し，今後の研究の発展への期待が述べられている。1960年代には心臓リハビリテーションに運動が積極的に取り入れられるようになった。また身体作業能力の指標である最大酸素摂取量の定量が標準化され，それを高めるトレーニング刺激とトレーニング可能性に関する研究が進み，心血管系疾患の危険因子に対する軽減効果が研究され始めたのである。1968年にCooperがこれらの研究成果を基盤にして著した「Aerobics」を出版[4]，疾病予防を意図した有酸素運動が世界的に広まった。

　身体運動は脂質代謝を亢進するので，身体運動が心疾患の予防効果をもたらす機序の1つとして脂質プロフィールの改善効果に期待が寄せられた。本稿ではコレステロール代謝の運動療法に関する研究史を述べ，運動療法の意義について再確認する。

総コレステロールと運動

　1953年に高コレステロール血症が動脈硬化症の発症と関わることを示唆する研究が発表され，その後，食とコレステロールの関係を明らかにする研究が相次いだ。しかしながらコレステロール濃度は食事以外の要因の影響が指摘されはじめ，1955年にMannらは筋量あるいは身体活動量がコレステロール濃度に関係し，運動が動脈硬化症の予防に有効であるとの仮説を提唱している[5]。同年にChailley-Bertらは活動的な被験者が非活動的な被験者よりコレステロール濃度が低いこと，さらにはわずか3名であるが高コレステロール血症の非活動的な中年者に，2-6ヵ月にわたって，毎日5kmのウォーキングとサイクリングを行った結果，全員のコレステロールが低下したと報告している[6]。

　こうして運動がコレステロール濃度に及ぼす影響に興味が注がれ，多くの研究がなされたが，コレステロールはトレーニングにより，わずかに低下するか変わらないとする研究が大半であった。

鍛錬者のHDLコレステロール濃度

　1975年に低HDLコレステロールが冠動脈疾患のリスクであることを示唆する証拠を示したMiller & Millerの研究に端を発し[7]，運動がリポ蛋白に及ぼす影響に関する研究が進んだ。

　ジョガーやランナーなど規則的に有酸素運動を行っているものは，明らかにHDLコレステロール，HDL_2コレ

ステロール濃度が高いことがわかった。欧米の研究報告をみると，持久的競技選手は非鍛錬者に比べHDLコレステロール濃度が10-24 mg/dL高い。

鍛錬者は非鍛錬者よりも健康的な生活（食事，喫煙状況）をおくっている可能性が高いので，これらの影響も否定できない。しかしHartungらは，マラソンランナーとジョガーと非鍛錬者について食事も含め調査し，HDLコレステロール濃度が食事の因子と独立して非鍛錬者（43 mg/dL）よりもジョガー（58 mg/dL），ジョガーよりマラソンランナー（65 mg/dL）が高いことを明らかにした。またHDLコレステロール濃度はランニング距離に正比例するというデータを示した[8]。

ところで日本のマラソンランナーは外国人に比べてはるかに長い距離を走り，週あたりの走行距離が300 kmに達することもまれではない。そこで筆者らは日本のエリート長距離ランナーのHDLコレステロールおよびHDL$_2$コレステロール濃度を調べた[9]。その結果，それぞれ75，40 mg/dL，ときわめて高いことが明らかになった。また，アポリポ蛋白A-I，アポリポ蛋白B/アポリポ蛋白A-I，LDLコレステロール/HDLコレステロールといった心血管リスクの予測因子もすべて好ましい結果であった。

これらの横断的研究結果は，有酸素運動がHDLコレステロールを高め，その効果が運動量に関連することを示唆している。

トレーニングに伴うHDLコレステロールおよびLDLコレステロール濃度の変化

すでに1973年にAlterkruse & Wilmoreが[10]，また翌年にLopezらが[11]，一般人を対象に，トレーニングによりαリポ蛋白が上昇し，βリポ蛋白が低下したことを報告している。どちらもかなりハードなトレーニングであるが，時間が短く（前者が10-15分/回，後者が15-25分/回（主運動のみ）），また頻度が3-4回/週，期間が7-10週と短期間での変化であり，臨床適用できる期待を抱かせた先駆的研究であった。

1970年代後半には短期間のトレーニングで健康な非鍛錬者のみならず肥満患者や心筋梗塞患者を対象にHDLコレステロール，あるいはHDLコレステロール/LDLコレステロールが増加するとの報告が相次いだ。いずれも最大心拍数の70％を超えるかなり強い強度のトレーニングであった。

これらの初期のトレーニング研究は体重の減少を伴うものも多く，あるいは食事内容や喫煙習慣の改善などの情報が欠落しており，また，コントロール群が設けられていないので，運動そのものの影響を実証するまで至っていなかった。

1979年にHuttunenらがはじめて中年者を対象にした無作為化試験を行い，体重の変化に関係なく，運動群にのみトリグリセライドの減少とHDLコレステロールとアポリポ蛋白A-Iの増加が起こることを証明した[12]。このときの運動は16週間の期間で行われ，前半の8週間の強度が40％心拍数予備（HRR），後半のそれが66％HRRを目標とし，時間が30分/回，頻度が3回/週であり，各自で行わせるものであった（後半は月1回の監視下トレーニング）。その後，多くの無作為化試験により，運動によるHDLコレステロールの増加が証明され，その増加が主にHDL$_2$コレステロールであることも明らかにされた。さらに軽強度（乳酸閾値または最大酸素摂取量の50％（50％ $\dot{V}_{O_2}max$））でも長時間（30分-1時間）であれば有効であること，あるいは血清脂質ばかりでなく同時に降圧効果やインスリン濃度低下をもたらすことも明らかになった。しかしながらトレーニングによりHDLコレステロールが改善しなかったとの報告もある。また，LDLコレステロールは変わらないとする報告が大半である。

トレーニングに伴うリポ蛋白粒子の変化

リポ蛋白粒子の質的異常が既法よりさらに有力な冠動脈性心疾患の危険因子であることが証明され，2000年以後トレーニングに伴うそれらの変化を調べた研究が2つのグループから発表されている。Krausらは脂質異常者を対象に，コントロール群と強度，運動量の異なる3群の無作為化試験でリポ蛋白粒子に及ぼす影響を調べている[13,14]。それによれば身体不活動に伴いLDL粒子数，small dense LDLが増加するが，運動がこれを是正し，特に運動量が多ければHDL粒子サイズとLarge HDLが増加

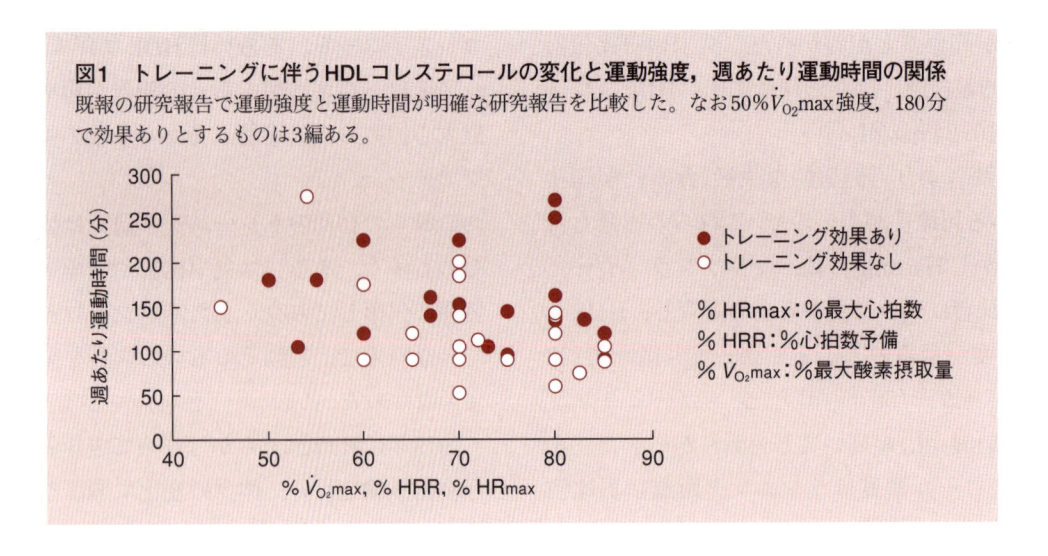

図1 トレーニングに伴うHDLコレステロールの変化と運動強度，週あたり運動時間の関係
既報の研究報告で運動強度と運動時間が明確な研究報告を比較した。なお50%$\dot{V}_{O_2}$max強度，180分で効果ありとするものは3編ある。

● トレーニング効果あり
○ トレーニング効果なし

% HRmax：%最大心拍数
% HRR：%心拍数予備
% $\dot{V}_{O_2}$max：%最大酸素摂取量

すること，低強度(40-55%$\dot{V}_{O_2}$max)では特異的に超低比重リポ蛋白-トリグリセライドを減少させるとの知見を報告している。

Halverstadtらは，少なくとも1つ以上の脂質異常(総コレステロール＞200 mg/dL，HDLコレステロール＜40 mg/dL，トリグリセライド＞200 mg/dL)を有する50-75歳の中高齢者100人を対象に24週間の有酸素トレーニングの前後(50%$\dot{V}_{O_2}$max強度で20分から始まり，12週目まで少しずつ強度と量を上げ，12週目から70%$\dot{V}_{O_2}$max強度で40分：頻度は3回/週)のリポ蛋白粒子の変化を観察している[15]。この研究は，身体トレーニングの影響でリポ蛋白分画の粒子濃度とサイズが抗動脈硬化の方向へ変化することを示唆している。

有効なトレーニングの強度と量

上述した矛盾する結果は，トレーニングの質や量の違いによる可能性が高い。Durstineらは2001年にそれまでに報告された100編のトレーニング介入研究を元に，HDLコレステロールの増加に有効なトレーニングについて考察している[16]。彼らはトレーニング量に注目し，週当たりの運動量が1200 kcalを超えれば，男女を問わず大半の研究がHDLコレステロールの有意な増加があるとしている。ちなみにこの量は，20-25 Mets・時/週に相当する。

HDLコレステロールに対するトレーニングの効果の有無をみた研究で，強度と週あたり運動時間が明確であるものを図1に示した。運動強度の表現は%$\dot{V}_{O_2}$max，%HRR，%最大心拍数(HRmax)とさまざまであり，相互間で必ずしも同義ではないが，巨視的にみてほぼ同一として換算しなかった。週あたり135分で分けてみると，それ未満では「効果なし」とする報告が2/3を占め，135分を超えると「効果あり」とする報告が逆に2/3を占める。しかも強度差の影響はないようにみえる。

Crouseら[17]とSpate-Douglas & Keyserら[18]が運動量を一定にしてトレーニング強度差を調べた無作為化試験を行っている。前者は50%$\dot{V}_{O_2}$maxと80%$\dot{V}_{O_2}$max，後者は60%HRRと80%HRRを比較しているが，リポ蛋白の改善効果はいずれも同等であり，一致して，強度による差を認められないとの見解を示している。

一方，異なる運動量を比較した無作為化試験は2001年までまったくなく，2002年にはじめてKrausらによってなされ[13]，2007年にさらに症例数を増やし，かつ運動中止後の残存効果について検討している[14]。同一強度(65-85%$\dot{V}_{O_2}$max)のジョギングを週に117-120分と174-207分行う群を比較し，運動量が多いほどさらに良好なリポ蛋白プロフィールをもたらし，とりわけHDL粒子に及ぼす影響に強く現れることを示した。

筆者らは高齢者を対象に50%$\dot{V}_{O_2}$max強度で1時間/回，週あたり2-4回のトレーニングを5ヵ月間にわたって行い，週あたりの運動時間とHDL$_2$コレステロールの変化量

表1 遺伝子型とリポ蛋白プロフィールに及ぼすトレーニング効果の違い

著者	遺伝子型	アウトカム	有意な変化	差
Thompsonら（2004）[24]	アポリポ蛋白E	総コレステロール/HDLコレステロール LDLコレステロール/HDLコレステロール	↓ ↓	2/3, 3/3 vs 3/4
Seipら（2006）[26]	アポリポ蛋白E	LDLコレステロール（大） LDLコレステロール（小）	↑ ↓	3/3 vs 2/3, 4/3
Wilundら（2002）[22]	コレステリルエステル輸送蛋白	HDL$_{3-5NMR}$コレステロール	↑	B1B2 vs B1B1
Halverstadtら（2003）[23]	内皮リパーゼ	HDLコレステロール HDL$_3$コレステロール HDL$_{5NMR}$コレステロール	↑ ↑ ↑	CC vs CT/TT
Ruañoら（2005）[25]	アポリポ蛋白A-I	HDLコレステロール（小） HDLコレステロール（大）	↓ ↑	G/G vs A/G, A/A

を調べ，両者に高い正相関関係があることを見いだした[19]。回帰式から180分/週の運動でHDLコレステロールの濃度が5 mgの上昇を期待できると推察された。

これらの結果から50% $\dot{V}_{O_2}$max程度の強度以上で週に180分以上の運動量が獲得されれば好ましいリポ蛋白プロフィールに改善できるものと思われる。

またレジスタンス・トレーニングの効果を調べた研究はほとんどすべてその効果を見いだしていない。

トレーニング効果にみられる個人差

同一の運動療法を受けてもトレーニング効果に著しい個人差がある。個人差をもたらす要因に関しての研究が1990年代後半から始まった。

Leon & Sanchezのシステマティック・レビューによれば，性，年齢によるトレーニング効果の差は認められない。またそれまでの研究の大半が白人を対象にした研究で，黒人とアジア人を対象にした研究はわずかであるため，民族差については結論できないとしている。HDLコレステロールの初期値が低いものほどトレーニング効果が得やすい傾向にある[20]。

一卵性双生児の比較研究から，トレーニングによるHDLコレステロールの変化に遺伝要因が強く関係することが示唆されている[21]。遺伝型とトレーニング効果の差異をみた研究を**表1**にまとめた。現在までアポリポ蛋白AおよびE，コレステリルエステル転送蛋白，内皮リパーゼの計4種の遺伝子型で，とりわけHDL分画に対するトレーニング効果の差異が報告されている[22-26]。

おわりに

およそ40年間のコレステロールに対する運動療法の研究史を振り返ってみた。中強度の有酸素運動を30-60分，週に180分程度のトレーニングで脂質プロフィールが改善，低HDLコレステロール血症者ほどトレーニング効果を受けやすいと結論することができる。

しかしLeon & Sanchezが指摘するように[20]，この分野の研究は圧倒的大多数が白人を対象にしたもので，アジア人を対象にした研究はわずかである。彼らのレビューではMEDLINEとIndex Medicusを用い，physical activity, exercise, blood lipidとlipoproteinをキーワードとして検索した結果，ヒットしたアジア人を対象にした研究はわずかに2編でいずれも筆者らのものに限られている[19,27]。これらは北部九州でしかも高齢者を対象にした研究のみである。上述の結論もすなわち日本人ではきわめて限られた特殊な集団を対象にした研究しかないことになる。遺伝的要因が少なからず影響することは明確であり，日本人について広範な年齢層で，また脂質異常，とりわけ低HDLコレステロール血症を対象にした研究を進めるべきである。

引用文献

1) Morris JN, Heady JA, Raffle PA, Roberts CG, Parks JW. Lancet 1953;265:1053-7; contd.
2) Kraus H, Hirschland BP, Hirschhorn K. J Am Geriatr Soc 1956;4:463-71.
3) World Health Organ Tech Rep Ser 1969;436:1-32.
4) Cooper, Kenneth H. Aerobics. New York: Bantam Book; 1968.
5) Mann GV, Teel K, Hayes O, McNally A, Bruno D. N Engl J Med 1955;253:349-55.
6) Chailley-Bert, Labignette P, Fabre-Chevalier. Presse Med 1955;63:415-6.
7) Miller GJ, Miller NE. Lancet 1975;1:16-9.
8) Hartung GH, Foreyt JP, Mitchell RE, Vlasek I, Gotto AM. N Engl J Med 1980;302:357-61.
9) Sasaki J, Urata H, Tanabe Y, Kinoshita A, Tanaka H, Shindo M, et al. Am J Med Sci 1989;297:220-3.
10) Altekruse EB, Wilmore JH. J Occup Med 1973;15:110-3.
11) Lopez A, Vial R, Balart L, Arroyave G. Atherosclerosis 1974;20:1-9.
12) Huttunen JK, Länsimies E, Voutilainen E, Ehnholm C, Hietanen E, Penttilä I, et al. Circulation 1979;60:1220-9.
13) Kraus WE, Houmard JA, Duscha BD, Knetzger KJ, Wharton MB, McCartney JS, et al. N Engl J Med 2002;347:1483-92.
14) Slentz CA, Houmard JA, Johnson JL, Bateman LA, Tanner CJ, McCartney JS, et al. J Appl Physiol 2007;103:432-42.
15) Halverstadt A, Phares DA, Wilund KR, Goldberg AP, Hagberg JM. Metabolism 2007;56:444-50.
16) Durstine JL, Grandjean PW, Davis PG, Ferguson MA, Alderson NL, DuBose KD. Sports Med 2001;31:1033-62.
17) Crouse SF, O'Brien BC, Grandjean PW, Lowe RC, Rohack JJ, Green JS, et al. J Appl Physiol 1997;82:270-7.
18) Spate-Douglas T, Keyser RE. Arch Phys Med Rehabil 1999;80:691-5.
19) Sunami Y, Motoyama M, Kinoshita F, Mizooka Y, Sueta K, Matsunaga A, et al. Metabolism 1999;48:984-8.
20) Leon AS, Sanchez OA. Med Sci Sports Exerc 2001;33:S502-15; discussion S528-9.
21) Williams PT, Blanche PJ, Krauss RM. Circulation 2005;112:350-6.
22) Wilund KR, Ferrell RE, Phares DA, Goldberg AP, Hagberg JM. Metabolism 2002;51:774-8.
23) Halverstadt A, Phares DA, Ferrell RE, Wilund KR, Goldberg AP, Hagberg JM. Metabolism 2003;52:1505-11.
24) Thompson PD, Tsongalis GJ, Seip RL, Bilbie C, Miles M, Zoeller R, et al. Metabolism 2004;53:193-202.
25) Ruaño G, Seip RL, Windemuth A, Zöllner S, Tsongalis GJ, Ordovas J, et al. Atherosclerosis 2006;185:65-9.
26) Seip RL, Otvos J, Bilbie C, Tsongalis GJ, Miles M, Zoeller R, et al. Atherosclerosis 2006;188:126-33.
27) Motoyama M, Sunami Y, Kinoshita F, Irie T, Sasaki J, Arakawa K, et al. Eur J Appl Physiol Occup Physiol 1995;70:126-31.

スタチンの開発

辻田代史雄

ML-236B(メバスタチン)の発見

　脂質異常症，とりわけ高コレステロール血症は，虚血性心疾患の三大危険因子の1つである。生体のコレステロールは，食事から吸収される分と体内で合成される分で賄われており，主に胆汁酸として体外に排出されている。血漿コレステロールを低下させるには，①コレステロールの吸収を阻害する，②生合成を阻害する，③排泄を促進する，の3つが考えられる。ヒトの場合，食事由来コレステロールの吸収量は0.3-0.5 g/日であるのに対して，その生合成量は1-1.2 g/日であり，供給されるコレステロールとしては生合成からのものが70%以上を占めている。

　われわれが血漿コレステロール低下薬の新薬開発を開始した1971年の時点で，すでに①のコレステロールの吸収を阻害する薬剤として植物ステロール，③の排泄を促進する薬剤として，胆汁酸を吸着する陰イオン交換樹脂のコレスチラミンが開発されていた。しかし，②の生合成を阻害する薬剤は開発されていなかった。当時われわれは三共㈱の醗酵研究所で微生物の代謝物から新規生理活性物質を探索する役割を分担しており，$in\ vitro$ でのスクリーニングが行いやすい②のコレステロール生合成を阻害する物質を探索する戦略を選んだ。

　コレステロールは，アセチルCoAを出発物質として，20数段階の複雑な過程を経て生合成される。その律速酵素は，ヒドロキシメチルグルタリルCoA(HMG-CoA)還元酵素である。コレステロールの生合成を阻害して血漿コレステロールを低下させようとする初期の試みとしては，トリパラノール(1958年)とAY-9944(1963年)があるが，コレステロール生合成経路の後半を阻害したために，脂溶性の前駆物質が蓄積して白内障などの副作用が発生

し，それぞれ発売と開発が中止されている。われわれはラットの肝臓のステロール合成系を用いて，^{14}Cで標識した酢酸を用いてステロール画分(不けん化物)への放射能の取込みを阻害する物質を微生物の培養液から検索した。この方法では，コレステロール生合成系の上流から下流までのどの段階を阻害する物質でも検索することができる。

　1971年から約1年半の間にカビ，酵母，放線菌，バクテリアなど約6000株のスクリーニングを行い，はじめにマイコトキシンのシトリニンや脂肪酸がステロール合成を阻害することを見いだした。その他数種のカビにも強力なステロール合成阻害活性があることがわかり，そのうちの青カビの一種の $Penicillium\ citrinum$ から阻害物質としてML-236 A，BおよびCの3種を単離した(**表1**)[1]。ML-236Bは活性が最も強く，かつ結晶性であったので，1973年11月にX線解析により構造が決定された(**図1**)。1973年は，その後ノーベル医学生理学賞を受賞したテキサス大のJoseph L. Goldstein, Michael S. Brown両教授がLDL受容体の存在を発表した年であり，またその後世界の動脈硬化の研究に重要な役割を担う動物となるWHHL(Watanabe-heritable hyperlipidemic)ウサギ(家族性コレステロール血症［FH］モデル動物)が，神戸大の渡辺嘉雄助教授(当時)によって発見された年でもあった。

　ML-236Bは^{14}C-酢酸からのコレステロール合成を10 ng/mLで50%阻害した。阻害する過程はコレステロール生合成系の律速酵素であるHMG-CoA還元酵素が作用する過程であり，他の過程はまったく阻害しなかった。阻害様式は基質の1つであるHMG-CoAに対する拮抗阻害で，これは構造の一部がHMGに類似していることによると考えられる(**図1**)。しかし，醗酵研究所とは別の研究所で1974年から行われた動物実験において，通常の脂質異常症薬の評価に使用されていたラットおよびマウスに対

(元)株式会社サイエンスインフォメーション

表1 スタチンの開発の経緯

スタチンの開発		世界の主な関連事項
微生物代謝産物よりコレステロール合成阻害物質のスクリーニング開始（三共）	1971	
Penicillium citrinum から HMG-CoA 還元酵素阻害物質 ML-236A, ML-236B（メバスタチン）, ML-236C を単離，構造決定（三共）	1973	・Goldstein, Brown 両博士が LDL パスウェイを解明（ML-236B が寄与） ・神戸大・渡辺助教授が WHHL ウサギを発見
Monascus ruber から MB-530B（ロバスタチン）単離（三共）	1974	
プラバスタチン：ML-236B 関連化合物として発見（三共）	1979	
Aspergillus terreus からメビノリン（ロバスタチン）を単離，構造決定し発表（メルク）	1980	
プラバスタチン：開発開始（三共）	1981	
MK-733（シンバスタチン）をロバスタチンの部分化学修飾物として発表（メルク）	1982	
	1984	Lipid Research Clinics-Coronary Primary Prevention Trial（米）
	1985	・Goldstein, Brown 両博士がコレステロール制御メカニズム解明によりノーベル医学生理学賞を受賞 ・Consensus Development Conference（米）：高脂血症治療ガイドライン設定
ロバスタチン：FDA 承認（メルク）	1987	日本動脈硬化学会コンセンサス・コンファレンス：高脂血症治療ガイドライン設定
プラバスタチン：厚生省申請（三共） FDA 申請（ブリストルマイヤーズ・スクイブ）	1988	
プラバスタチン：製造承認・許可取得，発売（三共）	1989	
プラバスタチン：FDA 承認（ブリストルマイヤーズ・スクイブ）	1991	
シンバスタチン：日本発売（メルク）	1993	NCEP 発表（米）
シンバスタチン：4S 試験発表（メルク）	1994	高脂血症ガイドライン改正（米）
プラバスタチン：WOSCOPS 試験発表（ブリストルマイヤーズ・スクイブ） フルバスタチン：FDA 承認（1997 年日本発売，ノバルティスファーマ）	1995	
プラバスタチン：CARE 試験発表（ブリストルマイヤーズ・スクイブ）	1996	
アトルバスタチン：米国発売（2000 年日本，ファイザー） セリバスタチン：米国発売（1999 年日本，バイエル） プラバスタチン：LIPID 試験発表（ブリストルマイヤーズ・スクイブ）	1997	高脂血症診療ガイドライン改正（日本）
セリバスタチン：世界発売中止	2001	NCEP-ATP Ⅲ 発表（米）
	2002	動脈硬化性疾患診療ガイドライン発表（日本）
ロスバスタチン：欧米で発売（2005 年日本，アストラゼネカ） ピタバスタチン：日本で発売（興和） アトルバスタチン：ASCOT-LLA 試験発表（ファイザー）	2003	
	2004	NCEP-ATP Ⅲ 一部改訂（米）
プラバスタチン：MEGA 試験発表（三共）	2005	
	2007	動脈硬化性疾患予防ガイドライン発表（日本）

FDA：米国食品医薬品局
NCEP：米国コレステロール教育プログラム
NCEP-ATP Ⅲ：米国コレステロール教育プログラム成人治療パネル Ⅲ

図1 スタチンの構造とHMG-CoA還元酵素阻害活性

(A) 天然物由来または一部修飾したスタチン

HMG-CoA
プラバスタチン（メバロチン®）(0.9)*
メバスタチン（ML-236B）
ロバスタチン (1.0)*
シンバスタチン（リポバス®）(2.4)*

(B) 化学合成により得られたスタチン

フルバスタチン（ローコール®）(9.9)*
アトルバスタチン（リピトール®）(1.2)*
ピタバスタチン（リバロ®）(7.6)*
ロスバスタチン（クレストール®）(4.4)*

*ロバスタチンのHMG-CoA還元酵素阻害活性を1.0とした場合の相対活性

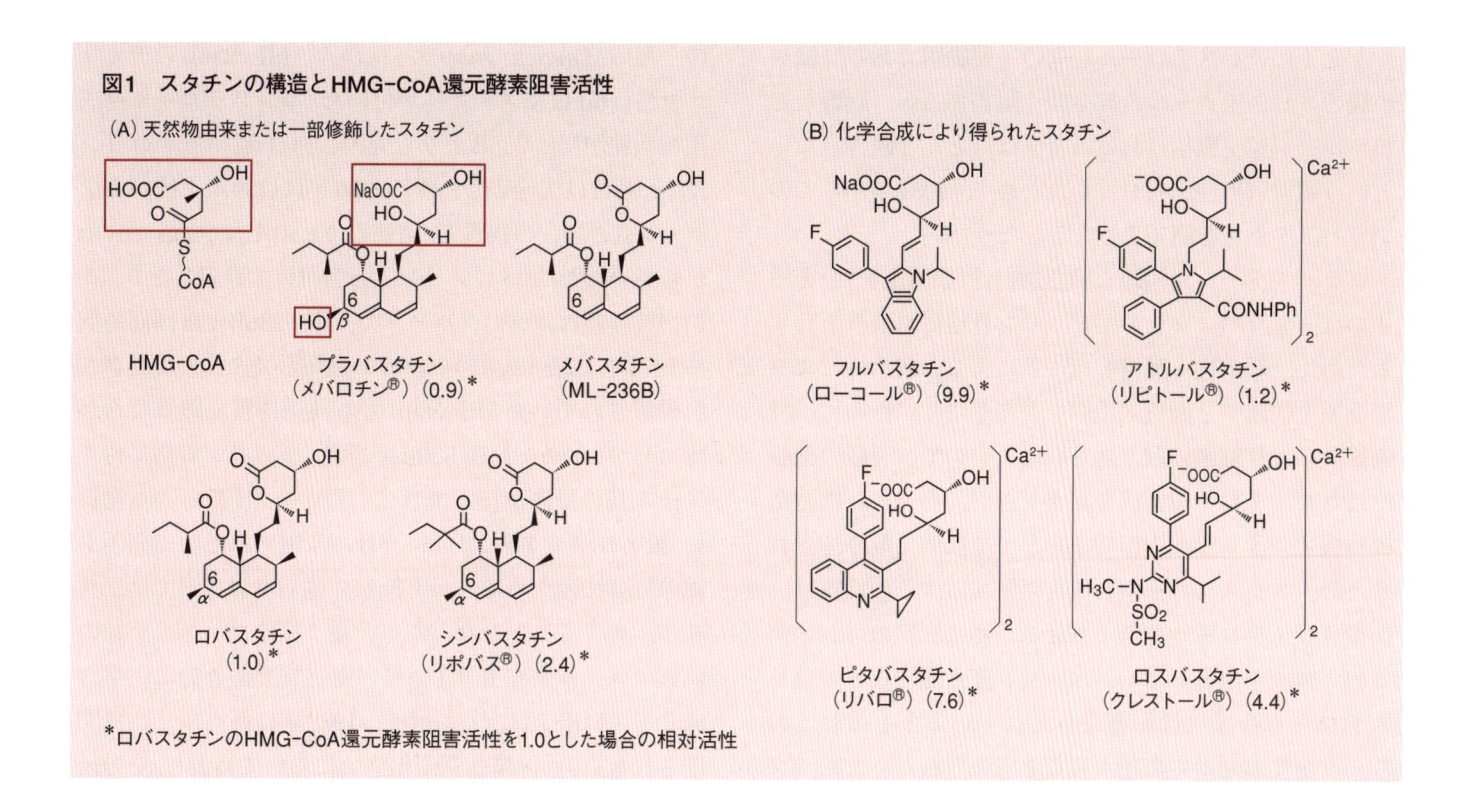

してML-236Bが血清コレステロールを低下させないという結果が示され，われわれは大きな壁に突き当たった．その後，ML-236Bはラットの体内のコレステロール合成を強く阻害していること，および放射性ML-236Bの実験においてコレステロール合成の主要臓器である肝臓や小腸によく取り込まれることがわかり，「きっと効くはず」との思いで，動物実験の手法を習い自分たちで繰り返し実験を行った．最後にはラットに4時間おきに4日間徹夜して連続投与を試みたが，血清コレステロールは低下しなかった．1976年はじめに，ラットの実験グループとは別のグループから，実験に使用済みの雌のニワトリになら投与してもよいとの申し出があり，餌に混ぜて投与してもらったところ，われわれにとっては劇的と思われるほど血清コレステロールが低下した(0.1％混餌投与で40％低下)．次いでイヌでも効果があることがわかった．サルでの実験はわれわれのほかに，藤井節郎教授(徳島大医学部，当時)の研究室でも行われ，強力な血清コレステロール低下作用があることが示された．この結果，ML-236Bには，ラットやマウスなどのげっ歯類の血清コレステロールは低下させないが，その他の動物では低下させるという，薬効発現に明瞭な動物種差があることがわかった．このことを知るまで，われわれは結果的に3年の試行錯誤を行うこととなった．

1976年にはML-236Bとまったく同じ物質が，コンパクチンと命名されてイギリスのビーチャム社から弱い抗カビ抗生物質としてその構造が発表されたが，彼らはこの物質がHMG-CoA還元酵素を阻害することに気付いておらず，特許の面でも問題とはならなかった．1980年にFHの患者に対して，ML-236Bの最初の臨床試験が国立循環器病センターの山本章部長(当時)によってなされ[2]，更に金沢大医学部の馬渕宏助教授(当時)らの論文[3]が発表され，単なる脂質異常症患者のみならずFHにも有効であることが示された．

プラバスタチンの開発

その後，ML-236Bの多くの誘導体を調べた結果，1979年にML-236Bを投与したイヌの尿中代謝物のなかに強力なコレステロール合成阻害活性を有する物質があることがわかった．この物質はML-236Bのデカリン骨格の6β位に水酸基を有する新規物質であった(**表1，図1**)．本物質(一般名はプラバスタチン・ナトリウム，以下プラバスタチンと略す)は，コレステロール合成阻害活性が強

く，とくにコレステロール合成の主要臓器である肝臓や小腸のコレステロール合成を強く阻害するが，副腎などのホルモン産生臓器における合成はほとんど阻害しないという臓器選択性を有していたため[4]，1981年からこのプラバスタチンを開発することとなった。

プラバスタチンが明瞭な臓器選択性(細胞選択性)を示すのは，プラバスタチンがデカリン骨格に水酸基を有するために，親水性を獲得したことによる。親水性により細胞膜を構成する脂質二重膜を通過しにくいために，受動拡散により細胞に取り込まれにくいので，一般の細胞ではコレステロール合成を阻害しない。一方，肝細胞には有機アニオンの輸送担体を介して能動的に取り込まれるため，コレステロール合成を阻害する。この性質は，血漿コレステロールを低下させるために肝臓のコレステロール合成を阻害しても，ホルモン産生臓器などのコレステロール合成には影響を与えにくいことを示しており，安全性の面から有用な性質と考えられた。また，プラバスタチンはML-236Bの代謝物であることから，薬物代謝酵素による作用を受けにくいために，薬物相互作用が起こりにくいというメリットも獲得した。

プラバスタチンは，動脈硬化がまだ進行していない若いWHHLウサギに投与した場合[5]，動脈硬化が確立した成熟齢のWHHLウサギにコレスチラミンと併用投与した場合[6]および単独投与した場合[7]のいずれにおいても動脈硬化の進展を抑制した。

プラバスタチンの臨床試験は1984年から，東海大病院長(当時)の五島雄一郎教授を中心に全国の施設で行われた。そして1988年に厚生省(当時)に申請され，1989年に製造承認・許可され，同年メバロチン®として発売された。海外では，スクイブ社(現ブリストルマイヤーズ・スクイブ社)とのライセンス契約が交され，米国では1988年に米国食品医薬品局(FDA)に申請し，1991年に承認された(表1)。プラバスタチンの開発には18年間を要したのである。

天然物由来または一部化学修飾したスタチン

当研究所から東京農工大に移ったわれわれのグループリーダーであった遠藤章助教授(当時)は，1979年にカビの一種のMonascus ruberの1株から，ML-236Bのデカリン骨格の6α位にメチル基が付いた，コレステロール合成阻害活性がML-236Bよりも強力な物質を，「モナコリンK」と名付けて発表した[8]。1980年にはメルク社がモナコリンKと同一の物質を，別種のカビのAspergillus terreusから見いだし，「メビノリン」と名付けて発表した[9]。この物質はわれわれのグループで，ML-236Bとほぼ同時期の1974年にMonascus ruberの一種からスクリーニングされ単離されていたMB-530Bとも同一物質であることが後にわかったが，MB-530Bは当時，デカリン骨格に付くメチル基の位置が特定できていなかった(表1)。本物質(一般名ロバスタチン)の特許は，米国ではその先発明主義の特許法のためにメルク社が，他の世界各国では三共㈱が所有することとなった。メルク社はロバスタチンの側鎖にメチル基がもう1つ付いた物質を部分的に化学合成して「MK-733」と名付け，1982年に西ベルリンで開催された第6回国際動脈硬化学会において発表し，その後世界戦略品と位置づけて開発した(図1，一般名シンバスタチン)。

化学合成により得られたスタチン

微生物の代謝物からのスクリーニングはその後も続けられたが，天然物ではロバスタチンよりも強力なコレステロール合成阻害活性を有する物質は得られていない。興味深いことに，これらの類縁体は，構造的にはHMGと類似構造部分(図1)を共通にもっており，下部の構造のみが異なっていた。プラバスタチン，ロバスタチン，シンバスタチンが上市された後，種々の会社が化学合成したスタチンの開発に注力した(表1)。その結果，まずサンド社(現ノバルティスファーマ社)のフルバスタチンが，1995年にFDAで承認され(日本での発売は1997年)，次いでワーナーランバート社(現ファイザー社)のアトルバスタチンが1997年に米国で，日本では2000年に発売された。アトルバスタチンは，HMG-CoA還元酵素阻害活性はロバスタチンとほぼ同等(図1)であるが，臨床では強力な血漿コレステロール低下作用を示した。この理由の1つとして半減期が長いことが考えられる。バイエル社によるセリバスタチンは，同じく1997年に米国で発売(日本で

は1999年に発売)された。セリバスタチンのHMG-CoA還元酵素阻害活性はロバスタチンよりも100倍以上強力であったが，横紋筋融解症などの副作用の発現頻度が高く，2001年に発売中止となった。その後，塩野義製薬㈱が合成しゼネカ社(現アストラゼネカ社)が開発したロスバスタチンは，欧米で2003年に発売され，日本では2005年に発売された。ロスバスタチンは，プラバスタチンを除く他のスタチンが疎水性であるのに対して，親水性を示す(ただし親水性の程度はプラバスタチンのほうが高い)。ピタバスタチンは，日産化学工業㈱により合成され，興和㈱が開発し2003年に日本で発売された。ロスバスタチンに匹敵する強力な血漿コレステロール低下作用をもつスタチンである。一般に化学合成により得られたスタチンは，天然由来あるいは一部修飾したスタチンに比べ，HMG-CoA還元酵素阻害活性や血漿コレステロール低下作用が強力であるが，安全性を担保したまま作用のみを強めるのは一般に難しい。この種の薬剤のように長期投与を余儀なくされる薬剤では，安全性が最も重要と考えられる。

スタチンの大規模臨床試験(抗動脈硬化試験)

抗高脂血症薬の究極の目標は，動脈硬化の進展抑制あるいは退縮である。プラバスタチンでは，Pravastatin Limitation of Atherosclerosis in the Coronary Arteries(PLAC-Ⅰ)，Pravastatin, Lipids, and Atherosclerosis in the Carotid Arteries Ⅱ(PLAC-Ⅱ)，Regression Growth Evaluation Statin Study(REGRESS)，Kuopio Atherosclerosis Prevention Study(KAPS)などの中規模の動脈硬化進展抑制試験(二次予防試験)が行われた後，大規模の一次予防試験であるWest of Scotland Coronary Prevention Study(WOSCOPS)の結果が1995年に発表された(表1)[10]。WOSCOPS試験では，5年間の投与の結果，プラセボ群に比べ投与群では心筋梗塞などの死亡率が31％有意に抑制されていた。その後，大規模の二次予防試験，Cholesterol and Recurrent Event(CARE)とLong-Term Intervention with Pravastatin in Ischaemic Disease(LIPID)の結果が相次いで発表された(表1)。日本人を対象とした大規模試験としては，食事療法群を対照としたManagement of Elevated Cholesterol in the Primary Prevention Group of Adult Japanese(MEGA)の結果が2006年に報告された[11]。MEGA試験におけるプラバスタチンの投与量は10-20 mg/日(平均8.3 mg/日)と欧米の試験において用いられた投与量(20-40 mg/日)の半分以下で，しかも動脈硬化の発症の少ない日本人を対象に実施された。それにもかかわらず，プラバスタチン投与群では冠動脈イベントの発症が抑制されたことから，少なくとも日本人においては，血漿コレステロールをそれほど大きく低下させなくても，動脈硬化の発症を抑制できることが示された。

プラバスタチン以外のスタチンでも多くの大規模臨床試験が行われ，その多くでスタチンの動脈硬化に対する有効性が示されている。これらの結果から，欧米ではプラバスタチンを含む複数のスタチンで，抗動脈硬化の効能が追加されている。

スタチンの開発とセレンディピティ，今後の話題

ブレークスルーや大きな進展には，もちろん当事者の地道な努力があってのことであるが，「セレンディピティ」といわれる予期せぬ幸運があるといわれている。スタチンの開発にも，セレンディピティはあったと思われる。

すなわち，第一に予想を超えた血漿コレステロール低下作用である。われわれは当初，肝臓のコレステロール合成を阻害すれば肝臓から出て行くコレステロールが下がり，血漿コレステロールが低下するのではないかと考えていた。しかし，Goldstein, Brown両博士らが示したように，コレステロール合成を阻害することで肝細胞のLDL受容体数が増加して，結果として血中LDLコレステロールが低下することがメインのメカニズムであることが，後に明らかとなった。低用量のスタチン投与で血漿コレステロールが大きく低下するのは，signal transductionに作用したためである。

第二に代謝マップで予想されるほどの毒性がなかった点である。コレステロール合成経路の上流に位置するHMG-CoA還元酵素を阻害すると，その下流にあるドリコールやユビキノンの合成や，低分子G蛋白のプレニル化などが抑制され，生体にとって悪影響が出ると考えら

れる。しかし，プレニルトランスフェラーゼのK_mはコレステロール合成経路の酵素に比べ小さく，少量の基質があればプレニル化物質が優先して合成されること，およびスタチンは一般に半減期が短く，スタチンが代謝されるとプレニル化物質の原料がすぐに供給されるなどの理由により，予想されるほどの毒性はみられなかった。

第三に世の中のコレステロールへの関心の高まりと研究の進展があげられる。プラバスタチンの開発に要した18年の間に，**表1**にみられるような，Goldstein, Brown両博士らに代表されるこの分野の研究の進展や，欧米や日本でのコレステロールに対する関心の高まり，各種ガイドラインの制定でみられるような，重要性の認識の高まりがあった。スタチンの開発がちょうどこの時期に行われたことも，結果的に幸運であったと思われる。

スタチンには，コレステロール低下作用のほかに，プラーク安定化作用，抗炎症作用，抗血栓作用，血糖低下作用など種々の多面的効果があることが報告されている。これらの作用の一部は，スタチンの抗動脈硬化作用に寄与しているものと考えられている。これらの作用の多くに，低分子G蛋白の活性化抑制が寄与している可能性が示唆されているが，多面的効果のメカニズムについては十分解明されていない。また，スタチンの多面的効果には，臨床で十分に結果が出ていないものもある。

スタチンはLDLコレステロール低下作用が最強の薬剤であるが，単独投与では高用量の安全性の問題もあり，限界がある。現在，コレステロール吸収阻害薬のエゼチミブとシンバスタチンの合剤のバイトリンが開発され，その抗動脈硬化試験が行われている。また，血漿トリグリセライド低下作用の強力なナイアシンとスタチンとの合剤（アボット社）が，最近FDAで承認された。今後はHDLコレステロールを上昇させる作用をもつ薬剤や，血漿トリグリセライド低下作用を有する薬剤との合剤の有用性が，さらに検討されていくものと思われる。

最近関心が高まっているメタボリックシンドロームは，脂質異常症に加え，糖代謝異常が大きく関わっている。プラバスタチンは，WOSCOPS試験において糖尿病の発症を抑制したことが報告されている。最近では，プラバスタチンが耐糖能異常を有する冠動脈疾患患者の血中アディポネクチンを上昇させ，耐糖能異常が改善されたことも報告されており[12]，スタチンのメタボリックシンドロームに対する効果も期待される。しかし，糖代謝異常に対する有効性は，各種スタチンによって相違があることも報告されている。

われわれがコレステロール合成阻害薬の研究を開始してから，早くも35年以上が経過した。ML-236Bの発見以後，プラバスタチン，ロバスタチン，シンバスタチンが天然物あるいは天然物の化学構造の一部を修飾したスタチンとして開発され，その後，化学合成により合成された数種のスタチンが発売された。今やスタチンは，LDLコレステロール低下薬としては，最も強力かつ安全性の高い薬剤として，世の中に認められている。今後は，LDLコレステロール低下薬として，さらに多くの脂質異常症患者に処方されていくであろう。

引用文献

1) Endo A, Kuroda M, Tsujita Y. J Antibiot (Tokyo) 1976;29:1346-8.
2) Yamamoto A, Sudo H, Endo A. Atherosclerosis 1980;35:259-66.
3) Mabuchi H, Haba T, Tatami R, Miyamoto S, Sakai Y, Wakasugi T, et al. N Engl J Med 1981;305:478-82.
4) Tsujita Y, Kuroda M, Shimada Y, Tanzawa K, Arai M, Kaneko I, et al. Biochim Biophys Acta 1986;877:50-60.
5) Watanabe Y, Ito T, Shiomi M, Tsujita Y, Kuroda M, Arai M, et al. Biochim Biophys Acta 1988;960:294-302.
6) Shiomi M, Ito T, Watanabe Y, Tsujita Y, Kuroda M, Arai M, et al. Atherosclerosis 1990;83:69-80.
7) Shiomi M, Ito T, Tsukada T, Yata T, Watanabe Y, Tsujita Y, et al. Arterioscler Thromb Vasc Biol 1995;15:1938-44.
8) Endo A. J Antibiot (Tokyo) 1979;32:852-4.
9) Alberts AW, Chen J, Kuron G, Hunt V, Huff J, Hoffman C, et al. Proc Natl Acad Sci U S A 1980;77:3957-61.
10) Shepherd J, Cobbe SM, Ford I, Isles CG, Lorimer AR, MacFarlane PW, et al. N Engl J Med 1995;333:1301-7.
11) Nakamura H, Arakawa K, Itakura H, Kitabatake A, Goto Y, Toyota T, et al; MEGA Study Group. Lancet 2006;368:1155-63.
12) Sugiyama S, Fukushima H, Kugiyama K, Maruyoshi H, Kojima S, Funahashi T, et al. Atherosclerosis 2007;194:e43-51.

フィブラートとPPAR

井上　郁夫

はじめに

　ペルオキシソーム増殖因子活性化受容体(PPAR)はステロイド/甲状腺ホルモン受容体スーパーファミリーの1つで，これらのファミリーの構造，機能は類似している。特に，PPARは，ペルオキシソームが増殖する際の主要な転写因子として作用し，さまざまな遺伝子を調節する。PPARには，PPARα，PPARγ，PPARβ/δの3つのサブタイプがあり，加えてこれらPPARは，最近注目されているメタボリックシンドローム(MetS)との関連性に興味がもたれている核内受容体である。本稿では，PPARの作用を簡単に解説し，PPARのサブタイプのPPARαの合成リガンドであるフィブラート系薬(フィブラート)についても解説する。

PPARの作用

　転写因子であるPPARは，核内でシス型ビタミンAの核内受容体であるレチノイドX受容体(RXR)とヘテロ2量体となり，これらのヘテロ2量体が，2つの特異的DNA塩基配列AGGTCAが塩基1つを隔てて並ぶ直列反復配列1(DR1)であるPPAR応答配列に結合し，さまざまな遺伝子の転写活性を制御している[1]。また，この転写因子には，コアクチベーターが結合し，さらに，これら転写因子の標的遺伝子およびその標的遺伝子の蛋白発現を調節している。これらの転写因子の主なコアクチベーターには，サイクリックAMP(アデノシン一リン酸)応答配列結合蛋白(CREB)-結合蛋白(CBP)/p300，ステロイド受容体コアクチベーター(SRC)-1，transcriptional intermediary factor 2(TIF2)があり，最近，PPARγコアクチベーター-1(PGC-1)もまた，これらの共通のコアクチベーターとして注目されている。特に，PGC-1αと結合する蛋白であるMAT-1(Ménage-à-Trois1)が見いだされ，PGC-1αとMAT-1が結合することで，PPAR/RXRの活性を調節している可能性も報告されている[2]。

PPARの働き

　これまでの *in vivo* および *in vitro* での成績から，動脈硬化の危険因子である血糖・血中中性脂肪(トリグリセライド)値・体重の変動にPPARのリガンドが大きく関連することが明らかである。そして，PPARα作用が強ければトリグリセライド低下作用が強く，PPARγ作用が強ければ血糖低下作用が大きい。また，エネルギーバランスの点からは，PPARγが脂肪の同化に，PPARαが脂肪の異化に関わる。摂食後はPPARγが作用し効率的に体内に脂肪を貯え，空腹時はPPARα作用により脂肪がエネルギーに変換される。飢餓のときには脂肪組織のPPARγ作用が重要で，効率的にエネルギーを蓄え，飽食の時代にはPPARα作用が重要でエネルギーを効率的に放出することが必要となる。両者の核内での転写因子の作用のバランスの乱れが肥満およびやせをもたらす可能性がある。脂肪の同化に関わるPPARγは主に脂肪組織に，脂肪の異化に関わるPPARαは主に肝臓，副腎などの組織にそれぞれ多く発現し，残りのPPARβ/δは普遍的に(ユビキタスに)発現し，最近，筋組織および脳組織での発現が注目されている。

埼玉医科大学内科学内分泌・糖尿病内科

258　6章　コレステロール基礎研究のあゆみ―コレステロールの発見から今後の展望まで―

図1　ミトコンドリアおよびペルオキシソームでの脂肪酸β酸化に関わる酵素(文献5より引用［改変］)

アシルCoAシンセターゼ，エノイルCoAヒドラターゼ，アセチルCoAアシルトランスフェラーゼ，チオラーゼがミトコンドリアおよびペルオキシソームでの脂肪酸のβ酸化に関わる。

ペルオキシソームでは，アシルCoAオキシダーゼにより，酸素と補酵素の還元体から過酸化水素が生成される。過酸化水素はカタラーゼにより水と酸素に分解され，ペルオキシソームでは常に酸素に曝露されている状態にある。

一方，ミトコンドリアでは，アシルCoAデヒドロゲナーゼにより，酸素と補酵素の還元体，NADH，FADH$_2$からATPと補酵素の酸化体，NAD$^+$，FADと水が産生される。

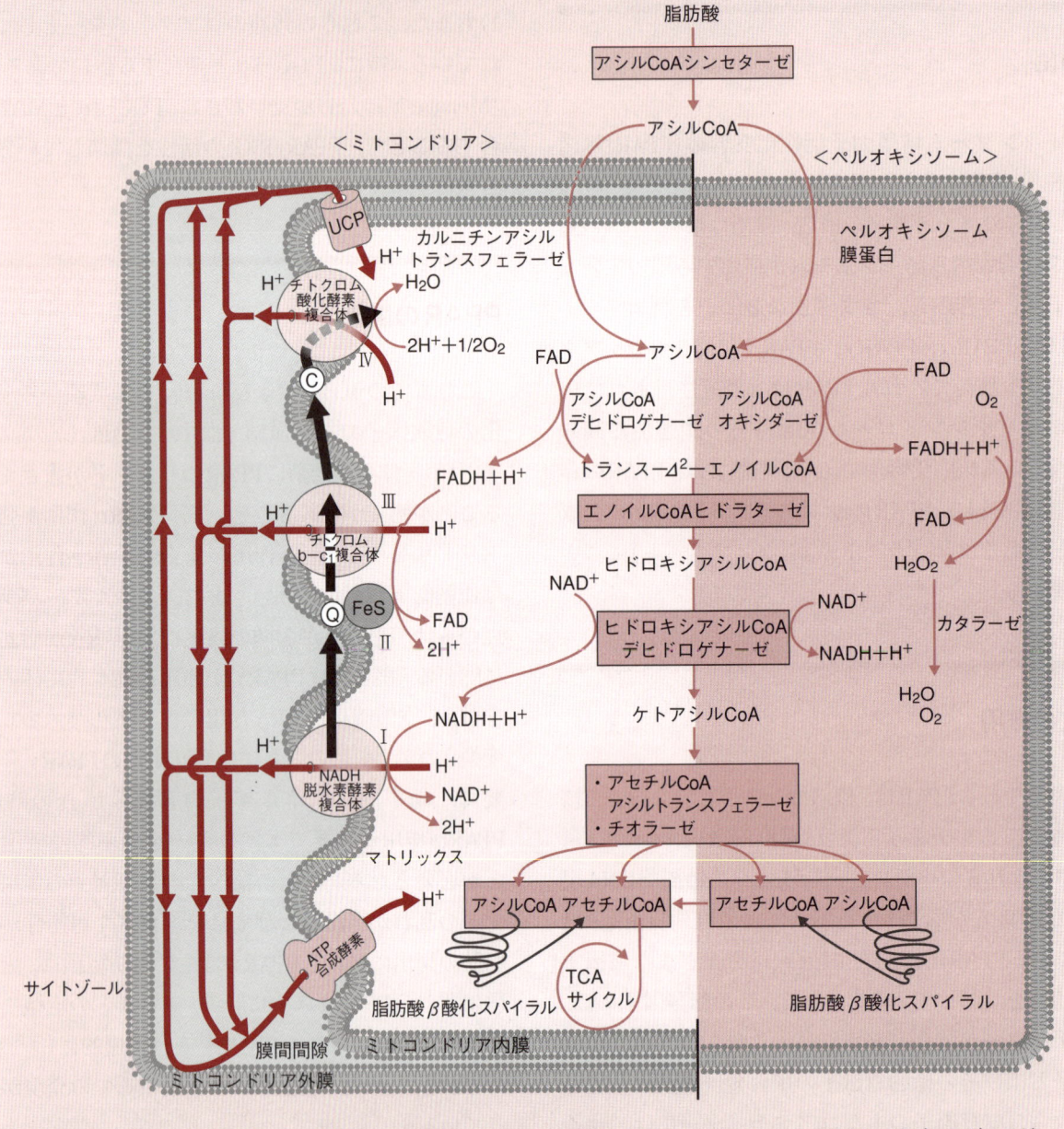

→：H$^+$（プロトンの流れ）　→：e$^-$（電子の流れ）　⚭：リン脂質　C：チトクロムC　FAD：フラビンアデニンジヌクレオチド　FeS：鉄-硫酸クラスター　NAD：ニコチンアミドアデニンジヌクレオチド　Q：ユビキノン　UCP：ミトコンドリア脱共役蛋白

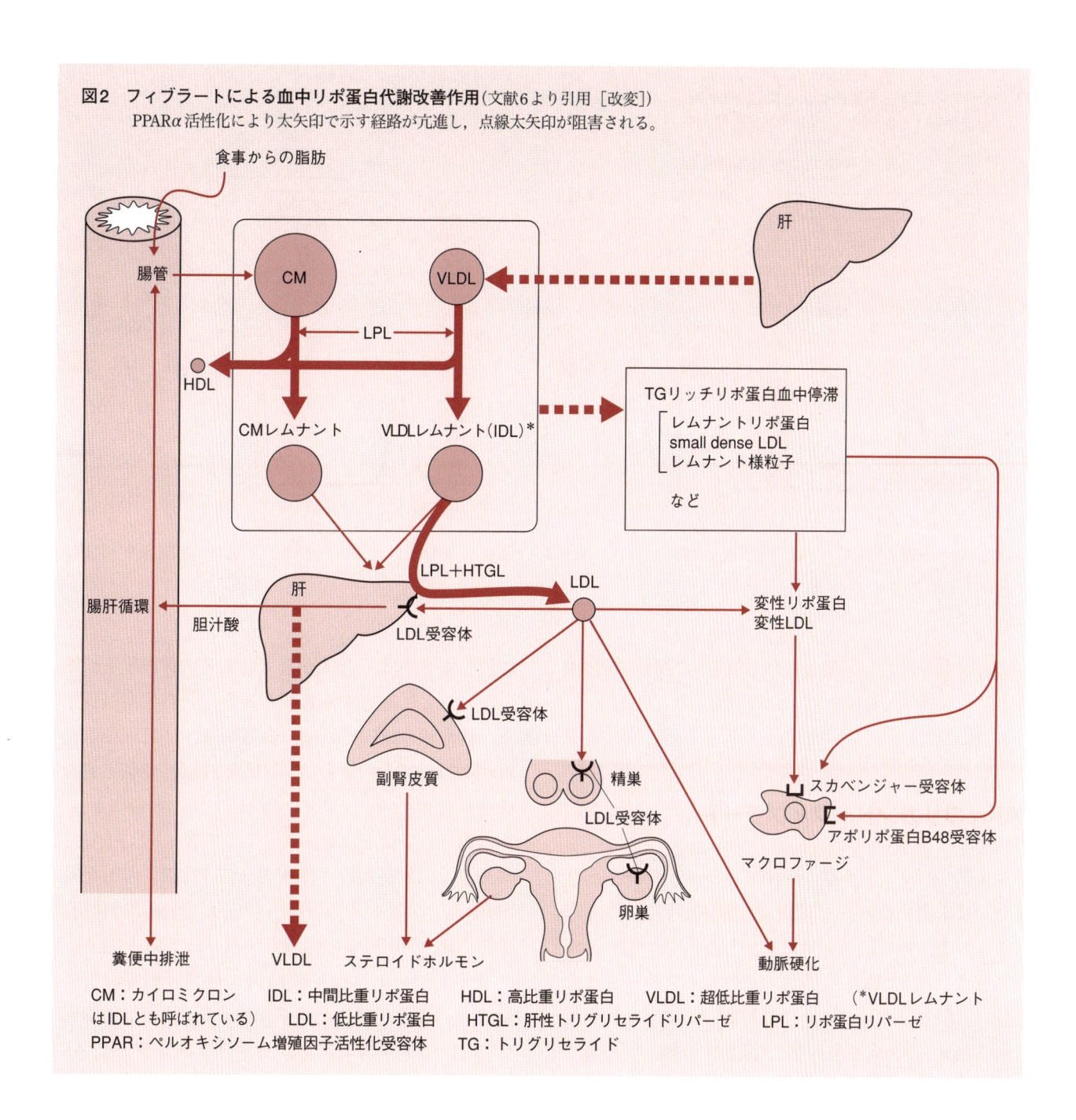

図2 フィブラートによる血中リポ蛋白代謝改善作用（文献6より引用［改変］）
PPARα活性化により太矢印で示す経路が亢進し，点線太矢印が阻害される。

CM：カイロミクロン　　IDL：中間比重リポ蛋白　　HDL：高比重リポ蛋白　　VLDL：超低比重リポ蛋白　　（*VLDLレムナントはIDLとも呼ばれている）　LDL：低比重リポ蛋白　　HTGL：肝性トリグリセライドリパーゼ　　LPL：リポ蛋白リパーゼ
PPAR：ペルオキシソーム増殖因子活性化受容体　　TG：トリグリセライド

PPARの合成リガンド [3]

　PPARγ作用が低下している場合はPPARγリガンドを，PPARα作用が低下している場合はPPARαリガンドを考慮する。PPARα作用あるいはPPARγ作用が亢進している場合は，それぞれのアンタゴニストも必要となる[4]。現在のところ臨床的には，それぞれのPPARのアンタゴニストは使用されてはいないが，アゴニストはすでに広く臨床的に使用され，それらの一定の安全性と効果は証明されている。PPARαのリガンドが高脂血症治療薬であるフィブラートであり，PPARγのリガンドが血糖降下薬であるチアゾリジン製剤である。最近，筋肉組織のPPARδ作用が抗肥満作用と関連することが報告されている。PPARβはげっ歯類から見いだされ，ヒトから見いだされたPPARδと相同性が非常に高く，作用もPPARδと類似して脂肪酸のβ酸化に関わる（図1）[5]。以上より，PPARを活性化する薬剤は，脂質異常症・糖尿病・肥満を

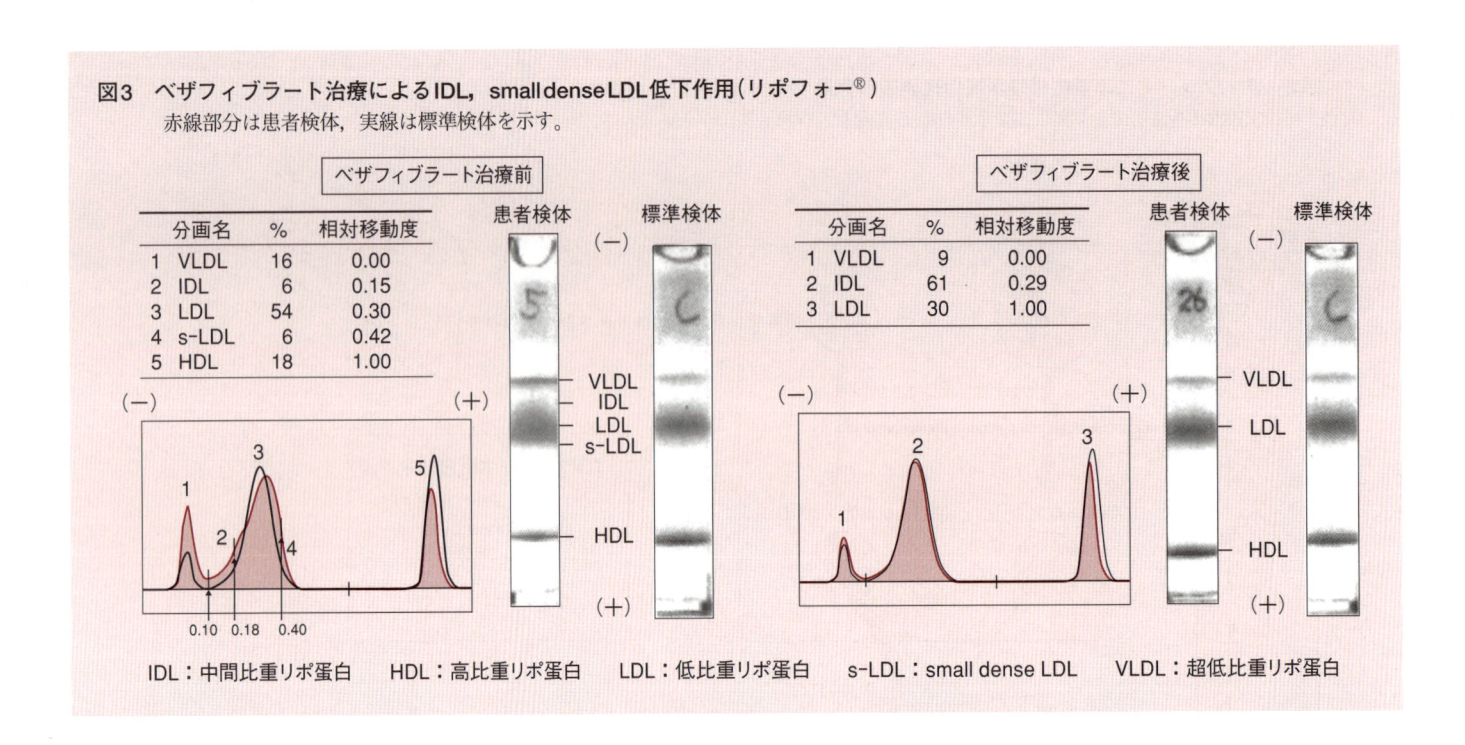

図3 ベザフィブラート治療によるIDL, small dense LDL低下作用（リポフォー®）
赤線部分は患者検体，実線は標準検体を示す。

ベザフィブラート治療前

分画名	%	相対移動度
1 VLDL	16	0.00
2 IDL	6	0.15
3 LDL	54	0.30
4 s-LDL	6	0.42
5 HDL	18	1.00

ベザフィブラート治療後

分画名	%	相対移動度
1 VLDL	9	0.00
2 IDL	61	0.29
3 LDL	30	1.00

IDL：中間比重リポ蛋白　　HDL：高比重リポ蛋白　　LDL：低比重リポ蛋白　　s-LDL：small dense LDL　　VLDL：超低比重リポ蛋白

同時に治療することが可能となり，国内外に問わずPPARを活性化する薬剤の探索が盛んに報告されている。

PPARαのリガンド，フィブラート

　高トリグリセライド血症，低HDLコレステロール血症の場合，リポ蛋白リパーゼ（LPL）活性が低下している場合が多いので，その際の病態に立脚した治療はLPLの活性を亢進させるPPARαのリガンドのフィブラートとなる（図2）[6]。特に，フィブラートは肝臓からの超低比重リポ蛋白（VLDL）の合成をも抑制し（図2），肝臓，筋組織での脂肪酸のβ酸化（図1）を亢進させる作用を有し，これらの作用に関与する酵素（図1）は，LPLと同様にPPARαの標的遺伝子である[2]。加えてフィブラートは，VLDL，中間比重リポ蛋白（IDL）の異化促進作用が強力である（図2）。以前からわれわれは，リポフォー®で血中リポ蛋白を評価してきたが，ベザフィブラートの投与で，明らかにIDLおよびsmall dense LDLが低下する（図3）。フィブラートはベザフィブラート，フェノフィブラートが使用される場合が多いが，ベザフィブラートは，腎機能障害に注意し，血中クレアチニン（Cr）値および糸球体濾過量を評価して使用する。特に，ベザフィブラートを糖尿病患者に投与する際は，Cr値が必ずしもその腎機能を反映していないことに注意する必要があり，一日尿中微量アルブミン排泄量が30-300 mg，あるいは，一日尿中蛋白排泄量が0.5 mg以上の場合は，Cr値を2倍から3倍と見なして注意してベザフィブラートを投与する。場合によっては，隔日投与も必要となる。ベザフィブラートはPPARα作用に加えて，PPARβ/δ作用およびPPARγ作用を有し，PPARパンアゴニストの作用もあり，肝臓での作用以外，脂肪組織，筋組織での作用も注目されている（図4）。フェノフィブラートは投与開始数ヵ月間肝機能障害に注意し，1ヵ月ごとのアスパラギン酸アミノトランスフェラーゼ（AST），アラニンアミノトランスフェラーゼ（ALT）の測定が重要で，診察前採血が必要である[7]。

メタボリックシンドローム（MetS）

　MetS患者の脂質代謝異常は，主に内臓および皮下脂肪細胞からの血中への遊離脂肪酸の動員が亢進し，さらにLPL活性が低下し，結果的に低HDLコレステロール血症，高トリグリセライド血症，高遊離脂肪酸血症となる。また，高血糖および高遊離脂肪酸血症は肝でのVLDLの産生を増加させ，さらに高トリグリセライド血症を助長し，

図4 フィブラートの肝臓，脂肪組織，筋肉でのPPARα，δ，γ活性化作用
ベザフィブラートはPPARα，δ，γ活性化作用も有する。フィブラートにより，太矢印で示す経路が亢進し，点線太矢印で示す経路が阻害される。
PPARαの作用：肝からのVLDL生産抑制，肝での脂肪酸のβ酸化亢進
PPARδの作用：筋肉での脂肪酸のβ酸化亢進
PPARγの作用：脂肪組織からの脂肪酸の放出抑制

CE：コレステリルエステル
CM：カイロミクロン
FC：遊離コレステロール
HDL：高比重リポ蛋白
VLDL：超低比重リポ蛋白
IDL：中間比重リポ蛋白
LDL：低比重リポ蛋白
LPL：リポ蛋白リパーゼ
PPAR：ペルオキシソーム増殖因子活性化受容体

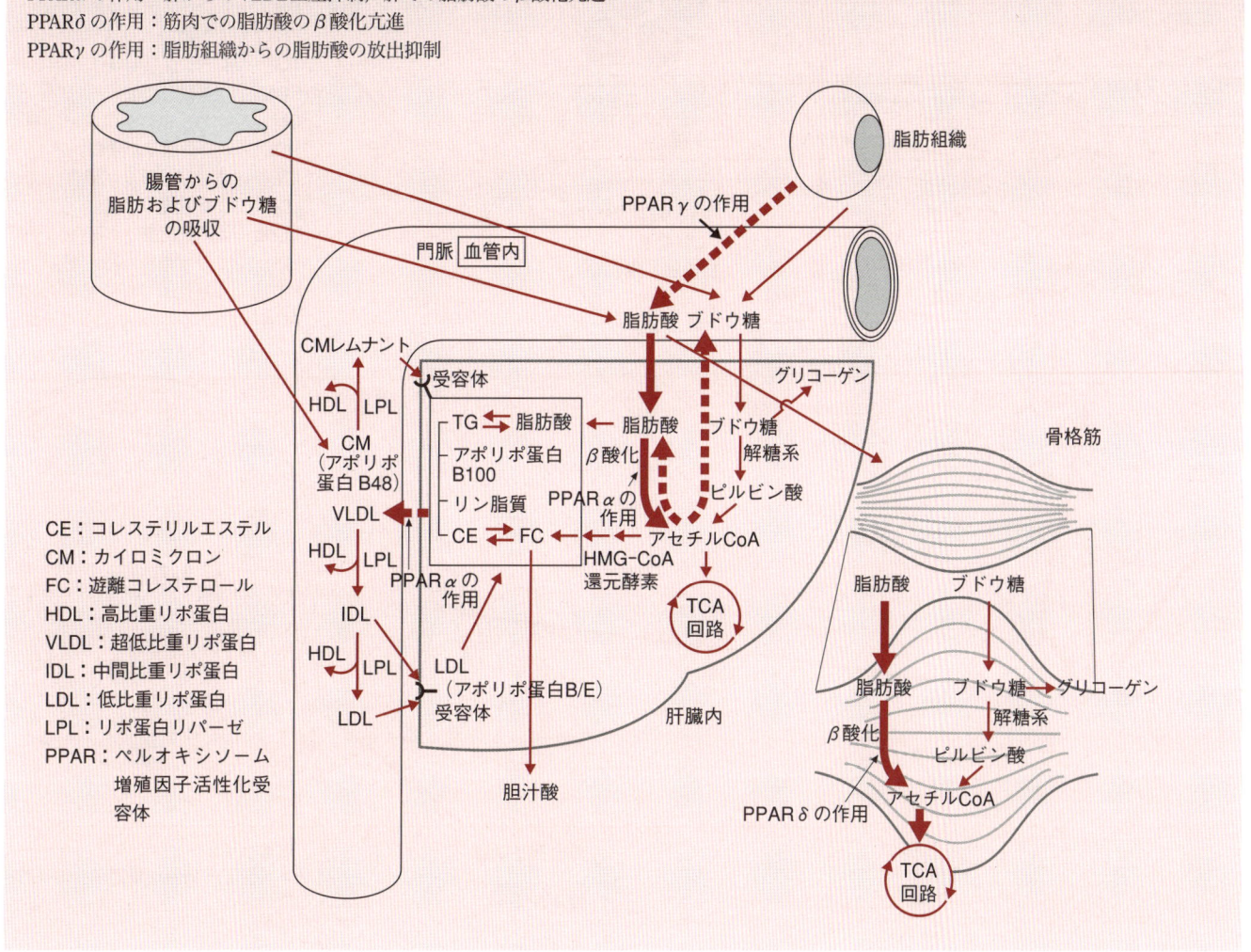

高血圧，耐糖能異常ももたらす。加えてMetSの動脈硬化は，図5で示すように肝臓から過剰に産生されるVLDLと血管内でのLPL活性低下による低HDL血症，高トリグリセライド血症，高遊離脂肪酸血症に加えて，small dense LDLが増加し，酸化LDLなどの変性リポ蛋白が上昇するために生じ[8]，過剰に蓄積した内臓脂肪から産生されるアディポサイトカインの乱れもMetSの動脈硬化の進展に関わる。特にMetSの脂質異常は，必ずしもLDL粒子に含まれるコレステロール（LDLコレステロール）の増加が認められない。LDLコレステロールを直接法あるいは計算法で評価して正常であっても，IDLあるいはsmall demse LDLが増加している場合があり，必ずリポフォー®（図3）などで異常リポ蛋白を評価すべきと考え

る。ベザフィブラートおよびフェノフィブラートは，先にも述べたが，これらの異常リポ蛋白を是正することが知られていて，これらは，コレステロール逆転送系にも作用する。

おわりに

以上簡単にPPARを解説し，今話題のMetSとの関連性について，PPARのサブタイプのPPARαの合成リガンドであるフィブラートについて述べた。国内外での臨床試験の結果で明らかのように，25％程の総コレステロール値の低下のみでは心血管イベントの抑制率は30％程度で

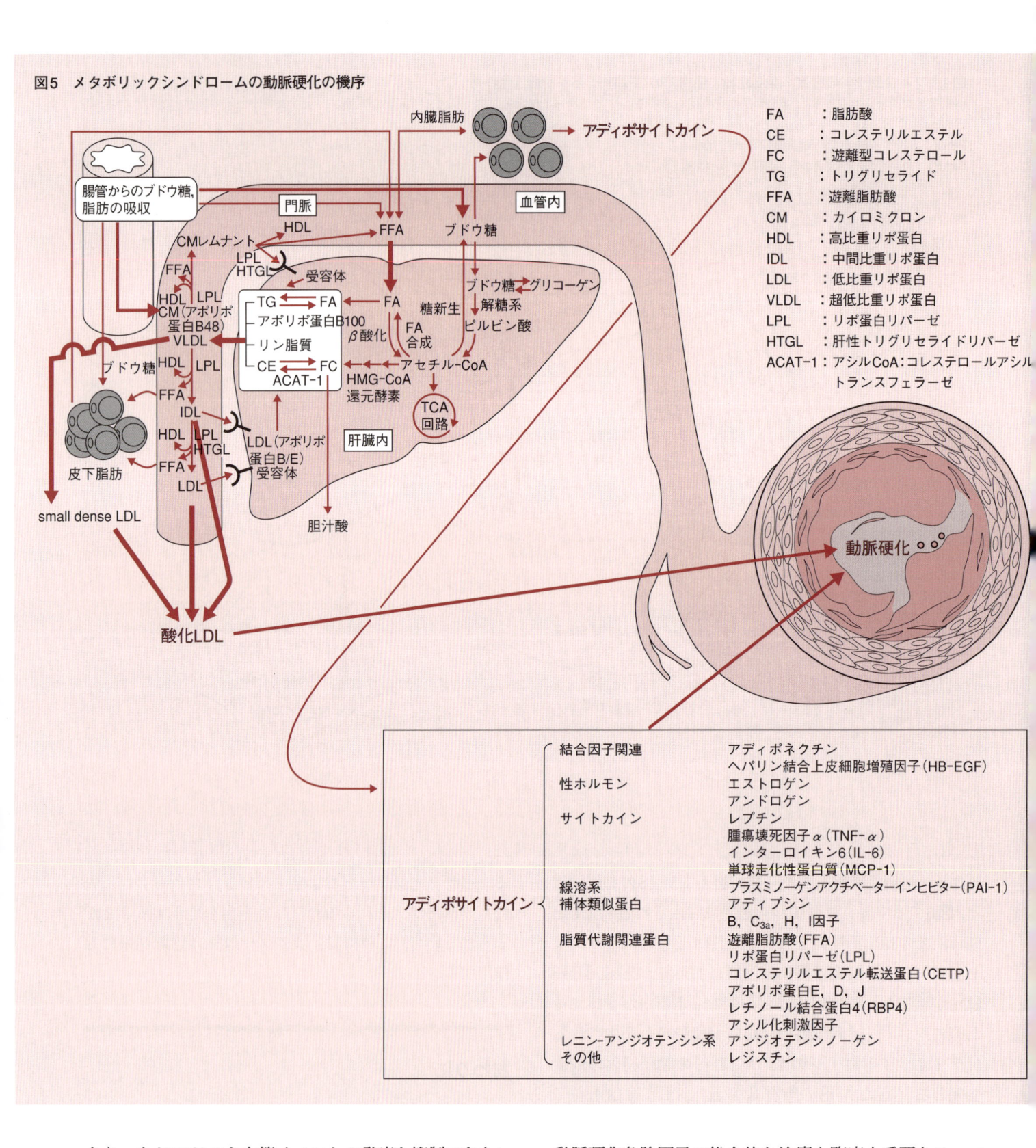

図5 メタボリックシンドロームの動脈硬化の機序

FA	: 脂肪酸
CE	: コレステリルエステル
FC	: 遊離型コレステロール
TG	: トリグリセライド
FFA	: 遊離脂肪酸
CM	: カイロミクロン
HDL	: 高比重リポ蛋白
IDL	: 中間比重リポ蛋白
LDL	: 低比重リポ蛋白
VLDL	: 超低比重リポ蛋白
LPL	: リポ蛋白リパーゼ
HTGL	: 肝性トリグリセライドリパーゼ
ACAT-1	: アシルCoA:コレステロールアシルトランスフェラーゼ

アディポサイトカイン		
	結合因子関連	アディポネクチン
		ヘパリン結合上皮細胞増殖因子(HB-EGF)
	性ホルモン	エストロゲン
		アンドロゲン
	サイトカイン	レプチン
		腫瘍壊死因子α(TNF-α)
		インターロイキン6(IL-6)
		単球走化性蛋白質(MCP-1)
	線溶系	プラスミノーゲンアクチベーターインヒビター(PAI-1)
	補体類似蛋白	アディプシン
		B, C_{3a}, H, I因子
	脂質代謝関連蛋白	遊離脂肪酸(FFA)
		リポ蛋白リパーゼ(LPL)
		コレステリルエステル転送蛋白(CETP)
		アポリポ蛋白E, D, J
		レチノール結合蛋白4(RBP4)
		アシル化刺激因子
	レニン-アンジオテンシン系	アンジオテンシノーゲン
	その他	レジスチン

あり，なお70％の心血管イベントの発症を抑制できないことが明らかとなっている．したがって，いわゆるMetSの構成項目である高血圧，糖尿病，肥満，高トリグリセライド血症，低HDLコレステロール血症などのその他の動脈硬化危険因子の総合的な治療も臨床上重要なテーマで，それらの解明にPPAR群，特にPPARαの合成リガンドであるフィブラートの研究成果が貢献するものと思われる．

引用文献

1) 金子和真, 寺内康夫. PPARγ, α. In: 宮崎滋, 代田浩之, 編. メタボリックシンドロームと循環器合併症. 中外医学社; 2007. p.107-13.
2) Madrazo JA, Kelly DP. J Mol Cell Cardiol 2008;44:968-75.
3) Inoue I, Katayama S. Curr Drug Targets Cardiovasc Haematol Disord. 2004;4:35-52.
4) 井上郁夫. PPARα, γ. Medical Practice 2005;22:1195-201.
5) 井上郁夫. PPARα. Mebio 2004;21:9-20.
6) 井上郁夫, 他. Prog Med 1998;18:1882-7.
7) 井上郁夫. Medical Practice 2007;24:1243-52.
8) Holvoet P, Lee DH, Steffes M, Gross M, Jacobs DR Jr. JAMA 2008;299:2287-93.

植物ステロールの臨床的意義

●植物ステロールとは

1 植物ステロールの種類・性質

植物ステロールは，植物油(特に胚芽油)やナッツに多く含まれているステロールである。その化学構造はコレステロールとよく似ているが，ヒトの体内では合成することはできない。植物ステロールの生合成は，スクアレンまではコレステロールの生合成過程と同じであるが，動物・酵母はスクアレンからラノステロールを合成するのに対し，植物ではシクロアルテノールが合成され，さらにC24のアルキル化が起こる(図1)。

代表的な植物ステロールには，β-シトステロール，カンペステロール，スチグマステロールなどがある(図2)。植物ステロールの不飽和結合が飽和されると植物スタノールとなる。

正常人における植物ステロールの血中濃度はコレステロールの1/100未満であり，植物スタノール濃度はさらに低い[1]。

植物ステロールがコレステロールと異なる特徴として，上述の①ヒト体内で合成されない，ということ以外に，②胆汁酸に代謝されない，③小腸からの吸収率が低い，④胆汁中への排泄率が高い，ということがあげられる。

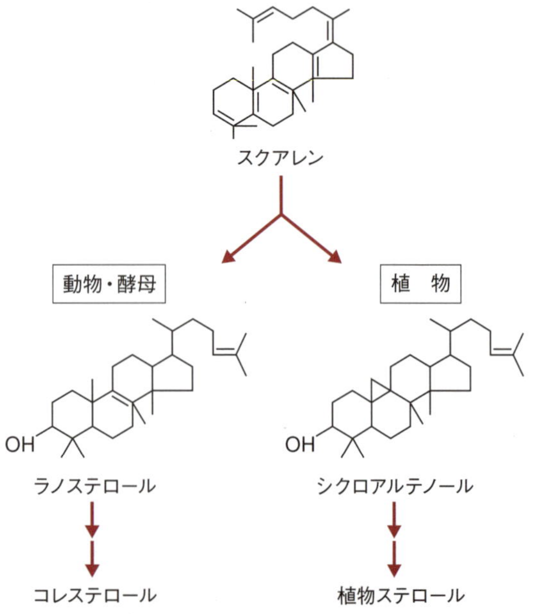

2 植物ステロールの吸収・排泄(図3)

植物ステロールもコレステロールと同様に，小腸腔で胆汁酸とともにミセルを作り，小腸上皮細胞から吸収される。この吸収過程は，以前は受動拡散と考えられていたが，近年ニーマン・ピックC1 Like 1蛋白(NPC1L1)という輸送体蛋白が関与することが

図2 植物ステロール，コレステロールの構造式

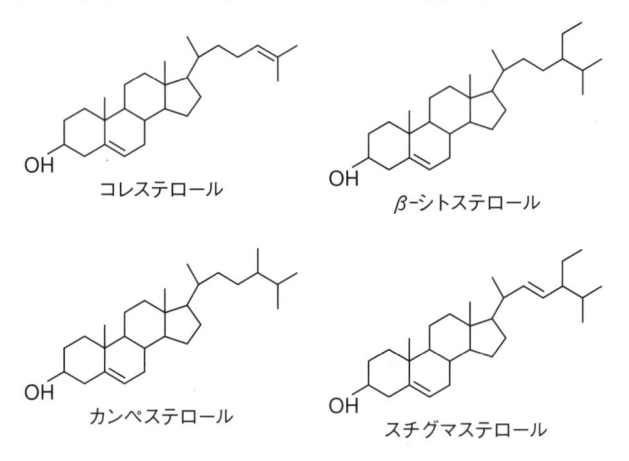

図1 植物ステロール，コレステロールの生合成

図3 植物ステロールの吸収・排泄

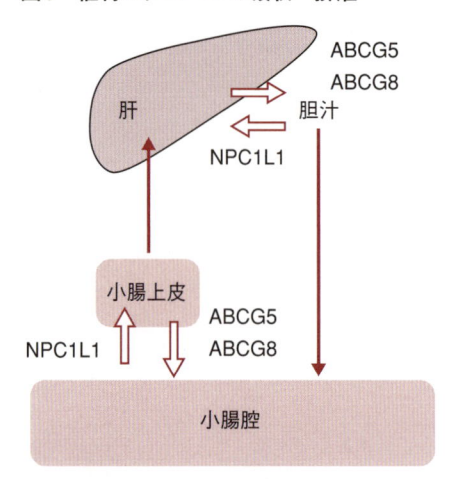

ABC：ATP結合カセット輸送体
NPC1L1：ニーマン・ピックC1 Like 1 蛋白

発見された[2]。

さて，小腸上皮細胞でいったん細胞内に取り込まれた植物ステロールの大部分は，シトステロール血症の原因遺伝子であるATP結合カセット輸送体（ABC）の*ABCG5*および*ABCG8*がコードするステロリン1，ステロリン2によって排泄される。また，わずかに門脈内に吸収された植物ステロールも肝臓のステロリンにより胆汁中に排泄される。このような機序により，植物ステロールの体内濃度は非常に低く保たれている。

● 植物ステロールの疫学研究

1 観察研究

植物ステロールに関する観察研究として，その血中濃度と動脈硬化についての解析が行われている。

Prospective Cardiovascular Müster Study（PROCAM）のサブ解析では，心筋梗塞あるいは心疾患による突然死を起こした患者群では，対照群に比べて血清シトステロール濃度が有意に高く，また，血清シトステロール高値群（>5.25 μmol/L）では，10年間の観察期間において，心血管イベントが生じるハザード比が1.81であったと報告されている[3]。一方，血清シトステロールと心血管イベントの相関関係に否定的な報告もあり，たとえばEuropean Prospective Investigation Into Cancer and nutrition（EPIC）-Norfolkでは，血清シトステロール値と冠動脈疾患の相関は認めていない[4]。

また，血中植物ステロール濃度が心筋梗塞の家族歴と関連がある，という報告もある。バイパス手術を行った患者のうち，第一度近親者に冠動脈疾患がある群では，家族歴のない対照群と比べて血清コレステロール濃度には有意な差はなかったが，血清植物ステロール濃度（シトステロール，カンペステロール）は有意に高値であったと報告されている[5]。

これらの研究をまとめると，血清植物ステロール濃度が高いことが冠動脈疾患の危険因子となる可能性はあるものの，食物中の植物ステロールに催動脈硬化性があることを示しているわけではないことに注意が必要である。後述するように，食物中の植物ステロールはLDLコレステロールを低下させる作用があり，また，コレステロール吸収が亢進している病態では血中植物ステロール濃度も上昇するため，血中植物ステロール濃度が高い状態は，コレステロールの吸収が亢進している状態を反映している可能性があるからである。

2 介入研究

経口および胆汁由来のコレステロールは，小腸で胆汁酸とミセルを形成した後，NPC1L1を介して吸収される。植物ステロールは，①ミセル中のコレステロールと置換してミセル中のコレステロール量を減少させること，②小腸粘膜に存在するステロールトランスポーターNPC1L1に対して，コレステロールと競合して結合することにより，コレステロールの吸収を阻害し，血中のコレステロール濃度を低下させると考えられている。実際に，アイソトープを用いたヒトでの研究では，植物ステロール投与によるコレステロール吸収の低下が示されている[6]。植物ステロールのこのコレステロール低下作用に関しては，いくつかのランダム化比較試験によって示されている。

植物ステロールによるコレステロール低下作用を調べた16研究のメタアナリシスでは，植物ステロール1.5-6 gを25日から7ヵ月の投与により，平均して総コレステロール値は10％低下し，LDLコレステロール値は13％低下している[7]。

また，欧米人と比較して，日本人はもともと植物ステロールの摂取量が多いとされている（米国180 mg/日，日本400 mg/日）が，日本人においても植物ステロール投与によって，コレステロールの低下作用が示されている[8,9]。

ただし，植物ステロールの投与によって，心血管イベントが低下するか否かという前向き研究は，いまだ行われていない。

● 植物ステロールの生物学的作用

1 動脈硬化

　植物ステロールの動脈硬化に対する作用に関しては，催動脈硬化性であるという考えと，抗動脈硬化性であるという考えがある．もっとも，これらの知見を評価する際には，血液中の植物ステロールの効果をみているのか，それとも食物中の植物ステロールを評価しているのか，そして，血中のコレステロール濃度はどうか，という点に留意する必要がある．血中植物ステロールが催動脈硬化性ではないか，という考えを支持する疾患に，後述するシトステロール血症がある．血中植物ステロール濃度が上昇するシトステロール血症では，家族性高コレステロール血症のような動脈硬化病変がみられ，植物ステロールは催動脈硬化性ではないかと考えられる．ただし，血中コレステロールの上昇を伴う症例もあり，その動脈硬化に対する影響も考慮する必要がある．

　動物実験においては，アポリポ蛋白E欠損マウスに植物ステロールを経口投与すると，動脈硬化病変の進行を抑えられるという報告があり[10]，食物中の植物ステロールが抗動脈硬化性であるという考えを示唆している．もっともこの実験系では，植物ステロールを投与した場合の血中コレステロール濃度は有意に低下しており，その影響も考慮する必要がある．

2 免疫

　植物ステロールと免疫についての in vitro での研究も行われている．Tリンパ球に植物ステロールを加えて培養すると，ヘルパーT(Th)1細胞から分泌されるサイトカイン（インターロイキン[IL]-2，インターフェロン-γ）の上昇が認められるが，Th2細胞から分泌されるサイトカイン(IL-4)の上昇は認められなかった．また，単球に植物ステロールを加えて培養すると，エンドトキシンによるIL-6，腫瘍壊死因子αの誘導が抑えられた[11]．動脈硬化症を炎症と考えると，これらの知見は抗動脈硬化的作用と捉えることができる．

● 植物ステロールの検査における意義

1 シトステロール血症

　植物ステロールの動脈硬化における役割が注目されるようになった疾患にシトステロール血症がある．シトステロール血症は常染色体劣性遺伝のまれな疾患であり，ステロリン1(ABCG5)あるいはステロリン2(ABCG8)の異常により，植物ステロールの小腸における吸収亢進，肝より胆汁への排泄低下がみられ，植物ステロールが体内に蓄積する疾患である．

　臨床症状は，小児期より，腱・皮膚黄色腫，溶血発作，関節痛がみられるほかに，早期冠動脈疾患に罹患しやすいといった易動脈硬化性が認められる．家族性高コレステロール血症のような腱黄色腫，小児期よりの易動脈硬化性病態をみるが，家族歴がなく，血清コレステロール値が正常-軽度上昇を示す場合は，シトステロール血症を疑い，シトステロールを測定してみることが診断のため重要である．正常では，血清シトステロール値は1 mg/dL未満であるが，シトステロール血症においては10 mg/dL以上となる．

2 コレステロール吸収のマーカー

　非コレステロール-ステロールのなかには，コレステロール吸収，合成を反映するものがある[12]．シトステロールやカンペステロールなどの植物ステロールは体内で合成されないので，胆汁由来のコレスタノールとともにコレステロールの吸収マーカーとして使われる．一方コレステロール合成のマーカーとしてはラソステロールが使われることが多い．

　近年，コレステロール吸収の抑制が動脈硬化進展予防において注目されている．その理由として，スタチンは主にLDL受容体を増加させることによりLDLコレステロール低下作用を発揮するが，スタチン長期使用者においては，コレステロールの内因性合成は低下するものの，コレステロールの吸収が亢進していることがわかっている．また，動脈硬化の危険因子である2型糖尿病，肥満患者においてもコレステロール吸収が亢進していることが知られてい

る。実際にコレステロール吸収の程度と動脈硬化の関係については，75歳以上の高齢者でコレステロール吸収が少ない群では，他の危険因子を補正後の解析も心血管障害の発症が有意に少ないという報告がある[13]。

従来より大豆油不けん化物(ベルコーナ)やガンマオリザノール(ハイゼット)といった植物ステロールの薬剤は用いられていたが，2007年に比較的強くコレステロールを低下させるNPC1L1阻害薬エゼチミブが日本でも使用可能となった。いまだ簡易な植物ステロール測定法は開発されていないが，エゼチミブを積極的に投与すべきコレステロール吸収が亢進している症例を選択するために，血中植物ステロール濃度測定は有用な検査になると考えられる。

引用文献

1) von Bergmann K, Sudhop T, Lutjohann D. Am J Cardiol 2005;96:10D-14D.
2) Altmann SW, Davis HR, Zhu LJ, Yao X, Hoos LM, Tetzloff G, et al. Science 2004;303:1201-4.
3) Assmann G, Cullen P, Erbey J, Ramey DR, Kannenberg F, Schulte H. Nutr Metab Cardiovasc Dis 2006;16:13-21.
4) Pinedo S, Vissers MN, von Bergmann K, Elharchaoui K, Lutjohann D, Luben R, et al. J Lipid Res 2007;48:139-44.
5) Sudhop T, Gottwald BM, von Bergmann K. Metabolism 2002;51:1519-21.
6) Varady KA, Houweling AH, Jones PJ. Transl Res 2007;149:22-30.
7) Moghadasian MH, Frohlich JJ. Am J Med 1999;107:588-94.
8) Homma Y, Ikeda I, Ishikawa T, Tateno M, Sugano M, Nakamura H. Nutrition 2003;19:369-74.
9) Ntanios FY, Homma Y, Ushiro S. J Nutr 2002;132:3650-5.
10) Moghadasian MH, McManus BM, Pritchard PH, Frohlich JJ. Arterioscler Thromb Vasc Biol 1997;17:119-26.
11) Bouic PJ, Lamprecht JH. Altern Med Rev 1999;4:170-7.
12) Miettinen TA, Gylling H. Am J Cardiol 2005;96:40D-46D.
13) Strandberg TE, Tilvis RS, Pitkala KH, Miettinen TA. J Am Coll Cardiol 2006;48:708-14.

蔵野　信　塚本　和久

(東京大学大学院医学系研究科代謝・栄養病態学)

7章

コレステロール研究と診療ガイドライン

コレステロール研究と診療ガイドライン

木下　誠

　高LDLコレステロール血症，および低HDLコレステロール血症が動脈硬化症の危険因子であることは，疫学調査や介入試験の結果からすでによく知られている。動脈硬化症を予防するためにはこのような脂質異常を是正する必要があることより，日本動脈硬化学会は2007年に『動脈硬化性疾患予防ガイドライン』を発表した[1]。この稿では脂質異常の診療ガイドラインについて，コレステロールを中心に概説する。

脂質異常症の診断基準値(表1)

　LDLコレステロール値やトリグリセライド値が高いほど，またHDLコレステロール値が低いほど冠動脈疾患の発症頻度が高いことは，疫学調査にて示されている。わが国における冠動脈疾患の絶対頻度は，現時点では欧米に比べるとまだ少ないが，最近の生活習慣の欧米化に伴い日本人のLDLコレステロール値が上昇していることより，今後冠動脈疾患が増加することが懸念される。そこで冠動脈疾患発症予防の観点から脂質異常症の基準値を表1のように設定した[1]。

　脂質異常はLDLコレステロール値，トリグリセライド値，HDLコレステロール値で評価する。まず空腹時に総コレステロール値・トリグリセライド値・HDLコレステロール値を測定し，Friedewaldの式(LDLコレステロール＝総コレステロール － HDLコレステロール － トリグリセライド/5)よりLDLコレステロール値を算出する。食後の採血の場合やトリグリセライド値が400 mg/dL以上の場合には，直接法にてLDLコレステロールを測定することが望ましい。

1　高LDLコレステロール血症

　Framingham研究をはじめ，欧米で行われた多くの疫学調査の結果，総コレステロール値やLDLコレステロール値の上昇に伴い，冠動脈疾患発症率・死亡率が上昇することが示されている。また，わが国においても，National Integrated Project for Prospective Observation of Non-communicable Disease And its Trends in the Aged(NIPPON DATA)80などの疫学調査においてLDLコレステロール値や総コレステロール値が上昇するとともに冠動脈疾患

表1　脂質異常症の診断基準(空腹時採血) (文献1より引用)

高LDLコレステロール血症	LDLコレステロール	≧140 mg/dL
低HDLコレステロール血症	HDLコレステロール	＜40 mg/dL
高トリグリセライド血症	トリグリセライド	≧150 mg/dL

この診断基準は薬物療法の開始基準を表記しているものではない。薬物療法の適応に関しては他の危険因子も勘案し決定されるべきである。
LDLコレステロール値は直接測定法を用いるかFriedewaldの式で計算する。
LDLコレステロール
　＝総コレステロール － HDLコレステロール － トリグリセライド/5
　　(トリグリセライド値が400 mg/dL未満の場合)
トリグリセライド値が400 mg/dL以上の場合は直接測定法にてLDLコレステロール値を測定する。

帝京大学医学部内科

図1 血清脂質と冠動脈疾患の発症頻度

a) NIPPON DATA80における総コレステロール値と冠動脈疾患死亡の相対危険度（男女）（文献2より引用）

b) HDLコレステロール値と冠動脈疾患合併率（文献4より引用［改変］）

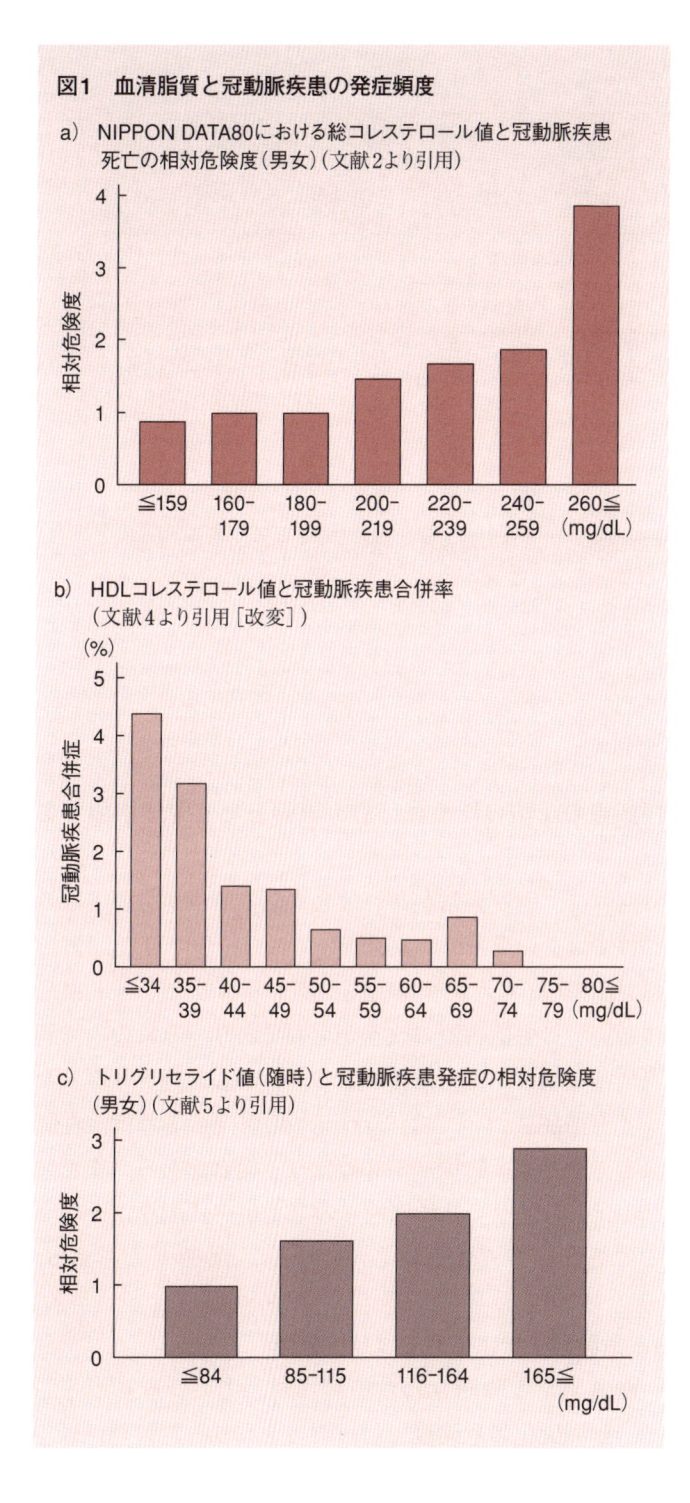

c) トリグリセライド値（随時）と冠動脈疾患発症の相対危険度（男女）（文献5より引用）

の相対リスクは連続的に上昇することが確かめられている[2]。NIPPON DATA80では，総コレステロール値160-179 mg/dLの群に対して200-219 mg/dLの群では冠動脈疾患死亡の相対リスクが1.4倍，220-239 mg/dLでは1.6倍，240-259 mg/dLでは1.8倍，260 mg/dL以上の群では3.8倍になることが示されている（**図1-a**）[2]。しかしどこからを異常値とするかを考える場合，冠動脈疾患発症率は総コレステロール値の上昇に伴って連続的に上昇し明確な閾値は認められないため，高総コレステロール血症の境界を設定することは難しい。一方，生活習慣の改善をはじめとしたコレステロール介入試験で，冠動脈疾患が有意に抑制されることは欧米のみならずわが国でも明らかになっている。米国のガイドラインである米国コレステロール教育プログラム（NCEP）では，Multiple Risk Factor Intervention Trial（MRFIT）の結果を用いて，高コレステロール血症の基準を総コレステロール値200 mg/dLのリスクに比べ相対リスクが約2倍となる240 mg/dLとしている[3]。

このようなことより，冠動脈疾患の予防・治療の立場からみた日本人のスクリーニング基準値として，NIPPON DATA80で示された総コレステロール値160-179 mg/dLの群に対して，相対リスクが約1.5倍となる総コレステロール値220 mg/dLを高コレステロール血症の診断基準値として採用した。そして，この値に相当するLDLコレステロール値140 mg/dLを高LDLコレステロール血症の基準値と定めた。

2 低HDLコレステロール血症

HDLコレステロール値と冠動脈疾患のリスクが有意に逆相関することも，欧米のみならずわが国においても確立されている。しかし，LDLコレステロール同様に冠動脈疾患発症率に対するHDLコレステロール値の閾値はなく，低HDLコレステロール血症の境界を設定することは，高LDLコレステロール血症の場合と同様に困難である。わが国の疫学調査にて，HDLコレステロール値40 mg/dL未満で冠動脈疾患リスクが急に上昇するとの報告がある（**図1-b**）[4]。またNCEPの成人治療パネルIII（ATP III）では40 mg/dL未満を低HDLコレステロール血症としていることなどにより，40 mg/dL未満を低HDLコレステロール血症と規定した。

女性は一般的に男性よりHDLコレステロールは高値であるが，これが冠動脈疾患予防に働いているかどうかはまだわかっていないため，男女間でHDLコレステロール値に差をつけることは行っていない。低HDLコレステロール血症は冠動脈疾患の危険因子であるが，逆にHDLコレステロール値が高いほど冠動脈疾患のリスクは減少すると考えられている。

表2 リスク別脂質管理目標値(文献1より引用)

治療方針の原則	カテゴリー		脂質管理目標値(mg/dL)		
		LDLコレステロール以外の主要危険因子*	LDLコレステロール	HDLコレステロール	TG
一次予防 まず生活習慣の改善を行った後,薬物治療の適応を考慮する	Ⅰ(低リスク群)	0	<160	≧40	<150
	Ⅱ(中リスク群)	1-2	<140		
	Ⅲ(高リスク群)	3以上	<120		
二次予防 生活習慣の改善とともに薬物治療を考慮する	冠動脈疾患の既往		<100		

脂質管理と同時に他の危険因子(喫煙,高血圧や糖尿病の治療など)を是正する必要がある。
*LDLコレステロール値以外の主要危険因子:加齢(男性≧45歳,女性≧55歳),高血圧,糖尿病(耐糖能異常を含む),喫煙,冠動脈疾患の家族歴,低HDLコレステロール血症(<40 mg/dL)
・糖尿病,脳梗塞,閉塞性動脈硬化症の合併はカテゴリーⅢとする。
・家族性高コレステロール血症については別項を参照のこと。
HDL:高比重リポ蛋白,LDL:低比重リポ蛋白,TG:トリグリセライド

3 高トリグリセライド血症

トリグリセライド値と冠動脈疾患発症率には正相関があることが欧米のみならず,わが国においても多くの報告があるが,一方では関連を否定する報告も多く存在し,特にHDLコレステロール値で補正するとその関連がなくなるとする報告も少なくない。最近,わが国のコホート研究にてトリグリセライド値と冠動脈疾患との有意な関連が報告された(図1-c)[5]。わが国の疫学調査で冠動脈疾患の発症がトリグリセライド値150 mg/dL以上で増加するとの報告があること,米国においてもFramingham研究より150 mg/dL以上を高トリグリセライド血症としていること,以上のことを考慮して150 mg/dL以上を高トリグリセライド血症とした。

脂質異常症の管理目標値

動脈硬化性疾患の予防のためには,脂質異常のみならず,喫煙,高血圧,糖尿病などの介入すべき他の危険因子があり,それらに対する総合的な管理が重要であることはいうまでもない。高血圧,糖尿病についてはそれぞれの専門学会のガイドラインがあり,その管理目標に従って患者指導をするべきである。また禁煙は動脈硬化性疾患の予防のためには最も根幹となる管理事項である。

同時に,脂質異常があれば必ず薬物療法が必要となるわけではない点も,十分認識しておくべきである。特に,低HDLコレステロール血症や高トリグリセライド血症については生活習慣の改善が重要であり,それのみで脂質異常の改善が十分期待できる。しかし,高トリグリセライド血症については,500 mg/dL以上であれば急性膵炎も考慮して薬物療法が必要になる場合がある。また,300 mg/dL以上であれば種々のリポ蛋白代謝異常を伴うことが多く,医療介入が必要になることが多いと考える。

1 危険因子によるカテゴリー分類

脂質異常と診断された患者に対しての管理基準として,動脈硬化の危険度に従ったカテゴリー別管理目標がある(表2)[1]。まず対象者を,冠動脈病変をいまだ発症していない患者(一次予防対象者)であるか,冠動脈疾患の既往がある患者(二次予防対象者)であるかに分別する。すでに冠動脈疾患の既往がある場合は動脈硬化症の治療が必要と考えられるため,一次予防とは完全に別個に扱われるべきである。二次予防においては,LDLコレステロールの管理目標値も100 mg/dL未満と低く設定され,生活習慣の改善と同時に早急な薬物療法が必要と考えら

二次予防では積極的なLDLコレステロール管理が必要であることは，欧米での多くの二次予防に関するエビデンスに基づいて提案されている。Scandinavian Simvastatin Survival Study (4S) では比較的高いLDLコレステロールを低下させることにより，冠動脈疾患はもとより総死亡の抑制効果を示し，二次予防においてはLDLコレステロールの低下は必須であることを示している[6]。その後，行われた大規模臨床試験Cholesterol and Recurrent Events (CARE) や Long-Term Intervention with Pravastatin in Ischaemic Disease (LIPID) では，平均的なLDLコレステロール値でもさらに低下させることにより再発予防や総死亡，さらには脳卒中の抑制に有効であることを示した。

わが国でも高コレステロール血症患者を治療して追跡したJapan Lipid Intervention Trial (J-LIT) の結果で，二次予防対象者ではLDLコレステロールが100 mg/dLまでは低ければ低いほど再発頻度が低いことが確認されている。また，近年行われたわが国の大規模臨床試験であるMulticenter Study for Aggressive Lipid-Lowering Strategy by HMG-CoA Reductase Inhibitors in Patients with Acute Myocardial Infarction (MUSASHI-AMI) でも同様な報告がなされている[7]。このようなことから，二次予防では生活習慣の改善とともに薬物療法による積極的治療が望まれるものと考える。また最近では，高リスクの二次予防である急性冠症候群に対する大規模臨床試験で，さらに強力なLDLコレステロール低下療法が病変の進展予防および再発予防に効果があることが欧米諸国やわが国で報告されている[8]。

一方，将来の冠動脈疾患の発症を予防することが目的である一次予防では，LDLコレステロール以外の冠危険因子の重積度合により，患者カテゴリーを低リスク，中リスク，高リスクの3群に分類した。危険因子の重積が動脈硬化性疾患発症に大きく関わっていることはFramingham研究で示されている。わが国で行われたJ-LIT試験でも，冠動脈疾患の発症率にはLDLコレステロールの上昇よりも危険因子の重なりがより重要であることが確認されており，危険因子に注目して診療することが重要であることが示されている。現在までに確定されたLDLコレステロール値以外の主要冠危険因子は，男性，加齢，高血圧，糖尿病（耐糖能異常を含む），喫煙，冠動脈疾患の家族歴，低HDLコレステロール血症である。糖尿病の危険度を他の危険因子より高く評価すべきか否かについては議論が分かれるところであるが，①2型糖尿病患者が急増しており，さらに糖尿病患者の冠動脈疾患発症は予後が悪いこと，②わが国で行われているJapan Diabetes Complications Study (JDCS) では，2型糖尿病患者では冠動脈疾患の合併頻度が脳梗塞の頻度と同等もしくはそれ以上に認められ，その危険因子の代表がLDLコレステロールであることが示されたこと，③2型糖尿病患者の冠動脈疾患を予防する目的での高血糖への介入効果がまだ十分に確立できていないことがUK Prospective Diabetes Study (UKPDS) などで示されたことなどより，他の危険因子より重みをつけ高リスク群に分類した。また脳梗塞や閉塞性動脈硬化症患者は，すでに冠動脈以外の血管に動脈硬化性病変を発症しているため，高リスク群に分類した。

2 脂質異常症の管理目標値

一次予防では，原則として一定期間生活習慣の改善に向けて努力しその効果を評価した後に，薬物療法の適応を検討すべきである。薬物療法の導入に際しては，個々の患者の動脈硬化のリスクを十分に検討してから適応を決定する必要があり，危険因子の少ない低リスク群では薬物療法の必要性はかなり低くなる（図2）[1]。管理目標値は，低リスク群ではLDLコレステロール値160 mg/dL未満，中リスク群では140 mg/dL未満，高リスク群では120 mg/dL未満としている。この値はあくまでも到達努力目標値であり，ここに到達しなくてはならないという数字ではない。

家族性高コレステロール血症（FH）のLDLコレステロールをどのレベルにコントロールすべきかに関しては，まだコンセンサスは得られていない。ガイドラインではFHが幼児期から長期にわたる脂質異常の既往を有しており，非常に冠動脈疾患のリスクが高い病態であることを考慮し，二次予防同様にLDLコレステロール100 mg/dL未満を管理目標にすることを提案している。しかし，このような遺伝性疾患では薬物療法で十分な脂質管理ができない可能性も高いことより，その場合にはLDLコレステロール低下率30％以上を目標に治療することも検討されるべきである。

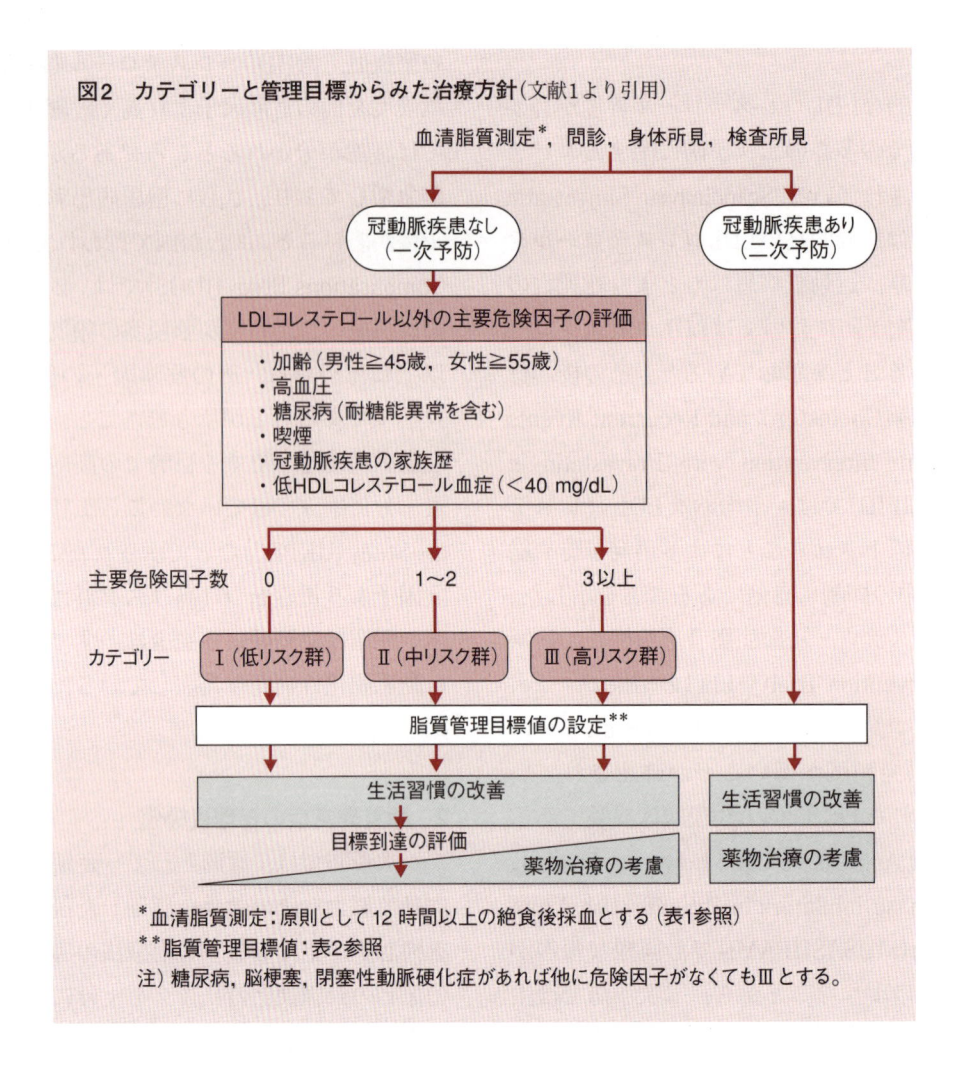

図2 カテゴリーと管理目標からみた治療方針(文献1より引用)

血清脂質測定*，問診，身体所見，検査所見

- 冠動脈疾患なし（一次予防）
  - LDLコレステロール以外の主要危険因子の評価
    - 加齢（男性≧45歳，女性≧55歳）
    - 高血圧
    - 糖尿病（耐糖能異常を含む）
    - 喫煙
    - 冠動脈疾患の家族歴
    - 低HDLコレステロール血症（<40 mg/dL）
  - 主要危険因子数　0　／　1〜2　／　3以上
  - カテゴリー　Ⅰ（低リスク群）／Ⅱ（中リスク群）／Ⅲ（高リスク群）
- 冠動脈疾患あり（二次予防）

脂質管理目標値の設定**

生活習慣の改善 → 目標到達の評価 → 薬物治療の考慮
生活習慣の改善 → 薬物治療の考慮

*血清脂質測定：原則として12時間以上の絶食後採血とする（表1参照）
**脂質管理目標値：表2参照
注）糖尿病，脳梗塞，閉塞性動脈硬化症があれば他に危険因子がなくてもⅢとする。

また高LDLコレステロール血症の管理目標を，絶対値ではなくLDLコレステロールの低下率に設定するとの案もある。NCEPでは，LDLコレステロールを30-40%低下させることを目標に治療することを提言している。またわが国の一次予防を検討した大規模臨床試験Management of Elevated Cholesterol in the Primary Prevention Group of Adult Japanese（MEGA）の結果から，約20%のLDLコレステロールの低下により30%前後の冠動脈イベントの抑制効果があることが示されている。これらのエビデンスより，一次予防においてはLDLコレステロールの目標値とともに，LDLコレステロール低下率20-30%も治療目標とできる可能性があると考える。

HDLコレステロールについては，主として生活習慣の改善により40 mg/dL以上を目標として管理すべきである。一方，トリグリセライドについては，背景因子を十分考慮して管理すべきである。特に低HDLコレステロール血症を伴う場合は厳格に管理し，150 mg/dL未満を管理目標とすべきである。

またメタボリックシンドロームなど高トリグリセライド血症が前面に出てくる脂質異常の管理には，LDLコレステロールではなくnon-HDLコレステロール（総コレステロール − HDLコレステロール）が用いやすい場合もある。NCEPでは，non-HDLコレステロールの基準をLDLコレステロールより30 mg/dL高値に設定している。non-HDLコレステロールを利用して治療を行う場合には，この基準が参考になると考える。

引用文献

1) 日本動脈硬化学会. 動脈硬化性疾患予防ガイドライン2007. 日本動脈硬化学会; 2007.
2) Okamura T, Tanaka H, Miyamatsu N, Hayakawa T, Kadowaki T, Kita Y, et al; NIPPON DATA80 Research Group. Atherosclerosis 2007;

190:216-23.
3) Circulation 1994;89:1333-445.
4) Kitamura A, Iso H, Naito Y, Iida M, Konishi M, Folsom AR, et al. Circulation 1994;89:2533-9.
5) Iso H, Naito Y, Sato S, Kitamura A, Okamura T, Sankai T, et al. Am J Epidemiol 2001;153:490-9.
6) Lancet 1994;344:1383-9.
7) Sakamoto T, Kojima S, Ogawa H, Shimomura H, Kimura K, Ogata Y, et al; Multicenter Study for Aggressive Lipid-Lowering Strategy by HMG-CoA Reductase Inhibitors in Patients With Acute Myocardial Infarction Investigators. Am J Cardiol 2006;97:1165-71.
8) Okazaki S, Yokoyama T, Miyauchi K, Shimada K, Kurata T, Sato H, et al. Circulation 2004;110:1061-8.

LDLコレステロールの管理目標
non-HDLコレステロールかLDLコレステロール/HDLコレステロール比か？

● はじめに

　近年のスタチンを中心とした大規模臨床試験の結果は，冠動脈疾患（CAD）や脳梗塞の予防にはLDLコレステロールの管理がきわめて重要であることを示してきた。そして，2006年に発表されたわが国の大規模臨床試験であるManagement of Elevated Cholesterol in the Primary Prevention Group of Adult Japanese（MEGA）[1]でも，LDLコレステロールの管理がきわめて重要であることが示された。しかし，LDLコレステロールの管理目標値の絶対値に対する明確なエビデンスがないのが実情である。また，LDLコレステロールの管理目標値はその絶対値であるのか，相対的低下率がよいのか，そして最近問題となっているHDLコレステロールの意義を含めたかたちのnon-HDLコレステロールやLDLコレステロール/HDLコレステロール比がよいのか，最近の議論についてまとめておきたい。

● LDLコレステロールの管理目標値

　まず，わが国のガイドラインで決定した動脈硬化性疾患予防のための脂質管理目標値についてまとめておきたい。

　この治療目標値を決定するためのエビデンスを与えたのは，ほとんどがスタチンに関する試験である。したがって，動脈硬化性疾患を予防するためにはまずLDLコレステロールの管理が重要であることはグローバルなコンセンサスである。

　そのなかでも最もはっきりしているのが，二次予防の管理目標値で，わが国も，欧米のガイドラインでも100 mg/dL未満となっている。しかし最近になって，Treating to New Target（TNT）[2]やIncremental Decrease in End Points Through Aggressive Lipid Lowering（IDEAL）[3]という積極的治療に関する大規模臨床試験が発表され，さらに低いレベルまで下げることがより有効であることが示された。そこで2004年には，米国のガイドラインで超高リスクの患者では70mg/dL未満を目指すことも選択肢の1つとして考慮すべきというステートメントが発表されている[4]。つまり，二次予防でかつ糖尿病を合併する場合や，禁煙ができないような場合には，より強力に治療すべきであるというのである。

　一次予防については明確な線引きがされていないのが現状である。欧米では，Air Force/Texas Coronary Atherosclerosis Prevention Study（AFCAPS/TexCAPS）において，比較的LDLコレステロールは高くないがHDLコレステロールが低いというようなリスクの高い患者で，LDLコレステロールをさらに下げることで一次予防が可能であったということから[5]，一次予防のLDLコレステロール管理目標値を130 mg/dLにしたという経緯がある。わが国では，表1に示したように，MEGA試験で約160 mg/dLの患者を約130 mg/dLにすることにより有意なCAD予防が可能であるというエビデンスが1つのヒントになり，中リスクではLDLコレステロール管理目標値として140 mg/dL未満，高リスクの場合は120 mg/dL未満を推奨している。

　このような，エビデンスをもとにして作成されたわが国のガイドラインの管理目標値が表2に示されている[6]。このなかには，HDLコレステロールやトリグリセライドについては段階的な目標値が設定されていない。HDLコレステロールやトリグリセライドをターゲットにした大規模臨床試験が必ずしも十分なエビデンスを与えていないため，疫学的な研究における脂質異常の診断基準に基づいた管理目標値となっている。

　動脈硬化予防という立場からはLDLコレステロールの低下が重要である。したがって，スタチンによる治療が中心となり，LDLコレステロールの治療目標値がリスク群ごとに設定されているのである。しかし，その目標値に到達することはなかなか困難で

表1 一次予防試験における脂質値の変化とCHDリスク (H.Nakamura, MEGA Study Group；AHA 2005, Dallas)

試験名	LDLコレステロール 前値 mg/dL	LDLコレステロール 試験期間 mg/dL(%変化)	HDLコレステロール 前値 mg/dL	HDLコレステロール 試験期間 mg/dL(%変化)	CHD RRR	CHD RRR /LDLコレステロール 変化
WOSCOPS*	192	142(−26)	44	46(+5)	−31	1.2
AFCAPS/TexCAPS	150	115(−25)	36	39(+6)	−37	1.5
ALLHAT-LLT†	146	105(−28)	48	49(+2)	−9	0.3
ASCOT-LLA	133	87(−35)	51	50(0)	−36	1.1
CARDS	118	71(−40)	54	55(1)	−37	0.9
MEGA	157	128(−18)	58	60(+6)	−33	1.8

WOSCOPS：N Engl J Med 1995; 333: 1301-7. AFCAPS/TexCAPS：JAMA 1998; 279: 1615-22.（文献5）
ALLHAT-LLT：JAMA 2002; 288: 2998-3007. ASCOT-LLA：Lancet 2003; 361: 1149-58.（文献12）
CARDS：Lancet 2004; 364: 685-96. MEGA：Lancet 2006; 368: 1155-63.（文献1）
*試験期間中のLDLコレステロール値およびHDLコレステロール値は試験前値からの%変化で算出した。
†LDLコレステロール値およびHDLコレステロール値のmmol/Lからmg/dLへの変換には38.7を乗じた。
RRR：相対リスク低下率

表2 リスク別脂質管理目標値（文献6より引用）

治療方針の原則	カテゴリー	LDLコレステロール以外の主要危険因子*	脂質管理目標値(mg/dL) LDLコレステロール	HDLコレステロール	TG
一次予防 まず生活習慣の改善を行った後、薬物治療の適応を考慮する	Ⅰ（低リスク群）	0	<160	≧40	<150
	Ⅱ（中リスク群）	1-2	<140		
	Ⅲ（高リスク群）	3以上	<120		
二次予防 生活習慣の改善とともに薬物治療を考慮する	冠動脈疾患の既往		<100		

脂質管理と同時に他の危険因子（喫煙、高血圧や糖尿病の治療など）を是正する必要がある。
*LDLコレステロール値以外の主要危険因子：加齢（男性≧45歳、女性≧55歳）、高血圧、糖尿病（耐糖能異常を含む）、喫煙、冠動脈疾患の家族歴、低HDLコレステロール血症（<40 mg/dL）
・糖尿病、脳梗塞、閉塞性動脈硬化症の合併はカテゴリーⅢとする。
・家族性高コレステロール血症については別項を参照のこと。
HDL：高比重リポ蛋白　LDL：低比重リポ蛋白　TG：トリグリセライド

あり、特に高リスク群では達成率は約50％である[7]。最近、小腸コレステロールトランスポーター阻害薬であるエゼチミブという薬剤が使用可能となった。これにより、特にスタチンで十分な効果が得られなかった場合に、エゼチミブを併用することにより相加的な低下効果があることがわかった[8]。通常、スタチンのLDLコレステロール低下率は25-40％であり、エゼチミブは約18％であるので、最大限58％の低下率を確保することができるようになった。この

ような背景から、LDLコレステロールの管理目標値はさらに達成可能な状況が生まれてきているものと思われる。

一方で、動脈硬化性疾患予防のためにはLDLコレステロールを20％以上低下させることにより、有意なCAD予防効果があることも示されており[9]、わが国のガイドラインでも、中リスクの患者群では20-30％の低下率でもよいとしている。米国のガイドラインでも同様に、LDLコレステロールの絶対値とと

もに相対的低下率も重要であることが記載されている。

●LDLコレステロール以外の管理目標値

最近，LDLコレステロールの管理についてはほぼその極限値にまで近づいている．つまり，生体が必要とするLDLコレステロールは30-70 mg/dLとされているが，TNT試験やIDEAL試験でも70 mg/dLくらいまで下げることの意義が示されてきたし，さらにA Study to Evaluate the Effect of Rosuvastatin on Intravascular Ultrasound-Derived Coronary Atheroma Burden(ASTEROID)では，約60 mg/dLまでの低下でアテロームの退縮をもたらすということが示されて[10]，LDLコレステロールの管理は行きつくところまで達したような感がある．しかし，それでもイベント抑制率は約30％と必ずしも満足のいくものではない．したがって，他の危険因子の管理が重要になるのである．最近発表されたSteno-2試験[11]の結果や，Anglo-Scandinavian Cardiac Outcomes Trial-Lipid Lowering Arm(ASCOT-LLA)[12]などの結果はまさにLDLコレステロールとともに血圧管理，血糖管理という包括的な治療の重要性を示したものといえよう．さらにはメタボリックシンドロームの管理もそこに含まれてくるものと思われる．

しかしながら，脂質管理においても，HDLコレステロールやトリグリセライドを考慮に入れた管理をすることがより効果的であることが，最近の試験の事後解析から判明してきた．先にも紹介したTNT試験ではLDLコレステロールは100 mg/dL未満まで管理されている場合でも，70 mg/dL未満に管理されている場合でも，**図1**に示すようにHDLコレステロールの値に応じてCADのリスクが低減するということが読み取れる[13]．そして，**図1-B**に示されているように，LDLコレステロールが70 mg/dL未満と強力に低下している群では，HDLコレステロールの効果がより強く表現されているのがわかる．LDLコレステロールの管理目標値の次のステップに入ったような感がある．

図1 治療中LDLコレステロール別にみたHDLコレステロールの心血管イベントに及ぼす影響

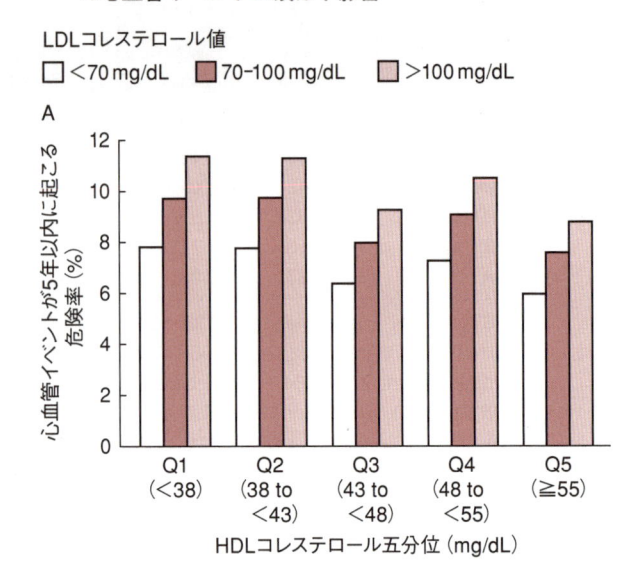

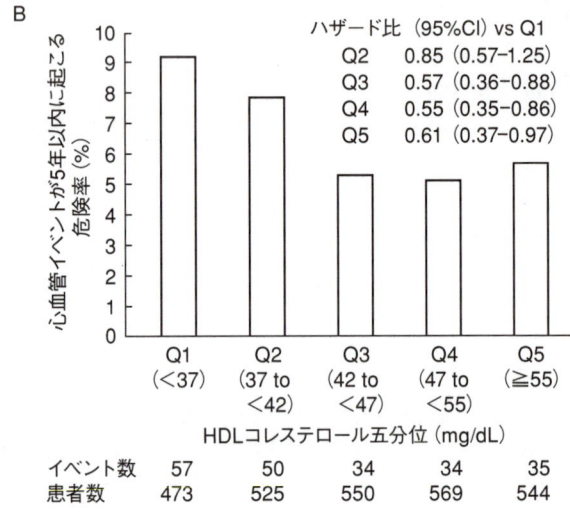

Kasteleinらは TNT試験とIDEAL試験の結果を事後解析し，CADの予測因子としても最も効果的な臨床パラメーターを検討している[14]．もちろん，基本はLDLコレステロールの値であり，それと比較してnon-HDLコレステロール，アポリポ蛋白B，総コレステロール/HDLコレステロール，LDLコレステロール/HDLコレステロール，アポリポ蛋白B/アポリポ蛋白A-IでのCoxハザード比をみたのが**表3**である．**表3**に示されているように，LDLコレステロールよりnon-HDLコレステロールのほうがより強力な予測因

表3 治療中の各パラメーターの心血管イベントに及ぼす影響
（文献14より引用）

	ハザード比*	95%CI	p
LDLコレステロール	1.15	1.10-1.20	<0.001
non-HDLコレステロール[†]	1.19	1.14-1.25	<0.001
アポリポ蛋白B	1.19	1.14-1.24	<0.001
総コレステロール/HDLコレステロール	1.21	1.17-1.25	<0.001
LDLコレステロール/HDLコレステロール	1.20	1.16-1.24	<0.001
アポリポ蛋白B/アポリポ蛋白A-I	1.24	1.20-1.29	<0.001

*COX比例ハザードモデルにより試験，年齢，性別を調整
[†]総コレステロールよりHDLコレステロールを減じて算出

表4 各パラメーターのカットオフ値別にみた治療中パラメーターの心血管イベントに及ぼす影響（文献14より引用）

	ハザード比*	95%CI	p
LDLコレステロール≦100mg/dL (n=12 252)			
LDLコレステロール	1.08	0.97-1.20	0.16
non-HDLコレステロール[†]	1.15	1.05-1.25	0.002
アポリポ蛋白B	1.15	1.05-1.25	0.002
総コレステロール/HDLコレステロール	1.22	1.14-1.30	0.001
アポリポ蛋白B/アポリポ蛋白A-I	1.31	1.21-1.41	0.001
non-HDLコレステロール≦130mg/dL (n=12 646)			
LDLコレステロール	1.02	0.93-1.12	0.66
non-HDLコレステロール[†]	1.12	1.01-1.24	0.04
アポリポ蛋白B	1.11	1.01-1.22	0.03
総コレステロール/HDLコレステロール	1.27	1.17-1.38	0.001
アポリポ蛋白B/アポリポ蛋白A-I	1.30	1.20-1.41	0.001
アポリポ蛋白B≦110mg/dL (n=11 978)			
LDLコレステロール	1.07	0.97-1.17	0.19
non-HDLコレステロール[†]	1.17	1.06-1.29	0.003
アポリポ蛋白B	1.16	1.04-1.29	0.008
総コレステロール/HDLコレステロール	1.29	1.19-1.40	0.001
アポリポ蛋白B/アポリポ蛋白A-I	1.38	1.27-1.51	0.001
総コレステロール/HDLコレステロール≦4.0 (n=12 480)			
LDLコレステロール	1.04	0.95-1.11	0.36
non-HDLコレステロール[†]	1.08	0.99-1.17	0.08
アポリポ蛋白B	1.07	0.99-1.16	0.08
総コレステロール/HDLコレステロール	1.26	1.11-1.42	0.001
アポリポ蛋白B/アポリポ蛋白A-I	1.25	1.14-1.38	0.001
アポリポ蛋白B/アポリポ蛋白A-I≦0.8 (n=12 700)			
LDLコレステロール	1.04	0.96-1.12	0.35
non-HDLコレステロール[†]	1.09	1.00-1.18	0.04
アポリポ蛋白B	1.06	0.97-1.15	0.18
総コレステロール/HDLコレステロール	1.22	1.11-1.35	0.001
アポリポ蛋白B/アポリポ蛋白A-I	1.23	1.11-1.37	0.001

*Cox比例ハザードモデルにより試験，年齢，性別を調整
[†]総コレステロールよりHDLコレステロールを減じて算出

子であることがわかる．さらにHDLコレステロールの因子が入った総コレステロール/HDLコレステロールやLDLコレステロール/HDLコレステロール，アポリポ蛋白B/アポリポ蛋白A-Iの比のほうがより強い予測因子となっている．このことは，LDLコレステロール以外の動脈硬化惹起性リポ蛋白の因子が含まれるほうがより正確にCADの発症予測ができることを意味しているものと考えられる．表4では各パラメーターのカットオフ値でみたときに最も有効な予測因子を検討しているが，最も効果的なのがアポリポ蛋白B/アポリポ蛋白A-I比である．しかし，日常診療では，アポリポ蛋白の測定はあまり行われないことを考慮すると，LDLコレステロール/HDLコレステロール比が一般的な意味での予測因子として用いられることも念頭に置く必要があろう．

ところで，LDLコレステロールは一般的にはFriedewaldの式（F式）で計算される．Kasteleinらの解析でもF式を用いて解析されている．しかし，F式の場合，トリグリセライドの値が必要であり，400 mg/dL以上であったり，食後であったりするとF式を用いることができない．その意味では，トリグリセライドの値に関係のないnon-HDLコレステロールを予測因子として用いることが推奨されるのかもしれない．わが国の原発性高脂血症調査研究班でもLDLコレステロールの次にターゲットにすべき予測因子としてnon-HDLコレステロールを提案している．そして，わ

が国のデータから，LDLコレステロールに30 mg/dLを加えたものが管理目標値となりうることを提案している[15]。

● おわりに

動脈硬化性疾患予防のためのガイドラインが各国で提案され，その多くはLDLコレステロールの管理目標値を提案している。最近の特徴は，LDLコレステロールとは独立したメタボリックシンドロームの管理をすることが，より動脈硬化予防の効果を上げるうえで重要であるというメッセージが含まれてきていることがある。これは肥満やトリグリセライド，HDLコレステロールなどの因子が重視されてきたということである。残念ながら，現状ではメタボリックシンドローム治療のためのエビデンスはないし，トリグリセライドやHDLコレステロールに対する治療の確固としたエビデンスもない。

しかし，本稿で取り上げたnon-HDLコレステロールやLDLコレステロール/HDLコレステロール比というようなパラメーターはメタボリックシンドロームの構成項目を含んだ内容であり，CADの予測因子として，LDLコレステロールのみに比べてより強力である。つまり，メタボリックシンドロームの要素が重要であることを追認しているように思われる。

臨床現場では，第一にはLDLコレステロールの管理目標値を，その次にはHDLコレステロールをも考慮に入れた管理目標を設定することがより繊細な診療に結びつくものと期待される。

引用文献

1) Nakamura H, Arakawa K, Itakura H, Kitabatake A, Goto Y, Toyota T, et al; MEGA Study Group. Lancet 2006;368:1155-63.
2) LaRosa JC, Grundy SM, Waters DD, Shear C, Barter P, Fruchart JC, et al; Treating to New Targets(TNT)Investigators. N Engl J Med 2005;352:1425-35.
3) Pedersen TR, Faergeman O, Kastelein JJ, Olsson AG, Tikkanen MJ, Holme I, et al; Incremental Decrease in End Points Through Aggressive Lipid Lowering (IDEAL) Study Group. JAMA 2005;294:2437-45.
4) Grundy SM, Cleeman JI, Merz CN, Brewer HB, Clark LT, Hunninghake DB, et al; National Heart, Lung, and Blood Institute. Circulation 2004;110:227-39.
5) Downs JR, Clearfield M, Weis S, Whitney E, Shapiro DR, Beere PA, et al. JAMA 1998;279:1615-22.
6) 日本動脈硬化学会. 動脈硬化性疾患予防ガイドライン2007. 日本動脈硬化学会; 2007.
7) Teramoto T, Kashiwagi A, Mabuchi H; J-LAP Investigators. Current Therapeutic Research 2005;66:80-95.
8) Ballantyne CM, Houri J, Notarbartolo A, Melani L, Lipka LJ, Suresh R, et al; Ezetimibe Study Group. Circulation 2003;107:2409-15.
9) Fager G, Wiklund O. Arterioscler Thromb Vasc Biol 1997;17:3527-33.
10) Nissen SE, Nicholls SJ, Sipahi I, Libby P, Raichlen JS, Ballantyne CM, et al; ASTEROID Investigators. JAMA 2006;295:1556-65.
11) Gaede P, Lund-Andersen H, Parving HH, Pedersen O. N Engl J Med 2008;358:580-91.
12) Sever PS, Dahlöf B, Poulter NR, Wedel H, Beevers G, Caulfield M, et al; ASCOT investigators. Lancet 2003;361:1149-58.
13) Barter P, Gotto AM, LaRosa JC, Maroni J, Szarek M, Grundy SM, et al; Treating to New Targets Investigators. N Engl J Med 2007;357:1301-10.
14) Kastelein JJ, van der Steeg WA, Holme I, Gaffney M, Cater NB, Barter P, et al; TNT Study Group. Circulation 2008;117:3002-9.
15) Shimano H, Arai H, Harada-Shiba M, Ueshima H, Ohta T, Yamashita S, et al. J Atheroscler Thromb 2008;15:116-21.

寺本　民生
(帝京大学医学部内科)

索 引

欧 文

3-オキソ-Δ^4-ステロイド5β-還元酵素欠損症　49
3β-ヒドロキシ-Δ^5-C_{27}-ステロイド脱水素酵素/イソメラーゼ（3βHSD）欠損症　49
4D試験　164
4S試験　23, 86, 110, 177, 178, 273
6％ルール　138
ABC　→ATP結合カセット輸送体
ABI　→足関節上腕血圧比
ACAT　→アシルCoAコレステロールアシルトランスフェラーゼ
AFCAPS/TexCAPS試験　178, 276
ALLHAT-LLT試験　178
Angptl4　→アンジオポエチン様因子4
Anitschkow NN　224, 228, 232
ARH　→Autosomal Recessive Hypercholesterolemia
ARIC試験　78
ARISE試験　201
ASCOT-LLA試験　178, 277, 278
ASO　→閉塞性動脈硬化症
ASTEROID試験　278
A to Z試験　178, 180
ATP結合カセット輸送体（ABC）　28, 39, 60, 195
　——A1　149, 219, 237
　——A1異常症　149
　——G1　239
　——G4　239
　——G5/G8　23, 28, 157, 170, 266
Autosomal Recessive Hypercholesterolemia（ARH）　169
AY-9944　251
BARE　→胆汁酸応答配列
BIP試験　210
British Regional Heart Study　77, 78
Brown MS　10, 113, 127, 225, 230
β_2-ミクログロブリン（B2M）　82
β酸化　259
β-シトステロール　264

CARE試験　102, 110, 179, 255, 273
CART-1試験，-2試験　200
CDP試験　210, 216
CEH　→コレステロールエステラーゼ
CETP　→コレステリルエステル転送蛋白
cholesterol efflux　→コレステロール引抜き
CHS試験　78
CLAMP　→C-terminal linking and modulating protein
CLAS-I試験，-II試験　216
Copenhagen City Heart Study　77, 78
CRP　→血清C反応蛋白
C-terminal linking and modulating protein（CLAMP）　238
CTTメタ解析　179
CYP　→P450酵素群
DEBATE試験　23, 234
detergent resistant membrane（DRM）　43
DHA　→ドコサヘキサエン酸
Dialysis Outcomes and Practice Patterns Study　86
Diet and Reinfarction Trial　204
DLH3抗体　113
Dubbo Study　77, 78
EASE試験　24
egg man　233
ENHANCE試験　191
EPA　→イコサペンタエン酸
EPIC-Norfolk試験　265
EUROSTROKE Study　77, 78
FAST試験　200
FATS試験　216
FGF　→線維芽細胞増殖因子
FH　→家族性高コレステロール血症
FIELD試験　211
Finnish Mental Hospitals Study　233
Framingham研究　78, 109, 224, 232
Fredrickson分類　225
Friedewaldの式（F式）　270, 279
FXR　→ファルネソイドX受容体
FXR-FGF15/19-FGF-R4-JNK経路　52
GFR　→糸球体濾過量

GISSI-Prevenzione試験　204
Goldstein GL　10, 113, 127, 136, 225, 230
HDL　→高比重リポ蛋白
HDL$_2$コレステロール　246
Heart and Estrogen/Progestin Replacement Study　107
Hegstedの式　233
HHP試験　77, 112
HHS試験　210, 216
HMG-CoA還元酵素　→ヒドロキシメチルグルタリルCoA還元酵素
HMG-CoA還元酵素阻害薬　→スタチン
HPS試験　178, 180, 237
HRT　→女性ホルモン補充療法
HTGL　→肝性トリグリセライドリパーゼ
hyper-responder, hypo-responder　233
IDEAL試験　180, 276
IDL　→中間比重リポ蛋白
ILLUMINATE試験　199, 238
ILLUSTRATE試験　199
Ischemic Heart Disease Study　78
JDCS試験　273
JELIS試験　206
J-LIT試験　70, 107, 110, 236, 273
Keysの式　233, 242
KLIS試験　181
LCAT　→レシチン・コレステロールアシルトランスフェラーゼ
LDL　→低比重リポ蛋白
LEADER試験　210
LIPID試験　179, 273
liver receptor homologue（LRH）-1　52
LRC-CPPT試験　185
LXR　→肝臓X受容体
MAPK-JNK経路　53
MCP-1　→単球走化性蛋白質-1
MEGA試験　72, 108, 181, 255, 274, 276
MIRACL試験　179
ML-236B　→メバスタチン
MMP　→細胞外マトリックスメタロプロテイナーゼ

MRFIT試験　71, 77
MTP　→ミクロゾームトリグリセライド転送蛋白
MUSASHI-AMI試験　273
MVP試験　200
National Health and Nutrition Examination Survey I Epidemiologic Follow-up Study　109
NCEP　→米国コレステロール教育プログラム
NFκB　→核内因子κB
NHANES　→全国健康栄養調査
NIPPON DATA　77, 78
　——80　70, 71, 88, 270
non-高比重リポ蛋白（HDL）コレステロール　274, 278
NPC1L1　→ニーマン・ピックC1 Like 1蛋白
NHS試験　107, 204
OSBP　→オキシステロール結合蛋白
OSBP-related protein family（ORP）　16
Oyabe Study　78
P450酵素群（CYP）　27, 45, 49, 52, 166, 176
PAD　→末梢動脈疾患
PART試験　200
PATE試験　111, 181
Paul Leren Oslo Study　232
PBC　→原発性胆汁性肝硬変
PCI後の再狭窄　194, 195, 200
PDE　→ホスフォジエステラーゼ阻害薬
Physician's Health Study　204
PLAC-I試験, -II試験　255
PLTP　→リン脂質輸送蛋白
POSCH試験　23
PPAR　→ペルオキシソーム増殖因子活性化受容体
PQRST試験　200
PROCAM試験　265
proprotein convertase subtilisin/kexin type 9（PCSK9）　147
PROSPER試験　110, 111, 179
PROVE IT-TIMI 22試験　180

PTCA　→経皮経管的冠動脈形成術
PXR　→プレグナンX受容体
RADIANCE1試験, 2試験　199
REACH Registry　86
RXR　→レチノイドX受容体
SARA2　147
SCAP　10
Seven Countries Study　70, 94, 232
small dense LDL　38, 159
small heterodimer partner（SHP）　47, 52, 186
SMART試験　86
SPARCL試験　179
SR-BI　→スカベンジャー受容体B1
SREBP　→ステロール調節エレメント結合蛋白
StAR　→ステロイド産生急性調節蛋白
STARS試験　185
START　→ステロイド産生急性調節蛋白関連脂質輸送ドメイン
Steno-2試験　278
Stockholm Ischaemic Heart Disease Secondary Prevention Study　216
Study of Inherited Risk of Coronary Atherosclerosis　239
TASC II　82
TBI　→足趾上腕血圧比
TNT試験　180, 276, 278
UKPDS試験　273
VA-HIT試験　210
VDR　48
VLDL　→超低比重リポ蛋白
V型ATPアーゼ阻害薬　14
Wadsworth Veterans Administration Hospital Study　233
WHO分類　225
WHS試験　78
Women's Health Initiative　107
Women's Pooling Project　77
WOSCOPS試験　177, 255, 256

和　文

【あ】

悪性腫瘍　142
足関節上腕血圧比（ABI）　82
アシルCoAコレステロールアシルトランスフェラーゼ（ACAT）　19, 26, 234
アトルバスタチン　24, 164, 199, 253, 254
アポリポ蛋白　33, 224
　——A-I　33, 219
　——A-I異常症［欠損症］　151, 152
　——A-II　33
　——B　18, 34, 137, 145
　——B異常症　170
　——B48　134
　——C-II　34
　——C-III　34
　——E　11, 131
　——E異常症　170
　——M　240
亜麻仁油　204
アルドステロン　56, 57
アンジオポエチン様因子（Angptl）4　209
アンダーソン病　147, 234

【い】

イコサペンタエン酸（EPA）　174, 204, 206
遺伝子疾患　49
陰イオン交換樹脂　129, 137, 183
インスリン　12, 158
インスリン抵抗性　211
インターフェロン　143

【う，え】

運動習慣　77
運動療法　82, 246
栄養状態　164
疫学　88, 163, 232, 236
エストラジオール　56
エストロゲン　105, 107

エゼチミブ　22, 24, 124, 137, 170, 185, 188, 234, 267, 277
エネルギー摂取　77
炎症　68, 163, 176, 205
遠藤章　176, 225, 229, 254

【お】
黄色腫　121, 142, 168, 193
——, アキレス腱　125, 192
——, 眼瞼　125, 169
——, 結節性　168, 192
——, 腱　125, 168
——, 手指線状　133
——, 手掌線条　169
——, 手背伸筋腱　125
——, 脳腱　49, 171
——, 発疹性　169
——, 皮膚線条　133
横紋筋融解症　124, 177, 185, 189, 212, 217
オキシステロール7αヒドロキシラーゼ欠損症　49
オキシステロール結合蛋白 (OSBP)　16
オリーブ油　206

【か】
カイロミクロン　22, 31, 224
核内因子κB (NFκB)　205
核内受容体　28, 62
角膜輪　126, 169
下肢虚血　82
過食　12
家族性III型高脂血症　131
家族性高コレステロール血症 (FH)　125, 169, 225, 273
——, 小児　129
——, ヘテロ接合体　20, 192, 197
——, ホモ接合体　127, 192
——3　147
家族性[遺伝性]高比重リポ蛋白 (HDL) 欠損症　149
家族性低ベータリポ蛋白血症　147, 234
家族性複合(型)高脂血症　20, 136

家族性レシチン・コレステロールアシルトランスフェラーゼ (LCAT) 欠損症　155, 238
カベオラ　44
簡易生命表　104
肝癌　124
肝機能障害　177
間欠性跛行　82
肝疾患　141
肝性トリグリセライドリパーゼ (HTGL)　123, 162
感染　143
肝臓X受容体 (LXR)　28, 184, 219
カンペステロール　264
ガンマオリザノール　267

【き】
危険因子　88, 163
危険因子によるカテゴリー分類　272
球状赤血球症　142
キュビリン　238
狭心症　67
魚眼病　155
魚油　204, 205, 206
筋障害　177

【く, け】
クッシング症候群　58
グリセロリン脂質　42
クロフィブラート　210
頸動脈バルーン擦過　194
経皮経管的冠動脈形成術 (PTCA)　194
血液疾患　141
血管拡張作用 [能]　194, 217
血管内皮細胞保護作用　205
血管内皮リパーゼ (EL)　239
血清C反応性蛋白 (CRP)　82
血清脂質調査　94
血栓　67, 206
ケノデオキシコール酸 (CDCA)　49, 50
原虫　143
原発性高コレステロール血症　120
原発性胆汁性肝硬変 (PBC)　121, 123

原発性低HDLコレステロール血症　149, 152
原発性低コレステロール血症　145

【こ】
高LDLコレステロール血症　270
高カイロミクロン血症　171
抗血栓作用　205
高コレステロール血症　58, 70, 75, 118
合剤　256
抗酸化作用　193
高脂血症　118, 124, 158
——, I型　169
——, II型　122
——, IIa型　96, 118, 122
——, IIb型　118, 122, 185
——, III型　11, 120, 122, 169, 170
——, IV型　120
——, V型　120, 169
甲状腺機能低下症　120, 122
甲状腺疾患　141
高トリグリセライド血症　58, 158, 272
高比重リポ蛋白 (HDL)　7, 31, 39, 120, 224, 236
——, preβ1　239
——, 取込み　238
高比重リポ蛋白 (HDL) コレステロール　209, 214, 236
——, スタチンによる上昇　219
——, 鍛錬者　246
——, トレーニング　247
——, 日系米国人　98
——, 日本人　95
——, 脳卒中　78
——, プロブコール投与による低下　197
コール酸 (CA)　49
骨髄腫　142
骨髄性白血病　142
コルチゾール　56, 57
コレスチポール　184
コレスチミド　11, 184, 186, 187, 222
コレスチラミン　129, 184, 187

コレステリルエステル　19, 26
コレステリエステル転送蛋白（CETP）
　　197, 200, 238
　　――欠損症　199
　　――阻害薬　199, 238
コレステロール
　　――, 異化・排泄　26
　　――, 逆転送系［経路］　33, 38, 196,
　　　236
　　――, 吸収　22, 232
　　――, 吸収障害　142
　　――, 血管壁での動態　36
　　――, 血中動態　31
　　――, 構成要素　224
　　――, 構造　2, 56
　　――, 構造決定　228
　　――, 高齢者　109
　　――, 細胞内合成　9
　　――, 細胞膜内動態　41
　　――, 需給システム　7
　　――, 食事（餌）性　242
　　――,（生）合成　3, 11
　　――, 性差　103
　　――, 代謝　26
　　――, 代謝平衡　8
　　――, 定量法　228
　　――, 動物の種差　230
　　――, トランスポーター　→ニーマン・
　　　ピック C1 Like 1 蛋白
　　――, 日系米国人　98
　　――, 日本人　94, 103
　　――, 発見　228
　　――, 搬出　7
　　――, 引抜き　9, 39, 152, 237
　　――, 分配システム　6
　　――, 分布　15
　　――, 輸送　14, 15
　　――, リスク評価　88
コレステロールエステラーゼ（CEH）　27
コレセベラム　185, 186
コンパクチン　129, 253

【さ】
細小血管症　212
細動脈硬化症　66
細胞外マトリックスメタロプロテイナーゼ
　（MMP）　82
サクシノブコール　192, 200
酸化LDL　37, 67, 68, 113, 226
酸化［劣化］コレステロール　24
酸化ストレス　195

【し】
ジェムフィブロジル　210, 216
糸球体濾過量（GFR）　161
シクロスポリン　166
脂質　183
脂質異常症　69, 95, 96, 118, 211, 270,
　273
脂質腎毒性仮説　165
脂質貯留仮説　38
脂質二重膜　42
脂質ラフト　41
紫蘇油　204
シトステロール血症　23, 170, 234, 266
ジヒドロテストステロン　56
脂肪酸　11, 12
脂肪毒性　12
粥腫安定化作用　206
粥状硬化症　66
粥状動脈硬化　37
循環器疾患基礎調査　70, 77, 88, 104
傷害反応仮説　36, 113
小腸コレステロールトランスポーター阻害
　薬　→エゼチミブ
食事介入試験　232
食事療法　242
植物脂肪　233
植物ステロール　170, 189, 264
植物油　264
女性ホルモン　58, 105
女性ホルモン補充療法（HRT）　107
シロスタゾール　195
腎機能障害　162, 195
心筋梗塞（MI）　67, 105, 138

神経筋疾患　147
身体活動　77
シンバスタチン　86, 107, 110, 164,
　191, 237, 253

【す】
スカベンジャー受容体（SR）
　　――A　113
　　――B1　184, 196, 197, 238
スクアレン　264
スタチン　10, 20, 111, 128, 129, 174,
　176, 181, 190, 217, 219, 251, 253
スチグマステロール　264
ステロイド核　2
ステロイド産生急性調節蛋白（StAR）
　16, 56
ステロイド産生急性調節蛋白関連脂質輸送
　ドメイン（START）　16
ステロイドホルモン　56
ステロール調節エレメント結合蛋白
　（SREBP）　9, 188
　　――1　12, 21
　　――1a　11
　　――1c　11, 205
　　――2　12, 52, 183, 222
ステロールフィードバック機構　10
ステロリン　266
スフィンゴ脂質　41, 42

【せ】
生活習慣　98
世界保健機関（WHO）クロフィブラート試
　験　210
セリバスタチン　254
線維芽細胞増殖因子（FGF）　53
全国健康栄養調査（NHANES）　82

【そ】
総コレステロール
　　――, 運動　246
　　――, 日系米国人　98
　　――, 日本人　94
　　――, 脳卒中　77

足趾上腕血圧比（TBI） 82
続発性高コレステロール血症 120, 122
続発性低コレステロール血症 141

【た】
大豆油 204, 233
　──不けん化物 267
耐糖能異常 98, 135
多価不飽和脂肪酸 204, 242, 245
多面的作用［効果］，多面的な直接作用
　176, 209, 256
単球走化性蛋白質-1（MCP-1） 194
タンジェール病 149, 196, 219, 238
胆汁酸 27
　──，核内受容体による代謝調節 47
　──，（生）合成 45, 49
　──，作用 183
　──，代謝 60
胆汁酸応答配列（BARE） 45, 52
胆汁酸吸着レジン　→陰イオン交換樹脂
胆道閉塞 122
蛋白異常症 142

【ち】
チアゾリジン製剤 259
秩序液体相（liquid-ordered：Lo相） 42
チトクロムP450　→P450酵素群
中間比重リポ蛋白（IDL） 31, 224
超遠心法 134, 229
腸肝循環 26, 54, 62, 183
腸冠連関 234
腸肝連関 234
超低比重リポ蛋白（VLDL） 18, 31, 120, 224
　──，糖尿病 158
　──，慢性腎臓病（CKD） 161
沈殿法 229

【つ，て】
ツェルベガー症候群 49
低HDLコレステロール 159, 197
低HDLコレステロール血症 238, 240, 271

低コレステロール血症 141
低脂血症 119
低比重リポ蛋白（LDL） 118, 224
　──，アフェレーシス［低比重リポ蛋白吸着除去療法］ 128
　──，受容体 225
　──，スタチンによる低下 176
　──，治療目標値 180
低比重リポ蛋白（LDL）コレステロール 78, 247
　──，日本人 94
　──，日系米国人 9
低比重リポ蛋白（LDL）コレステロール/高比重（HDL）リポ蛋白コレステロール比 111, 278
転移性肝癌 123
電気泳動（法） 134, 229

【と】
透析 163
糖尿病 98, 121, 123, 135, 157, 194, 273
動物性脂肪 77
動脈硬化 36, 66, 100, 103, 113, 162, 174, 190, 193, 195, 225, 228, 230, 266
動脈硬化指数 79
動脈硬化性疾患診療ガイドライン2002年版 72
動脈硬化性疾患予防ガイドライン2007年版 83, 118, 137, 206, 270
ドコサヘキサエン酸（DHA） 204, 205, 206
トリグリセライド
　──，合成 11
　──，合成酵素阻害薬 21
　──，代謝 21
　──，治療 174
　──，低下作用 214
　──，日系米国人 98
　──，日本人 95
トリパラノール 251
トルセトラピブ 199, 238
トレーニング 246

トロンボキサンA₂（TXA₂） 205

【な，に，ね，の】
ナイアシン 214, 217, 256
菜種油 204
ニーマン・ピックC1 Like 1蛋白（NPC1L1） 22, 123, 157, 188, 224
ニーマン・ピックC型1蛋白（NPC1） 14
ニーマン・ピックC型2蛋白（NPC2） 14
ニコチンアミド 214
ニコチン酸 214
ニコモール 217
ニセリトロール 217
日系米国人医学調査（ハワイ・ロサンゼルス・広島スタディ） 98
日本腎臓学会CKD診療ガイド（2007） 165
ネフローゼ（症候群） 121, 122, 162
脳卒中（脳梗塞） 75, 79, 88

【は】
胚芽油 264
ハイゼット 267
バイトリン 256
パンテチン 195

【ひ】
非アルコール性脂肪肝炎（NASH） 195
久山町研究 75
ピタバスタチン 253
ビタミンB₃ 214
ビタミンD 45
ヒドロキシメチルグルタリルCoA（HMG-CoA）還元酵素 175, 176, 251, 253
　──阻害薬　→スタチン
ひまわり油 204, 206
肥満 76, 158, 266
ピリジン-3-カルボン酸 214
ピル 58

【ふ】
ファルネソイドX受容体（FXR） 28, 47, 52, 53, 62, 183, 184

フィブラート（系薬剤） 135, 166, 174, 185, 190, 208, 257
フェノフィブラート 208, 209, 211
フォンタン分類 81
副腎アンドロジェン 58
不整脈 206
不飽和脂肪 233
プラーク 66
プラバスタチン 72, 108, 110, 164, 166, 253, 255
フラミンガムリスクスコア 84
フルバスタチン 164, 253, 254
プレグナンX受容体（PXR） 48, 53
プロゲスチン 107
プロゲステロン 107
プロブコール 175, 192

【へ】
米国コレステロール教育プログラム（NCEP） 271, 274
米国コレステロール教育プログラム成人治療パネルⅢ（NCEP-ATPⅢ） 84, 180, 271
閉塞性黄疸 122
閉塞性動脈硬化症（ASO） 81
ベザフィブラート 208, 210, 260
紅花油 204
ペルオキシソーム増殖因子活性化受容体（PPAR） 205, 208, 257
ベルコーナ 267
扁桃腫大 150

【ほ】
傍腫瘍性症候群 124
泡沫細胞 67, 113, 226
飽和脂肪酸 233, 242, 245
ホジキン病 142
ホスフォジエステラーゼ（PDE）阻害薬 195

【ま】
マクロファージ 36, 39, 67, 226
末梢動脈疾患（PAD） 81
末梢動脈疾患（PAD）診療ガイドライン（ACC/AHA） 81, 84
マラリア 143
マリネスコ・シェーグレン症候群 147
慢性腎臓病（CKD） 12, 161

【み, む, め, も】
ミエロペルオキシダーゼ（MPO） 116
ミクロゾームトリグリセライド転送蛋白（MTP） 19, 123, 145, 157
無ベータリポ蛋白血症 23, 56, 146, 234
メタボリックシンドローム 12, 100, 256, 260
メバスタチン（ML-236B） 251, 253
メビノリン 254
免疫 266
免疫グロブリン 142
モナコリンK 254

【ゆ, よ】
有酸素運動 246
遊離コレステロール 19
溶血性貧血 141

【り】
リスク評価チャート 88, 90
リスク別脂質管理目標値 84, 138, 272, 277
リノール酸 204, 206
リポジェネシス →トリグリセライド合成
リポ蛋白 31, 215, 224
――X 122
――, アセンブリー 18
――, 代謝 32
――, 分析 229
――, 粒子 247
リポ蛋白リパーゼ（LPL） 260
流動モザイクモデル 41
リン脂質代謝異常 123
リン脂質輸送蛋白（PLTP） 123, 239
リンパ腫 142
リンフォカイン 142

【れ】
レシチン・コレステロールアシルトランスフェラーゼ（LCAT） 155, 238
レジン製剤 11
レゾルビンE-1 205
レチノイドX受容体（RXR） 47, 257
レムナント 120
レムナントリポ蛋白 99 134

【ろ】
ロイコトリエン 204, 205
ロスバスタチン 20, 253
ロバスタチン 217, 253, 254

【わ】
渡辺嘉雄 251

コレステロール —基礎から臨床へ—

2009年5月20日　発行

編　集：寺本 民生

発　行：ライフサイエンス出版株式会社
　　　　〒103-0024　東京都中央区日本橋小舟町11-7
　　　　TEL 03-3664-7900
　　　　http://www.lifescience.co.jp/

印　刷：三報社印刷株式会社

本書の一部，もしくは全部を出版社の承諾を得ずに複写，複製することは禁じられています。
乱丁，落丁本はお取り替えいたします。
ⓒライフサイエンス出版 2009
ISBN4-89775-267-9 C3047

JCLS〈日本著作出版権管理システム委託出版物〉
本書の無断複写は，著作権法上での例外を除き禁じられています。
複写される場合は，そのつど事前に㈱日本著作出版権管理システム（TEL：03-3817-5670）の許諾を得てください。